中华医学百科全书

药　　学

药事管理学

国家出版基金项目
NATIONAL PUBLICATION FOUNDATION

中国协和医科大学出版社

图书在版编目（CIP）数据

药事管理学/边振甲主编.—北京：中国协和医科大学出版社，2017.1
（中华医学百科全书）
ISBN 978-7-5679-0637-2

Ⅰ.①药… Ⅱ.①边… Ⅲ.①药政管理－管理学 Ⅳ.①R95

中国版本图书馆 CIP 数据核字 (2017) 第 012996 号

中华医学百科全书·药事管理学

主　　编：边振甲

责任编审：司伊康

责任编辑：尹丽品

出版发行：**中国协和医科大学出版社**
　　　　　（北京东单三条九号　邮编 100730　电话 010-6526 0431）

网　　址：www.pumcp.com

经　　销：新华书店总店北京发行所

印　　刷：北京雅昌艺术印刷有限公司

开　　本：889×1230　1/16 开

印　　张：24.75

字　　数：700 千字

版　　次：2017 年 1 月第 1 版

印　　次：2018 年 11 月第 2 次印刷

定　　价：290.00 元

ISBN 978-7-5679-0637-2

《中华医学百科全书》编纂委员会

总顾问　吴阶平　韩启德　桑国卫

总指导　陈　竺

总主编　刘德培

副总主编　曹雪涛　李立明　曾益新

编纂委员（以姓氏笔画为序）

B·吉格木德	丁　洁	丁　樱	丁安伟	于中麟	于布为
于学忠	万经海	马　军	马　骁	马　静	马　融	马中立
马安宁	马建辉	马烈光	马绪臣	王　伟	王　辰	王　政
王　恒	王　硕	王　舒	王　键	王一飞	王一镗	王士贞
王卫平	王长振	王文全	王心如	王生田	王立祥	王兰兰
王汉明	王永安	王永炎	王华兰	王成锋	王延光	王旭东
王军志	王声湧	王坚成	王良录	王拥军	王茂斌	王松灵
王明荣	王明贵	王宝玺	王诗忠	王建中	王建业	王建军
王建祥	王临虹	王贵强	王美青	王晓民	王晓良	王鸿利
王维林	王琳芳	王喜军	王道全	王德文	王德群	
木塔力甫·艾力阿吉	尤启冬	戈　烽	牛　侨	毛秉智	毛常学
乌　兰	文卫平	文历阳	文爱东	方以群	尹　佳	孔北华
孔令义	邓文龙	邓家刚	书　亭	毋福海	艾措千	艾儒棣
石　岩	石远凯	石学敏	石建功	布仁达来	占　堆	卢志平
卢祖洵	叶冬青	叶常青	叶章群	申昆玲	申春悌	田景振
田嘉禾	史录文	代　涛	代华平	白延强	白春学	白慧良
丛　斌	丛亚丽	包怀恩	包金山	冯卫生	冯学山	冯希平
边旭明	边振甲	匡海学	邢小平	达万明	达庆东	成　军
成翼娟	师英强	吐尔洪·艾买尔	吕时铭	吕爱平	朱　珠
朱万孚	朱立国	朱宗涵	朱建平	朱晓东	朱祥成	乔延江
伍瑞昌	任　华	华　伟	伊河山·伊明		向　阳	多　杰
邬堂春	庄　辉	庄志雄	刘　平	刘　进	刘　玮	刘　蓬
刘大为	刘小林	刘中民	刘玉清	刘尔翔	刘训红	刘永锋
刘吉开	刘伏友	刘芝华	刘华平	刘华生	刘志刚	刘克良
刘更生	刘迎龙	刘建勋	刘胡波	刘树民	刘昭纯	刘俊涛
刘洪涛	刘献祥	刘嘉瀛	刘德培	闫永平	米　玛	许　媛

许腊英	那彦群	阮长耿	阮时宝	孙　宁	孙　光	孙　皎
孙　锟	孙长颢	孙少宣	孙立忠	孙则禹	孙秀梅	孙建中
孙建方	孙贵范	孙海晨	孙景工	孙颖浩	孙慕义	严世芸
苏　川	苏　旭	苏荣扎布	杜元灏	杜文东	杜治政	杜惠兰
李　龙	李　飞	李　东	李　宁	李　刚	李　丽	李　波
李　勇	李　桦	李　鲁	李　磊	李　燕	李　冀	李大魁
李云庆	李太生	李曰庆	李玉珍	李世荣	李立明	李永哲
李志平	李连达	李灿东	李君文	李劲松	李其忠	李若瑜
李松林	李泽坚	李宝馨	李建勇	李映兰	李莹辉	李继承
李森恺	李曙光	杨　凯	杨　恬	杨　健	杨化新	杨文英
杨世民	杨世林	杨伟文	杨克敌	杨国山	杨宝峰	杨炳友
杨晓明	杨跃进	杨腊虎	杨瑞馥	杨慧霞	励建安	连建伟
肖　波	肖　南	肖永庆	肖海峰	肖培根	肖鲁伟	吴　东
吴　江	吴　明	吴　信	吴令英	吴立玲	吴欣娟	吴勉华
吴爱勤	吴群红	吴德沛	邱建华	邱贵兴	邱海波	邱蔚六
何　维	何　勤	何方方	何绍衡	何春涤	何裕民	余争平
余新忠	狄　文	冷希圣	汪　海	汪受传	沈　岩	沈　岳
沈　敏	沈　铿	沈卫峰	沈华浩	沈俊良	宋国维	张　泓
张　学	张　亮	张　强	张　霆	张　澍	张大庆	张为远
张世民	张志愿	张丽霞	张伯礼	张宏誉	张劲松	张奉春
张宝仁	张建中	张建宁	张承芬	张琴明	张富强	张新庆
张潍平	张德芹	张燕生	陆　华	陆付耳	陆伟跃	陆静波
阿不都热依木·卡地尔		陈　文	陈　杰	陈　实	陈　洪	陈　琪
陈　锋	陈　楠	陈士林	陈大为	陈文祥	陈代杰	陈红风
陈尧忠	陈志南	陈志强	陈规化	陈国良	陈佩仪	陈家旭
陈智轩	陈锦秀	陈誉华	邵　蓉	邵荣光	武志昂	
其仁旺其格	范　明	范炳华	林三仁	林久祥	林子强	林江涛
林曙光	杭太俊	欧阳靖宇	尚　红	果德安	明根巴雅尔	易定华
易著文	罗　力	罗　毅	罗小平	罗长坤	罗永昌	罗颂平
帕尔哈提·克力木		帕塔尔·买合木提·吐尔根			图门巴雅尔	岳建民
金　玉	金　奇	金少鸿	金伯泉	金季玲	金征宇	金银龙
金惠铭	郁　琦	周　兵	周　林	周永学	周光炎	周灿全
周良辅	周纯武	周学东	周宗灿	周定标	周宜开	周建平
周建新	周荣斌	周福成	郑一宁	郑家伟	郑志忠	郑金福
郑法雷	郑建全	郑洪新	郎景和	房　敏	孟　群	孟庆跃
孟静岩	赵　平	赵　群	赵子琴	赵中振	赵文海	赵玉沛

《中华医学百科全书》学术委员会

章魁华　梁文权　梁德荣　彭名炜　董　怡　温　海　程元荣
程书钧　程伯基　傅民魁　曾长青　曾宪英　裘雪友　甄永苏
褚新奇　蔡年生　廖万清　樊明文　黎介寿　薛　淼　戴行锷
戴宝珍　戴尅戎

药学

叶　桦	复旦大学药学院
史录文	北京大学医学部药学院
白慧良	中国药学会药事管理专业委员会
边振甲	国家食品药品监督管理总局
刘雪莹	天津市市场和质量监督管理委员会
刘新社	北京中医药大学管理学院
闫希军	天士力制药集团股份有限公司
孙利华	沈阳药科大学工商管理学院
孙咸泽	国家食品药品监督管理总局
李　芳	国家食品药品监督管理总局
李少丽	中国药学会药事管理专业委员会
杨　悦	沈阳药科大学工商管理学院
杨世民	西安交通大学药学院
宋瑞霖	中国医药创新促进会
张　伟	国家药典委员会
张文虎	中国非处方药物协会
陈永法	中国药科大学国际医药商学院
陈盛新	中国人民解放军第二军医大学药学院
邵　蓉	中国药科大学国家药物政策与医药产业经济研究中心
武志昂	沈阳药科大学工商管理学院
周福成	国家药典委员会
孟　锐	黑龙江中医药大学药学院
胡　明	四川大学华西药学院
胡善联	复旦大学公共卫生学院
麻广霖	国家药典委员会

前　言

《中华医学百科全书》终于和读者朋友们见面了！

古往今来，凡政通人和、国泰民安之时代，国之重器皆为科技、文化领域的鸿篇巨制。唐代《艺文类聚》、宋代《太平御览》、明代《永乐大典》、清代《古今图书集成》等，无不彰显盛世之辉煌。新中国成立后，国家先后组织编纂了《中国大百科全书》第一版、第二版，成为我国科学文化事业繁荣发达的重要标志。医学的发展，从大医学、大卫生、大健康角度，集自然科学、人文社会科学和艺术之大成，是人类社会文明与进步的集中体现。随着经济社会快速发展，医药卫生领域科技日新月异，知识大幅更新。广大读者对医药卫生领域的知识文化需求日益增长，因此，编纂一部医药卫生领域的专业性百科全书，进一步规范医学基本概念，整理医学核心体系，传播精准医学知识，促进医学发展和人类健康的任务迫在眉睫。在党中央、国务院的亲切关怀以及国家各有关部门的大力支持下，《中华医学百科全书》应运而生。

作为当代中华民族"盛世修典"的重要工程之一，《中华医学百科全书》肩负着全面总结国内外医药卫生领域经典理论、先进知识，回顾展现我国卫生事业取得的辉煌成就，弘扬中华文明传统医药璀璨历史文化的使命。《中华医学百科全书》将成为我国科技文化发展水平的重要标志、医药卫生领域知识技术的最高"检阅"、服务千家万户的国家健康数据库和医药卫生各学科领域走向整合的平台。

肩此重任，《中华医学百科全书》的编纂力求做到两个符合：一是符合社会发展趋势。全面贯彻以人为本的科学发展观指导思想，通过普及医学知识，增强人民群众健康意识，提高人民群众健康水平，促进社会主义和谐社会构建；二是符合医学发展趋势。遵循先进的国际医学理念，以"战略前移、重心下移、模式转变、系统整合"的人口与健康科技发展战略为指导。同时，《中华医学百科全书》的编纂力求做到两个体现：一是体现科学思维模式的深刻变革，即学科交叉渗透/知识系统整合；二是体现继承发展与时俱进的精神，准确把握学科现有基础理论、基本知识、基本技能以及经典理论知识与科学思维精髓，深刻领悟学科当前面临的交叉渗透与整合转化，敏锐洞察学科未来的发展趋势与突破方向。

作为未来权威著作的"基准点"和"金标准"，《中华医学百科全书》编纂过程中，制定了严格的主编、编者遴选原则，聘请了一批在学界有相当威望、具有较高学术造诣和较强组织协调能力的专家教授（包括多位两院院士）担任大类主编和学科卷主编，确保全书的科学性与权威性。另外，还借鉴了已有百科全书的编写经验。鉴于《中华医学百科全书》的编纂过程本身带有科学研究性质，还聘请了若干科研院所的科研管理专家作为特约编审，站在科研管理的高度为全书的顺利编纂保驾护航。除了编者、编审队伍外，还制订了详尽的质量保证计划。编纂委员会和工作委员会秉持质量源于设计的理念，共同制订了一系列配套的质量控制规范性文件，建立了一套切实可行、行之有效、效率最优的编纂质量管理方案和各种情况下的处理原则及预案。

《中华医学百科全书》的编纂实行主编负责制，在统一思想下进行系统规划，保证良好的全程质量策划、质量控制、质量保证。在编写过程中，统筹协调学科内各编委、卷内条目以及学科间编委、卷间条目，努力做到科学布局、合理分工、层次分明、逻辑严谨、详略有方。在内容编排上，务求做到"全准精新"。形式"全"：学科"全"，册内条目"全"，全面展现学科面貌；内涵"全"：知识结构"全"，多方位进行条目阐释；联系整合"全"：多角度编制知识网。数据"准"：基于权威文献，引用准确数据，表述权威观点；把握"准"：审慎洞察知识内涵，准确把握取舍详略。内容"精"："一语天然万古新，豪华落尽见真淳。"内容丰富而精炼，文字简洁而规范；逻辑"精"："片言可以明百意，坐驰可以役万里。"严密说理，科学分析。知识"新"：以最新的知识积累体现时代气息；见解"新"：体现出学术水平，具有科学性、启发性和先进性。

《中华医学百科全书》之"中华"二字，意在中华之文明、中华之血脉、中华之视角，而不仅限于中华之地域。在文明交织的国际化浪潮下，中华医学汲取人类文明成果，正不断开拓视野，敞开胸怀，海纳百川般融入，润物无声状拓展。《中华医学百科全书》秉承了这样的胸襟怀抱，广泛吸收国内外华裔专家加入，力求以中华文明为纽带，牵系起所有华人专家的力量，展现出现今时代下中华医学文明之全貌。《中华医学百科全书》作为由中国政府主导，参与编纂学者多、分卷学科设置全、未来受益人口广的国家重点出版工程，得到了联合国教科文等组织的高度关注，对于中华医学的全球共享和人类的健康保健，都具有深远意义。

《中华医学百科全书》分基础医学、临床医学、中医药学、公共卫生学、军事与特种医学和药学六大类，共计144卷。由中国医学科学院/北京协和医学院牵头，联合军事医学科学院、中国中医科学院和中国疾病预防控制中心，带动全国知名院校、科研单位和医院，有多位院士和海内外数千位优秀专家参加。国内知名的医学和百科编审汇集中国协和医科大学出版社，并培养了一批热爱百科事业的中青年编辑。

回览编纂历程，犹然历历在目。几年来，《中华医学百科全书》编纂团队呕心沥血，孜孜矻矻。组织协调坚定有力，条目撰写字斟句酌，学术审查一丝不苟，手书长卷撼人心魂……在此，谨向全国医学各学科、各领域、各部门的专家、学者的积极参与以及国家各有关部门、医药卫生领域相关单位的大力支持致以崇高的敬意和衷心的感谢！

《中华医学百科全书》的编纂是一项泽被后世的创举，其牵涉医学科学众多学科及学科间交叉，有着一定的复杂性；需要体现在当前医学整合转型的新形式，有着相当的创新性；作为一项国家出版工程，有着毋庸置疑的严肃性。《中华医学百科全书》开创性和挑战性都非常强。由于编纂工作浩繁，难免存在差错与疏漏，敬请广大读者给予批评指正，以便在今后的编纂工作中不断改进和完善。

刘德培

凡　例

一、《中华医学百科全书》（以下简称《全书》）按基础医学类、临床医学类、中医药学类、公共卫生类、军事与特种医学类、药学类的不同学科分卷出版。一学科辑成一卷或数卷。

二、《全书》基本结构单元为条目，主要供读者查检，亦可系统阅读。条目标题有些是一个词，例如"药品"；有些是词组，例如"药品分类管理"。

三、由于学科内容有交叉，会在不同卷设有少量同名条目。例如《药事管理学》《药物分析学》都设有"国家药品标准"条目。其释文会根据不同学科的视角不同各有侧重。

四、条目标题上方加注汉语拼音，条目标题后附相应的外文。例如：

yàoshì guǎnlǐ
药事管理（pharmacy administration）

五、本卷条目按学科知识体系顺序排列。为便于读者了解学科概貌，卷首条目分类目录中条目标题按阶梯式排列，例如：

药事管理 ……………………………………………………………………
　药品 ………………………………………………………………………
　　药品名称 ………………………………………………………………
　　　药品通用名 …………………………………………………………
　　　药品商品名 …………………………………………………………
　　药品批准文号 …………………………………………………………
　　药品有效期 ……………………………………………………………
　　药品标签 ………………………………………………………………

六、各学科都有一篇介绍本学科的概观性条目，一般作为本学科卷的首条。介绍学科大类的概观性条目，列在本大类中基础性学科卷的学科概观性条目之前。

七、条目之中设立参见系统，体现相关条目内容的联系。一个条目的内容涉及其他条目，需要其他条目的释文作为补充的，设为"参见"。所参见的本卷条目的标题在本条目释文中出现的，用蓝色楷体字印刷；所参见的本卷条目的标题未在本条目释文中出现的，在括号内用蓝色楷体字印刷该标题，另加"见"字；参见其他卷条目的，注明参见条所属学科卷名，如"参见□□□卷"或"参见□□□卷□□□□"。

八、《全书》医学名词以全国科学技术名词审定委员会审定公布的为标准。同一概念或疾病在不同学科有不同命名的，以主科所定名词为准。字数较多，释文中拟用简称的名词，每个条目中第一次出现时使用全称，并括注简称，例如：甲型病毒性肝炎（简称甲肝）。个别众所周知的名词直接使用简称、缩写，例如：B超。药物名称参照《中华人民共和国药典》2015年版和《国家基本药物目录》2012年版。

九、《全书》量和单位的使用以国家标准GB 3100~3102—1993《量和单位》为准。援引古籍或外文时维持原有单位不变。必要时括注与法定计量单位的换算。

十、《全书》数字用法以国家标准GB/T 15835—2011《出版物上数字用法》为准。

十一、正文之后设有内容索引和条目标题索引。内容索引供读者按照汉语拼音字母顺序查检条目和条目之中隐含的知识主题。条目标题索引分为条目标题汉字笔画索引和条目外文标题索引，条目标题汉字笔画索引供读者按照汉字笔画顺序查检条目，条目外文标题索引供读者按照外文字母顺序查检条目。

十二、部分学科卷根据需要设有附录，列载本学科有关的重要文献资料。

目　录

yàoshì guǎnlǐxué

药事管理学（discipline of pharmacy administration）
研究药事管理活动的基本规律和一般方法的应用学科。应用药学、社会学、法学、经济学、管理学与行为科学等多学科的理论与方法，对药品研制、生产、经营、使用等管理活动或过程进行研究，总结其基本规律，指导药学事业健康发展。是药学的分支学科，具有社会科学性质。

与药品相关的研制、生产、经营、使用、价格、广告、信息、监督、教育等活动，统称为药事。药事管理学以药品质量管理为重点，在宏观层面上，研究国家药物政策、涉药的法律法规制度建设，以及依法对药事活动实施监督管理；在微观层面上，研究企业或机构从事药事活动的管理。药事管理旨在保障人体用药安全有效，维护公众身体健康和用药的合法权益。

简史　由于药品的特殊性以及与人类生存繁衍的密切关系，在古代社会管理中便产生了对药物的管理。秦朝时已设有太医令丞，掌管医药政令。中国古代史书《册府元龟》中记载："北齐门下省，统尚药局，有典御 2 人，侍御师 4 人，尚药监 4 人，总御药之事"。北周设"主药"6 人，主管药物事宜。由此可见，早在南北朝时期（420~589 年），医药管理已有明确的分工，设有专职人员负责掌管药物工作。

尽管对药物的管理自古有之，但对药学事业的管理却是近代社会发展起来的。1910 年，美国药学教师协会颁布《全美药学教育大纲》（第一版），将商业药学列为基本教学科目之一，由药房、药厂的企业管理人员授课，该课程填补了学生在药品经营管理知识方面的空白，受到了药学界的重视。1916 年，美国药学教师协会与国家药房委员会协会联合组成的"问题与考试委员会"建议将药学学科和药师考试分为 6 个领域，即：物理与化学、制剂与调剂、植物与生药学、生理与药理学、微生物与免疫学、商业与法律药学，奠定了商业与法律药学的学科地位。20 世纪 20 年代中期，随着制药工业与商业的发展，以及管理学、经济学、营销学等学科之间的相互交叉、渗透，为商业和法律药学赋予了更多的内涵。1928 年美国药学教育委员会将该学科改名为药物经济学。1951 年美国药学院协会将药物经济学改名为药事管理学，从而形成现代意义上的药事管理学科。

中国的药事管理学雏形始于 20 世纪 30 年代，当时，部分药学院（系）设置药物管理法及药学伦理、药房管理等课程。1954 年国家教育行政部门颁布药学教学计划，将"药事组织学"列为必修课程和生产实习内容。1956 年，各药学院（校）正式成立药事组织学教研室。20 世纪 80 年代以后，改革开放不断深入，国际贸易业务持续增长，社会对药品研制、生产、经营、使用提出了更高的要求，急需一大批不但具有行政管理知识和能力，还需具备药学专业知识、能力及药事法规等方面知识的管理人员和药学技术人员，为此，卫生部药政管理局于 1980 年举办了全国药政干部进修班，正式开设"药事管理学"课程。1984 年，《中华人民共和国药品管理法》颁布，药事管理法律的研究活动引起了药学界的广泛重视。1986 年，中国药学会设立"药事管理分科学会"（1992 年后改为"药事管理专业委员会"）。1987 年，国家教育行政部门颁布药学专业学科目录，药事管理学是该专业的必修课程之一；1988 年，首部《药事管理学》专著由人民卫生出版社出版；1993 年，第一本《药事管理学》规划教材出版。各高等药学（中药）院校相继为药学专业、中药学专业及相近专业开设药事管理学课程。1990 年，国务院学位委员会药学评议组同意在药剂学科项下招收药事管理学方向硕士研究生；1994 年 11 月，当时的国家医药管理局科教司在华西医科大学召开了药事管理学科发展研讨会，并成立全国医药院校药事管理学科协作组。1995 年，国家建立执业药师资格制度，《药事管理与法规》被人事部和国家医药管理局列为执业药师资格考试的必考科目，组织专家编写考试大纲及《药事管理》《药事法规汇编》应试指南。1996 年以后，药事管理专业委员会和医药院校药事管理学科协作组每年择地召开学术年会和学科发展研讨会。1999 年 8 月，在中国药学会的药学学术会议上，首次专门设立药事管理学分会场。2001 年和 2002 年，先后修订颁布《中华人民共和国药品管理法》和《中华人民共和国药品管理法实施条例》。2001 年加入世界贸易组织，为拓展药事管理学的研究领域提供了丰富的素材。随着药事管理工作的发展以及药品市场的国际化进程，2004 年教育部批准建立药事管理本科专业。经过 20 多年的发展，中国高等学校药学各专业已普遍开设了药事管理学及相关课程，部分高等学校招收了硕士、博士研究生。药事管理学的科研工作者积极申报，主持国际、国家、省、部等各级课题，广泛开展研究；药事管理学科的教材、专著、论文数量和质量都在不断提高。

随着社会的不断发展以及对药品管理工作的要求和重视，药事管理学的范畴、方法、措施也在不断地发展变化，并日趋完善，可以从四个方面概括。

管理范畴　从侧重于对药品经营、医院药房的管理扩大到对药品的研制、生产、流通、价格、广告、使用等环节的全面管理，从一个国家、地区的管理向国际化的趋势发展。如成立了国际药学联合会，建立了世界卫生组织，成立联合国麻醉药品委员会、国际麻醉品管制局等，缔结《麻醉药品单一公约》《精神药物公约》，制定、颁发药品生产质量管理规范与国际药典。

管理体制　从早期的医药合一管理演变为在某一机构中设置专人负责，发展为设置独立的药品管理机构，形成高效、统一的管理体制。如美国食品药品管理局实行垂直领导体制，除总部外，下设芝加哥、纽约等6个区域办公室，21个地区办公室，以及130个检查部；各部门、机构之间分工明确，职责清晰，监督管理力度强。此外，各国还设置了专门的药品检验机构，专职负责药品的质量检验。

管理目的　从早期保证皇室、王公贵族药品供应、保管、安全使用，逐渐扩展到防治灾情、疫情及保障战争发生后的药品供应，以后又不断地完善，管理药品的目的发展为为公众预防、治疗、诊断疾病提供质量合格的药品，满足人们防病治病的要求，保障人体用药安全，维护人民身体健康和用药的合法权益。

管理方法　①从经验管理向科学管理发展，如各个国家都组织编纂药典，颁布药品质量标准，规范药品生产、经营、研制、使用环节的质量管理；制定实施药物非临床研究质量管理规范（good laboratory practice for non-clinical laboratory study，GLP）、药物临床试验质量管理规范（good clinical practice，GCP）、药品生产质量管理规范（good manufacturing practice for pharmaceutical products，GMP）、药品经营质量管理规范（good supply practice，GSP）、中药材生产质量管理规范（good agricultural practice，GAP）。这些法规被人们统称为"GXP"，其中"X"为数语"X、Y、Z"中的X，表示任何、不确定的意思，可以是agricultural的缩写A，或者clinical的缩写C等。这意味着药品从研制至上市后监测处理全过程的质量管理，包括建立质量体系、质量策划、质量控制、质量保证和质量改进。这些法规体现了药事行政与医药企业管理融合的现代公共管理的特征。②从行政管理向法制管理发展，通过立法来管理药品、药师。如，制定药品法、药事法、药房法、药师法等，以规范人们的行为，明确法律责任，加大对违法案件的处罚。

研究范围　以国家对药品的监督管理为主要研究对象，研究内容涉及十个方面。①药物政策与制度研究：国家药物政策的制定与实施的研究；以及新药和仿制药研发政策、药品上市后再评价制度，国家基本药物制度和基本药物目录，特殊管理药品制度、药品分类管理制度、国家药品储备制度、药品不良反应监测报告制度、药品质量公告制度等制定、实施和影响因素的研究。②药事管理组织研究：药事工作的组织方式、管理制度和管理方法，国家权力机关关于药事组织机构设置、职能配置及运行机制等方面的制度的研究。③药品管理立法与执法研究：药品管理法律法规的制定和修订，以及药品监督管理执法措施、过程和效果研究；也包括对相关其他法律法规的研究，如药事活动涉及的专利法、行政许可法、侵权责任法等。④药品注册管理研究：研究药品注册申请与审批活动。开展新药、仿制药、进口药等的分类、非临床研究、临床试验、审评与审批、注册检验、质量标准复核等环节，以及药品补充申请、药品再注册、非处方药注册等活动的原则、过程和程序及其监督管理的研究。⑤药品生产管理研究：研究国家对药品生产的监督管理，围绕药品生产企业的准入条件、准入审查和许可，生产过程监督检查，GMP认证和执行，以及药品委托生产，药品召回等开展研究。⑥药品经营管理研究：研究国家对药品经营的监督管理，围绕药品经营企业的准入条件、准入审查和许可，经营过程（包括药品的质量管理、采购、收货、验收、储存、养护、销售、出库复核、运输等）监督检查，GSP认证和执行等开展研究。⑦药品使用管理研究：研究医疗机构药事管理组织机构，药学技术人员配置与管理，调剂和处方管理，制剂管理，药品供应与管理，药物临床应用管理，药物警戒和药品不良反应监测等。⑧药品信息管理研究：研究药品信息活动管理，包括药品信息的收集、评价、加工、储存、传递和利用，以及计算机信息化管理活动。药品信息的监督管理包括药品说明书和标签的管理、药品广告管理、互联网药品信息服务管理等。⑨医药知识产权保护研究：医药知识产权申请与保护策略，涉及药品的注册商标保护、专利保护、中药品种保护等内容的研究。⑩药物经济学研究：应用经济学原理和方法研究如何提高药物资源的配置效率，促进合理用药，控制药品费用增长，并为药品营销决策、新药研究开发决策、药品政策决策提供依据。

研究方法 药事管理研究具有社会科学性质，运用管理学、法学、经济学、社会学与行为科学等多个学科的理论与方法，主要包括以下几种。

调查研究 采用填答式问卷或结构式访问的方法，系统、直接地从一个取自某种社会群体的样本那里收集资料，并通过对资料的统计分析来认识社会现象及其规律的研究方法。调查研究有三个基本要素：①抽样，即对从研究总体中抽取一定规模的样本作为调查对象。②调查工具，即预先设计的调查问卷、调查量表或调查提纲。③统计分析，通过对样本调查数据的描述和分析，推论研究总体的情况。

实地研究 一种深入到研究现象的生活背景中，以参与观察和非结构访谈的方式收集资料，并通过对这些资料的定性分析来理解和解释现象的研究方法。在实地研究中，研究者作为真实的社会成员和行为者参与到被研究对象的实际社会生活，依靠研究者的主观感受和体验来理解其所得到的各种印象、感觉以及其他资料，并在归纳、概括的基础上建立起对这些现象的理论解释。

实验研究 经过设计，并在高度控制的条件下，通过操纵某些干预因素研究变量之间因果关系的方式。它通过探讨经过处理的实验组与未接受处理的对照组比较分析，研究因果关系。它不仅可以根据原因去预测结果，而且还可以通过控制原因去发现预期的结果。实验研究法适用于概念和命题相对有限的、定义明确的研究课题以及假设检验课题。实验研究是在控制变量的情况下进行比较分析的，结果比较准确。实验研究包括以下环节：①明确自变量、因变量。②选取实验组与对照组。③进行事前测量与事后测量。

文献研究 通过各种相关信息、资料或文献进行研究从而获得研究对象状况或特点的研究方法，也称为无干扰研究。根据文献数据来源以及利用方式的不同，文献研究又可分为内容分析、二次分析以及现存统计资料分析方法。内容分析是一种对文献内容进行客观、系统和定量描述的研究方法。二次分析是直接利用其他研究者所收集的原始资料数据进行新的分析或对数据加以深度开发。现存统计资料分析是对各种官方统计资料进行的分析研究。

与有关学科的关系 药事管理学是药学与管理学、社会学、法学、经济学等社会科学交叉渗透，但又有着与其他学科不同的独特学科特点。

与药学其他学科的关系 药事管理学科与药学其他学科的研究目标相同，都是为防治疾病、计划生育、康复保健提供药品、药物信息以及进行药学服务，以增进人们的健康。药事管理学科研究需以药学学科的专业知识和背景为基础。但药事管理学主要应用社会科学的理论和方法来解决药事问题，因而与药学其他学科在研究的角度、所应用的基础理论、研究方向、方法和研究成果等方面均有所不同：①关于药品的研究，药学其他学科主要从理化性质、药理、病理、生理等方面进行研究，如某药品的成分、化学结构、药理作用、治疗适应证等。药事管理学从社会、心理、传统、管理及法律等方面进行研究：如历史及现在、社会与个人如何看待药品及其作用；处方及其应用的社会、心理、行为分析。②关于新药的研究和药品生产，药学其他学科从药物的提取分离、合成、组合、制剂、吸收、分布、代谢、作用机制、生产工艺、质量分析、检验等方面进行研究。药事管理学从药品研究与开发管理、质量管理、法律控制、经营管理、社会问题、资源合理利用等方面进行研究。③关于影响药品作用的因素，药学其他学科从物理、化学、生物学以及生物利用度、药动学等方面进行研究。药事管理学将从患者心理、社会经济条件、用药管理等社会、经济、管理方面进行研究。④关于药品的效用评价，药学其他学科从治疗效果、毒副作用、药物不良反应等生理学、病理学效应等方面进行研究。药事管理学从人们的健康权利、生命质量、对医疗的满意程度、人均期望寿命、社会经济发展水平等社会、心理、经济方面进行研究。

与社会科学其他学科的关系 药事管理学科研究的理论与方法来源于社会科学，药事管理学基本原理的应用性取决于药学实践自身的要素和性质，以及与药品监督管理实践相关的各种变化形式，这与一般的社会科学学科不同。管理学、经济学、法学等学科领域在医药卫生领域有一定的延伸和交叉，如医药企业经营管理战略研究、医药经济研究、医药市场分析、医药知识产权研究等，但这些研究多数从社会科学的角度切入，缺乏以药学专业知识为背景的深入性和洞察力。在学科交叉融合发展的大背景下，药事管理学科作为不可替代的药学学科下的一个独特学科，正在进一步融合社会科学各学科的理论与方法的过程中逐渐发展完善。

与公共卫生其他学科的关系　药事管理学科及其分支学科，如药物经济学，与公共卫生相关学科，如社会医学与公共卫生事业管理、卫生经济学等具有相近的理论基础，均是公共管理、经济学、行为科学理论和方法在医药卫生专业领域应用发展而来，所采用的研究方法本质上也是相似的，且在医药政策、医改等领域，这两类学科的研究具有越来越多的交叉融合趋势。但两者着眼点不同，公共卫生的各分支学科主要着眼于公共卫生服务、预防保健、医疗机构的医疗服务等，药事管理学科着眼于药物机构或医疗机构中与药物相关的部门、药学服务的投入与产出等。在药物领域的研究，公共卫生学科更多地着眼于宏观医药卫生政策、卫生经济的发展研究，药事管理则关注药物政策及药事法律法规的制定、执行及效果，药品及药学服务的质量及其改善等。

应用　药事管理学不但为建设和完善国家各项药物政策和药品法律制度提供理论决策的科学依据，为药品研制、生产、经营、使用等各项活动的监督管理活动建立有效实施的可靠保障；同时，也强化药学技术人员药品研制、生产、经营、使用的法律意识和质量意识，提升依法完成药学社会任务的觉悟和能力。促进中国药事行政管理的科学化、法制化、现代化，提高医药经济在全球化进程中的竞争力。

（杨世民）

yàoshì guǎnlǐ

药事管理（pharmacy administration）　国家和药事机构依据国家的相关法律、法规、政策、制度，为保证药品的安全性、有效性、经济性及合理性，保障公众的身体健康和用药的合法权益，在药品研制、生产、经营、使用过程中，国家实施监督管理以及药学实践单位自身实行管理的活动。

药事管理随人类社会的发展不断细化完善，中国秦朝时已设有太医令丞，掌管医药政令。后汉时期设"药丞、方丞各一人。"宋朝时药事管理机构已经比较完善，设有御药院和尚药局，同时还在民间设置药事机构或药局。近代以来，随着西方医学和化学药品的进入，中国的药事管理也发生了相应的变化，1930年5月南京国民政府正式颁布了《中华药典》，1947年国民政府在卫生部下正式成立药品仪器检验局，民国政府还先后公布了一些关于药政的法规。中华人民共和国成立后，药品研制、生产、流通、使用等领域的药事管理工作逐步实现规范化与法治化，1985年和2001年先后颁布了两版《中华人民共和国药品管理法》，制定了一系列规章、制度和政策，完善了相应的管理机构和各类药学实践组织。

通过相关法律、法规及各种技术标准、科学规范或管理办法、制度等的严格贯彻与实施，达到药事管理保证人民用药的安全、有效、经济、合理，不断提高国民的健康水平，不断提高药事组织的社会、经济效益的目的，依法管理是药事管理最根本的方法与手段。法律法规的逐渐完善与贯彻实施，一方面使国家药品监督管理部门在行使职能时有法可依，通过行政许可、经济政策、行政处罚、行政命令、行政强制、宣传教育等具体手段进行管理，另一方面也使各药学实践部门在从事相关药事活动时能够主动符合相关规定。

药事管理的内容从宏观层面来说包括药事管理相关法律体系、国家药物政策与管理制度等；从微观层面来说包括新药研究管理（见药物研发管理），药品注册管理，药品生产管理，药品流通管理（见药品经营管理），医疗机构药事管理，药品不良反应监测与上市后再评价（见药品再评价）、药包材（见药品包装管理）、药品检验（见药品监督检验）、商标与广告管理（见药品广告管理）以及中药和特殊管理药品的管理（见特殊管理药品管理）等。药事管理是医药卫生事业中非常重要的一环，在保障人民用药安全、医药事业健康发展等方面有着非常重要的意义。

（史录文）

yàopǐn

药品（drug）　用于预防、治疗、诊断人的疾病，有目的地调节人的生理机能并规定有适应证或者功能主治、用法和用量的物质，包括中药材、中药饮片、中成药、化学原料药及其制剂、抗生素、生化药品、放射性药品、血清、疫苗、血液制品和诊断药品等。药品是《中华人民共和国药品管理法》中的一个法定概念，分为中药（天然药物）、化学药、生物制品三大类。

药品除了具有一般商品的基

本属性外，还具有治病和致病的双重特性。药品的生命关联性、质量严格性、公共福利性、使用时限性和高度专业性等决定了药品是一种特殊商品，需要进行严格的管制。作为用于改善人类健康的物质，质量合格是药品发挥作用的前提。有效性、安全性、稳定性、均一性是药品的固有质量特性，保证药品质量是药品监管工作的核心内容。药品的监管贯穿整个药品生命周期，即从药品研发、生产、流通、使用直至退出市场各个阶段，均需加强药品质量监督管理。

在药物研发阶段，药品分为新药和仿制药。根据创新程度不同，新药又可以分为：新分子实体药、新酯、新盐或其他共价键衍生物，新制剂或新配方药物，新增适应证药物等。根据《中华人民共和国药品管理法》和《药品注册管理办法》，新药指未曾在中国境内上市销售的药品，对已上市药品改变剂型、改变给药途径、增加新适应证的药品，不属于新药范畴，但按照新药管理。国家依据药品创新程度和改善健康作用的不同，对不同种类的药品采取不同的注册审批程序（见药品注册管理），以保证新药的安全有效，鼓励创制新药。

在药品的生产阶段，药品分为固体制剂、半固体制剂、液体制剂和气体制剂。其中，固体制剂包括片剂、胶囊剂、丸剂、颗粒剂和散剂等；半固体制剂主要指软膏剂、眼膏剂、凝胶剂、栓剂等；液体制剂主要包括溶剂型、芳香水剂、酊剂、酏剂、胶体溶液剂、胶浆剂、混悬剂、乳浊剂、注射剂等；气体制剂主要有气雾剂、喷雾剂和吸入剂等。药品的生产过程是质量控制的重要环节，

不同的剂型对生产环境具有不同的管理要求。根据药品的危险程度，药品可以分为普通药品和特殊管理的药品，特殊管理药品包括麻醉药品、精神药品、医疗用毒性药品和放射性药品等。

根据消费者获得和使用药品的权限限制不同，药品可以分为处方药和非处方药。处方药是指必须凭执业医师或执业助理医师处方才可调配、购买和使用的药品；非处方药（over the counter，OTC）是指不需要凭医师处方即可自行判断、购买和使用的药品。处方药在研发、注册、生产、流通和使用各环节的管理均比非处方药严格。根据安全程度的不同，非处方药又可分为甲类非处方药和乙类非处方药。甲乙两类非处方药都可以在药店购买，由于乙类非处方药安全性更高，国家允许乙类非处方药在超市、宾馆、百货商店等处销售。为了区分和便于管理，国家对甲乙两类非处方药规定了不同的标识。甲类非处方药的标识是红底白字，乙类非处方药的标识是绿底白字。

（史录文　管晓东）

yàopǐn míngchēng
药品名称（drug name）　药品的称谓。用于识别药品。对于化学药品和生物制品，药品名称包括中文通用名称、英文名称、化学名称等；对于中药，药品名称包括中文通用名称、拼音名称、拉丁文名等。在中国，有的药品还有曾用名、习用名等。

药品通用名是药品的法定名称，具有通用性，不得作为商标注册。中文命名主要是以世界卫生组织国际非专利名英文为依据，采用音译为主、意译为辅的方法命名的。《中国药典》或国家药品监督管理部门颁发的药品标准均

采用通用名称。药品商品名是医药企业为将本企业的药品与其他企业生产的药品相区分，经批准而使用的药品名称，可以作为商标注册，具有专有性，其他厂家不得使用，是企业宣传的品牌名。药品英文名称，即国际非专利名（international nonproprietary names for pharmaceutical substances，INN），是在1953年由世界卫生组织公布的药品名称，是该药品国际通行的名称。同类药物的英文名中，多数情况下会具有相同的前缀或后缀。药品化学名称是根据药品的化学结构命名所得。拉丁文名称是中药品种的重要名称之一。药品曾用名称指曾经在中国使用过的药品名称，但因不符合药品命名规范，官方已不用，例如对乙酰氨基酚曾用名扑热息痛。药品习惯用名称是指在日常生活中人们对某些药品的习惯叫法，如利巴韦林习称病毒唑。习用名与曾用名在一定程度上存在重合，为更好地体现专业性，已不使用。

2006年，国家药典委员会颁布《药品通用名称命名原则》，并以此规则对药品法定名称进行命名；国家药品监督管理部门制定颁布的《药品商品名称命名原则》对药品商品名的命名和使用做出具体规定，以防止商品名滥用。为加强药品监督管理，维护公共健康利益，规范药品名称，根据2006年国家药品监督管理部门颁布的《关于进一步规范药品名称管理的通知》，药品必须使用通用名称，其命名应当符合《药品通用名称命名原则》的规定；药品商品名称不得有夸大宣传、暗示疗效作用，应当符合《药品商品名称命名原则》的规定，并得到国家药品监督管理部门批准后方可使用；药品商品名称应严格按

照《药品注册管理办法》规定的使用范围使用，除新的化学结构、新的活性成分的药物，以及持有化合物专利的药品外，其他品种一律不得使用商品名称，同一药品生产企业生产的同一药品，成分相同但剂型或规格不同的，应当使用同一商品名称；药品广告宣传中不得单独使用商品名称，也不得使用未经批准作为商品名称使用的文字型商标；自2006年6月1日起，新注册的药品，其名称和商标的使用应当符合《药品说明书和标签管理规定》的要求。

药品名称在使用管理上，应当注意：①药品说明书对药品名称的表述，应当采用国家统一颁布或规范的专用词汇。②药品说明书和标签中标注的药品名称必须符合国家药品监督管理部门公布的药品通用名称和商品名称的命名原则，并与药品批准证明文件的相应内容一致。③药品说明书和标签中禁止使用未经国家药品监督管理部门批准的药品名称。④药品组合包装的名称表述为"A/B/C组合包装"，其中A、B、C分别代表各制剂的通用名称。药品组合包装不得使用商品名称。⑤医师处方应开具药品的通用名称。

（史录文　管晓东）

yàopǐn tōngyòngmíng
药品通用名（drug generic name）

由国家药典委员会按照规定的原则组织制定、并报国家药品监督管理部门备案的药品法定名称。药典收载的品种名称即为其通用名称，药典未收载的品种，其命名应当符合2006年3月中国药典委员会发布的《药品通用名称命名原则》的规定。

化学药品和生物制剂的中文通用名称应尽量与世界卫生组织编订的国际非专利名（international nonproprietary names for pharmaceutical substances，INN）的英文名称相对应，翻译过程采取音译或意译的方式。国际非专利名是1953年由世界卫生组织公布的药品名称，即该药品国际通行的英文名称，一经确定，则作为全球公用的一个药品的符号，任何单位和个人不对其拥有独占权。

中药材应以全国多数地区习用的名称作为通用名，中成药复方制剂按照其处方组成可以采用多种命名方式，如采用古方名称，或处方主要药材名称的缩写并结合剂型来进行命名等。同时，中药材、中药饮片和中成药单味制剂应有拉丁名。

药品通用名称应科学、明确、简短，对于化学药品和生物制剂，尽量采用词干已确定的译名，从而使同类药品能够体现其系统性；应避免采用可能给患者以暗示的有关药理学、解剖学、生理学、病理学或治疗学的药品名称，并不得用代号命名。

《中华人民共和国药品管理法》规定，各类药品的包装标签、说明书必须标注药品通用名称。标签中的通用名称应当显著、突出，其字体、字号和颜色必须一致，并符合以下要求：横版标签必须在上1/3范围内显著位置标出；竖版标签必须在右1/3范围内显著位置标出；不得选用草书、篆书等不易识别的字体，不得使用斜体、中空、阴影等形式对字体进行修饰；字体颜色应当使用黑色或者白色，与相应的浅色或者深色背景形成强烈反差；除因包装尺寸的限制而无法同行书写的，不得分行书写。

2007年2月14日，国家药品监督管理部门颁发的《处方管理办法》规定，医疗机构应按照药品通用名称采购药品，医师处方也应使用药品的通用名称。

（史录文　管晓东）

yàopǐn shāngpǐnmíng
药品商品名（drug trade name）

药品生产企业按照规定的原则确立并经国家药品监督管理部门核准的药品名称。又称药品商品名称。药品商品名具有专有性，其命名应符合国家药品管理监督管理部门发布的《药品商品名称命名原则》的规定。

药品商品名的使用范围应严格按照《药品注册管理办法》的规定，除新的化学结构、新的活性成分的药物，以及持有化合物专利的药品外，其他品种一律不得使用商品名称；同一药品生产企业生产的同一药品，成分相同但剂型或规格不同的，应当使用同一商品名称；药品广告宣传中不得单独使用商品名称，也不得使用未经批准作为商品名称使用的文字型商标。欲上市的新药拟使用的商品名称应当由药品生产企业在申请新药注册时一并提出；设立监测期的新药，在监测期间，申请人可以按照补充申请的要求申请增加商品名；监测期已过的药品，不再批准增加商品名；不设立监测期的新药，自批准首家注册后，2年内申请人可以按照补充申请的要求申请增加商品名，超过2年不再批准增加商品名；新药保护期、过渡期已过的新药品，不再批准增加商品名。

此外，为防止企业在药品包装、药品说明书等位置过度强化药品商品名称，2006年3月15日国家药品监督管理部门发布的《药品说明书和标签的管理规定》中要求，药品商品名称不得与药品通用名称同行书写，其字体和颜色不得比药品通用名称更突出和显著，其字体以单字面积计不得大于药品通用名称所用字体的1/2，且字体和颜色必须清晰可辨，产品的文字型注册商标的字体以单字面积计不得大于药品通用名称所用字体的1/4。

企业依法使用药品商品名是国际上通用做法，有利于企业保护自己的产品和创立品牌，国际上，每个药品都可以申请商品名，各国药品监管部门对药品商品名称的审批有严格规定和规范的审批程序。美国食品药品管理局对此没有进行限制，只要申请药品上市的企业愿意为自己生产的产品确定一个商品名称，便可以在上市申请文件中向注册当局提供包含药品商品名称的药品标签说明书注册文件。欧洲药品管理局负责药品名称评价的部门是名称评价组，它负责评价经集中上市许可程序申请的药品商品名称。

（史录文　管晓东）

yàopǐn pīzhǔn wénhào

药品批准文号（drug approval number）

国家药品监督管理部门批准药品生产企业生产药品的证明编号。是药品生产合法性的重要标志。2001年颁布的《中华人民共和国药品管理法》规定，生产药品必须经国家药品监督管理部门批准，并发给药品批准文号后方可生产。同一药品不同规格、同一药品不同生产企业发给不同的药品批准文号。由于历史原因，中国药品批准文号曾经由省级卫生主管部门、国家卫生主管部门、国家药品监督管理部门审批发放，文号的编排格式多样。为了便于监督管理和识别，国家药品监督管理部门开展了对既往的药品批准文号统一格式的工作。该项工作结束后，国家药品监督管理部门规定2003年6月30日

后，印有原格式的批准文号及注册证号的标签均被禁止流通使用。修改后的药品批准文号格式为"国药准/试字+1位汉语拼音字母+8位阿拉伯数字"。其中"准"字代表国家批准正式生产的药品，"试"字代表国家批准试生产的药品。汉语拼音字母共有7个，分别代表药品的不同类别：H表示化学药品、Z表示中药、S表示生物制品、B表示保健药品、T表示体外化学诊断试剂、F表示药用辅料、J表示进口药品（含进口分包装药品）。8位阿拉伯数字的前2位代表原批准文号的来源，其中10代表原卫生部批准的药品，19和20代表2002年1月1日以前国家药品监督管理部门批准的药品，其他数字为各省、自治区、直辖市的行政代码，代表原各省级卫生主管部门批准的药品，例如11为北京市代码，12为天津市代码，13为河北省代码。原各省级卫生主管部门批准的药品，其换发文号数字第3、4位代表换发批准文号年份的公元年号的后两位数字，原卫生部和国家食品药品监督管理局批准的药品，其换发文号仍使用原文号年号的后两位数字。数字第5至8位为顺序号。该项工作结束后，新批准的药品，其批准文号采用了如下格式：国药准字H（Z、S、J）+4位年号+4位顺序号，其中H代表化学药品，Z代表中药，S代表生物制品，J代表进口药品（含进口药品分装包装药品）；《医药产品注册证》证号的格式为：H（Z、S）C+4位年号+4位顺序号，其中H代表化学药品，Z代表中药，S代表生物制品。对于境内分包装用大包装规格的注册证，其证号在原注册证号前加字母B。

（史录文　管晓东）

yàopǐn yǒuxiàoqī

药品有效期（drug expiration date）

被批准的药品在适宜的储存条件下能够保持其质量的使用期限。药品在正常储藏条件下，药品活性物质也会出现一定的氧化、分解等现象，导致其有效成分含量（或效价）逐渐下降，甚至可能增加毒性，以致无法保证其安全有效性，因此，药品有效期是控制药品质量的指标之一。根据药物稳定性试验和留样观察，预测或掌握其含量（或效价）下降至不合格的时间，确定药品的有效期。在中国，药品有效期由政府管理当局审查批准。通常药品有效期应直接在包装药品的容器上或是包装上标明。

2001年12月颁布的《中华人民共和国药品管理法》第五十四条规定：药品包装必须按照规定印有或者贴有标签并附有说明书，标签或说明书上必须注明药品的有效期。药品有效期有相应的标注要求以及不同的表达方法和格式。2006年，国家药品监督管理部门发布《药品说明书和标签管理规定》，要求药品的内标签、外标签，运输、储藏包装的标签，以及原料药标签上均需标注有效期。此外，该规定还对有效期的格式和生物制品的有效期做出了明确的规定：药品标签中的有效期应当按照年、月、日的顺序标注，年份用四位数字表示，月、日用两位数表示。其具体标注格式为"有效期至××××年××月"或者"有效期至××××年××月××日"；也可以用数字和其他符号表示为"有效期至××××.××."或者"有效期至××××/××/××"等。预防用生物制品有效期的标注按照国家药品监督管理部门批准的注册标准执行，

治疗用生物制品有效期的标注自分装日期计算，其他药品有效期的标注自生产日期计算。有效期若标注到日，应当为起算日期对应标注年月日的前一天，若标注到月，应当为起算月份对应标注年月的前一月。药品有效期除了可以采用有效期的方式表示，还可以采用失效期、标明有效期几年的方式表示。未规定有效期的药品，包括中成药，也不能无限期使用，该类药品的最长使用期限为5年。进口药多用英文或法文表示，来自美国、日本、德国、英国、意大利、瑞士等国家的药品，其有效期的表示方法各不相同。英文表示有效期有：storage life、stabily、validity等，失效期有expiry date（exp date）、expiration date、expiring、use before等。日期的书写顺序上，欧洲国家大部分是按照"日－月－年"排列，美国药品大多是按照"月－日－年"排列，日本药品大多是按照"年－月－日"排列。药品有效期规定了药品的使用期限，故在药品流通和储存过程中应加强药品有效期管理，定期检查药品有效期，按药品有效期及时调整货位，做到近效期药品优先流通，优先使用。药品有效期直接反映了在严格遵守其特定的贮藏条件下，在规定的期限内使用时的药品内在质量稳定性，只有加强有效期药品的管理，才能保证用药安全。

（史录文　管晓东）

yàopǐn biāoqiān

药品标签（drug labels）　药品包装上印有或者贴有的内容。分为内标签和外标签。药品内标签直接接触药品包装，外标签为内标签以外的其他包装的标签。

国家药品监督管理部门2006年6月1日起施行的《药品说明书和标签管理规定》对在中华人民共和国境内上市销售的药品的标签进行了规范：药品的内标签应包含药品通用名称、适应证或者功能主治、规格、用法用量、生产日期、产品批号、有效期、生产企业等内容；包装尺寸过小无法全部标明上述内容的，至少应当标注药品通用名称、规格、产品批号、有效期等内容。药品外标签应注明药品通用名称、成分、性状、适应证或者功能主治、规格、用法用量、不良反应、禁忌、注意事项、贮藏、生产日期、产品批号、有效期、批准文号、生产企业等内容；适应证或者功能主治、用法用量、不良反应、禁忌、注意事项不能全部注明的，应当标出主要内容并注明"详见说明书"字样。国家药品监督管理部门2003年发布的《关于加强中药饮片包装监督管理的通知》中规定，中药饮片的包装必须印有或者贴有标签，标签注明品名、规格、产地、生产企业、产品批号、生产日期。此外，规定还要求：标签中的文字应当清晰易辨，标识应当清楚醒目，不得有印字脱落或者粘贴不牢等现象，不得以粘贴、剪切、涂改等方式进行修改或者补充。应当使用国家语言文字工作委员会公布的规范化汉字，增加其他文字对照的，应当以汉字表述为准，表述应当科学、规范、准确。标签内容应当以说明书为依据，不得超出说明书的范围，不得印有暗示疗效、误导使用和不适当宣传产品的文字和标识。标签中的有效期应当按照年、月、日的顺序标注，年份用四位数字表示，月、日用两位数表示。麻醉药品、精神药品、医疗用毒性药品、放射性药品、外用药品和非处方药品等国家规定有专用标识的，标签必须印有规定的标识。

2007年1月，国家药品监督管理部门发布《关于〈药品说明书和标签管理规定〉有关问题解释的通知》，就药品标签的相关问题明确如下。①药品名称的使用：药品通用名称必须使用黑色或者白色，不得使用其他颜色。浅黑、灰黑、亮白、乳白等黑、白色号均可使用，但要与其背景形成强烈反差。②适应证等内容的书写：《药品说明书和标签管理规定》第十八条中注明的"主要内容"应当与说明书中的描述用语一致，不得修改和扩大范围。适应证或者功能主治等项目难以标出主要内容或者标出主要内容易引起误用的，可以仅注明"详见说明书"。③药品内标签有效期的标注：暂时由于包装尺寸或者技术设备等原因有效期确难以标注为"有效期至某年某月"的，可以标注有效期实际期限。④原料药的标签：运输用的药品标签，包括原料药的标签，可以按照《药品说明书和标签管理规定》的要求自行印制。进口大包装制剂的标签按照原料药标签的要求管理。⑤标签中有关文字和标识的使用：药品标签不得印制"驰名商标""专利药品"等字样。与药品使用无关的，不得在药品标签中标注。⑥警示语的申请：药品生产企业提出在药品说明书或者标签上增加警示语的，应当按照《药品注册管理办法》补充申请的要求和程序申报。⑦根据国家药品监督管理部门发布《关于开展麻醉药品和精神药品监控信息网络建设工作的通知》，麻醉药品和精神药品的标签可以标注监管码。⑧根据《反兴奋剂条例》，药品中含有兴奋剂目录所列禁用物质的，其说明书或者标签应当注明"运动员慎用"字样。

药品标签是药品信息的简要说明,方便患者和医务人员选择、购买及使用,具有指导患者安全合理用药的作用。

(史录文 管晓东)

yàopǐn shuōmíngshū

药品说明书（drug instruction）

包含药品安全性、有效性的重要科学数据、结论和信息,用以指导安全、合理使用药品的法定文件。需附在药品生产企业生产供上市销售的药品最小包装当中。

所依法源 根据 2001 年颁布的《中华人民共和国药品管理法》第六章第五十四条规定,"药品包装必须按照规定印有或者贴有标签并附有说明书",国家药品监督管理部门出台了相关配套政策予以规范药品说明书的撰写,包括国家药品监督管理部门 2006 发布的《药品说明书和标签管理规定》《关于印发化学药品和生物制品说明书规范细则的通知》和《关于印发中药、天然药物处方药说明书格式内容书写要求及撰写指导原则的通知》等。在中华人民共和国境内上市销售的药品,其说明书应当符合以上规定的要求。

遵循原则 国家药品监督管理部门 2006 年发布的《药品说明书和标签管理规定》中第二章规定,药品说明书的撰写需要遵循以下原则:①对疾病名称、药学专业名词、药品名称、临床检验名称和结果的表述,应当采用国家统一颁布或规范的专用词汇,度量衡单位应当符合国家标准的规定。②应当列出全部活性成分或者组方中的全部中药药味,注射剂和非处方药还应当列出所用的全部辅料名称。③药品处方中含有可能引起严重不良反应的成分或者辅料的,应当予以说明。④药品生产企业应当主动跟踪药品上市后的安全性、有效性情况,需要对药品说明书进行修改的,应当及时提出申请。⑤药品说明书应当充分包含药品不良反应信息,详细注明药品不良反应。⑥药品生产企业未根据药品上市后的安全性、有效性情况及时修改说明书或者未将药品不良反应在说明书中充分说明的,由此引起的不良后果由该生产企业承担。⑦药品说明书核准日期和修改日期应当在说明书中醒目标示。

内容 根据上述国家药品监督管理部门的规定,药品说明书主要有两种格式,一是化学药品和生物制品说明书的格式,二是中药、天然药物处方药说明书的格式。化学药品和生物制品说明书应包含以下项目:①核准和修改日期,核准日期为国家药品监督管理部门批准该药品注册的时间。修改日期为此后历次修改的时间。核准和修改日期应当印制在说明书首页左上角。修改日期位于核准日期下方,按时间顺序逐行书写。②特殊药品、外用药品标识,麻醉药品、精神药品、医疗用毒性药品、放射性药品和外用药品等专用标识在说明书首页右上方标注。③说明书标题,即"×××说明书"中的"×××"是指该药品的通用名称。④忠告语,即忠告药品使用者应该进行的操作,全文为"请仔细阅读说明书并在医师指导下使用",该内容必须标注,并印制在说明书标题下方。⑤警示语,是指对药品严重不良反应及其潜在的安全性问题的警告,还可以包括药品禁忌、注意事项及剂量过量造成的不良后果等需提示用药人群特别注意的事项,有该方面内容的,

应当在说明书标题下以醒目的黑体字注明,无该方面内容的,不列该项。⑥药品名称,包括四种名称:药品通用名、药品商品名、英文名称、汉语拼音名,药品名称必须符合国家药品监督管理部门公布的药品通用名称和商品名称的命名原则,并与药品批准证明文件的相应内容一致,禁止使用未经国家药品监督管理部门批准的药品名称,药品组合包装的名称表述为"A/B/C 组合包装"时,其中 A、B、C 分别代表各制剂的通用名称。药品组合包装不得使用商品名称。⑦成分,包括活性成分的化学名称、化学结构式、分子式、相对分子质量;处方中含有可能引起严重不良反应的辅料的,该项下应当列出该辅料名称;注射剂和非处方药应当列出全部辅料名称。⑧性状,包括药品的外观、臭、味、溶解度以及物理常数等。⑨适应证,根据该药品的用途,采用准确的表述方式,明确用于预防、治疗、诊断、缓解或者辅助治疗某种疾病(状态)或者症状。⑩规格,指每支、每片或其他每一单位制剂中含有主药(或效价)的重量或含量或装量;生物制品应标明每支(瓶)有效成分的效价(或含量及效价)及装量(或冻干制剂的复溶后体积)。⑪用法用量,应当包括用法和用量两部分,需按疗程用药或者规定用药期限的,必须注明疗程、期限。⑫不良反应,即药品可能导致的对于不利于身体健康的反应。⑬其他,包括禁忌、注意事项、孕妇及哺乳期妇女用药、儿童用药、老年用药、药物相互作用、药物过量、临床试验、药理毒理、药动学、贮藏、包装、有效期、执行标准、批准文号、生产企业等项目。中

药、天然药物处方药说明书与化学药品和生物制品说明书大同小异，区别在于药品名称只包括通用名称和拼音，适应证可以写成功能主治，无药物过量项。

国外发达国家对药品说明书编写的规定更加严格，要求提供的信息更多。美国要求说明书提供证明药物安全、有效性的所有临床试验证据，其中，药物安全性的内容最为详细。日本则强调说明书应该与医药科技发展水平相适应，及时修改信息，同时要求说明书使用方便，对于临床使用频率高的项目要求排列在前，力求通俗易懂。英国对说明书的要求与美国基本相同，特色之处在于记载了用药过量的处理方法以及相关解毒剂。

作用 药品说明书是对药品各方面信息的全面、详细解释，有利于人们掌握药品的相关性质，有利于指导临床合理用药，有利于药品监管机构对药品说明书的真实性进行监管等。

（史录文　管晓东）

yàopǐn zhìliàng

药品质量（drug quality） 药品可以满足防治和诊断疾病的能力及程度。即药品的物理学、化学、生物学指标符合规定标准的程度。药品质量是药品各方面固有特性的综合表现，主要表现为有效性、安全性、稳定性、均一性。有效性（effectiveness）是在规定的适应证、用法和用量的条件下，能满足预防、治疗、诊断人的疾病，有目的地调节人的生理功能的要求。有效性常表现在药物使用后疾病的"痊愈""显效""有效"或症状的"完全缓解""部分缓解""稳定"等。安全性（safety）是按规定的适应证和用法、用量使用药品后，人体产生毒副作用的程度。

安全性是一个相对概念，大多数药品均有不同程度的毒副作用，只有在衡量有效性大于毒副作用，或可解除、缓解毒副作用的情况下，其安全性才可被接受。稳定性（stability）是在规定的生产、贮存、运输和使用的条件下，在效期内保持药品有效性和安全性的能力，即药品的各项质量检查指标仍在合格范围内。均一性（uniformity）是药物制剂的每一单位产品都符合有效性、安全性的规定要求，从而使消费者所使用的每片/支药都能发挥同样的作用。

药品的质量关系到广大人民群众的身体健康和生命安全。20世纪以来，随着药业迅速发展，同时也出现了震惊世界的药害事件，为了保证药品质量，许多国家加强了药品管理立法。1906年美国颁布了《食品、药品、化妆品法案》，此后又多次对该法案进行修订。世界卫生组织也设有专业机构保证药品质量，编辑出版国际药典，制定了《药品生产和质量管理规范》《国际贸易药品质量认证体制》。

为加强药品监督管理，保证药品质量，保障人体用药安全，维护人民身体健康和用药的合法权益，中国于1984年9月20日，首次通过了《中华人民共和国药品管理法》。随着中国医药环境的变化，以及适应加入世界贸易组织的需要，2001年2月28日通过并颁布了新修订的《中华人民共和国药品管理法》，并在2002年8月4日颁布了《中华人民共和国药品管理法实施条例》。为了保证药品质量，《中华人民共和国药品管理法》明确规定：药品所含成分与国家药品标准规定的成分不符的或以非药品冒充药品或者以他种药品冒充此种药品的，为假

药；药品成分的含量不符合国家药品标准的，为劣药。

由于药品与人们的生命有直接关系，确保药品质量尤为重要。药品只有合格品与不合格品的区分，而没有顶级品与等外品的划分。药品质量标准是判断和保证药品质量的标准，是药品质量检验、监督管理的法定依据，用以划分合格药品与不合格药品。《中华人民共和国药品管理法》规定"国务院药品监督管理部门颁布的《中华人民共和国药典》和药品标准为国家药品标准。"药品质量监督管理是药事管理的核心，国家对药品的研制、生产、流通、使用实行严格的质量监督管理，推行《药物非临床研究质量管理规范》《药物临床试验质量管理规范》《药品生产质量管理规范》（2010年修订）、《中药材生产质量管理规范（试行）》《药品经营质量管理规范》《医疗机构制剂配制质量管理规范》等质量规范，全面保证药品质量。《中华人民共和国药品管理法》规定药品监督管理部门根据监督检查的需要，可以对药品质量进行抽查检验。国家和省级药品监督管理部门应当根据药品质量抽查检验结果，定期发布药品质量公告。同时国家实行药品不良反应报告制度。药品生产企业、药品经营企业和医疗机构必须经常考察本单位所生产、经营、使用的药品质量、疗效和反应。发现可能与用药有关的严重不良反应，必须及时向当地省级药品监督管理部门和卫生主管部门报告。

（史录文　管晓东）

yàopǐn zhìliàng gōnggào

药品质量公告（drug quality announcement） 由国家和省级药品监督管理部门定期或适时向

公众发布有关药品质量抽查检验结果的通告。药品质量公告是药品监督管理的一项重要内容，也是药品监督管理部门的法定义务，药品抽查检验的结果应当依法向社会公告。

发布时限 根据《药品质量监督抽验管理规定》，国家药品质量公告应当根据药品质量状况及时或定期发布。国家药品质量公告每年至少 4 期，每季度至少 1 期。省药品质量公告的发布由各省级药品监督管理部门自行规定，每年至少 2 期，每半年至少 1 期。省级药品监督管理部门发布的药品质量公告，应当及时通过国家药品监督管理部门网站向社会公布，并在发布后 5 个工作日内报国家药品监督管理部门备案。根据《药品质量抽查检验管理规定》，对由于药品质量严重影响用药安全、有效的，应当及时发布；对药品的评价抽验，应给出药品质量分析报告，定期在药品质量公告上予以发布。

发布内容 药品质量公告应当包括抽验药品的品名、检品来源、检品标示的生产企业、生产批号、药品规格、检验机构、检验依据、检验结果、不合格项目等内容。从保障公众用药安全，对药品实行规范管理的角度出发，药品质量公告的重点是不符合国家药品标准的药品品种。

国家药品质量公告发布前，涉及内容的核实由省级药品监督管理部门负责。省级药品监督管理部门可以组织省级药品检验机构具体落实。核实结果应当经省级药品监督管理部门加盖印章予以确认后按要求报国家药品检验机构汇总。在核实中，对企业反映的情况，应当查证其购销记录、生产记录等原始文件，必要时，

应当进行进一步的调查予以确认。对接到不合格报告书后已经立案调查的，核实工作可与立案调查工作结合进行。省级药品质量公告发布前，由省级药品监督管理部门组织核实。涉及外省不合格药品的，应当及时通知相关的省级药品监督管理部门协助核实。公告不当的，必须在原公告范围内予以更正。

作用 药品质量抽验是药品监督管理执法的重点，又是确保药品安全的基础；药品质量公告是药品质量抽验结果的反馈。药品质量公告，可以指导药品监督管理部门查处不合格药品，对不合格药品起到控制作用，防止已经出现质量问题、尚未处理的药品再次流入市场，实施对药品质量的后续跟踪管理；同时，向全社会公布药品质量的信息，及时使社会公众了解药品质量的状况，引起公众对药品质量的关注与重视，增强自我保护意识，从而保障公众的健康权益；又使各地各级药品监督管理部门之间实现信息共享，以便通过国家和各省的药品质量公告对本辖区内的药品实现更有针对性、更高效的监管；另外，药品质量公告还起到了对药品生产企业有效的警示作用，促进药品生产企业不断改进生产工艺，提升技术水平，完善质量管理，提高药品质量。

（史录文 管晓东）

yàopǐn shēngmìng zhōuqī
药品生命周期（drug life cycle）

药品研发、生产、上市直至退市的时间段。从药品质量风险管理的监管角度，药品生命周期可以划分为开发、转化、生产、终止四个阶段。

开发阶段 药品及其生产工艺的设计阶段，涉及药品的临床

前研究、临床研究。人们对于药品质量保障的观念经历了一个"依靠检验"到"依靠生产过程控制"再到"源于设计"的过程。药品研发者需要在配方设计、工艺路线确定、工艺参数选择、原辅料控制等方面均进行深入的研究，确定最优化的产品配方和生产工艺以保证最终产品的质量。无论是美国食品药品管理局还是欧盟药品管理局，均认为介入药品研发早期阶段的质量监管，既有利于药品研发的顺利进行也有利于保证药品质量。

转化阶段 将药品技术从开发阶段转化进入生产阶段，包括药品技术转让、药品的注册准入、药品实现工业化生产等环节。药品技术的转让是药品研发与药品生产之间的重要中间环节。药品的注册准入过程实际就是对药品安全性、有效性及质量可控性的一次系统性评价。药品实现工业化的过程可以提供初步的工艺指标，对于药品生产规范、检验技术以及质量标准细节的确定有着重要的意义。

生产阶段 实现药品工业化生产，保障药品质量，以及药品上市之后的持续改进的阶段。药品工业化生产严格执行生产规范与质量标准是保证药品质量的前提，药品的运输、存储以及销售等环节的管理是影响药品质量的重要因素，药品质量持续改进的动力主要来源于企业自身技术的提升和政府对于药品生产标准要求的不断提高。同时，药品不良反应监测数据的报告、整理、汇总、分析以及反馈对于药品合理使用以及风险控制意义重大。

终止阶段 药品终止生产以后进行的相关有效管理阶段，包括药品停止销售的方法、相关文

件及药品质量信息的保管、产品的评估以及有关法律的要求。药品停止生产可能是标准提高、原材料短缺、产品利润下降、企业财务困境等原因导致，但停产的药品对市场影响并没有完全消失。这个阶段的监管应当充分考虑药品退市的细节，如患者替代药物的寻找、市场上仍在流通药品的处理等。由于药品对于人体的影响可能是长期的，因而药品不良反应的监测以及数据的收集保管也应由相关组织进行。

1966年，美国经济学专家雷蒙德弗农在《产品生命周期中的国际投资与国际贸易》一书中首先提出产品生命周期理论，他认为制成品和生物一样具有生命周期，会先后经历创新期、成长期、成熟期、标准化期和衰亡期五个不同的阶段。该理论被广泛应用于医药领域，从药品销量和利润的药品商业运作角度，药品生命周期可分为为投入、成长、成熟、衰退四个阶段。

投入期 药品经过研发、注册申请、生产、招标采购等阶段的准备，初入市场的试销时期。市场特征：产量低，销量低，销售额小。由于药品刚进入市场，广大患者和医师对于药品特性不了解，缺乏信任，无法大量使用；因为处于试销阶段，生产批次和批量较少，而还有较大的推销成本，造成生产成本较高；利润薄，药品销售商处于亏损状态。

成长期 经过了投入期对新药的学术推广后，医师和患者对于药品的特性有了一定了解，消费者在认可了药品的疗效和安全性后，医疗机构开始扩大尝试使用；药品销售量可稳步提升，销售额快速增长，制药企业利润大幅提升。同时因为药品依然处于

专利保护期之内，因此享有独家定价的权利，制药企业会继续采用独家垄断定价策略，享受高额利润。

成熟期 药品的市场规模在较高水平上基本稳定或有小幅上升，大部分患者和医师均已覆盖，销售量增幅不大，销售额和利润基本稳定。药品成熟期的长短取决于竞争环境、企业战略、管理水平等因素，短则几年，长则几十年甚至上百年，比如阿司匹林问世已有百余年，但在临床上一直是抗血小板凝集、解热镇痛消炎等的一线用药，其替代品一直未出现。在此期，患者和医师已经对药品的各方面信息完全掌握和了解，对药品的疗效和安全性更加信赖，愿意大量使用该药品。在这一阶段随着药品专利的到期，仿制药商的涌入，药品的利润开始大幅下降。

衰退期 药品在大量临床应用中由于逐步发现部分不良反应严重，或者因新的疗效和安全性更佳同类药品上市导致的产品竞争使原药品利润微薄，市场份额不断下降，利润不断萎缩，最终导致药品从市场退出。由此标志着一个药品的生命周期完结。

(史录文　陈　敬)

yàoshì zǔzhī

药事组织（organizations concerning pharmaceutical affairs）

以实现药学社会任务为共同目标的人们的集合体。是药学人员相互影响的社会心理系统，是运用药学知识和技术的技术系统，同时也是人们以特定形式的结构关系而共同工作的系统；药事组织运行制度以药事监督管理体制为基础，药品研发、生产、经营、使用、教学、社团等多环节相互联系；是一定社会制度下药事工作

的组织方式、管理制度和管理方法；是国家医药行政部门、企业和事业单位管理权限划分的制度。

药事组织是为了实现药学的社会任务，经由人为分工形成的各种形式的药事组织机构，是药事组织内部、外部相互协作的关系总和，属于经济体制和生产关系的范畴，具有很强的社会属性。药事组织的宗旨是产出合格药品、提供药学服务、传播药学知识和培养药学人才，并为医疗卫生系统所利用，保证人民用药安全有效，提高全民健康素质，保证医药经济持续、快速、健康发展。

药事组织按社会功能可分为药品生产经营组织（见药品生产企业、药品经营企业）、事业型药房组织（见医疗机构药学组织）、药学教育组织、药物研发组织、药品监督管理行政组织、药品监督管理技术组织和药事社团组织等。药事组织不是孤立的，在现实社会里，药事组织和卫生组织、经济组织、国家行政组织有着密切关系，并受到国家历史文化制度的影响。同时，药事组织也不是一成不变的，而是随着社会政治、经济、科学技术、教育文化和卫生事业的发展而发展。药事组织在药事管理中具有重要作用，其行为与公众的生命和健康密切相关。在中国药事管理的发展过程中，药事组织和国家卫生组织、经济组织、行政组织互相融合、紧密联系，依照法律、法规和药事管理的客观规律，共同为人民群众的卫生保健及全民族健康素质的提高服务。

(李少丽　邵　蓉)

yàopǐn jiāndū guǎnlǐ xíngzhèng zǔzhī

药品监督管理行政组织（drug regulatory departments）

国家为保证药品质量，保障人体用药安

全，维护人民身体健康和用药的合法权益，依照法律法规的授权和相关规定，承担药品研制、生产、流通和使用环节监督管理职责的机构。《中华人民共和国药品管理法》第五条明确规定："国务院药品监督管理部门主管全国药品监督管理工作；国务院有关部门在各自的职责范围内负责与药品有关的监督管理工作。""省、自治区、直辖市人民政府药品监督管理部门负责本行政区域内的药品监督管理工作；省、自治区、直辖市人民政府有关部门在各自的职责范围内负责与药品有关的监督管理工作。"

发展演变过程 1949 年 10 月，药品监督管理的职能隶属卫生部；1949 年 12 月，卫生部下设药政管理处，1953 年 5 月改为药政管理司；1957 年改为卫生部药政管理局，负责全国的药品监督管理工作。1998 年 3 月，九届全国人大一次会议通过了国务院机构改革方案，决定将卫生部药政局、国家医药管理局国家中医药管理局有关药品监管的职能合并，撤销原国家医药管理局，组建国务院直属的国家药品监督管理局，并定位为国务院主管药品监督的行政管理机构，负责对全社会药品的研究、生产、流通、使用实行统一的行政和技术监督管理。地方药品监管部门也相应按照中央政府的管理体制做出了调整，并且从 2000 年开始，省以下药品监督管理机构实行垂直管理，即业务上仅接受上级主管部门的组织指导和监督。2003 年 3 月，经十届全国人大一次会议批准，国务院在原国家药品监督管理局的基础上组建了国家食品药品监督管理局，"除原有药品监督管理职能外，又新增了食品、保健品、

化妆品安全管理的职能，其中食品管理职责为综合监督、组织协调和依法组织开展对重大事故查处"的职能，同时承担保健食品的审批工作。2008 年 3 月，第十一届全国人民代表大会第一次会议审议通过的《关于国务院机构改革方案的说明》，指出药品直接关系人民群众的身体健康和生命安全，为进一步落实食品安全综合监督责任，理顺医疗管理和药品管理的关系，强化药品安全监管，这次改革明确由卫生部承担食品安全综合协调、组织查处食品安全重大事故的责任，同时将国家食品药品监督管理局改由卫生部管理。2008 年 11 月，国务院办公厅印发了《关于调整省级以下食品药品监督管理体制有关问题的通知》，要求将药品监督管理部门的省级以下垂直管理改为由地方政府分级管理，业务接受上级主管部门和同级卫生部门的组织指导和监督。

2013 年，根据第十二届全国人民代表大会第一次会议批准的《国务院机构改革和职能转变方案》和《国务院关于机构设置的通知》，设立国家食品药品监督管理总局（China Food and Drug Administration，CFDA），为国务院直属机构。2013 年 11 月《中共中央关于全面深化改革若干重大问题的决定》提出，完善统一权威的药品安全监管机构，建立最严格的覆盖全过程的监督管理制度。各省级人民政府参照中央政府的机构改革和设置要求，结合各地实际，先后对省以下药品监督管理部门的职责和管理体制进行了调整。

组成 国家食品药品监督管理总局内设分管法制、综合、药品注册（中药民族药监管）、药品

监管、稽查、科技标准、应急管理、国际合作等工作的药品监督职能司局。还设有办公室（规划财务司）、人事司、直属机关党委、驻局纪检组监察局等相关司（室）。地方各级药品监督管理部门一般分三级，即省级、设区的市级和县级；但在直辖市一级的省级行政单位，一般设定市、区（相当于设区的市一级）两级；还有一些药品监督管理机构设置在非行政区划内，如各地的经济技术开发区设立的药品监督管理机构，其行政级别一般与设区的市级、县两级的药品监督管理部门相对应。各级药品监督管理部门的机构设置与国家食品药品监督管理总局基本对应，或根据实际需要进行一定的调整。省级药品监督管理部门一般内设分管政策法规、药品注册、药品安全监管、医疗器械监管、药品流通监管、综合审批等工作的药品监管职能处室（办），还设有计划财务处、人事处、直属机关党委、稽查处、驻局纪检组监察室等相关处室。设区的市级药品监督管理部门的药品监管职能处室设置上一般与上级对应，一些城市还会设立分局作为市级食品药品监督管理局的派出机构。县级食品药品监督管理局设置较省、设区的市级要简单，一般设置政策法规股（政务服务股）、药品安全监管股、药品稽查股等药品监管职能机构。

职能 根据《国家食品药品监督管理总局主要职责内设机构和人员编制的规定》的规定，为加强食品药品监督管理，提高食品药品安全质量水平，将国务院食品安全委员会办公室的职责、国家食品药品监督管理局的职责、国家质量监督检验检疫总局生产环节食品安全监督管理的职责、

国家工商行政管理总局流通环节食品安全监督管理的职责整合，组建国家食品药品监督管理总局。主要职责是，对生产、流通、消费环节的食品安全和药品的安全性、有效性实施统一监督管理等。

药品监督管理部门依法对药品研制、生产、经营、使用、广告发布机构和个人的相关申请做出许可与否的决定，对涉药的法人和自然人遵守药事法律、法规、规章和执行行政决定、命令的情况进行检查、抽检、监督，对违法违规行为实施行政处罚。药品监督管理的实质是药品质量的监督管理，是中国行政监督体系中一个组成部分。根据法律规定，药品监督管理行政机关监管的药品范围非常广泛，包括中药材、中药饮片、中成药、化学原料药及其制剂、抗生素、生化药品、放射性药品、血清、疫苗、血液制品和诊断药品等。

审批药品注册申请、实施药品注册制度　通过新药注册审批、进口药品注册审批，确认该物质为药品，发给《新药证书》及生产批准文件，或发给《进口药品注册证》，允许其在中国生产、销售、使用。审批仿制已有国家药品标准的药品注册申请，发给生产批准文件。上述职能由国家级药品监督管理部门完成。

准予生产、经营药品和配制医疗机构制剂，实行许可和认证制度制定　颁布《药品生产质量管理规范》《药品经营质量管理规范》《药物临床试验质量管理规范》《药物非临床研究质量管理规范》，并对其进行认证。通过审批药品生产、经营或医疗机构制剂的申请，发给《药品生产许可证》《药品经营许可证》《医疗机构制剂许可证》等，控制生产、经营

药品和配制医院制剂的基本条件、质量保障体系，确保药品生产、经营质量和医疗机构制剂质量。药品生产、药品批发和医疗机构制剂许可，医院制剂审批职能由省级药品监督管理部门完成；药品零售许可由设区的市级或县级药品监督管理部门做出。

审批药品广告　省级药品监督管理部门通过药品广告审批、药品包装标签检查，确认它们符合安全用药要求，发给药品广告批准文号。

严格控制麻醉药品、精神药品，确保人体用药安全　确认特殊管理的药品（包括麻醉药品、精神药品、医疗用毒性药品、放射性药品）。根据有关的国际公约和中国的法律法规，制定管制药品名单，确定生产、供应、使用定点单位，规定特殊标志，进行严格管制、管理。

行使监督权、实施法律制裁　各级药品监督管理部门有针对性、有计划地对上市药品质量及药品生产、经营企业和医院制剂的质量体系及管理进行抽查监督；对发生的药品不良反应进行监测与报告；对制售假药、劣药和未经批准进行生产、经营药品和配制医院制剂的单位和个人以及违反《中华人民共和国药品管理法》有关规定的，依法进行处罚。

（宋瑞霖）

yàopǐn jiāndū guǎnlǐ jìshù zǔzhī
药品监督管理技术组织（technical organization of drug administration）　为药品立法、执法和日常行政监督管理提供保障的药品监督管理技术支撑机构的总称。这些机构与药品监督管理的监测检验、标准制定、技术评审、审核查验、药品不良反应监测等药学专业技术活动密切相关，是药

品监督管理部门的重要组成部分，属于同级药品监督管理部门的直属事业单位。

机构演变过程和发展　世界上不同国家结合自身实际需求以及国情发展形成各具特点的药品技术监督管理体系。总体而言，药品技术监督管理体系的构建模式有以下几种：一是构建独立的药事管理技术监督体系，二是将药事管理技术监督体系设置在立法、执法或行政体系内，构建具有药事管理立法、执法与日常监督管理多种职能合一的综合药事管理技术监督体系。美国是比较典型具有综合的技术监督体系的国家，其直接由技术中心与行政办公室组成食品药品管理局，将专业性的技术中心与整个行政机构结成一体，形成一个技术监督与行政执法紧密结合的机构体系。英国则采取前一种独立的技术监督方式在国内发展了独立的药品委员会及各顾问委员会，将专业性技术监督职能与药事管理的行政执法职能分离，使两者之间起到相互制约的作用。

中国药品监督管理技术组织的发展经历了几个不同的阶段。1950年中央政府组建卫生部药物食品检验所和卫生部生物制品检定所；1961年，两所合并成立卫生部药品生物制品检定所；1986年，又改名为中国药品生物制品检定所，对外名称为中华人民共和国口岸药品检验总所；并于1998年划归国家药品监督管理局管理。国家药典委员会也是1950年建立的，是当时法定的国家药品标准工作专业管理机构；1998年9月，根据国务院机构改革的部署，从卫生部划转到国家药品监督管理局管理，并正式更名为国家药典委员会。随着1985年

《中华人民共和国药品管理法》的颁布和实施，药品技术审评机构应运而生，称之为"药品审评办公室"，设置于中国药品生物制品检定所内；1989年，药品评审办公室划归卫生部，业务由卫生部药政局管理；1995年，更名为药品审评中心；1998年国家药品监督管理局成立后，药品审批中心成为其直属事业单位。1993年1月，按照《国家中药品种保护条例》规定，卫生部组建首届国家中药品种保护审评委员会；并于1998年10月，经中央机构编制委员会批准，划归国家药品监督管理局。药品认证管理中心于1995年10月正式受理药品生产企业的认证工作；1998年9月更名为国家药品监督管理局药品认证管理中心。

1998年以后，中国药品监督管理技术支撑体系日臻完善，在此期间，国家食品药品监督管理局药品评价中心加挂"国家药品不良反应监测中心"的牌子，同时又建立了国家食品药品监督管理局执业药师资格认证中心和国家食品药品监督管理总局行政事项受理服务和投诉举报中心以及相关药品监督管理技术机构。随着社会的发展，省级及以下的药品监督管理部门根据需要，也先后组建了各级各类相应的药品监督管理技术组织，与国家的药品监督管理技术组织相对应，开展规定的专业技术支撑工作。

机构设置 药品监督管理技术组织分为国家和地方药品监督管理部门设置的多个层次，国家层面的包括国家药品监督管理部门设置的中国食品药品检定研究院。它作为法定的药品生物制品检验权威技术机构，为国家药品监督执法提供技术服务；同时也

是世界卫生组织指定的"世界卫生组织药品质量保证中心""国家病毒性肝炎研究中心""国家抗生素细菌耐药性检测中心"。国家药典委员会，负责组织制定和修改《中华人民共和国药典》《国家药品标准》《中国药品通用名称》《药品红外光谱集》，编译《中国药典》（英文版），编著《中国药典注释》《国家药品标准工作手册》《中国药典中药彩色图集》等系列标准配套丛书，是国家药品标准化管理的法定机构。中国食品药品检定研究院和国家药典委员会是按照《中华人民共和国药品管理法》规定设置的机构，为法定机构。其他的技术组织包括国家食品药品监督管理总局药品审评中心（见药品审评机构）、国家食品药品监督管理总局药品审核查验中心（见药品审核查验管理机构）、国家食品药品监督管理总局药品评价中心（即国家药品不良反应监测中心）（见药品评价机构、药品不良反应监测组织）、国家中药品种保护审评委员会（见国家中药品种保护审评机构）、国家食品药品监督管理总局行政事务受理服务和投诉举报中心（见药品投诉举报受理机构）、国家食品药品监督管理总局执业药师资格认证中心（见执业药师资格认证机构）。

地方上按照行政区划设置的省级药品检验所及口岸药品检验所以及设区的市和县级药品检验所接受同级药品监督管理部门的委托，承担辖区内药品的抽查检验工作。北京市、上海市等多个口岸城市的药品检验所履行口岸药品检验所的职能，承担口岸进口药品的通关检验。各级药品检验所发出的药品检验报告，可以作为药品监督行政管理机关执法

的技术依据。此外，省级药品监督管理部门除了设置的药品检验机构之外，还有其他技术组织，如省级药品审核查验中心（或"认证中心"）、行政事项受理服务和投诉举报中心等。

中国药品监督管理技术组织机构的设置，主要是依据《中华人民共和国药品管理法》的有关规定，结合药品监督管理职能的需要，以补充自身技术力量的不足，设立了隶属于药品监督行政机关，多属于同级药品监督管理部门的直属事业单位或者是上一级药品监督管理部门的派出机构，同时又具有一定独立性的事业性技术机构。

（李少丽 邵蓉）

yàopǐn jiǎndìng yánjiū jīgòu

药品检定研究机构（drug testing institutes） 各级药品监督管理部门依法设置的，实施各类药品质量监督管理所需药品质量检定检验工作的药品监督管理技术支撑机构。又称药品检验机构、药品检验所。属于药品监督管理技术组织，为同级药品监督管理部门的直属事业单位，是国家药品监督管理体系的重要组成部分。

机构演变过程和发展 国际上的检验机构基本上均按商品类别，由政府各部门分管，按有关法律授权或政府认可实施检验和监督管理。美国的药品检定研究机构为美国药品局，又称药品评价和研究中心（Center for Drug Evaluation and Research，CDER），隶属于美国食品药品管理局，负责人用药品审批相关的药品检验、药品评价、药物分析等研究工作。日本药品质量监督检验机构包括厚生省卫生试验所和都道府县卫生研究所，均为事业性监督检验机构。一般来说，国外的药品检

验机构主要有三种类型：①官方检验机构。由国家或地方政府投资，按国家有关法律、法令对出入境商品实施强制性检验、检疫和监督管理的机构。如美国食品药品管理局。②半官方检验机构。有一定权威、由国家政府授权、代表政府行使某项商品检验或某一方面检验管理工作的民间机构。如美国担保人实验室。③非官方检验机构。由私人创办、具有专业检验、检定技术能力的公正行或者检验公司。如英国埃劳氏公正行。

中国食品药品检定研究院前身是1950年成立的中央人民政府卫生部药物食品检验所和生物制品检定所。1961年，两所合并为卫生部药品生物制品检定所。1986年更名为中国药品生物制品检定所，1998年，由卫生部成建制划转国家药品监督管理局管辖。2010年，更名为中国食品药品检定研究院，加挂国家食品药品监督管理总局医疗器械标准管理中心的牌子，对外使用"中国药品检验总所"的名称。省级药品检定研究机构建立于20世纪50年代及以后，当时均为所在省的卫生厅（局）药品检验所。

机构类别和性质　药品检定研究机构是国家对药品质量实施技术监督检验的法定机构。中国的药品检定研究机构主要分为四级。一级为国家药品检定研究机构，叫作"中国食品药品检定研究院"，由国家药品监督管理部门设置。二级为省级药品检验机构，叫作"××省食品药品检验所"，由省级药品监督管理部门提出申请，报省级人民政府批准设置。三级为设区的市级药品检验机构，根据工作需要设置。四级为县级药品检验机构（部分县设置）。省级以下药品检定研究机构可根据

工作需要，确定符合本机构药品检验条件的检验项目，承担规定的药品检验工作。此外，国务院授权指定行使进口药品检验职能的部分药品检验机构，加挂口岸药品检验机构牌子。国家与省级药品监督管理部门还可以依据法律的规定，根据工作需要，确定符合药品检验条件的其他检验机构，承担药品检验工作。

职能和作用　中国食品药品检定研究院是国家药品监督管理部门的直属事业单位，是国家检验药品、生物制品质量的法定机构和最高技术仲裁机构，是全国药品检验机构业务技术的指导中心，依法承担实施药品、生物制品、医疗器械、食品、保健食品、化妆品、实验动物、包装材料等多领域产品的审批注册检验、进口检验、监督检验、安全评价及生物制品批签发，负责国家药品、医疗器械标准物质和生产检定用菌毒种的研究、分发和管理，并开展相关技术研究工作。简称中检院。

中国食品药品检定研究院的职能主要有药品检验、标定药品标准物质及业务指导。其中药品检验为药品检定研究机构的核心职能，包括药品注册检验、抽查检验、口岸检验、生物制品批签发及技术鉴定等五类；具体职责为：①承担药品、医疗器械的注册审批检验及其技术复核工作，承担保健食品、化妆品审批所需的检验检测工作，负责进口药品注册检验及其质量标准复核工作。②承担药品、医疗器械、保健食品、化妆品和餐饮服务食品安全相关的监督检验、委托检验、抽查检验以及安全性评价检验检测工作，负责药品进口口岸检验工作。③承担或组织药品、医疗器

械检验检测的复验及技术鉴定工作。④承担生物制品批签发相关工作。⑤承担药品、医疗器械和餐饮服务食品安全相关标准、技术规范及要求、检测方法制修订的技术复核与验证工作，承担保健食品、化妆品技术规范、技术要求及检测方法的制修订工作。⑥承担药用辅料、直接接触药品的包装材料及容器的注册检验、监督检验、委托检验、复验及技术检定工作以及承担相关国家标准制修订的技术复核与验证工作。⑦负责药品、医疗器械国家标准物质的研究、制备、标定、分发和管理工作。⑧负责生产用菌毒种、细胞株的检定工作，承担医用标准菌毒种、细胞株的收集、鉴定、保存、分发和管理工作。⑨承担实验动物质量检测和实验动物保种、育种和供种工作。⑩承担有关药品、医疗器械和保健食品广告以及互联网药品信息服务的技术监督工作。⑪承担全国食品药品监管系统检验检测机构的业务指导、规划和统计等相关工作，组织开展药品研究、生产、经营相关单位以及医疗机构中的药品检验检测机构及人员的业务指导工作。⑫组织开展药品、医疗器械、保健食品、化妆品和餐饮服务食品安全相关标准研究以及安全监测和质量控制新方法、新技术研究。⑬承担严重药品不良反应（事件）以及医疗器械不良事件原因的实验研究。⑭组织开展药品、医疗器械、保健食品、化妆品和餐饮服务食品安全相关检验检测工作的国际交流与合作。

省级药品检定研究机构药品检验所主要负责本辖区的药品生产、经营、使用单位的药品检验和技术仲裁等工作，依法承担药品抽查检验、注册检验、进口检

验、强制检验、复检、委托检验（含技术服务检验）和部分医疗器械检验工作。地市级和县级药品检验机构主要职责是依法实施药品质量监督检验所需的药品检验工作以及当地药品生产、经营企业和医疗机构的药品检验机构或者人员的业务指导工作。

药品检验机构的药品检验职能保障了上市药品的安全性和质量可控性，同时具有风险预警作用。药品检验机构的技术鉴定为假、劣药案件的认定提供了技术依据。业务指导职能为提高相关人员的业务能力提供途径。药品检定研究机构通过为药品监督管理提供技术支撑、技术保障和技术服务，促进医药事业的健康协调发展。

（李少丽 邵 蓉）

Guójiā Yàodiǎn Wěiyuánhuì

国家药典委员会（Pharmacopoeia Commission of the People's Republic of China）

负责组织编纂《中华人民共和国药典》及制定、修订国家药品标准的法定国家药品标准工作专业管理机构。简称药典委员会、药典委。是药品监督管理技术支撑机构，属于国家药品监督管理部门的直属事业单位。

演变过程和发展 世界上各发达国家都有本国的药典委员会，例如，美国药典委员会（United States Pharmacopeia Convention）成立于1820年，当年编辑出版第一版《美国药典》（U. S. Pharmacopeia，USP），1883年起，又编辑出版第一版《国家处方集》（National Formulary，NF）。1980年，《国家处方集》并入《美国药典》，成为《美国药典/国家处方集》（U. S. Pharmacopeia/National Formulary，USP/NF），但仍

分为两部分，前面为美国药典，后面为国家处方集。美国药典是美国政府对药品质量标准和检定方法做出的技术规定，也是药品生产、使用、管理、检验的法律依据。美国国家处方集收载了美国药典尚未收入的新药和新制剂。英国药典委员会（British Pharmacopoeia Commission）编撰出版《英国药典》（British Pharmacopoeia，BP），是英国制药标准的重要来源。欧洲药典委员会（European Pharmacopoeia Commission）1964年成立，1977年出版第一版《欧洲药典》（European Pharmacopoeia，Ph. Eur.）。日本的药典叫作《日本药局方》（Japanese Pharmacopoeia，JP）由日本药局方编辑委员会编撰，由厚生省颁布执行。

中国国家药典委员会成立于1950年，原称为卫生部药典委员会。1950年1月，卫生部从上海抽调药学专家孟目的教授负责组建中国药典编纂委员会和处理日常工作的干事会，筹划编制新中国药典。同年卫生部成立第一届中国药典编纂委员会，聘请委员49人，聘请通讯委员35人，卫生部部长李德全任主任委员。委员会分设名词、化学药、制剂、植物药、生物制品、动物药、药理、剂量8个小组。常设工作机构称干事会。这届药典委员会编制了中华人民共和国成立以来首部《中国药典》（1953年版）。药典出版后，于1957年出版《中国药典》1953年版的第一增补本。1955年卫生部成立第二届药典委员会，聘请委员49人，通讯委员68人，但这届委员会因故未能进行工作。1957年卫生部成立第三届药典委员会，聘请委员91人（其中1958年增补11人），不再聘请通讯委员，药学专家汤腾汉

教授任主任委员。委员会分设药理与医学、化学药品、药剂、生化药品、生药、生物制品、中医药（1958年增设）等七个专门委员会及名词小组。药典委员会设常务委员会，日常工作机构改称秘书室。这届药典委员会首次增设中医药专门委员会，编制了1963年版《中国药典》，其中中药首次单独编撰成册。1966年由于"文革"动乱影响，药典委员会工作一度陷于停顿。1972年国务院批复由卫生部牵头恢复药典委员会，其后编制了1977年版《中国药典》。1979年卫生部成立第四届药典委员会，聘请委员112名，卫生部部长钱信忠任主任委员。委员会分设中医、中药、医学与药理、化学药、生化药、药剂、抗生素、生物制品、放射性药品及名词10个专业组。这届药典委员会编制了1985年版《中国药典》。1988年10月，第一部英文版《中国药典》1985年版正式出版。1986年卫生部成立第五届药典委员会，聘请委员150名，卫生部部长崔月犁任主任委员，常设工作机构实行秘书长制，这届药典委员会编制了1990年版《中国药典》。1991年卫生部成立第六届药典委员会，聘请委员168名，卫生部部长陈敏章担任主任委员。委员会设常务委员会以及药品名词等13个专业组，这届药典委员会编制了1995年版《中国药典》。1993年卫生部决定将药典委员会常设工作机构从中国药品生物制品检定所分离出来，成立卫生部药典委员会，作为卫生部的直属单位，这是药典委员会机构发展史上一次重大的改革。1996年卫生部成立第七届药典委员会，聘请委员204名，并设立名誉委员，卫生部部长陈敏章担

任主任委员。委员会下设药品名词等 16 个专业委员会，这届药典委员会编制了 2000 年版《中国药典》。1998 年为适应国务院机构改革的需要，委员会常设工作机构由卫生部药典委员会更名为国家药典委员会，并成建制划转国家药品监督管理局管理。2002 年国家药品监督管理局成立第八届药典委员会，聘请委员 312 名，不再设立荣誉委员，国家药品监督管理局局长郑筱萸担任主任委员。委员会下设药品名词等 24 个专业委员会，原常务委员会更名为执行委员会，这届药典委员会编制了 2005 年版《中国药典》。2007 年国家食品药品监督管理局成立第九届药典委员会，聘请委员 322 名，国家食品药品监督管理局局长邵明立担任主任委员。委员会下设执行委员会和药品名词等 25 个分委员会。这届药典委员会编制了 2010 年版《中国药典》。第十届药典委员会由卫生部于 2010 年组建成立，设执行委员会和 23 个专业委员会，药典委员共计 348 名，其中中国科学院和中国工程院院士 28 人。第十届药典委员会主任委员由卫生部部长陈竺担任，增设全国人民代表大会常务委员会副委员长桑国卫为名誉主任委员。这届药典委员会编制了 2015 年版《中国药典》。经过 60 多年的不懈努力，药典委员会的专家队伍不断壮大，机构设置日趋合理共编制了十版《中国药典》以及每部《中国药典》的若干增补本。

组成 药典委员会由执行委员会、专业委员会、常设工作机构组成。药典委员主要从药品检验、临床、高校、科研、生产、监督管理等领域内的专家、学者中产生。药典委员会设主任委员、

副主任委员。主任委员由卫生部部长或国家食品药品监督管理局局长担任；副主任委员分别由国家食品药品监督管理局、国家中医药管理局、解放军总后卫生部相关负责人担任。执行委员会由主任委员、副主任委员、常设工作机构负责人、专业委员会主任等组成。专业委员会由该专业委员会主任、副主任、委员组成。药典委员会一般每 5 年换届一次。

国家药典委员会是药典委员会的常设工作机构，实行秘书长负责制，下设办公室、业务综合处、中药标准处、化药标准处、生物制品标准处、质量管理处（研究室）、人事处、医学评价处、宣传交流处等处室以及《中国药品标准》杂志社等分支机构，国家药典委员会人员编制 50 人。

职能 根据《中央编办关于国家食品药品监督管理总局所属事业单位机构编制的批复》，设立国家药典委员会，主要职责为：①组织编制与修订中国药典及其增补本。②组织制定与修订国家药品标准以及药用辅料、直接接触药品的包装材料和容器的技术要求与质量标准。③参与中国药典和国家药品标准执行情况的评估。④负责中国药典和国家药品标准的宣传培训与技术咨询。⑤参与拟订药品、药用辅料、直接接触药品包装材料和容器标准的管理制度，建立和完善药品标准管理体系及相关工作机制。⑥组织开展药品标准化战略、药品标准管理政策和技术法规研究，承担药品医学临床信息的分析评估工作。⑦开展药品标准相关国际交流与合作，参与国际药品标准适用性认证合作活动和国际药品标准制修订工作。⑧负责药品标准信息化建设。⑨负责组织中

国药典配套丛书以及《中国药品标准》等刊物的编辑、出版和发行。⑩根据药典委员会章程，负责药典委员会有关工作会议的组织协调及服务保障工作。

（周福成 麻广霖）

guójiā zhōngyào pǐnzhǒng bǎohù shěnpíng jīgòu

国家中药品种保护审评机构
（ national committee on the assessment of protected traditional Chinese medicinal products） 专门负责中药品种保护以及相关工作的机构。为加强中药品种保护管理工作，突出中医药特色，鼓励创新，促进提高，保护先进，保证中药品种保护工作的顺利开展，国家成立国家中药品种保护审评委员会，作为国家中药品种保护审评机构。是药品监督管理技术支撑机构，属于国家食品药品监督管理总局的直属事业单位。

演变过程及发展 1992 年 10 月 14 日，国务院颁布《中药品种保护条例》，1993 年由卫生部组建首届国家中药品种保护审评委员会。1998 年 10 月，经中央机构编制委员会批准，国家中药品种保护审评委员会划转国家药品监督管理局。1999 年 1 月国家药品监督管理局组建了第二届国家中药品种保护审评委员会。2004 年 6 月，根据中央机构编制委员会办公室《关于原国家药品监督管理局所属事业单位划转及更改冠名的批复》及《关于国家中药品种保护审评委员会加挂牌子和增加事业编制的批复》，国家中药品种保护审评委员会加挂国家食品药品监督管理局保健食品评审中心的牌子。

组成 国家中药品种保护审评委员会涉及中药品种保护工作的处室有中药保护一处、中药保

护二处、财务处和综合处等。涉及中药品种保护的主要职责有：①负责国家中药品种保护审评委员会的日常工作。②负责组织国家中药保护品种的技术审查和审评工作。③配合国家药品监督管理部门制定或修订中药品种保护的技术审评标准、要求、工作程序以及监督管理局中药保护品种。

职能 国家中药品种保护审评委员会负责对企业提出申请中药品种保护的品种，按照国家的相关规定，进行技术审评，根据国家中药品种保护审评委员会的审评结论，由药品监督管理部门确定对申请品种是否实行保护。国家中药品种保护审评委员会的工作对提高中药品种的质量，保护中药生产方面的知识产权，促进中药事业的发展，特别是对鼓励中药的研究和开发具有十分重要的意义。

（李少丽 邵蓉）

yàopǐn shěnpíng jīgòu
药品审评机构 （drug evaluation institute）

负责按照国家药品注册管理规章和相关要求与指南，对药品注册申请进行技术审评的部门。药品审评机构是以科学的标准、规范和指南评价药品研究数据和结果的技术组织，是新药、仿制药和进口药品注册申请技术审评的职能机构，旨在确保获批上市药品的安全、有效和质量可控。药品审评机构依托于药品监督管理部门，为药品注册管理的科学化、规范化提供技术支持。

演变和发展 国外药品审评机构的现状。1987 年美国药品技术审评机构分为药品评价和研究中心 （Center for Drug Evaluation and Research，CDER）和生物制品评价和研究中心 （Center for Bio-product Evaluation and Research，CBER），分别负责药品和生物制品的技术审评工作，集中处理药品的注册审批事务。欧盟于 1993 年 1 月 22 日在伦敦建立了欧盟药品审评局 （European Agency for the Evaluation of Medicinal Products，EMEA），开始采用集中审评和各国分散审评相结合的双重药品审评机制。2004 年起，改名为欧盟药品管理局 （European Medicines Agency，EMA），职能不变。1997 年日本在国立健康科学研究院内新设立了专门从事药品审评的"药品和医疗器械审评中心"，同时《药事法》授权厚生省组建专门的"药品机构" （Drug Organization），负责药品不良反应救济、药品研究与开发指导和产品审评工作。

中国的药品审评机构的前身是 1986 年成立的药品审评办公室，根据《中华人民共和国药品管理法》，新药审批注册的权限统一归国家卫生主管部门。药品审评办公室挂靠于中国药品生物制品检定所。1989 年，药品审评办公室成为卫生部直属事业单位，业务归卫生部门药政局管理，其职能为：对新药进行审评，对已上市药品进行再评价，同时也是卫生部门药品审评委员会的常设机构。1995 年，药品审评办公室更名为药品审评中心。1998 年，国家药品监督管理局成立，药品审评中心归并转化为国家药品监督管理局的直属事业单位。根据《新药审批办法》等有关法规，对新药、仿制药、进口药进行技术审评。2002 年，药品审评中心实施了以提高中心人员综合评价能力为目的的联系人制度。2005 年，药品审评中心进行了机构调整，推行以项目负责人制度为核心的审评机制。2008 年，完成了"过渡期品种集中审评"任务。2009 年，审评工作初步实现常态运行，着手开始以建立与国际接轨的技术指导原则体系和数据支持系统为主的长远发展和能力建设。2010 年，药品审评中心主要职责和内设机构进行了调整，强化了制定中国药品技术审评规范并组织实施的职能，明确了对省级药品审评部门进行质量监督和技术指导的职能，新增了为基层药品监管机构提供技术信息支撑以及为公众用药安全有效提供技术信息服务的职能。2011 年，药品审评中心进行机构改革，新的组织架构旨在建立良好的审评工作机制及管理制度，强化学科间的横向联系与制约，建立审评纠错、学术监督和质量评价机制，建立职业化、专业化的审评职务体系，切实履行保障公众用药安全有效的职责。

省级药品审评机构建立的时间先后不统一，一般与其他省级药品监督管理部门的直属机构合署办公，负责相关药品注册申请的技术初审工作以及委托的其他工作。

分级 药品审评机构分为两级：国家级药品审评机构为国家食品药品监督管理总局药品审评中心，简称"药审中心"；各省级药品审评机构，受国家或省级药品监督管理部门委托开展药品注册申请的技术审评工作，是为上级部门提供技术支持的药品监督管理技术支撑机构，属于同级药品监督管理部门的直属事业单位。药品审评机构的设立为进一步构建与完善药品审批和评价体系奠定基础，是逐步实现药品的科学管理、规范运作的重要前提。

组成 国家食品药品监督管理总局药品审评中心内设置有中

药民族药药学部、中药民族药临床部、化学新药一部、化学新药二部、药理毒理学部、化药临床一部、化药临床二部、生物制品药学部、生物统计学部、业务管理部、人力资源与信息部、研究与评价部和保障部。

职能 ①负责对申请注册的药品进行技术审评，组织开展相关的综合评审工作。②参与起草药品注册管理相关法律法规和规范性文件，负责制定药品审评规范并组织实施。③开展药品审评相关的理论、技术、发展趋势及法律问题研究。承担药品审评工作相关法律事务。④组织开展相关业务咨询服务及学术交流，组织开展药品审评相关的国际交流与合作。⑤指导地方药品审评相关工作。参与相关药品注册核查工作。

（李少丽　邵　蓉）

yàopǐn shěnhé cháyàn guǎnlǐ jīgòu

药品审核查验管理机构
（national drug certification center）

依据药品相关质量认证标准、要求与程序，负责药品注册生产现场检查、药品生产质量管理规范认证检查、药品经营质量管理规范认证检查、药物非临床研究质量管理规范认证检查、药物临床试验质量管理规范检查、进口药品境外现场检查，提交检查报告和综合评定意见的药品监督管理技术支撑机构。药品审核查验管理机构是依据药品有关质量认证的标准、要求与程序，组织对申请认证的药品生产企业、药品经营企业、药物非临床安全性评价机构、药物临床试验机构或医疗机构实施现场检查，并评价、确定检查结果是否合格的药品监督管理技术组织。

演变和发展 国外药品认证管理机构主要有附属于国家药品监督管理最高权力机关的职能部门，如美国食品药品管理局下属的各大区监督管理办公室，欧洲药品管理局，日本独立行政法人医药品及医疗器械综合管理机构。根据美国联邦管理法，药品生产企业和化学原料药供应企业必须接受美国食品药品管理局官员现场检查；2003年，根据欧盟委员会2003/94/EC号指令，颁布并阐述人用药品及临床研究用药药品生产质量管理规范原则及指南，制定欧盟药品生产质量管理规范文件，由欧盟药品管理局派员实施检查；日本独立行政法人医药品及医疗器械综合管理机构（Pharmaceuticals and Medical Devices Agency，PMDA）于2004年由"药品医疗器械审评中心"与"药品安全性研究组织"合并成立，随着2005年新版药事法生效，日本的药品认证体制由原来的生产许可认证体制，改为上市批准体制。

中国药品审核查验管理工作于1995年启动，当时，称之为"药品认证管理"，由卫生部、国家医药管理局、国家中医药管理局、国家技术监督局、中国药品生物制品鉴定所等部门共同组成"中国药品认证委员会"，卫生部药品认证管理中心为其办事机构；1998年成立国家药品监督管理局后，中国药品认证委员会自动撤销，成立"药品认证管理中心"；2008年国务院机构改革，"药品认证管理中心"更名为"国家食品药品监督管理局药品认证管理中心"。2013年再次更名为"国家食品药品监督管理总局药品审核查验管理中心"。

机构类别、性质 国家级药品审核查验管理机构为国家食品药品监督管理总局药品审核查验管理中心，主要承担新药、生物制品批准上市前的生产现场检查；进口药品注册现场核查。省级药品审核查验管理机构主要承担辖区内药品注册申请的研制现场核查；已上市药品改变剂型、改变给药途径注册申请的生产现场检查；仿制药注册申请的生产现场检查；药品生产企业的药品生产质量管理规范认证和跟踪检查；药品批发企业的药品经营质量管理规范认证和跟踪检查。设区的市级药品审核查验管理机构在2013年后逐步设置，主要承担药品零售企业（含药品零售连锁企业的门店）药品经营质量管理规范认证和跟踪检查。各级的药品审核查验管理机构都属于同级药品监督管理部门的直属事业单位。由于药品审核查验管理中心在2013年前的很长一段时间里名为"药品认证管理中心"，故许多省级和设区的市级相关部门仍然叫作"药品认证管理中心"或"药品认证审评中心"。

职能 药品审核查验管理机构的主要职能是通过执行一套完整的检查程序，包括文件审查与现场检查，评判申请机构是否符合相关标准的规定。国家食品药品监督管理总局药品审核查验管理中心现设6个职能处（室）：办公室、质量管理处、研究核查处、药品化妆品核查处、医疗器械核查处、国际核查处。主要职责为：①组织制定药品、医疗器械、化妆品审核查验工作的技术规范和管理制度。参与制定药品、医疗器械、化妆品相关质量管理规范及指导原则等技术文件。②组织开展药品注册现场核查相关工作。开展药物研究、药品生产质量管理规范相关的合规性核查和有因核查。开展医疗器械相关质量管理规范的合规性核查、临床试验项目现场核查以及有因核查。组织开展药品、医疗器械、化妆品质量管理规范相关的飞行检查。③承担相关国家核查员的聘任、考核、培训等日常管理工作，指导地方核查员队伍建设。④指导地方药品、医疗器械、化妆品审核查验相关工作，开展审核查验机构能力评价相关工作。⑤负责汇总分析全国药品审核查验相关信息，开展相关风险评估工作。开展药品、医疗器械、化妆品审核查验相关的理论、技术和发展趋势研究。组织开展相关审核查验工作的学术交流和技术咨询。⑥组织开展药品、医疗器械、化妆品相关境外核查工作。承担审核查验相关的国际交流与合作工作。省级与设区的市级相关机构根据职能的分工，设置相应的内设机构，负责辖区内相应的现场检查和管理工作。

药品审核查验管理机构的设立，为药品从研制到使用全过程提供了监督管理的机制保障，落实了药品质量管理每个环节的现场核查确认制度，是保障药品质量和人体用药安全的重要手段。

（李少丽　邵　蓉）

yàopǐn píngjià jīgòu

药品评价机构（drug evaluation institute）

负责依法开展药品上市后安全性再评价工作的药品监督管理技术支撑机构。中国药品评价机构为国家食品药品监督管理总局药品评价中心，属于国家食品药品监督管理总局的直属事业单位。"国家药品不良反应监测中心"设在国家食品药品监督管理总局药品评价中心。

演变和发展　世界各国药品评价机构设立的宗旨大体都是通过对药品上市后的再评价，促进、保护和提高公众健康，改善新老药品临床使用的疗效与不良反应。1987 年 10 月，美国药品和生物制品中心一分为二，为药品评价和研究中心（Center for Drug Evaluation and Research，CDER）、生物制品评价和研究中心（Center for Biologics Evaluation and Research，CBER），对上市后的药品安全问题开展评价调查。欧洲药品管理局根据 1993 年 7 月通过的 2309/93/EEC 决定建立。

1999 年 1 月 7 日中国食品药品监督管理局成立了国家食品药品监督管理局评价中心。2006 年 6 月，国家食品药品监督管理局药品评价中心加挂"国家药品不良反应监测中心"牌子，在开展国内外药品、医疗器械不良反应（事件）监测工作时，以"国家药品不良反应监测中心"的名义实施。2015 年，国家食品药品监督管理总局药品评价中心主要职责、内设机构和人员编制进一步调整。

性质　《中华人民共和国药品管理法》第三十三条规定，国家药品监督管理部门组织药学、医学和其他技术人员，对新药进行审评，对已经批准生产的药品进行再评价。第四十二条规定，国家药品监督管理部门对已经批准生产或者进口的药品，应当组织调查；对疗效不确、不良反应大或者其他原因危害人体健康的药品，应当撤销批准文号或者进口药品注册证书。《中华人民共和国药品管理法实施条例》第四十一条规定，国家药品监督管理部门对已批准生产、销售的药品进行再评价，根据药品再评价结果，可以采取责令修改药品说明书，暂停生产、销售和使用的措施；对不良反应大或者其他原因危害人体健康的药品，应当撤销该药品批准证明文件。中国药品评价中心主要负责监测上市后药品的不良反应情况，减少药品不良反应造成的危害，提高合理用药水平，为上市药品再评价提供依据。确保药品的效益大于已知的风险，尤其是确保新药上市后的安全、有效性。

组成、职能和作用　国家食品药品监督管理总局药品评价中心（国家药品不良反应监测中心）设置 8 个内设机构，包括办公室、综合业务处、基本药物部、中药部、化学药品与生物制品部、医疗器械部、化妆品部、药物滥用监测部；主要职责有：①组织制订药品不良反应、医疗器械不良事件监测与再评价以及药物滥用、化妆品不良反应监测的技术标准和规范。②组织开展药品不良反应、医疗器械不良事件、药物滥用、化妆品不良反应监测工作。③开展药品、医疗器械的安全性再评价工作。④指导地方相关监测与再评价工作。组织开展相关监测与再评价的方法研究、培训、宣传和国际交流合作。⑤参与拟订、调整国家基本药物目录。⑥参与拟订、调整非处方药目录。

药品评价机构可加强上市药品的安全监管，规范药品不良反应报告和监测机制，及时降低不良反应事件发生的风险，对于保障公众用药安全，促进医药产业健康有序发展发挥着重要作用。

（李少丽　邵　蓉）

yàopǐn bùliáng fǎnyìngjiāncè zǔzhī

药品不良反应监测组织（organizations for adverse drug reaction monitoring）

负责组织开展药品不良反应监测和报告工作的药品监督管理技术支撑机构。

国家为保证公众用药安全、促进合理用药，依法设立的各级对已上市药品不良反应进行监测和报告的机构，构成了完整的药品不良反应监测和报告体系。

演变和发展　国外的药品不良反应监测工作开展较早，在组织机构、管理模式、监测评价、报告制度、信息反馈以及应急处置等方面的机制比较健全。国际药物监测合作中心由世界卫生组织于 1970 年设立，国际药物不良反应监测组织之一，主要负责汇总各成员国的药品不良反应报告，将其分级分类后反馈给各成员国的国家药品不良反应监测中心。美国药品不良反应监测工作起步较早，美国食品药品管理局于 1966 年成立药物监测办公室，负责药品不良反应的监测工作。随着药品监督管理工作的不断发展，1987 年美国食品药品管理局正式成立药品评价和研究中心，负责收集、分析、管理美国上市药品的不良反应事件，该中心在药品不良反应监测工作中发挥着重要作用。

中国药品不良反应监测组织始建于 20 世纪 80 年代末期，由行政管理体系和技术监督体系构成。1988 年开始不良反应监测试点工作。1989 年，卫生部药品不良反应监察中心正式成立，后又陆续设立北京、上海、湖北、湖南、浙江、天津、辽宁、河北、福建、甘肃等地区及军队的监察中心。1999 年，卫生部药品不良反应监察中心并入国家药品监督管理局评价中心，更名为"国家药品不良反应监测中心"。2006 年，国家食品药品监督管理局药品评价中心加挂"国家药品不良反应监测中心"牌子，在开展国内外药品不良反应（事件）监测工作时，以"国家药品不良反应监测中心"的名义实施。经过近年来的发展，除国家药品不良反应监测中心外，全国 31 个省、自治区、直辖市均已组建省级药品不良反应监测中心。

类别和性质　药品不良反应监测组织包括国家药品不良反应监测中心、省级药品不良反应监测中心、设区的市级药品不良反应监测中心和县级药品不良反应监测机构，各级药品不良反应监测组织属于同级药品监督管理部门的直属事业单位，有些县级药品监督管理部门未独立设置药品不良反应监测机构，药品不良反应监测工作直接由县级药品监督管理部门的内设机构和人员承担。

大多数国家的药品不良反应监测组织隶属于政府的卫生事务部门，其宗旨是确保不良反应监测工作的顺利进行，保证公众及医务工作者可以获得并合理使用安全有效的药品。中国的药品不良反应监测工作由国家药品监督管理部门和卫生主管部门共同负责，联合成立药品不良反应监测工作协调领导小组，负责指导和协调本行政区域内的不良反应报告和监测工作；联合成立药品不良反应专家咨询委员会，协助药品不良反应监测机构开展评价、研究等技术工作；联合设立药品不良反应监测工作站，在药品不良反应监测机构的指导下开展相关监测和研究工作。

组成、职能和作用　药品不良反应监测机构主要职能包括：收集药品不良反应报告，处理药品不良反应信息；受理药品生产企业提交的药品定期安全性更新报告；根据收集资料研究药品不良反应因果关系，建立药品不良反应公报制度；确保药品、生物制品及医疗器械的安全有效。中国各级药品不良反应监测组织依据《中华人民共和国药品管理法》和《药品不良反应报告和监测管理办法》的相关规定，各部门职能如下。

国家食品药品监督管理总局药品评价中心　即国家药品不良反应监测中心，主要职责为：①组织制定药品不良反应、医疗器械不良事件监测与再评价以及药物滥用、化妆品不良反应监测的技术标准和规范。②组织开展药品不良反应、医疗器械不良事件、药物滥用、化妆品不良反应监测工作。③开展药品、医疗器械的安全性再评价工作。④指导地方相关监测与再评价工作。组织开展相关监测与再评价的方法研究、培训、宣传和国际交流合作。⑤参与拟订、调整国家基本药物目录。⑥参与拟订、调整非处方药目录。根据上述主要职责，国家药品不良反应监测中心设置以下 8 个内设机构：办公室、业务综合处、基本药物部、中药部、化学药品与生物制品部、医疗器械与评价部、化妆品部、药物滥用监测部。国家药品不良反应监测中心将收到的定期安全性更新报告进行汇总、分析和评价，于每年 7 月 1 日前将上一年度国产药品和进口药品的定期安全性更新报告统计情况和分析评价结果报国家药品监督管理部门和卫生主管部门。

省级、自治区、直辖市药品不良反应监测中心　①接受国家药品不良反应监测中心的业务指导。②承担当地药品不良反应资料的收集、整理、上报工作，遇到严重、罕见或者新的药品不良反应病例，在 72 小时内向国家药品不良反应监测中心报告，并抄报当地药品监督管理部门和卫生厅（局）。③负责实施当地制定的不良反应规章及实施办法。④接受防疫药品、普治普查用药品、预防用生物制品出现的不良反应群体和个例报告。⑤建立、完善、维护辖区内的不良反应监测信息网络。⑥在辖区内进行教育、宣传，提高本辖区病例报告水平。省级药品不良反应监测机构将收到的定期安全性更新报告进行汇总、分析和评价，于每年 4 月 1 日前将上一年度的定期安全性更新报告统计情况和分析评价结果报省级药品监督管理部门和国家药品不良反应监测中心。

设区市级、县级药品不良反应监测机构　①在同级药品监督管理部门领导和上级药品不良反应监测机构的业务指导下，负责本行政区域内药品不良反应报告和监测资料的收集、核实、评价、反馈和上报。②开展本行政区域内严重药品不良反应的调查和评价。③协助药品监管部门和卫生部门开展药品群体不良事件的调查。④对药品生产、经营、使用单位开展药品不良反应报告与监测工作进行技术指导。⑤组织并开展本行政区域内药品不良反应监测工作的宣传普及和教育培训工作。

该组织的设立有利于药品不良反应监测工作的有效开展，可以弥补药品上市前研究的不足，为上市后再评价提供信息支持；提高医护人员、药师和患者自身对药品不良反应的认识和警惕；为遴选、整顿和淘汰药品提供依据，为药品上市后风险管理提供技术支持；及时发现重大药害事件，防止药害事件扩大和蔓延，保障公众健康和社会稳定。

（李少丽　邵蓉）

yàowù lànyòng jiāncè jīgòu
药物滥用监测机构（organizations for drug abuse monitoring）

负责收集、核实、汇总、分析、评价药物滥用情况的技术机构。药物滥用是指反复、大量地使用具有依赖特性或依赖性潜力的药物，这种用药与公认的临床治疗需要无关，属于非医疗目的用药（主要是麻醉药品和精神药品）。滥用的药物包括药品和非药品制剂。药物滥用可对用药者的健康造成一定损害，导致药物成瘾，以及其他行为异常，甚至可以引发严重的公共卫生和社会问题。药物滥用是当今世界存在的严重公共卫生和社会问题之一，已成为威胁人类健康、社会安定和经济发展的全球性问题。各级药物滥用监测机构的工作是禁毒工作的重要组成部分。对药物滥用进行监测，能科学认识和评价全国毒品滥用基本状况，预测毒品滥用趋势，为政府制定禁毒政策提供科学的依据。

演变和发展　20 世纪 70 年代，全球药物滥用的趋势加剧，严重危害了社会安全，一些药物滥用比较严重的国家和地区如美国、欧洲各国，开始逐步建立系统的药物滥用监测体系，以监测和评价本地区药物滥用的基本情况和趋势，并保证了药物滥用防治的及时性和禁毒决策的科学性。1990 年 6 月，世界卫生组织宣布成立全球药物滥用监测机构，当时，包括世界卫生组织六大地区办事处、167 个成员国的卫生机构以及联合国有关组织都加入了此监测网络。世界众多国家都已建立系统的药物滥用监测机构，但各国的监测形式和实施方法不尽相同。如美国国家药物滥用研究所下设的"流行病学和统计分析

处"负责对全国药物滥用监测工作进行统一组织和部署，以家庭为单位抽样调查全国药物滥用基本情况，并注重对以青少年为基础的高危人群的监测和调查。英国相关法律强制要求医师报告在工作中发现或怀疑的药物滥用行为，并成立国家药物滥用治疗机构和国家药物滥用信息中心。

中国最早的药物滥用监测机构是国家药物滥用监测中心，成立于 1984 年 7 月，设在北京大学中国药物依赖性研究所，具体负责组织、协调和业务指导全国的药物滥用监测工作。2001 年 1 月，国务院办公厅《关于转发国家禁毒委员会成员单位主要职责的通知》中规定"国家药品监督管理局负责全国药物滥用监测工作"。2001 年 9 月，国家药品监督管理局发布《关于加强药物滥用监测工作的通知》，规定国家药物滥用监测中心设在北京大学中国药物依赖性研究所内。此后，根据有关规定，药物滥用的监测工作由国家药品不良反应监测中心承担。各省及以下设置相应的省级药物滥用监测机构，形成覆盖全国有效运转的药物滥用监测体系；建立适时动态监测，长期预报和专题调查研究相结合的药物滥用监测机制，不断提高发现、跟踪和预测的能力，特别是要加强对新型药物滥用趋势的监测，为禁毒部门正确制定禁毒策略提供科学依据。为此，国家药品监督管理部门和国家禁毒委员会办公室每年联合发布《国家药物滥用监测年度报告》。

类别　药物滥用监测机构可分四级，国家级、省级、设区的市级和县级。基本上均设置于各级药品不良反应中心内，未设置药品不良反应中心的由药品监督

管理部门的内设机构和人员负责。

各级药品监督管理部门负责本辖区的药物滥用监测工作，定期向同级政府禁毒办公室报告本辖区药物滥用情况和监测情况。各级药物滥用监测机构为药物滥用监测的专业机构，根据当地药物滥用流行具体情况和地方政府禁毒部门的要求，紧密依靠公安、卫生、司法等部门实施具体工作。

各级药物滥用监测机构的主要工作是开展药物滥用监测，收集药物滥用监测信息，填写"药物滥用监测调查表"，通过"药物滥用监测网络信息管理系统"上传到全国药物滥用监测系统内，进行本地区药物滥用流行病学调查工作，并定期报送本辖区主管部门。主要监测对象为公安、司法机关设置的强制隔离戒毒机构、收押有毒瘾罪犯监狱、拘留所、卫生部门开设的自愿戒毒机构、社区药物维持治疗机构等禁毒执法机构收治/收戒的药物滥用者。

药物滥用监测是用流行病学的方法，系统收集药物滥用及其影响因素的资料，研究分析药物滥用分布特征及变化规律，预测流行趋势，评估药物滥用风险，为国家有关部门掌握情况、预判形势，制定科学的禁毒和特殊药品管理政策提供基础数据。

组成、职能和作用 药物滥用监测工作由国家药品监督管理部门负责组织，国家药物滥用监测中心负责具体工作实施。国家药物滥用监测中心的主要职责是在业务上指导各省级药物滥用监测机构的工作；定期收集、汇总和分析各地药物滥用监测登记报告，按照禁毒工作的要求开展药物滥用流行病学专题调查，及时将药物滥用情况分析报告国家禁毒委员会；监测中心负责全国药

物滥用监测工作人员培训工作；负责全国药物滥用监测报告书的编写工作。

省级药物滥用监测中心在省级药品监督管理部门领导下，主要职责是承担全省药物滥用监测信息的收集、核实、汇总、分析、评价工作；负责编写全省药物滥用监测情况年度报告；承担全省药物滥用监测的宣传和培训工作；负责对药物滥用监测机构进行技术指导；开展药物滥用流行病学调查工作；组织全省药物滥用监测领域的交流与合作。

省以下药物滥用监测中心在同级药品监督管理部门领导下，主要职责是承担本行政区域内药物滥用监测数据的采集、核实和上报工作；通过"国家药物滥用监测网络信息管理系统"及时将纸质报表上报国家药物滥用监测中心，并将纸质《药物滥用监测调查表》存档保管，存档两年；每半年对本行政区域内药物滥用情况进行统计分析，编写本行政区药物滥用监测年度报告，并报送省药物滥用监测中心和同级药品监督管理部门；指导公安、司法机关设置的强制隔离戒毒所、收押有毒瘾罪犯监狱、卫生部门开设的自愿戒毒机构以及药物维持治疗门诊等机构开展药物滥用监测工作；配合本地药品监督管理部门开展药物滥用宣传培训工作。

各监测机构通过《药物滥用监测调查表》将监测结果以电子表格的形式定期上报给国家药物滥用监测中心，该中心对全国各地检测结果进行汇总分析，定期上报给国家药品监督管理部门和国家禁毒委员会办公室。此外，各监测机构还负责配合各地区"禁毒"宣传教育活动，开展有关

药物滥用和防治宣传教育工作。药物滥用监测工作是中国麻醉药品、精神药品管理和禁毒的一项重要的基础性工作。及时发现和解决由于各种原因非法流弊到社会上的麻醉药品、精神药品滥用问题，不仅是麻醉药品、精神药品管理工作的需要，也可减少药物流弊带来的社会危害和公共卫生问题，同时也为完善药品监管政策提供了科学依据。对毒情的动态监测和及时预警，可正确地指导禁毒部门进一步采取适宜的干预措施。

(李少丽　邵　蓉)

zhíyè yàoshīzīgé rènzhèng jīgòu
执业药师资格认证机构
(authority for licensed pharmacist certification) 负责执业药师资格考试、注册以及相关管理工作的药品监督管理技术支撑机构。执业药师资格认证的目的是依据认证标准对药学技术人员申请执业药师注册的资格进行认证，确定是否具备保证药品质量和提供药学服务的知识和技能。认证的方式有考试和认定两种，通常采用的认证方式是考试方式，即执业药师资格考试。执业药师申请者通过执业资格考试后，获得《执业药师资格证书》，凭《执业药师资格证书》在省级执业药师注册机构申请注册，注册成功后，取得《执业药师注册证》，才可以执业药师的身份执业。未经注册者，不得以执业药师身份执业。

演变和发展 世界上大多数国家都有药师（或药剂师）资格认证的管理机构。在美国，各州的药房理事会根据《州药房法》，对药师的注册申请进行审查、组织考试、发放证书，指导药师开展药学服务以及规范行为道德。在英国，英国总药房理事会

（General Pharmaceutical Council, GPhC）2010 年起作为独立的机构，取代具有百余年历史的英国皇家药学会正式行使对英国（包括英格兰、苏格兰和威尔士）的药师、药房技术员的监管，主要职能包括审核培养药学生教育机构的资格，管理药师、药房技术员的注册，拟定药师资格、职业道德和继续教育标准等。在澳大利亚，药房委员会负责药师的注册和相关管理工作。其主要职能包括：药师注册的管理；制定药学行业国家标准、法规和指南；发布通知，处理投诉，调查及纪律聆讯。在日本，日本药师相关工作由厚生劳动省医药食品局下设的食品安全部总务科统一管理。食品安全部组织成立药师国家考试制度委员会与医道审议会，负责确定药师考试出题基准、命题、阅卷等工作。

中国自 1994 年起建立执业药师资格制度。1994 年 3 月，人事部与国家医药管理局发布《执业药师资格制度暂行规定》《执业药师资格考试实施办法》和《执业药师资格认定办法》。1995 年 7 月，人事部与国家中医药管理局发布《执业中药师资格制度暂行规定》《执业中药师资格考试实施办法》和《执业中药师资格认定办法》。1994 年 11 月，国家医药管理局发布《执业药师岗位设置和职责规范》和《执业药师注册登记管理办法》，明确执业药师工作岗位和认证机构。鉴于当时的客观原因，执业药师与执业中药师的资格认证分别由医药管理局与中医药管理局管辖。

1998 年国务院机构改革，执业药师和执业中药师的监督管理职能统一到新组建的国家药品监督管理局，由人事部和国家药品监督管理局共同负责政策制定、组织协调、资格考试、注册登记和监督管理工作。1999 年 4 月，人事部与国家药品监督管理局共同修订印发《执业药师资格制度暂行规定》和《执业药师资格考试实施办法》，将执业药师与执业中药师合并统称为执业药师，实行全国统一大纲、统一考试、统一注册、统一管理。2000 年 12 月 26 日，中央机构编制委员会批准国家药品监督管理局成立执业药师资格认证中心，为国家的执业药师资格认证机构，主要负责执业药师的考试、注册和继续教育工作。2013 年，国务院办公厅《国家食品药品监督管理总局主要职责内设机构和人员编制规定》取消国家食品药品监督管理总局的执业药师继续教育管理职责，工作由中国执业药师协会承担，因此，国家食品药品监督管理总局负责考试和注册两项工作，变更名为国家食品药品监督管理总局执业药师资格认证中心。

2000 年以后，各省级药品监督管理部门相继建立了执业药师注册管理机构，负责对取得资格的执业药师注册申请进行审批，负责注册有效期届满之后的再注册申请审批，并开展日常管理。

类别和性质　国家级的执业药师资格认证机构为国家食品药品监督管理总局执业药师资格认证中心，属于国家食品药品监督管理总局的直属事业单位。与人力资源和社会保障部的国家考试事务管理部门共同实施国家执业药师资格考试，共同拟定报考资格和考试大纲的原则；人力资源和社会保障部负责考试的报名和考务管理工作，以及确定考试的及格标准。执业药师资格认证中心主要负责执业药师考试的技术管理工作，组织开展执业药师资格考试命审题工作，编写考试大纲和应试指南。同时，还负责制定执业药师注册管理办法并实施管理，以及相关工作。省级执业药师的资格认证机构为同级药品监督管理部门的直属事业单位，负责辖区内执业药师的注册申请审批工作和执业药师的相关管理工作。

组成、职能和作用　国家食品药品监督管理总局执业药师资格认证中心设置 3 个内设机构，即办公室、考试处、注册处；主要职责为：①开展执业药师资格准入制度及执业药师队伍发展战略研究，参与拟订完善执业药师资格准入标准并组织实施。②承担执业药师资格考试相关工作。组织开展执业药师资格考试命审题工作，编写考试大纲和应试指南。负责执业药师资格考试命审题专家库、考试题库的建设和管理。③组织制定执业药师认证注册工作标准和规范并监督实施。承担执业药师认证注册管理工作。④组织制定执业药师认证注册与继续教育衔接标准。指导拟订执业药师执业标准和业务规范，协助开展执业药师相关执业监督工作。⑤承担全国执业药师管理信息系统的建设、管理和维护工作，收集报告相关信息。⑥指导地方执业药师资格认证相关工作。⑦开展执业药师资格认证国际交流与合作。

建立执业药师资格认证制度，是不断加强执业药师队伍管理，提高职业道德和业务素质，切实保证药品质量和维护公众生命健康与合法权益的重要措施。执业药师资格认证制度的全面推进，对于规范、引导和保障国家药学事业的发展，促进中国药品生产、经营、使用和管理与国际接轨具有重要的意义。

（叶 桦）

yàopǐntóusù-jǔbào shòulǐ jīgòu

药品投诉举报受理机构（organizations for drug complaints）

负责药品投诉举报受理、转办、跟踪、协调、汇总、分析、反馈、通报等工作的机构或部门。为规范药品投诉举报管理工作，推动药品安全社会共治，加大对药品违法行为的惩治力度，根据相关法律法规，国家建立各级药品投诉举报管理工作的组织机构。药品投诉举报是指自然人、法人或者其他组织采用电话、网络、信件、传真、走访等投诉举报渠道，向药品监督管理部门反映药品在研制、生产、流通、使用环节的违法行为。药品投诉举报受理机构的宗旨是加强药品行业的监督管理工作，切实维护公众用药安全。

演变和发展 根据中央机构编制委员会办公室《关于设立国家食品药品监督管理局投诉举报中心的批复》《国家食品药品监督管理局投诉举报中心主要职责内设机构和人员编制规定》和《食品药品投诉举报管理办法（试行）》的要求，2012 年 1 月，国家食品药品监督管理局投诉举报中心开始运行，并正式受理信件和互联网渠道的投诉举报。2014年 6 月 6 日，经中编办批准，设立国家食品药品监督管理总局行政事项受理服务和投诉举报中心，根据《国家食品药品监督管理总局行政事项受理服务和投诉举报中心主要职责内设机构和人员编制规定》，将依法承担的行政许可项目的受理、转办和审批结果送达工作并入投诉举报中心。

国际上大部分国家和地区均建立了功能完备、社会效果良好的食品药品投诉举报机构。美国食品药品管理局通过设施完善的投诉体系及后台处理系统受理各种渠道的投诉举报。英国药品和健康管理局下设问题药品举报中心负责药品投诉举报工作。

类别和性质 承担中国药品投诉举报受理的机构分为国家药品投诉举报受理机构和地方药品投诉举报受理机构。国家食品药品监督管理总局行政事项受理服务和投诉举报中心具体承担全国药品投诉举报管理工作，为总局直属事业单位。地方各级药品投诉举报机构具体承担本行政区域内药品投诉举报管理工作，包括药品监督管理部门独立设置的药品投诉举报受理机构，为同级药品监督管理部门的直属事业单位以及未独立设置药品投诉举报受理机构，由药品监督管理部门指定的内设机构或者其他机构。

地方药品投诉举报受理机构有省级药品投诉举报受理机构、设区的市级药品投诉举报受理机构和县级药品投诉举报受理机构。

国家药品投诉举报受理机构负责全国药品投诉举报管理的具体工作，主要负责：①对直接收到的药品投诉举报进行受理、转办、移送、跟踪、督促、审核等。②收集、汇总全国药品投诉举报信息，定期发布全国药品投诉举报分析报告。③制定药品投诉举报管理工作程序、标准和规范，对地方各级药品投诉举报机构进行业务指导。④承担全国药品投诉举报管理的宣传、培训工作。

地方各级药品投诉举报受理机构负责本行政区域的药品投诉举报管理的具体工作，主要负责：①对直接收到的药品投诉举报进行受理、转办、移送、跟踪、督促、审核等。②对上级转办的药品投诉举报进行转办、移送、跟踪、督促、审核、上报等。③对下级药品投诉举报机构进行业务指导。④收集、汇总、分析本行政区域的药品投诉举报信息，按要求定期向上一级食品药品投诉举报机构报告。⑤承担本行政区域的药品投诉举报宣传、培训工作。

组成、职能和作用 国家食品药品监督管理总局行政事项受理服务和投诉举报中心内设办公室、信息与综合业务处、行政许可受理处、行政许可发证处、举报受理处、举报督办处等 6 个处室，主要职能有：①负责国家食品药品监督管理总局依法承担的行政许可项目的受理、转办和审批结果送达工作。②受理食品（含食品添加剂、保健食品，下同）生产、流通、消费环节违法行为的投诉举报。③受理药品、化妆品、医疗器械研制、生产、流通、使用方面违法行为的投诉举报。④负责国家食品药品监督管理总局行政许可项目受理及审批网络系统的运行管理，并承担行政许可审批进度查询。⑤参与食品、药品、化妆品、医疗器械行政许可项目受理审批及投诉举报相关法规和规范性文件的起草与制修订工作。⑥转办食品、药品、化妆品、医疗器械投诉举报案件。⑦开展食品、药品、化妆品、医疗器械投诉举报信息的汇总、分析、上报工作，负责重大投诉举报案件办理工作的组织协调、跟踪督办，并监督处理结果的反馈。⑧指导协调地方食品药品行政许可项目受理及投诉举报工作。⑨开展与食品药品行政许可项目受理及投诉举报工作有关的国际交流与合作。

药品的质量管理与监督是关系到国计民生的重要行政任务，而投诉举报系统则是监督管理的重要环节，是国家行政管理的重要信息渠道。因此，食品药品投诉举报受理工作的有效开展对维护良好的食品药品市场秩序，切实保障公众饮食用药安全有着重要意义。

（李少丽　邵　蓉）

yàowù yánfā zǔzhī

药物研发组织（drug research and development organizations）

专门从事有关药品的研究、产品和工艺、技术开发业务等的科研机构或部门。包括研究院所、学校、医疗机构、企业和合同研究组织等。药物研发组织要负责药物设计、药理筛选、药理评价、临床研究、质量控制、生产上市等多个步骤的工作，为此，其必须具备与研究领域相适应的专业技术人员、仪器设备和工作场所等。中国的《药品研究机构登记备案管理办法（试行）》也规定对药品研究机构实施登记备案，以规范对药品研究机构资格的基本要求，从根本上规范药品的研究过程，保障人民用药的安全有效，促进中国医药事业的健康发展。

演变和发展　在国际上，制药企业特别是大型制药企业是医药创新的主要力量之一，而中国的研究单位或企业大都很难独立完成创新药物研究开发的全过程。从 20 世纪 80 年代开始，随着中国以经济建设为中心和由计划经济向市场经济的转变，中国对科技政策相应进行了调整，科研体制的改革也逐步深化，许多独立设置的研究机构开始由事业单位向企业单位转制，药学科研机构的自主权也不断扩大，这种转变使企业逐步成为研究创新药物的主体；同时改变的还有科研投资的机制，国家对药学科研机构的行政事业性经费投入逐渐减少，实行重大科研项目招标投标制，以保证国家对药学重大科研项目的扶持力度和宏观管理。药学科研机构也在不断加快其自身机制转换的进程，坚持自我发展的方向，形成和建立多渠道、多元化的科技投资机制，加强技术创新力度，加快医药高新技术产业的形成和发展，使医药科技成果更快地转化为生产力，并形成了产业化发展趋势，推动了中国医药经济的快速发展。

面对全球经济一体化趋势及中国加入世界贸易组织的大背景，中国药品研发的水平必须紧跟国际步伐，并要对研发过程进行控制，以保证研发质量。为了实现这一目标，原国家药品监督管理局于 1999 年颁布了《药品研究机构登记备案管理办法（试行）》，到 2001 年底组织并完成了全国 1700 多家药品研发机构的登记备案工作。

此外，20 世纪 70 年代，新药研发合同外包服务机构（contract research organization，CRO）在美国开始兴起，80 年代末在美国、欧洲和日本迅速发展，20 世纪末在中国起步。新药研发合同外包服务机构是通过合同形式向制药企业提供新药临床研究服务的专业公司，作为制药企业的一种可借用的外部资源，可在短时间内迅速组织起一个高度专业化和具有丰富临床研究经验的临床研究队伍，并能降低整个制药企业的管理费用，大大提高效率。经过几十年的发展，CRO 已经成为制药产业链中不可缺少的环节，并且近年来发展更为迅猛。

类别和性质　中国的药品研发组织可分为中国科学院所属药物研究所、国家级药物研究所、地方级药物研究所、高等院校药物科研机构、大型制药企业和大型医院中的药物研究所及其他药物研究所六大类。除大型制药企业设立的药物科研机构外，其他均属国家投资兴办的事业单位，分别隶属于中国科学院、中国医学科学院、中医研究院、军事医学科学院等国家和地方科学院系统，以及中央和地方政府卫生主管部门、医药生产经营主管部门。

组成、职能和作用　不同性质的药品研发组织，其机构组成也不尽相同。一般情况下，事业单位制的研发组织根据其研究方向设置研究中心或研究室，比如天然药物化学室、合成药物化学室等；而企业单位制的研发组织以企业的研发部门为主，其下可根据研发任务设置不同的项目组。

药品研发组织主要承担新药研发的应用基础研究、临床前应用开发研究、临床研究以及产业化的相关研究等任务，其主要药事管理职能是为保证药品研究与开发的质量，依法管理药品研究与开发、临床研究与评价的技术条件和技术过程。

药品研发组织的发展加快了中国创新药物研究体系的建设，在实现中国药物研究和医药产业由仿制为主到创新为主的历史性转变中发挥着重要作用。

（李少丽　邵　蓉）

yàopǐn shēngchǎn qǐyè

药品生产企业（drug manufacturers）

生产药品的专营企业或者兼营企业。俗称药厂、制药公司。依法获得药品生产许可，将原料加工成原料药或制备成供临床预防、治疗和诊断使用的药品制剂的企业。药品生产企业属于应用现代科学技术，自主地进行药品的生产经营活动，实行独立核算，自负盈亏，具有法人资格的基本经济组织。开办药品生产企业，须经企业所在地省级药品监督管理部门批准并发给《药品生产许可证》。药品生产企业应当具有依法经过资格认定的药学技术人员、工程技术人员及相应的技术工人；具有与其药品生产相适应的厂房、设施和卫生环境；具有能对所生产药品进行质量管理和质量检验的机构、人员以及必要的仪器设备；具有保证药品质量的规章制度。药品生产企业应当通过《药品生产质量管理规范》认证，获得《药品生产质量管理规范》认证证书，才能组织生产。

演变和发展 中国古代药品生产企业与经营企业专业化分工不明显，做药与卖药一体化经营，许多药店自己加工成中成药同时出售，素有"前店后厂"之称，一般出售自己加工的中药材、中药饮片、中成药。随着西方工业革命的发展，现代意义上的制药工业企业进入中国，加速了药品加工与销售的专业化分工，药品生产企业逐步独立，成为生产加工药品的专业化工厂。最早在中国购地建药厂的是英国人施德之，于1900年在上海开设施德之药厂。随后，中国人也开办药厂，如广州的梁培基于1902年在广州建立梁培基药厂，1912年沈方知等于上海建立中华制药厂，1917年建和平制药厂（广州），1923年建九福制药厂（上海），1924年建唐拾义制药厂（上海）。上海、广州是中国近代制药工业的发祥地，以后逐渐扩展至其他城市，相继建立了一批制药公司、制药社和制药厂。不过这些药厂一般都是规模不大，设备简陋，资金很少，产品单一。五四运动后，全国抵制日货，提倡国货，打开了国产成药的销路，促使一些资本雄厚的药房建立药厂，如华生牛痘苗厂（1919年），五洲制药厂（1922年）、中法制药厂（1925年）、新亚制药厂（1926年）、中国胶丸厂（1926年）、佛慈制药厂（1929年）、新光制药厂（1933年）等。民族资本的制药工业一度有所发展。据统计至1936年末，上海共有药厂58家，职工1500余人，资本总额近300万元。这些药厂大多是进口西药原料而后加工成制剂，如用奎宁制成发冷丸；用山道年制成疳积饼或散；用阿司匹林、非那西汀等制成止痛散等。据调查统计，1938年日军侵占广州前夕，生产成药制剂的药厂有30余家，产品种类100多个。

日本侵华战争爆发之后，中国的民族制药工业受到严重破坏。抗战胜利后，中国的民族制药工业不但没有得到发展，反而被官僚资本排挤、遏制，同时美国西药大量进口，以只有中国自制药品成本1/10的价格倾销至中国市场。使初具规模的上海制药工业在双重的排挤下受到沉重打击，绝大部分的药厂陷于停顿或倒闭。据统计自从1912年上海制药工业开始独立设厂以后的231户至1949年9月只剩下了130户，致使中华人民共和国成立前的制药工业十分落后。

抗日战争和解放战争时期，革命根据地和解放区在极其艰苦的条件下，就地取材，利用中草药建立药厂生产药品和卫生材料，供应根据地和解放区军民的需要。如1931年，中国工农红军在井冈山根据地创办中国工农红军医药卫生器材厂；1938年，八路军总部卫生部在陕西赤水县（现旬邑县）李家村筹建八路军制药厂（即八路军卫生材料厂，西安制药厂的前身）；1938年华北及中原地区冀中军区卫生部建立了冀中军区卫生材料组，后改为冀中军区制药厂；1939年7月，晋察冀军区在河北省唐县花盆村建立制药厂，1941年改名为伯华制药厂；1939年，八路军前线卫生部在山西潞城县岗村创办卫生材料厂；1943年华东地区胶东军区卫生部在山东省胶东牙前县（现烟台市牟平区）后垂柳村成立制药厂；1943年华东军区卫生部创办华中制药厂和制药所；1946年，冀中军区卫生处在河北安国县（现安国市）组建了旗帜药厂（保定制药厂前身），冀鲁豫军区卫生部在濮阳成立了亚光制药厂。同年，长春解放时，东北民主联军总后勤卫生部接管了当地的药厂，迁至东北佳木斯，建立了东北卫生技术厂；1947年，西北地区的晋绥军区成立了晋绥卫生试验所，主要生产破伤风抗毒素、牛痘苗、伤寒副伤寒混合疫苗等。

中华人民共和国成立后，中国的制药工业从无到有，由弱到强，得到了迅速的发展，形成了门类齐全的生产系统。初期，首先对私营药厂进行了改造，并相继兴建了一批从原料生产到制剂加工的大中型国有骨干企业。1950年，上海成立青霉素实验所，研制青霉素注射剂，第二年研制成功，1953年更名上海第三制药厂，开始批量生产。1958年6月，当时亚洲最大的抗生素生产厂——华北制药厂在石家庄正式投产，全国人民急需的抗生素有了可靠的保证。1964年，中国化工部医药工业公司成立，这是当时国家试办的 12 个全国性专业公司之一，代表国家对全国医药工业企业行使管理权，接管了全国 187 家药品生产企业。十年动乱期间，由于干扰和破坏，制药工业的发展缓慢。20 世纪 70 年代，中国成立国家医药总局，并建立中国医药工业公司和各级医药管理局，将药品生产经营作为行业管理部门，直到 1984 年第一部《药品管理法》的颁布，药品生产管理由行政管理过渡到法制化管理的阶段。

改革开放以来，医药工业一直保持着较快的发展态势，成为国民经济中发展最快的行业之一。据统计，2001～2002 年间有医药工业企业 7000 多家；可以生产化学原料药 1500 多种，生产化学药品剂型 34 种、4000 多个品种；传统中药也实现规模化发展，生产中药剂型 40 余种、中成药品种 8000 多种。世界排名前 20 位的制药公司都已在中国通过各种形式合作生产药品。

类别、宗旨或性质 药品生产企业按经济所有制类型的不同，可分为全民所有制、集体所有制、民营企业、股份公司、中外合资企业、外资企业等；按企业规模可分为大型企业、中型企业和小型企业；按所生产的产品大致可分为化学药生产企业（包括原料和制剂）、中药制剂生产企业、生化制药企业、中药饮片生产企业和生物制品生产企业等。

药品不是一般的产品或者说是商品。药品的生产不仅关乎企业的自身发展，更是关系到患者的健康和生命，因此，具有特殊的性质。

生产技术性强 药品是多学科综合的产物，在其生产过程中涉及化学、生物学、医学、化学工程、自动化等领域的最新成果。生产的品种规格多，剂型复杂，需紧密贴近人体科学系统和自我完善的生物效应，要发挥独特的预防和治疗疾病的功能，并随着科学技术的发展而快速发展，近年来生物技术的发展进一步提升了药品生产技术水平。

机械化程度高 药品生产不仅需要设施、设备、仪器等，接触药品的器具不能与药品发生化学反应、带来污染，而且还要尽可能减少人的接触，防止人为差错和人对药品的污染。所以，药品生产设备、动力设备、净化设备及仪器仪表的自动化、系统化程度非常高。在发达国家，某药品生产企业从原料投入、制备、内外包装到装车等生产线只需 1 人即可完成。

卫生要求严格 生产不同的药物剂型需要不同的净化标准，如厂房设备、环境、个人卫生、工作服等多方面有不同的净化级别要求。卫生检查是药品监督检查的重要内容。此外，药品生产对生产区周边环境、路面、绿化、人流通道、物流通道分设等也规定了非常具体的要求。

原辅料品种多 原料辅料品种多，物理性状和用量差异性大。原料药的生产涉及化学合成，生物发酵、生物重组、动植物提取等。制剂的生产如片剂涉及崩解剂等。尤其是缓释、控释制剂的辅料更具特性，品种更为复杂。

产品质量标准严 药品质量标准的制定与修订涉及多个部门，由企业起草，药物检验所技术复核、药典会审定、药品监督管理部门批准发布。检测药品质量的定性鉴别方法要准，含量测定规定上下限度要严。定性、定量分析甚至需用多种技术或方法核准，以使误差、偏差降至最低，确保产品安全有效、质量可控。

生产管理法制化 药品生产必须按照《中华人民共和国药品管理法》《中华人民共和国药品管理法实施条例》和《药品生产质量管理规范》组织生产，药品生产企业管理实行"许可证制度"，产品管理采取注册制度，生产过程实施严格的《药品生产质量管理规范》管理。对生产操作制定了严格的标准操作规程，对进入厂内的物料实行质量控制从而满足质量要求，对厂内生产的过程和最终产品实行质量保证，对其提供质量要求、实施全面质量管理。对于已经药监部门审核批准的生产工艺、质量标准，要严格按照执行，否则将依法查处。

组成、职能和作用 药品生产企业包括两大类，即原料药生产企业和药物制剂生产企业，原料药又分为化学原料药、中药材原料加工炮制成的中药饮片或分离提取物、生物制品等，药物制剂是指由不同来源的原料药制备而成的口服制剂、注射剂和外用制剂等。无论生产企业类别为何，其组织结构要求是一致的，药品生产企业均设立生产管理部门、质量管理部门、供应管理部门、销售管理部门等。质量管理部门分为质量保证和质量控制，这些部门的设置在《药品生产质量管理规范》中做了明确要求，其职能是保证药品安全有效，主管生产和质量的负责人应具备医药或相关专业知识，生产和质量管理两个部门负责人不得互相兼任，不同剂型的生产企业设立不同的认证检查项目，要确保各类药品都有自己的检查要点和标准。

药品生产企业除了与其他企

业一样切实履行企业的基本责任、法定责任和道义责任之外，特别注重产品的质量，要把疗效确切、安全可靠的药品提供给患者，满足社会治疗各种病患的需求。同时，提倡诚信生产，把传播绿色健康的理念、提供满意的服务作为社会责任的重要部分。

(李少丽　邵 蓉)

yàopǐn jīngyíng qǐyè
药品经营企业（drug supply enterprises）

经营药品的专营企业或者兼营企业。从事药品经营活动，向市场供应药品，属于依法自主开展药品交易服务的经济组织。曾称医药商业企业、医药商业公司。药品流通需要经过许多环节，药品从生产企业进入流通渠道，经过批发和零售，供应医疗机构或药品消费者，在时间和空间上都会经历一定的过程，如果管理不善，就有可能影响药品质量，给药品使用者带来安全风险，甚至危及生命。因此，开办药品经营企业必须具备必要的设施、设备以及药学技术人员和能够保证所经营药品质量的规章制度，遵守药品监督管理的法律、法规，取得药品监督管理部门颁发的《药品经营许可证》，通过《药品经营质量管理规范》认证，接受日常监督管理，确保药品经营质量。药品经营活动包括药品批发和药品零售，因此，药品经营企业也相应有药品批发企业和药品零售企业，其中药品零售连锁企业是药品零售企业的一种。根据现行的有关规定，药品批发企业不得零售药品，药品零售企业不得批发药品。

演变和发展　药品经营企业，中国自古已有之。中药商业活动到了宋朝，已有官营、民营两种"企业"并存。公元1076年，北宋朝代的官府在京城开封设置了一些官办的卖药所，经营配方和成药。同时，开封还有许多民营的药铺，如药材铺、膏药铺、眼药铺、香药铺、生熟药材铺等多种专营铺户，并集中形成了药市区。南宋朝代迁都杭州后，杭州就有正式牌号的民营药铺二十多家，并有"生药铺""熟药铺"及"川广生药市"之分，在经营上已有明显分工和出现了经营川广道地药材的中药批发业和中药零售业。自民国以后，中药商业进一步发展，有批发，有零售，也有批零兼营。中药经营一般分为中药材、中药饮片、中成药三大类。中药材经营以批发为主，中药饮片以零售为主，经营饮片的铺户有中药铺、饮片铺、片铺、熟药铺等名称，遍布全国城乡。专业经营中成药的铺户叫成药铺或丸药铺，一般都由零售药铺与饮片一起经营。有独特疗效的成药，并分化出一些专营铺户，如膏药铺、眼药铺、药酒店等；还有专门经营人参、鹿茸、银耳等贵重药为主的参茸铺以及专营的草药铺、香药铺等。

中国现代医药商业企业是在"西医"和"西药"由欧美传入中国以后，逐渐发展起来的。1850年英国商人在广州市沙面开办"屈臣氏"药房。同年，英国药剂师洛克在上海也开设了第一家西药房"上海药房（Shanghai Dispensary）"。这是在中国最早开办的西药房，至今有一百多年的历史。1882年，广州的罗开泰先生首先开办了第一家中国人的药房——"泰安药房"，与英商的"屈臣氏"药房相抗衡。上海的顾松泉先生与友人合伙，于1888年7月创建了"中西药房"。此后，中国商人在各地相继开设西药房和医疗器械商店，形成了现代医药商业企业的雏形。20世纪初，随着科学技术的进步，医药生产发展较快，从事医药商业的人也与日俱增。这时西医和西药已逐渐被公众所接受。医药商业由沿海城市逐步向内地延伸，在湖北、河南、江西、湖南、四川等地都相继开设药房。1949年前的上海是医药商品的主要集散地，有些资金比较雄厚的药房，如"五洲药房""中法药房"和"华美药房"等，纷纷扩大经营规模，增添设备，建立药厂，自制品牌成药运销全国医药市场，这是1949年前医药商业发展的鼎盛时期。

1949年至《中华人民共和国药品管理法》（1985年）颁布之前，医药流通体制主要实行集中统一的管理模式。20世纪50年代初，中国的制药工业基础薄弱，药品紧缺，产品供不应求，在计划经济体制下，国家出于宏观调控、合理分配药品资源的目的，在北京、广州、上海、天津和沈阳这五个制药企业相对集中的中心城市成立了中央的一级医药采购供应站，在其他省会城市、地级市和县（区）设立药品二级（省级）或三级医药批发站，药品供应的唯一渠道就是通过各级医药采购供应站（批发站）层层下达指标、层层调拨，进口药品统一管理，由一级采购供应站进口后，再层层分配。一级医药采购供应站直属中国医药公司管理，中国医药公司是当时中国医药商业的行政主管单位。药品按照国家计划生产，统购统销，价格上实行统一控制，分级管理。在这一阶段，国家逐步形成了较为完整的药品经营网络和供应体系，基本上保证了这一时期医药市场的需要。

进入 20 世纪 80 年代，中国开始从计划经济向市场经济转型，特别是 20 世纪 90 年代，医药商业管理体制发生了一系列深刻的变化。购销政策放开，企业自主权扩大，逐步形成了一个开放式、多渠道、少环节和跨地区、跨层次药品供应的市场格局。这些变化主要包括：①调整政企关系，扩大企业自主权。②调整产销关系，打破统购统销的老办法。③调整购销关系，打破医药商业二、三级站的界限。④开放区域范围，打破地区封锁和条块分割。⑤开放渠道选择，实行医药为主，多种经营。⑥放开价格管理，除国家和省级主管部门定价外，实行工商协商定价。这一时期的改革开放增强了企业活力，扩大了医药商品的流通，促进了医药经济的发展。全国的医药批发企业由计划经济时期的 2000 家迅速发展到 17 000 余家。

1998 年以后，尤其是在中国加入了世界贸易组织之后，医药市场真正成为买方市场，医药市场化进程加快，城市社区和农村基层药品市场规模明显扩大。药品百强批发企业销售额占全国药品批发销售总额的 70% 以上。药品连锁经营较快发展，药品连锁企业门店数占零售门店总数的 1/3，药品百强连锁企业销售额占零售企业销售总额的比例稳步上升；现代医药物流、网上药店以及第三方医药物流等新型药品流通方式逐步发展，扁平化、少环节、可追踪、高效率的现代流通模式开始出现。

分类 按照经营方式分类，一般可分为：药品批发企业和药品零售企业，前者习惯上称之为医药公司，或医药分销公司，主要从事药品生产领域到零售企业或者医疗机构，以及批发企业之间的药品经营活动；后者习惯上称之为零售药房，零售药店，或者叫社会药房。药品零售企业处于商品流通的终端环节，药品一旦进入零售企业，就意味着进入了消费领域，消费的对象是直接消费者。药品零售企业又分单体的药品零售企业和药品零售连锁企业的门店。按照资产性质分类，有国有医药商业企业、民营医药商业企业、股份制医药商业企业等等。按照经营药品类别的不同，可分为化学药经营企业；中药经营企业等。按照经营药品规模，则可以有大型药品经营企业、中型药品经营企业、小型药品经营企业等。此外，药品零售企业经基本医疗保险统筹地区社会保障行政部门的资格审查，认为符合条件的，社会保险经办机构可以与药品零售企业签订协议，成为基本医疗保险的协议零售药店（简称"协议零售药房"），供参保人员选择购药，或为参保人员提供处方外配服务。总之，药品经营企业承担的是药品供应和保障的责任，在整个产业链中处于中间流通环节。

职能和作用 药品经营企业承担着保证药品经营质量，保障药品供应的重要职能。因此，不论是药品批发企业，还是药品零售企业都应当在企业内部设置质量管理部门，以确保在购进药品时，执行进货检查验收制度，验明药品合格证明和其他标识；不符合规定要求的，不得购进。在购销药品时，填写真实完整的购销记录。在零售药品时，准确无误，并正确说明用法、用量和注意事项；调配处方必须经过核对，对处方所列药品不得擅自更改或者代用。对有配伍禁忌或者超剂量的处方，应当拒绝调配；必要时，经处方医师更正或者重新签字，方可调配。在销售中药材时，必须标明产地。在执行药品保管制度时，采取必要的冷藏、防冻、防潮、防虫、防鼠等措施，保证药品质量。药品入库和出库必须执行检查制度。

药品批发企业是药品销售渠道中不可缺少的组织，在沟通药品生产和零售两个方面，发挥了促进医药生产，保证药品流通的重要作用。药品批发企业直接从药品生产企业采购药品作为货源，再转售给医疗机构或社会药房。这是因为社会药房、医疗机构药房数量庞大、规模小、经营品种多，并分布于城乡各处，非常分散。而另一方面，药品生产企业相对数量较少，比较集中，每家企业生产的药品品种较少，甚至仅有数种。药品市场供销之间的空间、时间、品种、数量、拥有权等方面的空隙，就只能通过药品批发企业在其中发挥作用，促使药品流通、所有权和管理权转移、信息和资金流动，完成药品交易的功能，实现药品为人们健康服务的目的。

药品零售企业是直接面向患者提供其所需药品的组织，数量很多，遍及城乡。众多的药品零售企业发挥了中间商扩散商品的功能。它与批发公司集中的功能衔接，将成批的多品种药品销售给周边社区的消费者，使患者可以很方便地获得所需的各种药品，保证了医疗卫生事业社会目标的实现。另一方面，药品零售企业在销售药品的同时，还为患者提供各种药学服务，这与食品、化妆品、服装等其他消费品零售有很大的不同。

（叶 桦）

yàopǐn pīfā qǐyè
药品批发企业（drug distributors）

将购进的药品以批量的形式，销售给药品生产企业、药品经营企业和医疗机构的药品经营企业。习称医药公司。从事药品从生产领域转移进入医疗机构和药品零售企业，或药品批发企业之间的购销活动。药品批发企业的特点是成批购进和成批售出，并不直接服务于最终消费者。通常，药品批发企业用自有资金向药品生产企业购买产品，拥有一个或多个仓库，将获得所有权的药品储存于仓库，再根据客户的需要，运往客户的指定地点。药品批发企业可以直接从药品生产企业那里组织货源，再向药品终端出售，是药品销售渠道中不可缺少的组成部分；在沟通药品生产和零售两个方面，发挥了促进医药生产，保证药品流通的重要作用。开办药品批发企业必须获得药品监督管理部门发给的《药品经营许可证》和通过《药品经营质量管理规范》认证。

演变和发展　中国的中药商业发展历史悠久，秦汉时期就有中药的商业活动，汉代开辟了"丝绸之路"，中国的大黄等药材就由商人沿此运到阿拉伯和欧洲诸国进行交换。中药的流通渠道经过了漫长的庙会等形式的集散市场后，随着朝代的沿革，宋代的药业十分繁荣，出现了官营和民营两种体制并存的局面。南宋迁都杭州，有正式牌号的民营药铺二十多家，并有"生药铺""熟药铺"及"川广生药市"之分，在经营上已有明显分工和出现了经营川广道地药材的中药批发商业。在经历了明、清两代之后，废止了官营药局体制，民间药业蓬勃发展，民国以后，中药

商业增多，有批发，有零售，也有批零兼营。中药行业的经营，一般部分为中药材、中药饮片、中成药三大类。中药材经营以批发为主，有在产地坐庄收购的药行；有从产地收购再长途贩运的行商，甚至直接运到海岸出口；有从行商手中购进，再小量批发给饮片铺，成药铺的批发商，多称拆药铺。到了民国时期，由于交通的发达和市场的繁荣，已基本形成了上海、天津、广州、武汉、重庆、西安等六大中药集散市场。

中国现代医药商业是在西医和西药由欧美传入中国以后，逐渐发展起来的。而大量的传入是在19世纪，当时西药行业主要集中在中国南方沿海，在广州，上海相继有德国、日本、美国、法国等外国商人开设的西药房和西药洋行。1949年前的现代医药商业全部是外商开办、经营，整个医药市场几乎由外商所垄断。中国的民族现代医药商业一直到20世纪初期才开始起步，在初创阶段与西方国家的医药商行保持着千丝万缕的联系，医药商品主要依靠进口，有很强的依赖性。到20世纪30年代，中国自主经营的现代医药商业才有一定的发展，并渐渐形成规模，除经营进口医药商品外，还能经营一些原料药和制造一些成药。

20世纪50年代初，中国的制药工业基础薄弱，药品紧缺，产品供不应求，在计划经济体制下，国家出于宏观调控、合理分配药品资源的目的，1950年8月组建了中国医药公司，作为全国医药商业的行政主管部门，行使药品批发的职能，下辖五个一级医药采购供应站，分别位于北京、广州、上海、天津和沈阳等药品生

产企业相对集中的中心城市。省、自治区、直辖市设立省级医药公司所属的二级医药批发站，在地级市和县设立了三级医药批发站（县级医药公司），还有2万多个基层零售网点和5万多个基层供销社、卫生院代批代销点。药品供应的唯一渠道就是通过各级医药站层层下达指标、层层调拨；进口药品统一管理，由一级采购供应站进口后，层层分配。药品按照国家计划生产，统购统销，价格上实行统一控制，分级管理。1955年3月设立了中国药材公司，行使中药的批发职能。

20世纪80年代以后，医药商业管理体制发生了一系列深刻的变化。实行购销开放政策，企业自主权扩大，形成了多渠道、少环节和跨地区、跨城市采购和供应药品的市场格局。从中央到地方的各级国营医药商业企业为适应日益激烈的市场竞争，普遍深化内部改革，转换经营机制，实行集约化、集团化、总经销、总代理及连锁化经营，大大加快了医药商业的改革与发展。大型国有药品批发企业成为药品储备和应急配送的主体，在国民经济中的地位日益显现，为维护国家安全、社会稳定和人民群众利益做出了重大贡献。

类别　20世纪80年代以前，医药公司负责批发西药（化学药品），药材公司负责批发中药。20世纪80年代以后，这一界限已被打破，纷纷组建综合性的批发企业，既批发化学药品，也批发中药，有些还发展为多种经营的企业。其他的分类方法，如按照资产性质分类，有国有医药商业企业、民营医药商业企业、股份制医药商业企业等等。按照经营药品规模，则可以有大型药品经

营企业、中型药品经营企业、小型药品经营企业等。但是，不论如何分类，药品批发企业都是从事药品流通活动，自主经营、独立核算、自负盈亏、依法设立的营利性经济组织。经营特点在于购销药品的数量大、储存规模大、销售去向可实施有效追踪，而且对采购与销售客户均需要依法进行合法性审查。因此，药品批发企业都建有相应的质量保证体系，配备专业的药学技术人员，能够对包括购销渠道审核、储存养护、运输配送等在内的药品经营质量进行有效的管理和控制。

药品批发企业一般设有公司总部和物流部门，总部负责公司的药品经营质量管理，药品的采购与销售等运行管理，物流部门负责药品的验收、保管、养护、发货和运输以及相关的事务。

药品批发企业的职能是将药品由生产企业转售给医疗机构或社会药房，这是因为零售药店、医疗机构药房数量庞大、规模小、经营品种多，并分布于城乡各处，非常分散。而另一方面，药品生产企业相对数量较少，比较集中，每家企业生产的药品品种较少，甚至仅有数种。药品市场供销之间的空间、时间、品种、数量、拥有权等方面的空隙，就只能通过药品批发企业在其中发挥作用，促使药品流通、所有权和管理权转移、信息和资金流动，完成药品交易的功能，实现药品为人们健康服务的目的。

药品批发企业的存在可以降低药品流通的交易次数，在药品销售时，如果由生产企业直接面向零售商，其交易次数就会大大高于通过批发企业再售与零售商的交易次数。药品批发企业还具有药品集中与分散的功能，药品

批发企业在沟通产销过程中，从各生产企业购进各种药品，又按照需要的品种、数量分销给药房，担任着繁重的集散任务，起着调节供求的蓄水池作用，减少生产企业的库存。同时也为零售药店和医疗机构药房服务，使它们能就近、及时采购到药品，并减少了药房库存成本。药品批发企业采用现代化的电子信息管理技术和物流技术，正在逐步进入现代化企业的行列。

（叶　桦）

yàopǐn língshòu qǐyè

药品零售企业（drug retailers）

将购进的药品直接销售给消费者的药品经营企业。又称零售药店（retail pharmacy；drug store；drug retailer）、零售药房、社会药房（community pharmacy）。药品零售企业的经营特点是购销数量小、储存量少、销售对象为普通消费者。由于普通消费者不一定具备药品合理使用的基本专业知识，又难以凭感官对药品质量进行有效鉴别和选择，因此，药品零售企业经营质量管理的要点是确保药品质量和消费者合理用药，药品零售企业的执业药师或依法经过资格认定的药学技术人员必须依法承担起消费者药品选择的技术指导职责，并提供药学服务。开办药品零售企业必须获得药品监督管理部门发给的《药品经营许可证》和通过《药品经营质量管理规范》认证。

演变和发展　中国的中药商业活动在秦汉时代开始逐渐形成，名医辈出，药物需要量不断增加。东汉人韩康，常到名山采药、在京城长安出售，老少不欺，口不二价。近代不少中药铺把他视为中药商业的先驱。晋代出现了成药，民间已有人生产并从事商业

销售。唐代药业兴旺。宋代药业十分繁荣，出现了官营、民营两种体制并存的局面。南宋迁都杭州，有正式牌号的民营药铺二十多家，并有"生药铺""熟药铺"及"川广生药市"之分。明朝的官营药局逐渐衰落，民营药业却有很大发展，药业经营分工更细，开封出现了药材铺、膏药铺、眼药铺、香药铺、生熟药材铺等多种专营铺户，并集中形成了药市区。清代，废止了官营药局体制，民间药业蓬勃发展。民国以后，中药商业增多，中药饮片以零售为主，经营饮片的铺户有中药铺、饮片铺、片铺、熟药铺等名称，遍布全国城乡。专业经营中成药的铺户叫成药铺或丸药铺。一般零售药铺与饮片一起经营。

中国现代医药商业是在西医和西药由欧美传入中国以后，逐渐发展起来的，大量的传入则在19世纪。1850年英国商人在广州市沙面开办"屈臣氏"药房，主要为外国官员和侨民服务，除经营西药外，还制造汽水等饮料出售。同年，英国药剂师洛克在上海开设了第一家西药房"上海药房（Shanghai Dispensary）"（设有中文招牌）。这是在中国开办最早的西药房，已有一百多年的历史，此后，广州，上海，天津（1884年），汉口（1888年），河南省汲县（1901年），哈尔滨（1905年）相继有德国、日本、美国、法国、俄罗斯等外国商人开设西药房；仅英商"老德记""屈臣氏"等药房，就先后在上海、天津、汉口、福州、南京和杭州等21个城市，相继开设了药房和分店。中国的罗开泰于1882年在广州首先开办了第一家华人药房——"泰安药房"，与英商的"屈臣氏"药房相抗衡。上海在

"大英医院"任配方工作的顾松泉，与友人合伙于 1888 年 7 月创建了"中西药房"。随后，中国商人在各地相继开设西药房和医疗器械店，逐渐形成了中国的民族医药商业。20 世纪初期，随着科学技术的进步，医药生产发展较快，从事医药商业的人也与日俱增。这时西医和西药已逐渐被中国人所接受。医药商业由沿海城市逐步向内地延伸，在湖北、河南、江西、湖南、四川等地都相继开设药房。旧中国的上海市是医药商品的主要集散地，有些资金比较雄厚的药房，如"五洲药房""中法药房"和"华美药房"等，都扩大了经营规模，增添设备，建立药厂，自制品牌成药运销全国医药市场。

中华人民共和国成立后，国家健全了各级医药商业机构，完善了药品的采购供应（销售）体系。经过"公私合营"，私人开办的西药房和中药房由当地的医药公司和药材公司直接管理，医药公司管理西药房，药材公司管理中药房，这种格局一直延续到 20 世纪80 年代初期。此后，随着社会主义市场经济体制改革的推进，城乡集体和个体都可以开办药品零售企业。国家的宏观经济政策允许并鼓励各行各业、各种经济成分以兼并、重组、联合等多种方式参资入股药品零售企业；提倡与鼓励打破地区、行业、部门界限，组建规模化和规范化的药品零售连锁企业。药品零售领域出现了多种所有制并存，多种经营方式互补，多渠道的药品经营模式和覆盖城乡的药品流通体系，从而提高了药品零售企业的集中度，优化了资源配置。药品零售连锁企业的性质和功能仍然是药品零售。

类别、宗旨或性质　从事药品零售业务的企业按照资本所有关系的不同形式，可分为：①国有企业。②股份制或股份合作制企业。③民营企业。④个体工商户等。按照经营药品类别的不同，可分为：①化学药店（以销售化学药为主）。②中药店。③兼营中药和化学药的企业等。按照经营药品规模的不同，可分为：①大型药品零售企业。②中型药品零售企业。③小型药品零售企业等。按照经营资产关系不同，可分为药品零售连锁企业（包括直营门店和加盟店）和单体药房。按照所销售的药品类型不同，可分为处方药药房（也可以卖非处方药）和非处方药药房（不能卖处方药）。按照商业的业态不同，可分为专业药房、超市型药房（俗称"大卖场"）、便利店等。

药品零售企业是直接面向患者，提供药品和保健服务的经济组织，数量很多，遍及城乡。众多的药品零售企业发挥了中间商扩散商品的功能。它与批发公司集中的功能衔接，将成批的多品种药品以最小销售单元的形式，向社区的消费者出售，使后者可以很方便地获得所需要的各种药品。另一方面，药品零售企业在销售药品的同时，还为患者提供各种药学服务。从药房的橱窗布置、宣传品内容，到答复患者购药询问、指导选购药品、记录患者购药历史等服务活动来看，都能够对患者的防病治病起到很重要的作用。因此，药品零售企业与一般消费品零售企业不同，是医疗卫生保健系统的重要组成部分。从 15 世纪开始，世界上许多国家都颁布了药房法或药师法，加强对药品零售企业的法律管理，这也充分说明了药品零售企业的重要地位。

组成、职能和作用　药品零售企业通常有营业场所（又称店堂）和仓库两部分组成。营业场所的布置应当处处体现为消费者服务的理念，提供最适宜的环境和最方便的条件，按照规定陈列药品，满足各类药品销售和药学咨询服务的开展，使消费者来到药店后能在较短的时间内买到自己所需要的药品。仓库应当有验收和储存药品的设备以及防冻、防潮、防虫、防鼠等措施。营业场所与仓库都规定有最低的建筑面积，两者之间必须有隔墙分开。药品零售连锁企业的门店由于有统一的物流配送，可以不设仓库。

药品零售企业是面向消费者按照零售价格从事药品销售的，具有独立经济责任和权利的经济组织，是药品流通的基本单位。药品零售企业居于药品流通的终点，零售业务的结束，标志着药品已经离开流通领域，进入消费领域，从而使消费者防病治病的需求得到了满足，药品的价值得到了实现。

为了建立基本医疗卫生制度，推进医药卫生体制改革，药品零售企业经基本医疗保险统筹地区社会保障行政部门的资格审查，认为符合条件的，社会保险经办机构可以与药品零售企业签订协议，成为基本医疗保险的协议零售药店，并向社会公布，供参保人员选择购药，或为参保人员提供处方外配服务，药品零售企业的功能得到了进一步的拓展。

（叶　桦）

yàopǐn língshòu liánsuǒ qǐyè

药品零售连锁企业（drug retail chain enterprise）　销售药品给患者（消费者）的连锁药品经营企业。属于使用同一个商号的若干门店，在同一总部管理下，统一采购配送、统一质量管理，采购与销售分离，实行规模化管理的药品零售企业。药品零售连锁企业应是企业法人，每个门店需要依法分别获得药品零售许可，方能从事药品零售活动。没有《药品经营许可证》的门店依然不能零售药品。

演变和发展 连锁经营是零售商业组织形式的第三次革命，第一次是农业时代的杂货店；第二次是工业时代的百货超市；第三次是后工业时代的连锁经营。20世纪初，连锁商店以"经济商店"的形象在美国零售业中确立了自己的地位，20世纪中叶以后，现代连锁经营在美国，以及欧洲的一些发达国家取得普遍成功。20世纪80年代中期，这种商业经营形式进入中国，此后中国的药品零售领域也出现了药品零售连锁企业，并开始遍布全国。

连锁商店是许多相类似的店铺在一个主导企业的统一管理下进行共同经营，其基本原理是把单独店铺的经营责任者的职能分离成采购职能和销售职能两种。总部的采购责任者对连锁组织中全部店铺所经营的同一商品的销售和利润负责；单位店铺的经理对本店铺的全部商品的销售和利润负责。总部采购责任者考虑的是降低进货成本，经理考虑的是降低销售成本，二者共同对最终利润负责。通过这两种职能的分离统合，并利用互联网信息技术和现代物流技术，实现经营上的集中原则和分散原则的有机结合，是现代商业服务业的一种主要经营形式。

20世纪80年代以后，中国原有医药公司下属的药品零售商店，以及供销社下属的基层门市部先后被改制成药品零售连锁企业的门店，医药公司则组建为药品零售连锁企业的总部。此后，随着多种形式的资本进入药品零售领域，经过重组与整合，又开办或组建了新的药品零售连锁企业，中国的药品零售连锁企业得到了较快发展。1997年商务部发布《商业特许经营管理办法（试行）》条例，2005年国家发布新的《商业特许经营管理条例》，在此基础上，药品零售连锁企业除了拥有直营连锁门店之外，通过加盟连锁（特许经营）的方式，实现了连锁门店数量较大幅度的增长。

药品零售企业未来将加快发展药品连锁经营。鼓励药品连锁企业采用统一采购、统一配送、统一质量管理、统一服务规范、统一联网信息系统管理、统一品牌标识等方式，发展规范化连锁，树立品牌形象，拓展跨区域和全国性连锁网络，发挥规模效益。

类别和性质 药品零售连锁企业不同于单体的药店，但仍属于药品零售企业，应仍然按药品零售经营和药品零售企业的有关规定依法予以监管。连锁企业由公司总部、配送中心和若干个门店组成。门店又可以分为直营门店和加盟门店，直营门店是指店铺由总部所有，由总部直接经营，它的优点是经营权完全由总部掌握，缺点是由于完全由总公司出资和经营，在市场的拓展方面较慢。加盟门店（或特许经营，契约连锁，特许连锁）则以单个店铺经营权的授权为核心的连锁经营，单个店铺被授权允许其使用加盟企业的商号、形象、品牌、声誉等，以招揽消费者前往消费；在加盟之前，加盟的总部会先将本身的经验，传授给加盟者并且协助创业与经营，双方签订加盟合约，规定权利和义务；加盟者还需缴纳一定的加盟费、保证金等。药品零售连锁企业大多拥有一定数量自主开办的直营门店，还有一些独立的零售药房愿意以协议、合同或托管的形式加盟药品零售连锁企业，并接受连锁企业的配送，作为"加盟店"。根据企业的管理制度，必须对加盟连锁店经营的产品质量把关，以维护企业的良好形象，维护消费者合法权益。

组成、职能和作用 药品零售连锁企业应由总部、配送中心和若干个门店构成。总部是连锁企业经营管理的核心；配送中心是连锁企业的物流机构，实施本企业范围内的门店配送；门店是连锁企业的基础，按照总部的制度、规范要求，承担日常药品零售业务，不得自行采购药品。药品零售连锁企业应是企业法人，组建药品零售连锁企业，应按程序通过省级药品监督管理部门审查，并取得《药品经营企业许可证》。药品零售连锁企业的门店，则需要通过设区的市级药品监督管理部门，或县级药品监督管理部门审查，并取得《药品经营企业许可证》和通过《药品经营质量管理规范》认证。

药品零售连锁企业总部设置有质量管理、门店管理、采购配送、财务管理、人事管理等机构，质量管理机构下设质量管理组、质量验收组等，质量管理人员及机构应符合相同规模的药品批发企业标准。总部对各机构人员数以及各机构所应当履行的管理职责作出相应规定，特别是对各门店（加盟店）的定期检查与考核。药品零售连锁企业配送中心具有进货、验收、贮存、养护、出库复核、运输、送货等职能；以及药品质量管理的人员、机构及设施设备，配送中心是该连锁企业的服务机构，向该企业连锁范围内的门店进行配送。药品零售连锁企业门店接受总部的管理，承担日常药品零售业务。门店质量管理人员应符合同规模药品零售企业质量管理人员的标准。门店由配送中心直接供应药品，不得自行采购药品，可以不设仓库。

药品零售连锁企业的门店在销售药品的同时，为患者提供各种药学服务，保障患者的合理用药。从药房的橱窗布置、宣传品内容，到答复患者购药询问，指导选购药品、记录患者购药历史等服务活动，为患者的防病治病提供重要的保证。

药品零售连锁企业在药品经营方面存在着许多优势，如药品经营质量管理水平较高，经营成本较低，员工素质相对较好等。中国医药零售业的市场发展方向是借助现有的零售连锁网络，走向郊区和农村，建立辐射全国的药品零售连锁企业。当然，独立的药房仍会适度存在，还有许多销售乙类非处方药的药柜作为药品零售网点的补充，药品零售将呈现出多元化经营格局。零售药房将更加重视药学服务，以执业药师为基本队伍，以搞好药学服务为药品零售企业的努力方向。

各发达国家的药品零售也以连锁为主，如美国有三大药品零售连锁企业西维斯、沃尔格林公司和来德爱公司等，都拥有100多亿美元的销售产值，位居全球财富500强之列。在瑞典，全国只有一个药店连锁公司，独家经营药品，就是药局。它在瑞典全国有950家门店，是瑞典医药产品销售的唯一指定单位。

（叶桦）

yīliáo jīgòu yàoxué zǔzhī

医疗机构药学组织（pharmacy departments of medical institutions）

负责医疗机构临床用药和各项药学工作并监督相关药事法规实施的专业技术组织。医疗机构药学组织主要负责药品采购、仓储、调剂，制剂配制，处方审核，开展临床药学及相关药学研究等工作。国外医疗机构药学组织承担药品供应、管理、临床药学、药学教育和科研等工作，广泛开展"以病人为中心"的药学监护模式。中国医疗机构药学组织具体负责机构药事管理工作并逐步开展临床药学，向药学监护工作模式转变。

演变和发展 随着医疗服务的发展，医疗机构药学组织从传统的"调剂（配方）"模式中转型。国外医疗机构药学组织先后经历药品调配阶段，促进合理用药的临床药学时期和以病人为中心的药学监护模式阶段。在中国，最早的药学组织是以调剂少量西药为主要工作的药房、药局，后转变为负责药品供应、调剂的药剂科并增加中药饮片和配置药物制剂的业务。20世纪90年代以后，医疗机构中开始设置药学部。2002年，中国发布《医疗机构药事管理暂行规定》指出医疗机构应根据本机构的功能、任务和规模，按照精简高效的原则设置相应的药学组织。2011年发布《医疗机构药事管理规定》，明确医疗机构药学组织的设置、功能与作用。医疗机构药学组织将逐步完成转型：从保障药品供应为中心向以病人为中心转移；从药剂工作为主体向以临床药学为主体转移；以临床药学为基础，逐步转型为药学监护的工作模式；管理工作从经验事务型向现代科学管理型转变。充分应用计算机及网络技术，可以提升药学工作的自动化水平，进而提高药学技术服务水平。

类别、宗旨或性质 医疗机构药学组织按其功能、任务，可分类为：①单纯供应型主要工作是药品的采购和仓储，保障药品供应，多为事物性常规管理。②技术管理型指医疗机构中的药学科（部或处），配备一定专业设备和专（兼）职药学人员，进行药品供应、调剂、处方分析和药品检验。设有临床药学室，参与治疗药物监护工作，提供合理用药咨询，具有一定教学科研条件。③科研服务型配备雄厚师资和技术力量的药学科（部或处），融合科学、教学、生产、药事管理和技术服务于一体。其规模较大，科研成果显著。

医疗机构药学组织的宗旨是开展以病人为中心的药学监护工作模式并促进合理用药，逐步建立临床药师制，参与临床疾病诊断、药物治疗，提供药学专业技术服务。药学组织是负责医疗机构药学工作的专业技术科室，与药事管理与药物治疗学委员会（组）共同负责医疗机构药学和药事管理工作。药事管理与药物治疗学委员会（组）是医疗机构药品管理的监督机构，它对各项重要药事问题做出专门决定并建立健全相应的工作制度。药学组织具体负责药品管理、药学专业技术服务和药事管理等日常工作。在中国，三级医院设置药学部，并可根据实际情况设置二级科室；二级医院设置药剂科；其他医疗机构设置药房。

组成、职能和作用 医疗机构药学组织一般由行政办公室、住院药房、门诊药房、输液配制室、药库、临床药学室、质量监控室、药库、情报中心等组成，承担教学和科研任务的药学组织须设有专门区域。其职能主要包括：①管理药品供应，根据医疗和科研需要采购药品。②调配处方，按临床需要制备制剂及加工炮制中药材，并研究新制剂。③管理药品质量，健全药品监督检验制度，保证临床用药安全有效。④开展临床药学工作，指导合理用药并监测药物不良反应，协助临床遴选药物。⑤承担医药院校学生教学实习及药学人员进修任务，积极开展科研工作，不断提高专业技术水平。医疗机构药学组织贯彻并监督相关药事法规的实施，保证医疗机构内药品质量与供应，指导患者合理用药。同时以药学监护模式不断发展，面向临床，服务患者。运用现代化技术手段保证医、教、研工作的开展，保障用药安全、有效、经济，从而促进整体医疗服务水平的提高。

（李少丽　邵　蓉）

yàoxué jiàoyù zǔzhī

药学教育组织（pharmaceutical educational organization）　为继承和发展药学事业，从事培养各类药学专门人才的事业性组织。以各大专院校为主的药学教育机构以及科研院所是中国药学教育组织主要的组成部分。中国设有药学类专业的高校大多为综合性大学，独立药科大学有 3 所，分别为中国药科大学、沈阳药科大学和广东药科大学。另有中医药大学和中医药学院二十多所，内设药学院系。药学继续教育主要由设有药学类专业的高校、中等学校等学校和药学会等社团组织承担。

9 世纪，意大利萨勒诺大学就在医学教育中设有药学课程。18 世纪晚期，在欧洲一些国家的药学行业会承担了药学教育的职能。1803 年，法国成立了 6 所药学高级学校。1821 年，美国费城开办药学院。1841 年，英国药学会成立药学教育组织。1865 年，美国有 83 所不同类型的高等院校建立了药学院。1932 年，为了对药学教育组织进行规范，美国国会成立了药学教育的鉴定机构。

中国现代药学教育始于清朝末年。1902 年，袁世凯在天津创办北洋军医学堂，1906 年改称为陆军医学堂。1908 年，陆军医学堂建立了中国最早的药科，是中国药学高等教育的开端。1911 年 6 月，浙江医学专门学校（今浙江大学药学院）成立，1913 年 7 月改称"浙江公立医药专门学校"。1931 年浙江公立医药专门学校再次更名为浙江省立医药专科学校。1918 年华西协合大学理学院药学系创建，1953 年更名为四川医学院药学系，1985 年随学校改名为华西医科大学药学系，1987 年在原药学系和药物研究所的基础上建立药学院，2000 年与四川大学合并，随之更名为四川大学华西药学院。1931 年，江西瑞金工农红军卫校调剂班（今沈阳药科大学之发轫）创建，1941 年在延安命名为中国医科大学药科，1942 年独立为延安药科学校，迁校东北（佳木斯）时期，命名为东北药科学校，1949 年迁校沈阳，合并了原国立沈阳医学院药学系，定名为东北药学院，1955 年全国高校院系调整，将浙江医学院药学系、山东医学院药学系、沈阳制药工业学校（1958 年）并入东北药学院，1956 年改称沈阳药学院，1994 年经国家批准，更名为沈阳药科大学。1936 年，国

立药学专科学校（今中国药科大学）成立，这是中国历史上第一所由国家创办的高等药学学府。1952 年，齐鲁大学药学系和东吴大学药学专修科并入国立药学专科学校，成立华东药学院。1956 年，华东药学院更名为南京药学院。1986 年，南京药学院与筹建中的南京中药学院合并，成立中国药科大学。1936 年国立上海医学院药学专修科成立，1950 年中法大学药科并入上海医学院药科，1952 年药学专修科更名为药学院，是全国医学院最早建立的药学院，1986 年更名为上海医科大学药学院，2000 年并入复旦大学，更名为复旦大学药学院。1941 年北京大学中药研究所创立，在此基础上，1943 年建立北京大学医学院药学系，1952 年医学院独立建院，随之改名为北京医学院药学系，1985 年随学校更名为北京医科大学药学院，2000 年并入北京大学，更名为北京大学药学院。沈阳药学院、南京药学院、北京医学院药学系（院）、上海第一医学院药学系（院）、四川医学院药学系（院），史称"两院三系"，对中国药学教育的发展发挥了重要作用。改革开放以来，药学教育迅猛发展。到 2015 年，中国设置药学专业的大学或学院约 400 所之多。

类别、宗旨或性质　药学教育组织一般包括药学行业协会、高等院校、科研院所、中等药学学校等。为了培养合格的药剂师，特别是药房药师，国外很早就开始重视药学教育。早期的药学教育组织主要是由药学行业协会设立的药学学校和高等药学教育机构组成。18 世纪后，高等药学院校成为欧洲、美国、日本等许多西方国家药学教育组织的主体。

发达国家的药学教育组织大多采用政府办学与私人办学相结合的模式。对于私立学校，政府不参与直接管理，只是利用立法对其进行监督和认证。如日本现有高等药学院校50余所，其中私立的占30多所。

在中国，大专院校和研究院所是药学教育组织最主要的形式。其中，一些药科大学、药学学院独立存在，如中国药科大学、沈阳药科大学、广东药科大学、北京中医药大学、南京中医药大学等；一些则是综合性大学中独立存在的药学学院，如北京大学药学院、复旦大学药学院、四川大学药学院、浙江大学药学院等；还有许多为综合性大学、医科大学设置的药学系。

中国药学教育组织是一种事业性的社会组织，接受国家相关部门管理。改革开放前，中国高等药学教育的院系，多数为卫生部或其下属的省卫生厅领导，部分属于国家医药管理局领导，少数属于国家中医药管理局负责。改革开放之后，经过数次院系调整，大多数药学大专院校由教育部或者省级教育主管部门管理。

适应高等药学教育改革的发展，培养高层次药学人才，推动中国药学教育事业发展是中国药学教育组织不断为之奋斗的共同宗旨。

组成、职能和作用 药学教育组织一般由理事会、各专业研究室、相关行政部门等机构组成。国外药学教育组织设有院校理事会、财务委员会、科研事务等机构。有些私立院校还设有校董事会。在国外，药学教育组织承担着培养合格药剂师、临床药师等的重要职能。

在中国，独立的药学专门学校，其下设有不同院部，院部下设有各专业教研室等。如中国药科大学设有药学院、中药学院、生命科学与技术学院、国际医药商学院等10个院部系。其他药学院系按照专业的不同设有各专业教研室等。药学科研院所，一般设有所长、副所长等作为研究所的领导阶层。其下设有各研究室、研究中心、支撑系统和管理部门等机构。

中国药学教育组织的功能是双重的，各级药学教育组织一方面承担着推进药学教育事业发展、为社会培养高质量的药学专门人才等重要职责，另一方面也是中国药学基础研究、新药创新开发等的重要力量。

(李少丽 邵 蓉)

yàoshì shètuán zǔzhī

药事社团组织（pharmaceutical society organizations） 从事药事工作的公民或单位为实现会员共同意愿而自愿组成的，并按照一定的章程开展药事活动的社会组织。自中世纪起，欧洲许多国家即开始出现药学行业协会等早期药事社团组织。世界上许多国家都设有药学行业协会、药学会等药事社团组织。中国主要有中国药学会等若干个药事社团组织。在药事组织的兴起和成长过程中，药事社团组织发挥了统一行为规范、实现自我管理、开展对外联系与协调等积极作用，推动了药学事业的发展。

演变和发展 中世纪晚期，欧洲许多国家先后出现了药学行业协会。如1617年伦敦药剂师协会成立。随着社会经济的发展，有些行业协会发展成为全国性的组织。1841年，原伦敦药剂师协会成为大英药学会（即英国皇家药学会）。1852年，美国药学会成立，是美国最早建立并且规模最大的执业药师协会，2003年4月2日后改称美国药师协会。1880年，日本药学会成立，是日本药学界十分重要的药事社团组织。1907加拿大成立药师协会。1983年日本成立汉方制药协会。1996年加拿大成立药物科学协会。

中国药学会（Chinese Pharmaceutical Association，CPA）是中国最早成立的学术团体之一，成立于1907年。是由全国药学科学技术工作者自愿组成依法登记成立的学术性、公益性、非营利性的法人社会团体。学会下设若干个工作委员会和若干个专业委员会，主办20多种学术期刊。

随着中国医药企业的发展，1985年中国医药企业管理协会成立。中国医药企业管理协会采取团体会员制的组织形式，主要从事人员培训、企业咨询、理论研究、信息服务等工作，并编辑出版了《医药企业管理简讯》和《医药企业杂志》。

1988年前后，中国非处方药物协会（成立于1988年5月）、中国化学制药工业协会（成立于1988年9月10日）、中国医药商业协会（成立于1989年）、中国医药教学协会（成立于1992年11月）等药事社团组织相继成立。

2003年2月22日，中国执业药师协会成立，它是全国执业药师以及药品生产、经营、使用单位、医药教育机构、地方执业药师协会等相关单位自愿结成的专业性、全国性、非营利性的社会团体。

类别、宗旨或性质 药事社团组织多为民间自愿组织的非营利性或营利性的公益性社团法人及财团法人。大多数药事社团组织以加强行业管理、为政府药物政策提供支持、教育培训药学人才、促进药物合理使用、提供优质药学服务等作为宗旨。如美国药师协会的宗旨为"通过药师和患者的共同努力来提高药物的使用和促进患者恢复健康"。

根据《社会团体登记管理条例》的相关规定，中国药事社团组织为非营利性的公益性社团法人组织。药事社团组织成立的宗旨是协助政府进行药事管理，促进药学科学技术发展，推动医药企业健康发展，保证药品质量和药学服务质量，保障人民用药安全等。各药事社团组织成立的宗旨略有差异。如作为中国最有影响力的药事社团组织，中国药学会的宗旨主要是团结和组织广大药学科学技术工作者，促进药学科学技术的普及、繁荣和发展，促进药学人才的成长和提高，促进药学科学技术与经济的结合，维护药学科学技术工作者的合法权益，为会员和药学科学技术工作者服务。2003 年成立的中国执业药师协会，其宗旨主要是加强执业药师队伍建设与管理，维护执业药师的合法权益；增强执业药师的法律、道德和专业素质，提高执业药师的执业能力；保证药品质量和药学服务质量，保证公众合理用药；为中国人民的健康服务。

组成、职能和作用　药事社团组织一般设有理事会，负责协会的日常工作。理事会下设各专门委员会。有些药事社团组织还下属一些组织单位和相关机构，如美国药师协会下属美国药物研究与科学学院、药学学生联合会等 7 个组织单位和相关机构。

在中国，会员大会是药事社团组织的最高权力机构，会员大会选举产生理事会。理事会由会长（或者理事长）、执行会长、常务副会长、副会长、名誉会长等组成。理事会设有秘书处负责社团组织中财务、人事、会员发展及综合管理等工作。理事会下设相关办事机构、分支机构、代表机构等，如各工作委员会、专业委员会等。

中国药事社团组织主要职能包括：①开展相关药学科学技术的国内外学术交流。②编辑出版、发行药学学术期刊、书籍。③发展同世界各国及地区相关团体、药学科学技术工作者的友好交往与合作。④开展对会员和药学科学技术工作者的继续教育培训。⑤制定相应的行业、职业规范、道德准则。⑥促进药学教育、普及药学科学知识。⑦促进医药行业健康发展等。

药事社团组织是中国重要的药事组织之一。100 多年里，药事社团组织作为联系政府和药学科学技术工作者的有力桥梁和纽带，为推动中国药学科学技术进步、民族医药事业健康发展等做出了巨大贡献。药事社团组织在推动药学科学技术进步、医药行业自我管理、促进合理用药、保障人民用药安全等方面发挥着越来越重要的作用。

（李少丽　邵蓉）

yàoshì guǎnlǐ fǎlǜ fǎguī
药事管理法律法规（legal system of pharmacy administration）
国家制定或者认可并依靠国家强制力保证其实施的，以保障药品质量安全为目的，具有普遍效力和严格程序的行为规范体系。是调整与药事活动相关的行为和社会关系的法律规范的总和。药事管理法律法规体系是国家药事管理制度中具有国家强制力的部分。

立法目的和意义　加强药品监督管理，保证药品质量，保障人体用药安全，维护人民身体健康和用药的合法权益。药事管理法律法规涉及药事活动监督管理的各个环节，是规范药品研制、生产、经营、使用和监督管理行为，确保药品的安全、有效的法律法规的总和。整个规则体系对各项药事活动进行严格的法律调整，以最大限度地实现药品的安全、有效、质量可控。

体系的形成　1963 年卫生部、化工部、商业部发布《关于药政管理的若干规定》，这是中华人民共和国成立以来有关药事管理的第一个综合性法规文件。1978 年，国务院先后颁发了《药政管理条例（试行）》和《麻醉药品管理条例》，根据这两部法规的相关规定，卫生部、国家医药管理总局在随后 3 年时间内先后制定颁发了《新药管理办法（试行）》《医疗用毒药、限制性剧毒药管理规定》《药品标准工作管理办法》等一系列药事管理规章。

1980 年 12 月，以《药政管理条例（试行）》为基础，旨在药品生产、供应、使用、检验、标准和外贸进出口等方面均加以规范的一部完整法律"药品管理法"的起草工作展开。1984 年 9 月 20 日，第六届全国人大常委会第七次会议审议通过了《中华人民共和国药品管理法》，简称《药品管理法》，自 1985 年 7 月 1 日起施行。随后，与《药品管理法》的相关配套性法规文件相继出台，例如 1987 年到 1989 年初，国务院颁布了《麻醉药品管理办法》《医疗用毒性药品管理办法》《精神药品管理办法》和《放射性药品管理办法》；1987 年国务院颁布《野生药材资源保护管理条例》；1992 年国务院颁布《中药品种保护条例》；1996 年国务院颁布《血液制品管理条例》。与此同时，卫生部等部门颁布了一系列的行政部门规章，如 1985 年卫生部制定发布《新药审批办法》和《新生物制品审批办法》；1985 年 8 月，国家工商行政管理局、卫生部联合制定发布《药品广告管理办法》，1992 年《药品广告管理办法》发布；1988 年，卫生部发布《药品生产质量管理规范》，并进行了多次修订；1989 年，经国务院批准卫生部发布施行《药品管理法实施办法》；1990 年 11 月，卫生部发布《进口药品管理办法》；1992 年 9 月卫生部发布《药品监督管理行政处罚规定（暂行）》；1999 年国家药品监管局于发布了《药品非临床研究质量管理规范（试行）》和《药品临床试验管理规范》等。

1998 年 10 月，国家药品监督管理局成立之后，正式启动了《药品管理法修正案（草案）》的起草工作。修订后的《药品管理法》于 2001 年 2 月 28 日在第九届全国人大常委会第二十次会议上审议通过。2002 年 8 月 4 日国务院颁布《中华人民共和国药品管理法实施条例》。随后，国务院相继颁布实施了《反兴奋剂条例》《麻醉药品和精神药品管理条例》《易制毒化学品管理条例》《疫苗流通和预防接种管理条例》等行政法规，国家药品监管局也开展了一系列配套规章的修改、起草工作，替代了一些原有的法规规章，规范药品研制、注册、生产、流通、使用、监管等环节，如《药品注册管理办法》《药物非临床研究质量管理规范》《药物临床试验质量管理规范》、2010 年修订后的《药品生产质量管理

规范》等大批规章，2013 年 12 月和 2015 年 4 月针对《药品管理法》进行了两次修订，2016 年 2 月《药品管理法实施条例》也进行修订，初步形成了以《药品管理法》为核心的药品监督管理法规体系。

法律渊源　即法的表现形式。药事管理法律法规的法律渊源有如下几个方面。

宪法　《中华人民共和国宪法》是中国的根本法，是全国人大通过最严格的程序制定的，具有最高法律效力的规范性法律文件。《中华人民共和国宪法》第一章第二十一条规定："国家发展医疗卫生事业，发展现代医药和中国传统医药，鼓励和支持农村集体经济组织、国家企业事业组织和街道组织举办各种医疗卫生设施，开展群众性的卫生活动，保护人民健康。"

药事管理法律　药事管理相关法律由全国人大常委会制定，中国现行的药事管理法律以《药品管理法》为主干，与药事管理有关的法律有：《中华人民共和国刑法》《中华人民共和国行政许可法》《中华人民共和国行政处罚法》《中华人民共和国行政诉讼法》《中华人民共和国行政复议法》《中华人民共和国国家赔偿法》《中华人民共和国广告法》《中华人民共和国价格法》《中华人民共和国消费者权益保护法》《中华人民共和国反不正当竞争法》《中华人民共和国专利法》等，涉及药品监管、药品标准、质量的法律规范。

药事管理行政法规　药事管理行政法规，又称药品行政法规。是由国务院制定、发布的与药品监督管理直接相关的行政法规。主要包括《中华人民共和国药品

管理法实施条例》《中国人民解放军实施〈中华人民共和国药品管理法〉办法》《中华人民共和国中医药条例》《麻醉药品和精神药品管理条例》《医疗用毒性药品管理办法》《放射性药品管理办法》《血液制品管理条例》《疫苗流通和预防接种管理条例》《中药品种保护条例》《野生药材资源保护管理条例》等。

药事管理部门规章　又称药品管理部门规章。药事管理部门规章是由国家药品监督管理部门单独或者与其他部、委联合制定发布的依法定职权和程序，制定、修订、发布的药品监督管理相关的规章。由国家药品监督管理部门制定的规章主要包括有：《药物非临床研究质量管理规范》《药物临床试验质量管理规范》《药品生产质量管理规范》《药品经营质量管理规范》《中药药材生产质量管理规范》《药品召回管理办法》《药品注册管理办法》《药品生产监督管理办法》《药品经营许可证管理办法》《药品流通监督管理办法》《处方药与非处方药分类管理办法（试行）》《互联网药品信息服务管理办法》《生物制品批签发管理办法》《进口药材管理办法（试行）》《医疗机构制剂配制监督管理办法（试行）》《医疗机构制剂注册管理办法（试行）》《药品说明书和标签管理规定》《直接接触药品的包装材料和容器管理办法》《药品包装用材料、容器管理办法（暂行）》《国家食品药品监督管理总局药品特别审批程序》《国家食品药品监督管理局听证规则（试行）》《国家食品药品监督管理局关于涉及行政审批的行政规章修改、废止、保留的决定》《食品药品行政处罚程序规定》《国家药品监督管理总局

行政立法程序规定》《国家药品监督管理总局行政复议办法》《食品药品监督管理统计管理办法（试行）》《药品医疗器械飞行检查办法》等。

2008 年机构改革后，国家食品药品监管局由国务院直属局改由卫生部管理，因此 2010 年修订后的《药品生产质量管理规范》《药品不良反应报告和监测管理办法》《药品类易制毒化学品管理办法》由卫生部制定并发布。

国家食品药品监督管理局还与工商、海关、体育等部门联合发布了《药品广告审查发布标准》《药品广告审查办法》《药品进口管理办法》《蛋白同化制剂、肽类激素进出口管理办法（暂行）》等规章。

药事管理地方性法规　又称药品管理地方性法规，由各省、自治区、直辖市人大及其常委会，根据本行政区域的具体情况和实际需要，依法制定的在本行政区域内与药品监督管理相关的具有法律效力的规范性文件。

药事管理地方性规章　又称药品管理地方规章，是指省、自治区、直辖市人民政府以及省、自治区、直辖市人民政府所在地的市、经济特区所在地的市和国务院批准的较大的市的人民政府，根据法律、行政法规所制定的与药品管理相关的规章。

(宋瑞霖)

Zhōnghuá Rénmín Gònghéguó Yàopǐn Guǎnlǐfǎ

《中华人民共和国药品管理法》（Pharmaceutical Administration Law of the People's Republic of China）

专门规范药品研制、生产、经营、使用和监督管理的法律。简称《药品管理法》，是药品监督管理方面的基本法律。

沿革　1963 年 10 月，卫生部、化工部、商业部联合发布了《关于药政管理的若干规定》，这是中华人民共和国成立以来有关药政管理的第一个综合性重要法规文件。1978 年 7 月 30 日，国务院转批了由卫生部制定的《药政管理条例（试行）》，这是继《关于药政管理的若干规定》之后中国涉及药品管理的第二部专门性法规，为中国现代药品监管奠定了框架，为《药品管理法》的诞生及以后的修改打下了坚实的基础。1978 年 12 月，党的十一届三中全会明确指出"必须加强社会主义法制，做到有法可依，有法必依，执法必严，违法必究"。从此开启了中国法治建设的新纪元，药事法治建设亦从此起步。1980 年，一些地方乱制、乱售伪劣药品现象比较突出，在国务院批转卫生部、公安部、国家工商行政管理局、国家医药管理总局《关于加强药政管理禁止制售伪劣药品的报告》中明确要求"健全药事法制。由卫生部牵头会同有关部门，总结国内外经验，以1978 年国务院批转的《药政管理条例（试行）》为基础，拟订'药政法'。应做到有法可依、有法必依、执法必严、违法必究。使药品生产、供应、使用、检验、标准和外贸进、出口等方面，有一完整的法规"，中国第一部《药品管理法》的起草工作在 1980 年 12 月 16 日拉开序幕。1984 年 9 月 10 日第六届全国人大常委会第 7 次会议通过了《中华人民共和国药品管理法》，自 1985 年 7 月 1 日起施行。至此，中国调整国家药品监管机关、药品生产企业、药品经营企业、医疗单位和公民个人在药品管理活动中法律关系的法律——《药品管理法》诞生，

是中国历史上第一部由国家最高权力机关制定发布的药品管理法律。2001 年 2 月 28 日，第九届全国人大常委会第二十次会议通过了《中华人民共和国药品管理法（修订草案）》，修订后的《药品管理法》于 2001 年 12 月 1 日起施行。2013 年 12 月 28 日第十二届全国人大常委会第六次会议及 2015 年 4 月 24 日第十二届全国人大常委会第十四次会议又分别进行了修订。

立法目的　为加强药品监督管理，保证药品质量，保障人体用药安全，维护人民身体健康和用药的合法权益，特制定本法。

药品管理法立法所要达到的目的可以从以下几方面理解：①加强对药品的管理。由于药品是一种特殊商品，关系到人的健康。因此，药品质量和安全性问题极为重要，必须采取不同于一般商品的较为特殊的管理。②保证药品质量。药品是一种直接作用于人体的产品，对药品的质量尤其要重视。保证药品的质量，需要从新药研制、审批、生产经营、使用等多个环节加以监督和管理。③保障人体用药安全。保障用药安全一是药品本身的质量，这是用药安全的前提，二是药品本身是否安全有效，三是医疗机构合理用药，对症下药。④维护人民身体健康和用药的合法权益。维护人民身体健康和用药的合法权益是《药品管理法》立法的根本。

适用范围　在中华人民共和国境内从事药品的研制、生产、经营、使用和监督管理的单位或者个人，必须遵守本法。①适用的地域范围是"在中华人民共和国境内"。香港、澳门特别行政区按照其基本法规规定办理。②适

用的对象的范围是从事研制、生产、使用药品的单位和个人，以及对此进行监督管理的单位及其工作人员，即单位和个人进行药品的研制、生产、使用以及监督管理活动，必须执行本法的规定。在本法适用范围内，任何违反本法的行为和个人、集体等都需承担相应的法律责任。

内容 2001 年通过修订的《药品管理法》分为十章共一百零六条。2013 年 12 月 28 日，第十二届全国人大常委会第六次会议进行了修订，2015 年 4 月 24 日，第十二届全国人大常委会第十四次会议《关于修改中华人民共和国药品管理法的决定》又进行了修正。

总则是相对分则而言，规定了《药品管理法》总的原则、基本制度等，是整部法律的纲领性的规定。现行《药品管理法》的总则部分的具体规定了本法的立法目的、调整对象和适用范围，确定发展现代药和传统药及药材资源保护、鼓励研制新药的指导思想，规定了药品监督管理体制构架和药品监督检验检测机构的职责。

第二章是对药品生产企业管理的相关规定。主要包括开办药品生产企业的审批程序；明确了开办药品生产企业必须具备的条件以及药品生产企业必须按照《药品生产质量管理规范》组织生产，药品必须按国家药品标准和批准的工艺进行生产；以及对生产药品的原料、辅料提出要求；药品生产企业必须对生产的药品进行质量检验；并明确了药品生产企业可以接受委托生产药品。

第三章是对药品经营企业的相关规定。主要内容包括开办药品批发企业和药品零售企业的批准机关、批准方式、批准原则、开办程序；开办药品经营企业必须具备的条件；药品经营企业必须按照《药品经营质量管理规范》经营药品；并对药品经营企业药品购进行为、购销行为、销售行为等做了相关的规定；为保证药品质量，对药品经营企业药品保管条件和行为做了相关规定以及城乡集市贸易市场出售中药材及中药材以外药品的规定。

第四章是对医疗机构药剂管理方面的相关规定。主要包括从事医疗机构药剂技术工作的人员规定；医疗机构制剂许可证的审批、品种审批及使用管理；采购及保存药品管理的规定；调配处方规定等。

第五章对本法调整的主要对象"药品"本身提出了具体的、基本的要求，是本法的重要部分。主要内容包括：①新药的研制和审核批准的法律规定。②关于药品生产批准文号管理的法律规定。③关于药品标准、药品标准品、对照品、药品通用名称及商品名称管理的法律规定。④关于国家药品标准和药典委员会的法律规定。⑤关于购进药品监督管理的法律规定。⑥对一些药品实行特殊管理的法律规定。⑦实行中药品种保护和处方药与非处方药分类管理的法律规定。⑧对药品进口、出口管理的法律规定。⑨对新发现的和从国外引种的药材以及民间习用药材管理的法律规定。⑩关于假药和劣药的认定以及按假药处理和按劣药处理的法律规定。⑪对药品从业有关人员卫生要求的法律规定。

第六章对直接接触药品的包装材料和容器、药品包装、药品标签和说明书三方面的监督管理作了规定，并规定麻醉药品、精神药品、医疗用毒性药品、放射性药品、外用药品和非处方药的标签必须印有规定的标志。

第七章与《中华人民共和国广告法》和《中华人民共和国反不正当竞争法》相衔接，规定药品广告须经药品监督管理部门批准，取得批准文号，规范了药品广告的管理。

第八章规定了药品监督管理部门和药品检验机构在药品管理工作中所应负的责任、拥有的权利和义务，规定了药品监督管理部门行使行政强制措施和紧急控制措施的情形；设定了药品质量公告和对药品检验结果的申请复验及不良反应报告制度；明确了药品检验部门对药品生产经营企业的业务指导关系。

第九章针对《药品管理法》规定的各种违法行为，规定了相应的处罚（见涉药法律责任）。

第十章为附则，主要内容包括：①确定药品、新药、辅料、药品生产企业、药品经营企业的定义。②确定药品生产的范围。③授权国家军事主管部门会同药品监督管理局制定特需药品的管理办法。④预防性生物制品流通的规定。⑤确定本法的实施日期。

（宋瑞霖）

yàopǐn xíngzhèng fǎguī

药品行政法规（administrative regulations on drugs） 国务院根据宪法和法律或者全国人大常委会的授权决定，依照法定权限和程序，制定颁布的有关药品监督管理的行政法规。

《中华人民共和国宪法》第八十九条第一款明确规定：作为最高国家行政机关，国务院可以"根据宪法和法律，规定行政措施，制定行政法规，发布决定和命令"。因此，制定行政法规是宪法赋予国务院的一项重要职权，也是国务院推进改革开放，组织经济建设，实现国家管理职能的重要手段。2015年修订的《中华人民共和国立法法》第六十五条也明确规定：国务院根据宪法和法律，制定行政法规。根据《中华人民共和国宪法》和《中华人民共和国国务院组织法》的有关规定，国务院制定了《行政法规制定程序条例》，并于2002年1月1日施行。行政法规的名称一般称"条例"，也可以称"规定""办法"等。药品行政法规属行政法规的一类，它是以《中华人民共和国宪法》《中华人民共和国立法法》《行政法规制定程序条例》和《中华人民共和国药品管理法》（简称《药品管理法》）为基础制定的。《药品管理法》中明确授权由国务院制定并且已经出台的行政法规如下。

《中华人民共和国药品管理法实施条例》 简称《药品管理法实施条例》，2002年8月4日发布，自2002年9月15日施行。2016年2月6日，根据《药品管理法》的修订内容对其进行了修订。该条例共十章，八十条，内容覆盖了药品研制、生产、经营和使用的各个环节，是药品管理法律体系中最重要的行政法规。该条例是对《药品管理法》中仅作了原则规定的条款加以细化，并对与之相关的问题作了一些补充。中国第一部《药品管理法》的实施条例是于1989年1月7日经国务院批准卫生部颁布、实施的，名称为《中华人民共和国药品管理法实施办法》。

《医疗用毒性药品管理办法》 1988年12月27日颁布并施行，共十四条。其主要目的在于加强医疗用毒性药品管理，防止中毒或死亡事故的发生（见医疗用毒性药品管理）。

《放射性药品管理办法》 1989年1月13日颁布并施行，共七章，三十一条。其主要目的在于加强放射性药品管理。该办法对放射性新药的研制、临床研究和审批，放射性药品的生产、经营、进出口、包装、运输、使用、标准、检验等做了相关的规定（见放射性药品管理）。

《中药品种保护条例》 1992年10月14日发布，自1993年1月1日起施行，共五章，二十七条。其主要目的在于提高中药品种的质量，保护中药生产企业的合法权益，促进中药事业的发展。该条例对中药保护品种等级的划分、审批、保护和罚则等做了相关的规定。

《中国人民解放军实施〈中华人民共和国药品管理法〉办法》 2004年12月9日发布，自2005年1月1日起施行，共三十八条。其主要目的在于加强军队药品监督管理。

《麻醉药品和精神药品管理条例》 2005年8月3日发布，自2005年11月1日起施行。2013年12月7日，国务院发布对其进行部分修改的通知。《麻醉药品和精神药品管理条例》共九章，八十九条。其主要目的在于加强麻醉药品管理和精神药品管理，保证麻醉药品和精神药品的合法、安全、合理使用，防止流入非法渠道。该条例对麻醉药品和精神药品的种植、实验研究、生产、经营、使用、储存、运输、审批程序，监督管理和法律责任等做了相关的规定。见麻醉药品管理。

《野生药材资源保护管理条例》 1987年10月30日发布，自1987年12月1日起施行，共二十六条。其主要目的在于保护和合理利用野生药材资源。

《血液制品管理条例》 1996年12月30日发布并实施，共六章，四十八条。其主要目的在于加强血液制品管理，预防和控制经血液途径传播的疾病，保证血液制品的质量。见血液制品生产质量管理。

《中华人民共和国中医药条例》 2003年4月7日发布，自2003年10月1日施行，共六章，三十九条。其主要目的在于继承和发展中医药学，保障和促进中医药事业的发展。

《反兴奋剂条例》 2004年1月13日发布，自2004年3月1日起施行，共六章，四十七条。其主要目的在于防止在体育运动中使用兴奋剂，保护体育运动参加者的身心健康，维护体育竞赛的公平竞争。

《疫苗流通和预防接种管理条例》 2005年3月24日发布，自2005年6月1日施行，共八章，七十三条。其主要目的在于加强对疫苗流通和预防接种的管理，预防、控制传染病的发生、流行，保障人体健康和公共卫生。该条例将疫苗分为两类，并实行不同的流通模式和监管模式。第一类疫苗，是指政府免费向公民提供，公民应当依照政府的规定受种的疫苗，包括国家免疫规划确定的疫苗，省、自治区、直辖市人民政府在执行国家免疫规划时增加的疫苗，以及县级以上人民政府或者其卫生主管部门组织的应急接种或者群体性预防接种所使用的疫苗；第二类疫苗，是指由公民自费并且自愿受种的其他疫苗。根据《药品管理法》制定的条款，国家药品监督管理部门负责全国疫苗的质量和流通的监督管理工作。省级药品监督管理部门负责本行政区域内疫苗的质量和流通的监督管理工作。

《易制毒化学品管理条例》 2005 年 8 月 26 日发布，自 2005 年 11 月 1 日起施行，共八章，四十五条。其主要目的在于加强易制毒化学品管理，规范易制毒化学品的生产、经营、购买、运输和进口、出口行为，防止易制毒化学品被用于制造毒品，维护经济和社会秩序。见易制毒化学品管理。

(宋瑞霖)

Zhōnghuá Rénmín Gònghéguó Yàopǐn
Guǎnlǐfǎ Shíshī Tiáolì
《中华人民共和国药品管理法实施条例》（Regulations for Implementation of the Pharmaceutical Administration Law of the People's Republic of China） 国务院根据《中华人民共和国药品管理法》（简称《药品管理法》）制定、颁布的配套行政法规。简称《药品管理法实施条例》。按照《药品管理法》的体例并与其章节相对应，《中华人民共和国药品管理法实施条例》共十章，八十条，内容覆盖了药品研制、生产、经营和使用的各个环节。

历史沿革　第一部《药品管理法》的实施条例是于 1989 年 1 月 7 日经国务院批准后由卫生部颁布、实施，名称为《中华人民共和国药品管理法实施办法》。它是根据 1984 年颁布的《药品管理法》制定的。《药品管理法实施条例》是 2001 年新的《药品管理法》颁布后，于 2002 年 8 月 4 日颁布，并于 2002 年 9 月 15 日实施的。《药品管理法实施条例》是《药品管理法》落实到药品监督管理、药品研制、生产、流通和使用各个环节的具体体现，是主要的药品行政法规。2016 年 2 月 6 日，随着《药品管理法》的修订，《药品管理法实施条例》也随之进行了相应的调整。

内容　作为《药品管理法》的配套行政法规，《药品管理法实施条例》对《药品管理法》规定的条款进行了具体的细化。为了减少不必要的重复，仅就《药品管理法》中作了原则规定而具体实施中需要加以细化的条款和与之有关的问题进行介绍。①对《药品管理法》中与开办药品生产企业、批发企业和零售企业的审批程序相关的条款作了具体的规定。②规定了新开办药品生产企业的《药品生产质量管理规范》认证程序。③根据《药品管理法》关于进口药品的有关规定并参照国际惯例，对进口药品的审批原则作了规定：申请进口的药品，应当是在生产国家或者地区获得上市许可的药品；未在生产国家或者地区获得上市许可的，经国家药品监督管理部门确认该药品品种安全、有效而且临床需要的，可以依照《药品管理法》及本条例的规定批准进口。④对新药的概念作了定义，即"新药"指未曾在中国境内上市销售的药品。2015 年 8 月 18 日，国务院发布《关于药品医疗器械审评审批制度的意见》，将新药的定义调整为未在中国境内外上市销售的药品。按照 1984 年《药品管理法》的规定，新药是指中国首次生产的药品。⑤对获得生产或者销售含有新型化学成分药品许可的生产者或者销售者提交的自行取得且未披露的试验数据和其他数据实施保护，任何人不得对该未披露的试验数据和其他数据进行不正当的商业利用。自药品生产者或者销售者获得生产、销售新型化学成分药品的许可证明文件之日起 6 年内，对其他申请人未经已获得许可的申请人同意，使用前款数据申请生产、销售新型化学成分药品许可的，药品监督管理部门不予许可；但是，其他申请人提交自行取得数据的除外。

作用及法律效力　《药品管理法实施条例》的颁布施行，对加强药品的监督管理，全面贯彻实施《药品管理法》，保证药品的质量，确保人民用药安全、有效起到了十分重要的推动作用。《药品管理法实施条例》不仅进一步完善了药品监督管理的法规体系，而且也为药品的研制、生产、经营和使用提供了重要的法律依据和行为规范。《药品管理法实施条例》在药品法律体系中占有重要地位，法律效力仅次于《药品管理法》，高于地方性法规和部门规章。

(宋瑞霖)

yàopǐnguǎnlǐ bùmén guīzhāng
药品管理部门规章（drug supervision and administration departmental regulations） 国家药品监督管理部门，以及与药品监督管理相关的其他工作部门，依照法定的权限和程序，制定和发布的与药品监督管理有关的规范性文件。根据 2002 年 1 月 1 日起施行的《规章制定程序条例》，规章的名称一般称"规定""办法"。通常情况下，药品监管管理部门规章由国家药品监督管理部门制定发布，但国务院其他部委也会依据其职权范围内单独或与相关部门联合发布涉及药品监督管理的部门规章，如涉及药品广告、价格等方面的规章。

药品监督管理部门规章根据管理内容的不同分为药品研发、注册管理部门规章，药品生产管理部门规章，药品经营管理部门规章，药品使用管理部门规章和其他的部门规章。

药品研发、注册管理部门规章 ①药物非临床研究质量管理规范。为提高药物非临床研究的质量，确保实验资料的真实性、完整性和可靠性，保障人民用药安全而制定，适用于药物非临床安全性评价研究。②药物临床研究质量管理规范。为规范药物临床研究，提高药物临床研究的质量，确保临床研究资料的真实性、完整性和可靠性，保护受试者的安全及合法权益，根据法律法规并参照国际公认原则制定。③药品注册管理办法。2007年7月10日发布的《药品注册管理办法》，主要对药物的临床试验、新药申报与审批、仿制药的申报与审批、进口药品的申报与审批、非处方药的申报、补充申请的申报与审批、药品再注册、药品注册检验、药品注册标准和说明书、时限和复审等做了相关规定。为体现中医药特色，遵循中医药研究规律，继承传统，鼓励创新，扶持促进中医药和民族医药事业发展，根据《药品注册管理办法》，制定了《中药注册管理补充规定》，于2008年1月7日发布并实施。它的颁布标志着区别于化学药品注册的中药注册管理模式正式成型，对于中药产业界也意味着研发有了明确的导向。

药品生产管理部门规章 ①中药材生产质量管理规范。《中药材生产质量管理规范（试行）》于2002年4月17日由国家药品监督管理部门发布，自2002年6月1日施行，共十章，

五十七条。为规范中药材生产，保证中药材质量，促进中药标准化、现代化，制定本规范。②药品生产监督管理办法。《药品生产监督管理办法》于2004年8月5日由国家药品监督管理部门发布，自发布之日起施行，共七章，六十条。为加强药品生产的监督管理，根据《中华人民共和国药品管理法》《中华人民共和国药品管理法实施条例》，制定本办法。由国家药品监督管理部门对药品生产条件和生产过程进行审查、许可、监督检查，加强了对药品生产过程的监督管理。主要对开办药品生产企业的申请与审批、药品生产许可证管理、药品委托生产的管理、监督检查、法律责任等做了相关规定。③药品生产质量管理规范。《药品生产质量管理规范（2010年修订）》于2011年1月17日由卫生部发布，自2011年3月1日施行，共十四章，三百一十三条，是药品生产领域最重要的部门规章。为规范药品生产质量管理，根据《中华人民共和国药品管理法》《中华人民共和国药品管理法实施条例》制定。

药品经营管理部门规章 ①药品经营质量管理规范。《药品经营质量管理规范》于2000年由国家药品监督管理部门发布，自2000年7月1日施行，并经过2013年和2015年两次修订。②药品经营许可证管理办法。《药品经营许可证管理办法》于2004年2月4日由国家食品药品监督管理局发布，自2004年4月1日起施行，共六章，三十四条。为加强药品经营许可工作的监督管理，根据《药品管理法》《药品管理法实施条例》的有关规定，制定本办法。该办法规定了药品经营许可证的发证、换证、变更及监

督管理等事宜，使药品经营许可证管理更加规范化，促进了药品经营的良性发展。主要对申领《药品经营许可证》的条件、申领《药品经营许可证》的程序、《药品经营许可证》的变更与换发、监督检查等做了相关规定。③药品流通监督管理办法。《药品流通监督管理办法》于2007年1月31日由国家食品药品监督管理局发布，自2007年5月1日起施行，共五章，四十七条。为加强药品监督管理，规范药品流通秩序，保证药品质量，根据《药品管理法》《药品管理法实施条例》和有关法律、法规的规定，制定本办法。主要对药品生产经营企业购销药品的监督管理、医疗机构购进、储存药品的监督管理、法律责任等做了相关规定。

药品使用管理部门规章 ①处方药与非处方药分类管理办法。《处方药与非处方药分类管理办法（试行）》于1999年6月18日由原国家药品监督管理局发布，自2000年1月1日起实施，共十五条。为保障人民用药安全有效、使用方便，根据《中共中央、国务院关于卫生改革与发展的决定》制定本办法。本办法对于处方药的调配、购买和使用以及非处方的标签、说明、包装印刷和销售都进行了明确的规定。②药品不良反应报告和监测管理办法。《药品不良反应报告和监测管理办法》于2011年5月4日由卫生部发布，自2011年7月1日起施行，共八章，六十七条。为加强药品的上市后监管，规范药品不良反应报告和监测，及时、有效控制药品风险，保障公众用药安全，依据《药品管理法》等有关法律法规，制定本办法。主要对药品安全隐患的调查与评估、

主动召回、责令召回、法律责任等做了相关规定。③抗菌药物临床应用管理办法。《抗菌药物临床应用管理办法》于 2012 年 5 月 8 日由卫生部发布,自 2012 年 8 月 1 日起施行,共六章,五十九条。为加强医疗机构抗菌药物临床应用管理,规范抗菌药物临床应用行为,提高抗菌药物临床应用水平,促进临床合理应用抗菌药物,控制细菌耐药,保障医疗质量和医疗安全,根据相关卫生法律法规而制定。该办法是对 10 余年来抗菌药物临床应用管理实践经验的提炼和固化,其发布标志着中国抗菌药物临床应用管理迈入法制化、制度化轨道,为逐步建立抗菌药物临床应用管理长效机制奠定了基础。

其他部门规章 国家药品监督管理部门还发布了《药品召回管理办法》《互联网药品信息服务管理办法》《生物制品批签发管理办法》《进口药材管理办法(试行)》《医疗机构制剂配制监督管理办法(试行)》《医疗机构制剂注册管理办法(试行)》《直接接触药品的包装材料和容器管理办法》《药品包装用材料、容器管理办法(暂行)》《国家食品药品监督管理局药品特别审批程序》《国家食品药品监督管理局听证规则(试行)》《药品说明书和标签管理规定》《国家药品监督管理局行政立法程序规定》《国家药品监督管理局行政复议暂行办法》《国家食品药品监督管理局关于涉及行政审批的行政规章修改、废止、保留的决定》《药品监督管理统计管理办法(试行)》等部门规章。

此外,国家药品监督管理部门还与工商、海关、体育等部门联合发布了《药品广告审查发布

标准》《药品广告审查办法》《药品进口管理办法》《蛋白同化制剂、肽类激素进出口管理办法(暂行)》等部门规章。国家发展改革委为规范药品价格还制定了《药品差比价规则》和《药品出厂价格调查办法(试行)》等部门规章。

(宋瑞霖)

yàopǐn guǎnlǐ dìfāngxìng fǎguī

药品管理地方性法规(pharmacy administration local regulations) 法定的国家和地方权力机关,为了实施《中华人民共和国药品管理法》,在不与宪法、法律和行政法规相抵触的前提下,制定和颁布的在本行政区域范围内实施的与药品监督管理相关的规范性文件。地方性法规是除宪法、法律、国务院行政法规外在地方具有最高法律属性和国家约束力的行为规范。地方性法规大部分称作条例,有的为法律在地方的实施细则,部分为具有法规属性的文件,如决议、决定等。药品监督管理地方性法规仅对本行政区域内的药品管理事项有效;效力低于宪法和与药品监督管理相关的法律及行政法规,高于本级和下级地方政府规章。

立法主体 有两类:一是省、自治区、直辖市的人民代表大会及其常务委员会;二是较大的市的人民代表大会及其常务委员会,较大的市是指省、自治区的人民政府所在地的市,经济特区所在地的市和经国务院批准的较大的市。《中华人民共和国立法法》规定:"经济特区所在地的省、市的人民代表大会及其常务委员会根据全国人民代表大会的授权决定,制定法规,在经济特区范围内实施。""本行政区域特别重大事项的地方性法规,应当由人民代表

大会通过。"全国人民代表大会常务委员会有权撤销同宪法、法律和行政法规相抵触的地方性法规。省、自治区、直辖市的人民代表大会有权改变或者撤销它的常务委员会制定的和批准的不适当的地方性法规。在国家制定的法律或者行政法规生效后,地方性法规同法律或者行政法规相抵触的规定无效,制定机关应当及时予以修改或者废止。

内容 各地十分重视《中华人民共和国药品管理法》等法律、行政法规在地方能得以有效实施,同时为结合本行政区域内药品监督管理的具体情况,较好解决中央立法不能独力解决或暂时不宜由中央立法解决的有关药品监督管理问题,在 2001 年国家层面的药品管理法律取消了地方对于药品的审批权限之后,地方性法规主要对药品流通和使用作出规定。2002 年至 2010 年,各地共颁布 7 部药品监督管理地方性法规,依次出台的地区是内蒙古自治区、云南省、山东省、吉林省、江苏省、湖南省和湖北省;广西壮族自治区、甘肃省和江苏省根据《中华人民共和国药品管理法(修订)》和社会、经济发展形势分别修订过药品监督管理地方性法规。已颁布的地方性法规中,全面贯彻落实国家法律法规,规范从事药品的研制、生产、经营、使用和监督管理的单位或者个人行为的有 5 部,有《湖北省药品管理条例》《江苏省药品监督管理条例》《云南省药品管理条例》《吉林省药品监督管理条例》等;规范从事药品的经营和使用的各有一部,分别为《湖南省药品和医疗器械流通监督管理条例》和《山东省药品使用条例》。药品监督管理地方性法规是对《中华人

民共和国药品管理法》和《中华人民共和国药品管理法实施条例》等法律、行政性法规的执行保障，其还较好地体现了根据本行政区域的实际情况，因地制宜，发挥自身主动性和积极性、与时俱进的原则。

填补药品监督管理若干药品研制、流通、使用等方面空白 如，《湖北省药品管理条例》对在药品生产过程中，企业所使用的原料药、中药饮片的质量好坏，是否按照国家药品标准规定的处方和处方量投料，对医疗机构设置药房或者药柜储存条件等进行了规范；《湖南省药品和医疗器械流通监督管理条例》进一步强化了政府和流通主体的责任，规定乡镇人民政府应当协助做好辖区内的药品流通监督管理工作，规定药品经营企业兼营非药品的，应当将药品与非药品分区域、分柜台陈列，并设置明显标识等；2007 年 3 月 1 日施行的《山东省药品使用条例》是中国第一部对药品使用环节医疗机构用药行为进行全面规范的地方性法规，完善了药品管理上位法律、法规在药品使用环节的规范，进一步明确了药品使用环节监管的主体，科学合理地界定了用药人的义务和责任规范。2007 年 11 月 30 日审议通过的《江苏省药品监督管理条例》是全国首家在药品监管地方性立法中明确了发布违法药品广告的新闻媒体的责任。

创新立法宗旨 在《云南省药品管理条例》和《吉林省药品监督管理条例》中明确提出要促进医药产业健康发展，充分诠释地方将医药产业置于促进地方经济发展重要组成部分的出发点。此种提法对国家层面制定药品管理法的宗旨、目的"加强药品监

督管理，保证药品质量，保障人体用药安全，维护人民身体健康和用药的合法权益"（《药品管理法》第一条）有所创新和补充。尽管中国整体上医药产业在快速发展，药品的生产量也在不断增长，但是必然存在地区间发展不均衡，地区药品若干种类不够，面临地区不断新发生的疾病和以往的疑难病症的挑战。医药产业的健康发展，无疑会大大满足行政区内广大人民群众在预防疾病、治疗病痛、身体保健的需要，对地区经济的发展具有巨大的推动作用。因此，有地区强调要促进医药产业健康发展。

挖掘和尊重民族药的特色 民族药是中华民族传统药宝库的重要组成部分，是中华民族传统文化的重要内容，为保护各族人民健康做出不可磨灭的贡献，得到地域内人群的信任和拥护。部分地区的地方性法规对民族药和地区性民间习用药材做了更加明确的规定，体现了对药品监督管理地域的、文化的和历史差异的尊重和保护，对传统医药的规定体现了地方立法鲜明的地域性色彩，规定鼓励研究发展现代药、传统药和民族、民间习用药物；保护和合理利用野生药材资源；规范化生产中药材。如《内蒙古自治区实施<中华人民共和国药品管理法>办法》规定，自治区人民政府应当加大投入，支持蒙药材炮制和蒙药制剂的研究，组织有关专家制定蒙药材炮制规范和蒙药制剂规范等。

及时补充、修订、废止地方性法规中的相关规定 药品监督管理地方性法规的稳定性与上位法的修订、社会环境的变动性之间始终存在着效力时差，这要求地方立法要及时调整、修改地方

性法规。如，2002 年广西壮族自治区《药品生产经营管理条例》已废止；鉴于 2001 年新颁布的《药品管理法》对制售假劣药品已有规定，2004 年青海省废止了之前的《甘肃省人民代表大会常务委员会关于进一步贯彻执行〈药品管理法〉，严禁生产、销售、使用假劣药品的决议》；2010 年江苏省决定对《江苏省药品监督管理条例》作如下修改：在第四十四条增加一款作为第二款"在食品中违反国家规定添加药物成分的，依照《中华人民共和国食品安全法》有关规定予以处罚。"2009 年 9 月颁布的《湖北省药品管理条例》提出的"药品监督管理应当遵循以人为本，科学监管，信息公开，便民惠民的原则，适应人人享有基本医疗服务的需求"的原则是地方立法适应国家宏观政策，尊重医改，从实际出发的体现。

（宋瑞霖）

yàopǐn guǎnlǐ dìfāng guīzhāng
药品管理地方规章（pharmacy administration local governmental regulations） 由省、自治区、直辖市和较大的市的人民政府根据法律和法规，并按照规定的程序所制定的普遍适用于本行政区域的、针对或者涉及协同药品监督管理工作的规定、办法、细则、规则等规范性文件的总称。地方政府规章是中国法律体系中数量最大、涉及面最广、涉及问题也最多的一种法律规范性文件。在中国药品监督管理活动中，地方政府规章作为法律、法规的补充形式，发挥着重要作用。

分类 由于药品的"监督管理"主要调整的是两类：一是，药品监督管理部门对药品进行的各项监督管理工作；二是，与药

品有关的部门对与药品有关的事项进行监督管理的工作，如物价管理部门、工商管理部门等。因此，药品监督管理地方政府规章主要有两类：一是规章名称带有"药品"字样的针对药品监督管理工作的规章；二是规章名称不带有"药品"字样，但条款内容涉及药品监督管理工作有关的规章，如工商登记、广告、价格等规章。

制定主体 有两类，一类是省、自治区、直辖市的人民政府；一类是较大的市的人民政府。较大的市是指省、自治区的人民政府所在地的市，经济特区所在地的市和经国务院批准的较大的市（《中华人民共和国立法法》）。

法律效力 地方政府规章的效力低于宪法、法律、行政法规。部门规章与地方政府规章之间对同一事项的规定不一致时，由国务院裁决。

内容 药品监督管理地方政府规章可以就下列事项作出规定：一是为执行药品监督管理法律、行政法规、地方性法规的规定，需要制定规章的事项；二是属于本行政区域的药品监督管理具体行政管理事项。

地方政府规章应当经政府常务会议或者全体会议决定。地方政府规章由省长或者自治区主席或者市长签署命令予以公布，公布后的地方政府规章才具有法律效力，对公众具有约束力。

地方政府高度重视药品监督管理工作，积极推动地方政府规章的制定工作。2005年12月至2012年7月，共颁布了近20部药品监督管理地方政府规章，通常称为"办法"。虽然医疗器械不属于药品的范围，在大多数的上述规章中，药品和医疗器械是一起进行规范的。上述规章中，包括

针对药品研制、生产、经营、使用等各环节的规定，如《陕西省医疗机构药品和医疗器械管理办法》从医疗机构这个特殊的药品消费终端的药品监督管理的角度来进行规范，其中不乏间接对药品生产和使用监督管理的规定；针对药品生产的规定，如《宁波市药品生产监督管理办法》；针对药品经营流通的规定，如《深圳市药品零售监督管理办法》等；针对药品的使用的规定，如《湖北省药品使用质量管理规定》等。可见，药品使用是地方政府为贯彻落实《中华人民共和国药品管理法》，加强药品监督管理中最为重视的工作。

主要内容具有共性 在药品研制、生产、经营、使用等各环节，规章必须符合药品监督管理法律的规定，因此主要内容具有共性。多部地方政府规章中，对药品监督管理也有较多特殊性的具体内容。

在药品生产方面，如2009年7月浙江省宁波市出台的《宁波市药品生产监督管理办法》，以现行药品生产管理法规为依据，结合市局和相关单位在药品生产监管工作中的成功经验和做法，对药品生产的外延作了扩大性解释，将药包材生产、医院制剂配制等均归入药品生产的范畴，纳入调整范围。同时对药用辅料的使用和检验、企业生产台账管理、医院制剂原料检验、药包材生产监管等做出了具体规定，对县、市两级药品监管部门的生产企业监管职权作了明确划分。

在药品经营流通方面，药品零售行业的健康发展被提到重要位置。地方的药品经营流通实际情况差异较大。如2010年10月《深圳市药品零售监督管理办法》

的出台在若干方面充分考虑了地方的实际情况，对药品零售企业的信用管理体系作出了明确规定，同时还规定了药品零售企业药学技术人员的信用管理及相关责任；针对药品行业从业人员的监管法规制度空白的现状，对从业人员在药品经营各环节的职责予以明确，并确定了法律责任。在从业人员管理方面保证了药品的规范经营。

在药品使用方面，为应对医疗机构的药房、药库、药柜设施简陋、拥挤，农村基层医疗机构药学技术人员少，购货渠道较为混乱，给用药安全带来较大隐患等问题，《杭州市医疗机构药品使用质量监督管理办法》对相关内容都进行了较为细致的规定；并进一步明确了处罚主体。如规定：利用医疗机构业务广告进行药品宣传或发布制剂广告，由所在地工商行政部门依法查处；卫生、价格、工商等行政管理部门应当在各自的职责范围内，负责医疗机构药品使用的监督管理工作等，有利于各部门协调地方监督管理药品。

出台药品从业人员规章 除针对药品的研制、生产、经营、使用制定规章外，也有地方政府为加强药品从业管理，规范从业单位、人员的行为，确保公众用药安全，出台了对于药品从业人员的规章。如《兰州市药品和医疗器械从业监督管理办法》。主要对从业人员资格、行为进行了规范，在人员资格上主要是药品质量管理和药品检验人员应当具有药学等相关专业的学历，或者具有药学专业技术职称，经专业培训并经市药监部门考核合格后持证上岗；在人员行为上主要是不得有故意误导消费者购买超过所

需用的药品造成药物滥用等。还对药监部门建立从业人员数据库进行了规定。

颁布药品管理行政处罚委托的规章 在地方政府规章中，除规范药品的研制、生产、经营、使用及特别规范药品从业外，有地方政府颁布了有关药品管理行政处罚委托的规章，有利于规范对违反药品法律、法规、规章行为行政处罚的委托。如2010年吉林省人民政府修订了之前的《吉林省药品和医疗器械行政处罚委托办法》。其主要对药品监督管理部门对委托机构编制管理部门批准成立的食品药品监督稽查机构对违反药品行政处罚行为委托的条件、程序和法律后果进行了规定，如"食品药品监督稽查机构实施行政处罚的后果，由食品药品监督管理部门承担法律责任"和"食品药品监督稽查机构或其工作人员实施行政处罚，超越委托权限或者存在重大过失，给被处罚者造成损害、导致食品药品监督管理部门行政赔偿的，食品药品监督管理部门应当责令食品药品监督稽查机构或其有关责任人员承担部分或者全部赔偿费用"等。

(宋瑞霖)

shèyào fǎlǜ zérèn

涉药法律责任（drugs related legal responsibilities） 行为人由于有与药品相关的违法行为、违约行为或者由于法律规定而应承受的某种不利的法律后果。按其调整的社会关系的种类又可分为：涉药行政责任、涉药刑事责任、涉药民事责任三种。涉药法律责任承担方式也可以分为补偿性方式和制裁性方式，其中涉药民事责任以补偿性承担方式为主。

药品行政监督管理活动中违反药品监督管理行政法律法规的相关责任者需承担行政责任，当某些违法行为满足某些刑事罪名所必需的犯罪构成要件构成犯罪时即需承担刑事责任，但并不绝对免除行政责任。药品是一种特殊商品，关系到人身安全与健康，其民事责任不仅包括一般产品的产品责任、知识产权侵权责任，还涉及承担侵害人身权所需承担的侵权责任。

所依法源 涉药法律责任按其调整的社会关系种类不同，所依法源也不同。

涉药行政责任所依法源 与药品监督管理相关的法律、法规、规章。如：《中华人民共和国药品管理法》《中华人民共和国药品管理法实施条例》《医疗事故处理条例》《中华人民共和国中医药条例》《麻醉药品和精神药品管理条例》《疫苗流通和预防接种管理条例》《中药品种保护条例》《国务院关于加强食品等产品安全监督管理的特别规定》《野生药材资源保护管理条例》《放射性药品管理办法》《血液制品管理条例》等药品监督管理行政法律法规。

涉药刑事责任所依法源 《中华人民共和国刑法》及与药品刑事犯罪相关的司法解释。

涉药民事责任所依法源 因药事损害造成的民事主体人身损害所带来的民事法律责任，受《中华人民共和国民法通则》《中华人民共和国侵权责任法》《中华人民共和国产品质量法》《中华人民共和国消费者权益保护法》等与产品侵害人身权相关的法律规范调整。此外，侵害药品知识产权的，受《中华人民共和国专利法》《中华人民共和国商标法》《中华人民共和国著作权法》等与药品知识产权相关的法律规范调整。

内容 与药品有关的在药品生产、流通、使用、监督管理等过程中涉及的违法违约行为都需承担涉药法律责任。承担涉药法律责任的主体：药品生产者、经营者、医疗机构、行政组织及其责任人等都可能成为涉药法律责任的主体。

涉药行政责任 药品生产、经营企业、医疗机构行政违法行为：无证经营；生产销售假药、劣药或为其提供帮助及便利条件的；未按照规定规范进行生产、经营、研究、临床试验的；进口药品未按规定登记备案的；伪造、变造、买卖、出租、出借许可证或者药品批准证明文件的；采取欺骗手段取得许可药品生产、经营、制剂证书及文件的；医疗机构将其配制的制剂在市场销售的；药品标识、广告不符合规定；药品购销过程中行贿、受贿等。违法行为构成犯罪的，需承担刑事责任。

作为药品监督管理的相对人，其违反行政法律法规的行为，要接受药品监督行政处罚，对其行政处罚的具体种类有警告、罚款、没收违法所得或者没收非法财物、责令停产停业、暂扣或者吊销许可证、暂扣或者吊销执照、法律行政法规规定的其他行政处罚。

药品检验机构行政违法行为：药品检验机构出具虚假检验报告；药品检验机构参与药品生产经营活动的，违法收取检验费用等行为都需承担行政责任，有责令改正，给予警告，没收违法所得，撤销检验资格，赔偿损失，降级、撤职、开除处分等。违法行为构成犯罪的需承担刑事责任。

药品监督管理部门违法行政行为：违法发放、撤销许可证书及证明文件的；在药品监管过程中失职、渎职、滥用职权、徇私舞弊、玩忽职守的；在行政执法中贪污受贿等行为都可能导致药品监督管理部门或其工作人员承担相应行政法律责任，对直接责任人给予行政处分。违法行为构成犯罪的需承担刑事责任。

涉药刑事责任 当违法行为达到一定程度，构成犯罪时即需要承担刑事责任，涉药刑事责任可能构成如下罪名：生产销售假药、劣药或为其提供帮助及便利条件的药品生产者、经营者、医疗机构、运输保管仓储者，满足犯罪构成要件的，构成生产销售假药罪、对人体健康造成严重危害后果的构成生产销售劣药罪；伪造、变造、买卖、出租、出借许可证或药品批准证明文件的，满足犯罪构成要件的，构成伪造、变造、买卖国家机关公文、证件、印章罪；药品生产企业、经营企业、医疗机构及其工作人员在药品购销中暗中给予、收受回扣或其他利益的，情节较重的，满足犯罪构成要件的，构成贪污贿赂相应犯罪：非国家工作人员受贿罪、对非国家工作人员行贿罪、受贿罪、单位受贿罪、行贿罪、对单位行贿罪。

药品检验机构出具虚假检验报告，满足犯罪构成要件的，构成提供虚假证明文件罪。

药品监督管理部门不履行相应法律职责、滥用职权、贪污受贿的，满足犯罪构成要件的构成贪污贿赂罪、渎职罪的相应罪名。

承担刑事责任的主要方式 主刑：拘役、有期徒刑、无期徒刑、死刑；附加刑：罚金、没收财产。

涉药民事责任 《中华人民共和国药品管理法》第九十三条规定：药品的生产企业、经营企业、

医疗机构违反本法规定，给药品使用者造成损害的，依法承担赔偿责任。

依照《中华人民共和国侵权责任法》产品责任中规定，由于药品缺陷造成他人损害的，生产者应当承担责任，产品的销售者、运输、仓储者等责任人依其过错承担责任。被侵权人可以向产品的生产者请求赔偿，也可以向产品的销售者请求赔偿。被侵权人得到赔偿后，生产者、销售者可对赔偿向相对过错责任人进行追偿。依照《中华人民共和国侵权责任法》第五十九条规定，因药品缺陷造成患者损害的，患者可以向药品生产者请求赔偿，也可以向医疗机构请求赔偿。患者向医疗机构请求赔偿的，医疗机构赔偿后，有权向负有责任的生产者或者血液提供机构追偿。

同时作为一般产品，与药品相关的违法、违约行为还受《中华人民共和国产品质量法》《中华人民共和国消费者权益保护法》等调整；构成侵犯药品知识产权的违法违约行为，还应参照《中华人民共和国专利法》《中华人民共和国商标法》《中华人民共和国著作权法》等有关规定承担法律责任。

承担民事责任的主要方式 停止侵害；排除妨碍；消除危险；返还财产；恢复原状；修理、重作、更换；赔偿损失；支付违约金；消除影响、恢复名誉；赔礼道歉。以上承担民事责任的方式，可以单独适用，也可以合并适用。

作用及法律效力 通过使当事人承担涉药法律责任，保障法律上的权利、义务得以生效，可以保障正常的药品生产、流通、使用秩序，保证药品的安全、有效。

(宋瑞霖)

yàopǐn jiāndū xíngzhèng chǔfá
药品监督行政处罚（administrative penalties for drug supervision） 药品监督管理机关对违反药品监督行政管理秩序的公民、法人或其他组织依法给予的行政制裁。是药品监督行政相对人承担行政责任的一种方式。行政处罚是指行政主体为达到对违法者予以惩戒，有效实施行政管理，维护公共利益和社会秩序，保护公民、法人或者其他组织的合法权益的目的，依法对行政相对人违反行政法律规范尚未构成犯罪的行为（违反行政管理秩序的行为），给予人身的、财产的、名誉的或其他形式的法律制裁的行政行为。

所依法源 主要为《中华人民共和国行政处罚法》《中华人民共和国药品管理法》《中华人民共和国药品管理法实施条例》。根据《中华人民共和国行政处罚法》的规定，可以设定药品监督行政处罚的有：《中华人民共和国行政处罚法》《中华人民共和国药品管理法》、药品行政法规、药品管理部门规章（如《药品监督行政处罚程序规定》）、药品管理地方性法规、药品管理地方规章。其中依据《中华人民共和国行政处罚法》及有关行政法规的规定，国家药品监督管理局制定了《药品监督行政处罚程序》，对于行政处罚的主体、管辖、程序等均做出了相应的规定。另外，《中华人民共和国行政处罚法》针对行政处罚的种类、设定、实施作了明确规定。

处罚原则 处罚法定原则；公正公开；处罚与教育相结合；保障当事人程序权利原则。

处罚适用 对当事人的同一个违法行为，不得给予两次以上罚款的行政处罚。行政处罚追究

时效，原则上行政违法行为在两年内未被发现的，不再给予行政处罚。但法律另有规定的除外。

处罚实施机关　法律规定享有处罚权的行政机关包括药品监督管理机关和法律法规授权的组织、行政机关委托的组织（必须具有法律、法规或者规章的依据）。主要包括药品监督管理部门、工商行政管理部门、卫生主管部门等。

药品监督管理部门　主要实施药品监督管理的机关。《药品管理法》第八十八条规定："本法第七十三条至第八十七条规定的行政处罚，由县级以上药品监督管理部门按照国家药品监督管理部门规定的职责分工决定；吊销《药品生产许可证》《药品经营许可证》《医疗机构制剂许可证》、医疗机构执业许可证书或者撤销药品批准证明文件的，由原发证、批准的部门决定。"第九十八条规定："药品监督管理部门对下级药品监督管理部门违反本法的行政行为，责令限期改正；逾期不改正的，有权予以改变或者撤销。"据此，上级行政机关或有关部门对下级行政机关违反行政处罚法规定实施的行政处罚责令改正。

工商行政管理部门　药品的生产企业、经营企业、医疗机构在药品购销中暗中给予、收受回扣或者其他利益的，药品的生产企业、经营企业或者其代理人给予使用其药品的医疗机构的负责人、药品采购人员、医师等有关人员以财物或者其他利益的，由工商行政管理部门依其情节处以罚款或吊销药品生产企业、药品经营企业的营业执照的行政处罚。

卫生主管部门　医疗机构的负责人、药品采购人员、医师等有关人员收受药品生产企业、药品经营企业或者其代理人给予的财物或者其他利益的，对违法行为情节严重的执业医师，由卫生主管部门吊销其执业证书。

处罚种类　警告；罚款；没收违法所得、没收非法财物；责令停产停业；暂扣或者吊销许可证，暂扣或吊销执照。法律、行政法规规定的其他行政处罚。

警告　国家对行政违法行为人的谴责和告诫，是国家对行为人违法行为所做的正式否定性评价。从国家方面说，警告是国家行政机关的正式意思表示，会对相对一方产生不利影响，应当纳入法律约束的范围；对被处罚人来说，警告的制裁作用，主要是对当事人形成心理压力、不利的社会舆论环境。使用警告处罚的重要目的，是使被处罚人认识其行为的违法性和对社会的危害，纠正违法行为。

药品的生产企业、经营企业、药物非临床安全性评价研究机构、药物临床试验机构，药品检验机构未按照规定实施相应规范等违法行为会被给予警告。

罚款　一种典型的财产罚，指行政处罚主体依法强制将违反行政法律规范的行为人在一定期限内向国家缴纳一定数额金钱的处罚方式。罚款是要式行为，有处罚权的机关或者组织必须以书面形式做出罚款决定，依法明确规定罚款的数额和缴纳，并按照规定告知被处罚人有关申诉和起诉等权利。

《药品管理法》中规定了：①一定幅度的罚款金额。②以药品货值金额、相应违法所得、违法收入为基数计算的相应倍数的处罚金额。如药品检验机构出具虚假检验报告，不构成犯罪的，责令改正，给予警告，对单位处

以罚款；从无《药品生产许可证》《药品经营许可证》的企业购进药品的，责令改正，没收违法购进的药品，并处违法购进药品货值金额 2 倍以上 5 倍以下的罚款；伪造、变造、买卖、出租、出借许可证或者药品批准证明文件的，没收违法所得，并处违法所得 1 倍以上 3 倍以下的罚款；知道或者应当知道属于假劣药品而为其提供运输、保管、仓储等便利条件的，没收全部运输、保管、仓储的收入，并处违法收入 50% 以上 3 倍以下的罚款；构成犯罪的，依法追究刑事责任。

没收违法所得　特定的行政机关或者法定的其他组织依法将违法行为人的违法所得收归国有的处罚形式。违法所得是指无相应许可证生产、经营药品或者配制制剂的行为所获得的利益。违法所得应全部没收。没收违法所得不能涉及当事人的合法收入或者财产。

没收非法财物　行政机关将违反行政法律规范的行为人的违法工具、物品和违禁品等收归国有的处罚形式。行政机关没收违法财物，必须依法上交国库或者按照法定方式处理，不能私分、截留、随意损坏，或者通过非法途径低价处理、随意使用。

责令停产停业　行政机关强制命令行政违法行为人暂时或永久地停止生产经营和其他业务活动的制裁方法。

暂扣或者吊销许可证　行政机关暂时或永久地撤销行政违法行为人拥有的国家准许其享有某些权利或从事某些活动资格的文件，使其丧失权利和活动资格的制裁方法。药品监督行政处罚中具体为：吊销《药品生产许可证》《药品经营许可证》《医疗机构制

剂许可证》、医疗机构执业许可证书、药物临床试验机构的资格、执业医师执业证书，撤销药品批准证明文件等。

责令停产停业整顿、撤销药品批准证明文件以及吊销许可证的处罚，是针对较严重的违法行为采取的，对被处罚人从事某项活动的资格和权利影响较重。因此，行政机关在做出上述处罚前，应当按照《行政处罚法》的规定，应管理相对人的要求，可公开进行有利害关系人参加的听证会，即使相对人没有要求听证，行政机关做出上述处罚也应当充分听取被处罚人的意见，并经全面、客观、公正地查实核对相对人违法行为事实后，依据确凿证据和法律规定做出处罚规定。

作用　药品监督行政处罚通过限制或损害药品监督违法行为人的精神、人身自由和财产权益的制裁，达到惩罚、纠正违法行为，教育公民、法人和其他组织自觉遵守药品监督法律法规，维护公民、法人和其他组织合法权益，保障药品监督工作顺利有效进行。①药品监督行政处罚为药品监督法律规范的实施提供了法律保障。②药品监督行政处罚保护了公民、法人和其他组织的合法权益，维护了药品研制、生产、经营、使用的正常秩序，保障了大众用药安全。③药品监督行政处罚保障和监督药品监督机关有效地实施行政管理，强化了涉药行政监督的各个环节、各个部门有序运转，可以达到最终维护公众健康和药品行业秩序的目的。

(宋瑞霖)

yàopǐn fēnlèi guǎnlǐ

药品分类管理（medicine classification administration）　对于不同的药品依其品种、规格、适应证、剂量及给药途径等的不同，兼顾安全有效和使用方便，在管理措施上区别对待的管理制度。根据《处方药与非处方药分类管理办法（试行）》的规定，对于药品分别按处方药与非处方药进行管理。处方药必须凭执业医师或执业助理医师处方才可调配、购买和使用（见处方药管理）；非处方药由消费者自行判断、购买和使用（见非处方药管理），又可分为甲类非处方药和乙类非处方药。

起源与发展　药品分类管理制度源起于 20 世纪 60 年代西方国家管理和控制毒性、成瘾性药品的销售、使用。随着发展，以处方和非处方为分类标准的药品分类管理，被世界上大多数国家接受。世界卫生组织于 1989 年向发展中国家推荐这一管理模式，建议将此管理制度作为药品政策立法。中国在 1997 年 1 月于《中共中央、国务院关于卫生改革与发展的决定》中提出："国家建立并完善处方药与非处方药分类管理制度"。

法源　国家药品监督管理部门 2000 年 1 月 1 日颁布了《处方药与非处方药分类管理办法（试行）》，中国开始实行药品分类管理工作。2001 年颁布的《中华人民共和国药品管理法》第三十七条规定"国家对药品实行处方药与非处方药分类管理制度"；2002年颁布的《药品管理法实施条例》第十五条规定"国家实行处方药和非处方药分类管理制度"；2004年 6 月 11 日国家食品药品监督管理部门印发《实施处方药与非处方药分类管理 2004～2005 年工作规划》的通知，积极推进零售药店的分类管理。

管理要点　国家药品监督管理部门负责处方药与非处方药分类管理办法的制定，同时负责非处方药目录的遴选、审批、发布和调整工作。各级药品监督管理部门负责辖区内处方药与非处方药分类管理的组织实施和监督管理。处方药、非处方药生产企业必须具有《药品生产许可证》，其生产品种必须取得药品批准文号。经营处方药、非处方药的批发企业和经营处方药、甲类非处方药的零售企业必须具有《药品经营许可证》。经省级药品监督管理部门或其授权的药品监督管理部门批准的其他商业企业可以零售乙类非处方药。

处方药与非处方药并不是固定不变的，药品监督管理部门可以针对药品的安全性和不良反应等具体情况对处方药和非处方药进行转化。处方药转换为非处方药的申请可以由药品生产企业向国家药品监督管理部门提出。药品生产企业提出转换为非处方药的申请，应当提供该药品上市后安全性、有效性研究资料，以及公众自我诊断、使用的安全性研究资料，经国家药品监督管理部门组织评价，符合要求的予以批准转换为非处方药。国家药品监督管理部门也可以根据对药品的安全性、有效性和患者自我使用的风险与效益的评价结果，将处方药转换为非处方药。对不利于自我药疗的品种实行处方药管理制度，在医师监督下使用，能够有效减少药品滥用，促进合理用药，切实保障人民用药的安全有效，提高医疗质量。国家药品监督管理部门应当组织对非处方药品种的监测和评价，对不适宜按非处方药管理的品种，应当转换为处方药。

实施药品分类管理能够完善药品监督管理体制，能够减少药物滥用，降低国家和个人医疗费用的实际需要，增强人们自我保健、自我医疗意识，满足人们在不同层次上对医疗保健的消费需求，有利于保证人民群众用药安全有效。

（史录文 陈 敬）

chǔfāngyào guǎnlǐ

处方药管理（administration of prescription drugs） 国家针对处方药制定的一系列专门管理制度。处方药包括：疗效和不良反应需要进一步观察的初上市药品；某些具有依赖性潜质的药品，如吗啡类镇痛药及某些催眠安定药物；毒性较大的药品，如抗癌药物；用于治疗某些疾病所需的特殊药品，如心脑血管疾病的药物。

根据国家药品监督管理部门1999年颁布的《处方药与非处方药流通管理暂行规定》，药品生产、批发企业必须按照分类管理、分类销售的原则和规定，向相应的具有合法经营资格的药品零售企业和医疗机构销售处方药，并按有关规定保存销售记录备查，不得以任何方式直接向患者推荐、销售。处方药的警示语或忠告语"处方药：凭医师处方销售、购买和使用"应由生产企业醒目地印制在药品包装或药品使用说明书上。处方药必须由执业药师或药师对医师处方进行审核、签字后方可调配、销售，并不得擅自更改或代用，对有配伍禁忌或超剂量的处方，应当拒绝调配、销售，必要时，经处方医师更正或重新签字，方可调配、销售。处方药不得采用开架自选销售方式。《中华人民共和国药品管理法实施条例》第十五条规定"经营处方药的药品零售企业应当配备执业药师或者其他依法经资格认定的药学技术人员"。2007年《药品流通监督管理办法》第二十一条规定，药品生产、经营企业不得采用邮售、互联网交易等方式直接向公众销售处方药。《中华人民共和国药品管理法》第六十条规定："处方药可以在国务院卫生行政部门和国务院药品监督管理部门共同指定的医学、药学专业刊物上介绍，但不得在大众传播媒介发布广告或者以其他方式进行以公众为对象的广告宣传。"

（史录文 陈 敬）

fēichǔfāngyào guǎnlǐ

非处方药管理（administration of non-prescription drugs） 国家针对非处方药制定的一系列专门管理制度。非处方药是指不需要凭医师处方即可自行判断、购买和使用的药品。这些药物多用于感冒、发热、头痛等常见病、多发病的自我诊治。为保证人民健康，中国非处方药目录中明确规定了药物的使用时间，并强调"如症状未缓解或消失应向医师咨询"。

非处方药的遴选原则是：应用安全、疗效确切、质量稳定、使用方便。2002年颁布的《中华人民共和国药品管理法实施条例》第十五条规定"国家根据非处方药品的安全性，将非处方药分为甲类非处方药和乙类非处方药"。而甲类的安全性需要进一步验证，消费者应当在药师指导下购买、使用甲类非处方药。相对来说乙类的安全性更好，消费者可以自行选择、购买和使用乙类非处方药。根据国家药品监督管理部门2000年实施的《处方药与非处方药分类管理办法（试行）》相关规定，非处方药的标签和说明书必须经国家药品监督管理局批准，用语应当科学、易懂，便于消费者自行判断、选择和使用。标签内容不得超出其非处方药说明书的内容范围。非处方药的包装必须印有国家指定的非处方药专有标识，红色专有标识用于甲类非处方药药品，绿色专有标识用于乙类非处方药药品和用作指南性标志。对分别按处方药和非处方药管理的双跨品种，须分别使用处方药和非处方药两种标签、说明书，其处方药和非处方药的包装颜色应当有明显区别。在国家药品监督管理部门1999年颁布的《处方药与非处方药流通管理暂行规定》中，对进入药品流通领域的非处方药其相应的警示语或忠告语也做出相应规定："请仔细阅读说明书并按说明使用或在药师指导下购买和使用"。《中华人民共和国药品管理法实施条例》规定，经营甲类非处方药的药品零售企业，应当配备执业药师或者其他依法经资格认定的药学技术人员。经营乙类非处方药的药品零售企业，应当配备经设区的市级药品监督管理机构或者省级药品监督管理部门直接设置的县级药品监督管理机构组织考核合格的业务人员。交通不便的边远地区城乡集市贸易市场没有药品零售企业的，当地药品零售企业经所在地县（市）药品监督管理机构批准并到工商行政管理部门办理登记注册后，可以在该城乡集市贸易市场内设点并在批准经营的药品范围内销售非处方药品。同时《处方药与非处方药分类管理办法（试行）》指出，乙类非处方药除了可以在药店出售外，还可以在经省级药品监督管理部门或其授权的药品监督管理部门批准的其他商业企业销售，但必须配备专职的具有高中以上文化程度的人员，经专业培训后，由省级药品监督管理部门或其授权的药品监督管理部门考核合格并取得上岗证。医疗机构根据医疗需要可以决定或推荐使用非处方药。非处方药经审批可以在大众传播媒介进行广告宣传。实行非处方药管理制度为大众提供了质量可靠、安全有效的药品，将帮助人们提高自我保健意识。

（史录文　陈　敬）

tèshū guǎnlǐ yàopǐn guǎnlǐ

特殊管理药品管理（administration of drugs under special control）

国家为保障某些具有特殊属性药品的用药需求、安全与合理使用所规定的专门管理制度。实行特殊管理的药品包括麻醉药品、精神药品、医疗用毒性药品、放射性药品、易制毒化学品、兴奋剂和预防性生物制品。这些药品合理使用能发挥治疗或预防疾病的作用，使用或管理不当则可能对公众健康和安全带来影响甚至危害。针对这些药品的不同属性，《中华人民共和国药品管理法》以及相关行政法规分别规定了不同的特殊管理措施，目的是保障公众用药安全和用药需求，防止带来危害。

麻醉药品、精神药品是医疗实践中不可或缺的药品，但由于它们具有依赖性潜质，如果非法滥用可成为毒品；易制毒化学品是制药、工农业生产中的常用原料，其中的药品类易制毒化学品是常用药品，但也可以用作非法制造毒品的前体原料，因此，对这些药品的生产、经营、使用等活动实行管制（见麻醉药品管理、精神药品管理、易制毒化学品管理）。医疗用毒性药品治疗剂量与中毒剂量接近；兴奋剂是禁止在体育运动中使用的物质；放射性药品含有放射性核素，在质量控制和辐射安全防护等方面具有特殊性；预防性生物制品在使用人群、储存条件等方面有不同于一般药品的特殊性，因此，对这些药品都实施一定的特殊管理（见医疗用毒性药品管理、兴奋剂管理、放射性药品管理、预防用生物制品管理）。

（李　芳）

mázuì yàopǐn guǎnlǐ

麻醉药品管理（control over narcotic drugs；administration of narcotic drugs）

国家为保障具有依赖性潜力的麻醉药品的用药需求、安全与合理使用所规定的一系列专门管理制度。中国政府有关管理部门根据有关国际公约（见药物管制国际公约）和本国法律法规，确定麻醉药品目录，并对列入目录药品的研制、生产、经营、运输、进出口和使用实施特殊管理，其目的是保障麻醉药品的合法医疗和科研用途，防止被滥用后造成公共卫生和社会问题。世界上大部分国家都是药物管制国际公约的缔约国，都按照公约规定的基本原则对麻醉药品实行特殊管理。

沿革与发展　历史上中国人民曾深受鸦片的毒害。1949 年，中华人民共和国成立后，颁布了一系列法令，用 3 年的时间在全国范围内彻底禁绝了毒品。1950 年 11 月 1 日，中央人民政府卫生部发布《管理麻醉药品暂行条例》，首次明确了制造、供应、使用麻醉药品的管理要求。1978 年 9 月 3 日，国务院发布《麻醉药品管理条例》，确定了医疗使用的麻醉药品，并规定对其生产、供应实施计划管理。1985 年 8 月 23 日，中国加入了联合国《一九六一年麻醉品单一公约》。1987 年 11 月 28 日，国务院发布《麻醉药品管理办法》，根据公约规定的原则和要求，对麻醉药品研究、生产、经营、使用以及进出口各环节都设置了特殊管理制度。2001 年颁布的《中华人民共和国药品管理法》规定，国家对麻醉药品等实行特殊管理。2005 年 8 月 3 日，国务院颁布《麻醉药品和精神药品管理条例》，这是在对《麻醉药品管理办法》和《精神药品管理办法》进行修订基础上合并而来，是中国管理麻醉药品所依据的行政法规。

管理要点　对麻醉药品实施目录管理，未经许可，任何单位和个人不得从事麻醉药品药用原植物的种植以及麻醉药品实验研究、生产、经营、使用、运输和进出口等活动。

部门职责分工　《麻醉药品和精神药品管理条例》规定了参与麻醉药品管理的各政府部门的职责分工。药品监督管理部门负责麻醉药品的监督管理工作；公安部门负责对造成麻醉药品及其药用原植物流入非法渠道的行为进行查处；卫生主管部门负责医疗机构使用麻醉药品的管理；农业、交通运输、铁路、邮政、海关等部门在各自职责范围内负责与麻醉药品有关的管理工作。

主要管理制度　开展麻醉药品实验研究活动需经批准（见麻醉药品研究管理）；国家对麻醉药品药用原植物的种植、麻醉药品的生产实行总量控制，并下达种植和生产计划；麻醉药品药用原植物种植单位由国家有关行政部门确定，麻醉药品实行定点生产（见麻醉药品生产管理）、定点经营制度，并规定销售渠道（见麻醉药品经营管理）；需要以麻醉药品为原料生产普通药品或其他产品的以及需要使用麻醉药品开展实验、教学活动的，需经批准方可购买麻醉药品；医疗机构使用

麻醉药品应当取得《麻醉药品、第一类精神药品购用印鉴卡》（见麻醉药品使用管理），开具麻醉药品使用专用处方；运输和邮寄麻醉药品实行运输证明和邮寄证明管理；进出口麻醉药品需取得《进口准许证》或《出口准许证》；麻醉药品的标签、说明书应当印有规定的标志（见药品专用标识）。

作用　对麻醉药品实施监督管理对保障麻醉药品供给，满足医疗和科研用途等合法需求，防止流入非法渠道后被滥用具有重要作用。通过一系列的监管制度，使麻醉药品得以在封闭的渠道内生产、流通和使用，始终处于严格监管之下，真正发挥用于治病救人、缓解病痛的目的。麻醉药品管理也是维护正常药品市场秩序，保护公众健康安全，维护社会稳定的重要制度，是中国参与国际禁毒斗争，履行国际公约义务，做负责任大国的具体体现。

（李　芳）

jīngshén yàopǐn guǎnlǐ

精神药品管理（administration of psychotropic drugs）

国家为保障具有一定依赖性潜力的精神药品的用药需求、安全与合理使用所规定的一系列专门管理制度。精神药品用于医疗目的可起到镇静催眠、抗焦虑等作用，是治病救人的药品，滥用则成为毒品，对其实行管制目的是保障合法医疗和科研用途，防止被滥用后造成公共卫生和社会问题。中国政府有关管理部门根据有关国际公约和本国法律法规，确定精神药品目录，并对列入目录药品的实验研究、生产、经营、使用、储存、运输和进出口等活动实行比一般药品更加严格的管制。

沿革与发展　第二次世界大战期间，由于日本等国在军队中使用苯丙胺、去氧麻黄碱等精神活性药物，致使战后在这些国家发生滥用问题，并蔓延至其他国家。20世纪60年代，滥用苯丙胺等精神活性药物问题在全球范围内越来越严重。为了保护人民健康，1963年6月14日，中国中央人民政府卫生部发布《关于苯丙胺类药品供应和使用管理的通知》，规定苯丙胺类药品须定点经营、不得零售；医疗机构须经批准方可购用，且注射剂仅限于患者在医疗机构使用。1964年4月20日，卫生部、商业部、化工部联合发布《管理毒药、限制性剧药暂行规定》，将苯丙胺、咖啡因、麻黄碱（麻黄素）、巴比妥等药品列入管制。1979年6月30日，卫生部、国家医药管理总局发布《医疗用毒药、限制性剧药管理规定》，进一步明确将安纳咖、甲喹酮（安眠酮）等药品列入管制。1985年8月23日，中国加入了联合国《一九七一年精神药物公约》。1988年12月27日，国务院发布《精神药品管理办法》，将限制性剧药改称为精神药品，将精神药品分为第一类和第二类管理，并根据公约规定的原则和要求，对精神药品生产、经营、使用以及进出口各环节都设置了特殊管理制度。2001年颁布的《中华人民共和国药品管理法》规定，国家对精神药品等实行特殊管理。2005年8月3日，国务院颁布《麻醉药品和精神药品管理条例》，这是在对《麻醉药品管理办法》和《精神药品管理办法》进行修订基础上合并而来，是中国管理精神药品所依据的行政法规。

管理要点　对精神药品实施目录管理，未经许可，任何单位和个人不得从事精神药品实验研究、生产、经营、使用、运输和进出口等活动。

部门职责分工　《麻醉药品和精神药品管理条例》规定了参与精神药品管理的各政府部门的职责分工。

主要管理制度　精神药品分为第一类精神药品和第二类精神药品。第一类精神药品的实验研究、生产、经营、使用、运输及进出口管理与麻醉药品相同。与第一类精神药品相比，第二类精神药品医疗使用更广泛、滥用潜力相对低，因此，采取相对宽松的管制措施：开展第二类精神药品实验研究活动需经批准；第二类精神药品实行定点生产，对生产实行总量控制，并下达生产计划；第二类精神药品由定点经营企业经营，并规定销售渠道；需要以第二类精神药品为原料生产普通药品的以及需要使用第二类精神药品开展实验、教学活动的，需经批准方可购买；开具第二类精神药品使用专用处方；邮寄第二类精神药品需取得准予邮寄证明；进出口第二类精神药品需取得《进口准许证》或《出口准许证》。精神药品的标签、说明书应当印有规定的标志（见药品专用标识）。

作用　精神药品管理对保障精神药品供给，满足医疗和科研用途等合法需求，防止流入非法渠道后被滥用具有重要作用。

（李　芳）

yīliáoyòng dúxìng yàopǐn guǎnlǐ

医疗用毒性药品管理（control over medicinal toxic drugs；administration of medicinal toxic drugs）

国家为保障医疗用毒性药品的用药需求、安全与合理使用所规定的一系列专门管理制度。

旨在防止因使用不当或非法使用导致中毒或死亡事故发生。

沿革与发展 1964 年 4 月 20 日，卫生部、商业部、化工部发布《管理毒药、限制性剧药暂行规定》。1964 年 12 月 7 日，卫生部、商业部下达《管理毒性中药的暂行办法》的通知，将部分化学药品、中药列为毒药进行管理。1979 年 6 月 30 日，卫生部、国家医药管理总局发布《医疗用毒药、限制性剧药管理规定》，规定生产毒药需经批准、下达计划，并对毒药的经营、销售渠道和使用管理做出要求。1988 年 12 月 27 日，国务院发布《医疗用毒性药品管理办法》，使用"医疗用毒性药品"这一称谓，简称毒性药品，办法进一步明确了毒性药品的生产、收购、经营、加工、使用等环节的管理要求。2001 年颁布的《中华人民共和国药品管理法》规定，国家对毒性药品等实行特殊管理。此后，国家药品监督管理部门先后下发了多个规范性文件，调整毒性药品品种，并进一步细化了各环节的管理要求。

管理要点 国家对毒性药品品种实施目录管理。毒性药品的生产、收购、供应和配制实行计划管理；收购、经营以及配方用药由指定单位负责；毒性药品每次处方剂量不得超过两日剂量；科研和教学单位需用的，需经批准后购买，个人配方需用的，需提供有关证明。生产、经营、使用毒性药品，要建立严格管理制度，严防毒性药品与其他药品混杂，或是污染其他药品，生产毒性药品产生的废弃物需妥善处理。毒性药品的标签、说明书，应当印有规定的标识（见药品专用标识）。

作用 医疗用毒性药品毒性剧烈，治疗剂量与中毒剂量相近，使用不当会致人中毒或死亡。对医疗用毒性药品实行特殊管理对保障人民群众用药安全，保障合法医疗和科研需求具有重要作用。

（李 芳）

fàngshèxìng yàopǐn guǎnlǐ

放射性药品管理（administration of radioactive pharmaceuticals）

国家为保障具有潜在放射性危险的药品的用药需求、安全与合理使用所规定的一系列专门管理制度。放射性药品含有放射性核素，并通过放射性核素发射的射线发挥诊断或治疗作用。由于放射性核素具有衰变的特性以及放射性辐射对环境和人体可造成危害等特点，因此在放射性药品的生产管理、质量控制、安全措施等方面都有区别于一般药品的特殊性，需要采取相应的特殊管理措施。

沿革与发展 20 世纪 50 年代，中国开始在临床上使用医用同位素。1962 年，将医用同位素定义为放射性药品，并对其开展质量检验工作。1985 年颁布的《中华人民共和国药品管理法》规定，国家对放射性药品等实行特殊管理。1989 年国务院发布了《放射性药品管理办法》，对放射性药品的研制、生产、经营、使用、进出口和运输各环节都设置了相应管理制度。此后，根据不同种类放射性药品的特点和管理要求，国家药品监督管理部门先后下发了一系列规范性文件，进一步细化了对体内植入放射性药品、即时标记放射性药品、正电子类放射性药品和放射免疫分析药盒等在生产管理、质量控制等方面的管理要求。

管理要点 开展放射性药品实验研究活动需报国家药品监督管理部门备案；放射性药品实行定点生产管理，企业需具备相应生产条件，符合国家辐射防护基本标准，并取得《放射性药品生产许可证》后方可生产，放射性药品生产质量管理也有相应的特殊要求；经营放射性药品需取得《放射性药品经营许可证》，由于放射性药品的半衰期多较短，且需专业防护设施，因此实际上多是由从事放射性药品生产的企业自行经营；医疗机构需取得《放射性药品使用许可证》方可使用和配制放射性药品，《放射性药品使用许可证》分不同类别；从事放射性药品生产、经营和使用的单位要求配备相应专业技术人员，放射性药品生产过程和使用后产生的废物须按有关规定处理；运输放射性药品实行许可制度；进出口放射性药品需经许可；放射性药品的标签、说明书应当印有规定的标识（见药品专用标识）。

（李 芳）

yìzhìdú huàxuépǐn guǎnlǐ

易制毒化学品管理（administration of precursor chemicals）

国家为保障易制毒化学品的安全所规定的专门管理制度。对易制毒化学品生产、经营、购用、运输以及进出口等实行管制，目的是保障合法需求，防止流失后被用于制造毒品，危害公众身体健康，造成公共卫生和社会问题。

沿革与发展 1964 年 4 月 20 日，卫生部、商业部、化工部下达《管理毒药、限制性剧药暂行规定》，将麻黄碱（麻黄素）列入限制性剧药，对其生产、供应、使用实行特殊管制。1979 年 6 月 30 日，卫生部、国家医药管理总局下达《医疗用毒药、限制性剧药管理规定》，对麻黄碱的每次处方量作出规定。1989 年，中国加入《联合国禁止非法贩运麻醉药品和精神药物公约》，麻黄碱是列入公约管理的易制毒化学品品种之一。1998年3月11日，国务院发布《关于进一步加强麻黄素管理的通知》，规定对麻黄碱的生产、经营、使用、进出口实行管制。1998年12月7日，对外贸易经济合作部、公安部、国家药品监督管理局下达《关于加强麻黄素类产品出口管理有关问题的通知》，对麻黄碱类产品的出口问题做出专门规定。1999年4月12日，国家药品监督管理局发布《麻黄素管理办法》，对麻黄碱的生产、购销等规定了严格的管理制度。2005年8月26日，国务院颁布《易制毒化学品管理条例》，明确了易制毒化学品管制品种，规定了生产、经营、购买、运输、进出口等环节的管理措施，这是中国管理易制毒化学品所依据的行政法规。2010年3月18日，卫生部发布的《药品类易制毒化学品管理办法》，进一步细化了麻黄碱等药品类易制毒化学品的管理要求。

管理要点　国家对易制毒化学品实施管制，任何单位和个人未经许可不得从事生产、经营、运输和进出口等活动。易制毒化学品分为药品类和非药品类，药品类易制毒化学品的生产、经营和购买的监督管理由药品监督部门负责；非药品类易制毒化学品由安全监管部门负责。公安部门负责易制毒化学品运输管理、出口的国际核查以及对非法生产、贩运等活动的打击；商务主管部门负责易制毒化学品进出口许可。

药品类易制毒化学品生产实行许可制度，药品生产企业具备相应条件，取得定点生产资格方可生产。经营药品类易制毒化学品实行许可制度，药品类易制毒化学品原料药由经许可的药品经营企业经营；药品类易制毒化学

品单方制剂由麻醉药品定点经营企业经营，且不得零售。购用药品类易制毒化学品实行购买许可证管理，医疗机构凭《麻醉药品、第一类精神药品购用印鉴卡》购买，其他单位购买需取得《购用证明》。运输药品类易制毒化学品须取得运输许可。进出口药品类易制毒化学品需取得进出口许可证，麻黄碱是重点监控的易制毒化学品，由核定企业从事进出口活动。

作用　对易制毒化学品实施监督管理，保障合法医疗和工业用途，防止流入非法渠道后被用于制造毒品，危害公众健康。

（李　芳）

xīngfènjì guǎnlǐ

兴奋剂管理（control over doping agents）

国家为保障兴奋剂的合理需求、安全与合理使用所规定的专门管理制度。对兴奋剂的生产、经营、使用和进出口等活动进行特殊管理，目的是保障医疗和其他合法需求，防止在体育运动中使用兴奋剂，保护体育运动参加者的身体健康，维护体育竞赛的公平性。

沿革与发展　1865年，国际上首次在竞技体育比赛中出现使用"兴奋剂"的报道。国际社会开始普遍关注在体育运动中使用兴奋剂问题。1988年，国际奥委会和联合国教科文组织分别通过了《反对在体育运动中使用兴奋剂国际奥林匹克宪章》。1989年，中国开始反兴奋剂工作，1992年7月8日，成立反兴奋剂委员会。2004年1月13日颁布《反兴奋剂条例》，在兴奋剂的生产、经营、使用和进出口等环节设置了一系列管理制度，使兴奋剂管理纳入法制化轨道，是中国兴奋剂管理所依据的行政法规。2006年10月，中国加入《反对在体育运

动中使用兴奋剂国际公约》。为履行中国政府对国际奥委会的庄严承诺，为2008年北京奥运会召开营造公平竞赛的良好环境，2007年10月，中国政府设立由11个部门组成的兴奋剂综合治理协调小组，对兴奋剂实施综合治理。

管理要点　国家对兴奋剂目录所列禁用物质实行严格管理，任何单位和个人不得非法生产、销售和进出口，任何单位和个人不得向运动参加者提供。《反兴奋剂条例》规定了参与兴奋剂管理各政府部门的职责分工：国家体育总局组织全国的反兴奋剂工作；药品监督管理部门对兴奋剂目录所列物质的生产、经营、进出口实施管理；卫生、教育等相关部门在各自职责范围内负责反兴奋剂相关工作。

生产兴奋剂目录所列的蛋白同化制剂、肽类激素，须取得《药品生产许可证》和药品批准文号；药品批发企业经批准方可经营蛋白同化制剂、肽类激素，药品零售企业不得零售（胰岛素除外）；进出口蛋白同化制剂、肽类激素应当取得《进口准许证》或《出口准许证》。对兴奋剂中属于麻醉药品、精神药品、医疗用毒性药品或易制毒化学品的，其生产、经营、进出口等依照有关规定实行特殊管理。对兴奋剂目录所列其他禁用物质，按照处方药管理。对药品、食品中含有兴奋剂目录所列禁用物质的，须在包装标识或者产品说明书上用中文注明"运动员慎用"字样。

（李　芳）

yùfángyòngshēngwù zhìpǐn guǎnlǐ

预防用生物制品管理（administration of preventive biological products）

国家为维护预防用生物制品的供应秩序，保障人民群

众的用药需求与安全所规定的专门管理制度。对预防用生物制品的生产、流通等实行特殊管理，目的是确保预防用生物制品的质量和供给，预防、控制传染病的发生、流行，维护人体健康和公共卫生，保障国家免疫规划顺利实施。

沿革与发展 为在人群中建立有效免疫屏障，预防、控制和消除传染病的发生与流行，20 世纪 70 年代中期，中国制定《全国计划免疫工作条例》，启动"四苗防六病"免疫规划。1989 年 2 月，中国颁布《中华人民共和国传染病防治法》，规定国家实行有计划的预防接种制度。为保障这一制度实施，1994 年 9 月 2 日，卫生部发布《预防用生物制品生产供应管理办法》，对预防用生物制品实行计划生产、计划供应管理，规定由各级卫生防疫站负责预防用生物制品逐级订购、分发和周转储存，各级各类医疗保健、疾病控制机构和人员必须使用由疾病控制机构逐级分发或供应的预防用生物制品。自此，建立起预防用生物制品生产、流通等环节的特殊管理制度。2001 年，《中华人民共和国药品管理法》颁布实施，规定国家对预防用生物制品的流通实行特殊管理。2002 年颁布实施的《中华人民共和国药品管理法实施条例》明确提出，疫苗类制品在销售前或者进口时，应当按规定进行检验或者审核批准。为加强生物制品质量管理，保证安全有效，2004 年 7 月 13 日，国家药品监督管理部门发布《生物制品批签发管理办法》，规定实行生物制品批签发制度，疫苗类制品在每批制品出厂上市或者进口时进行强制性检验、审核，检验不合格或者审核不被批准者，

不得上市或者进口。2005 年 3 月 24 日，国务院颁布实施的《疫苗流通和预防接种管理条例》，进一步细化了疫苗流通环节的特殊管理要求。

管理要点 根据预防用生物制品的特性，国家对疫苗等预防用生物制品实行批签发制度，每批制品出厂上市或者进口时要求进行强制性检验和审核，检验不合格或者审核不被批准者，不得上市或者进口。

药品批发企业从事疫苗经营活动需经批准，药品零售企业不得经营疫苗。疫苗分第一类和第二类管理。第一类疫苗使用实行计划管理，并签订政府采购合同；疫苗生产企业或批发企业应当按照合同约定，向疾病预防控制机构供应；疫苗的逐级分发和周转储存由各级疾病预防控制机构负责，分发第一类疫苗，不得收取任何费用。第二类疫苗由疫苗生产、经营企业经营，县级疾病预防控制机构可以向接种单位供应第二类疫苗。接种第一类疫苗由政府承担费用。接种第二类疫苗由受种者或者其监护人承担费用。纳入国家免疫规划疫苗的最小外包装上应当有"免费"字样及"免疫规划"专用标识。疫苗储存、运输全过程要求实行冷链管理。国家对疫苗使用过程中出现的疑似预防接种异常反应进行监测。

作用 预防用生物制品应用于健康人群，对预防传染性疾病发生和流行，保障人民群众身体健康发挥着重要作用。对预防用生物制品生产、流通等实行一定的特殊管理，能够保障预防用生物制品流通秩序；在疾病预防控制机构的监督指导下使用，有利于保证疫苗供应和质量，保

障国家免疫规划工作顺利开展，达到预防和控制传染病发病的目的。

(李 芳)

yàowù lànyòng jiāncè

药物滥用监测（drug abuse surveillance） 应用流行病学的原理和方法，连续、系统地收集人群滥用麻醉药品、精神药品等药物的信息，反映药物滥用的基本现况、特征、发展趋势，促进麻醉药品和精神药品的合理使用的管理制度。

为了解药物滥用的状况和流行趋势，为禁毒工作和药品监管提供基础数据和决策依据，1988 年，中国着手组织开展药物滥用监测工作。1992 年，卫生部组建国家药物滥用监测中心，此后逐步建立了覆盖全国的省级药物滥用监测中心，部分药物滥用问题突出的地区还建立了地市级和县级药物滥用测机构，形成较为完善的药物滥用监测网络。

药物滥用监测包括常规监测和专项调查。常规药物滥用监测是长期、动态收集一定人群中药物滥用信息，并对调查信息进行统计、分析和研究。专项药物滥用调查是根据监管需要，对特定品种、特定人群或特定地区的药物滥用情况开展的调查，如对在校中学生药物滥用情况开展监测调查。国家药品监管部门负责组织开展全国药物滥用监测工作，自 2010 年起，每年发布《药物滥用监测年度报告》。

药物滥用监测是贯彻国际禁毒战略的一项重要举措，是公共卫生监测的重要组成部分。通过监测，反映药物滥用的人群特征、滥用药物的情况和变化趋势，提示管理风险和应对策略。

(李 芳)

药物管制国际公约（international conventions on drug control）

yàowù guǎnzhì guójì gōngyuē

国际社会达成的一系列规范国际药物管制行动的多边协定。旨在推动全球管制麻醉药品和精神药品，保障医药和科研需求，预防因滥用引发公共卫生和社会问题。

历史沿革 鉴于毒品问题的危害及其在全球的蔓延，1909年2月，第一次国际禁毒会议在中国上海举行，会议通过《上海宣言》，认为不加限制地制造、销售吗啡构成严重危险，呼吁各国政府努力加以管制。这是国际社会第一次宣告将着力对付日益严重的毒品问题。1912年1月23日，国际禁毒大会在海牙召开，会议签署了《海牙鸦片公约》，将管制麻醉药品确立为一种国际法制度。此后，国际社会又达成了管制麻醉药品的种植、生产、贩运和滥用的一系列多边协定。1961年3月30日，国际社会在纽约签署了《一九六一年麻醉品单一公约》（后按照1972年通过的《修正一九六一年麻醉品单一公约的议定书》修正）。1971年2月21日，国际社会在维也纳签署了《一九七一年精神药物公约》。1988年12月19日，国际社会在维也纳签署了《联合国禁止非法贩运麻醉药品和精神药物公约》。

中国于1985年加入《一九六一年麻醉品单一公约》和《一九七一年精神药物公约》，1989年加入《联合国禁止非法贩运麻醉药品和精神药物公约》。截至2010年，全球共有《一九六一年麻醉品单一公约》缔约国186个，《一九七一年精神药物公约》缔约国183个，《联合国禁止非法贩运麻醉药品和精神药物公约》缔约国183个。

内容 规范国际药物管制行动的现行框架的国际药物管制公约有三个：《经<修正一九六一年麻醉品单一公约的议定书>修正的一九六一年麻醉品单一公约》（简称《一九六一年麻醉品单一公约》）、《一九七一年精神药物公约》和《联合国禁止非法贩运麻醉药品和精神药物公约》。公约要求缔约国对麻醉药品和精神药品生产、经营、进出口等实行管制，取缔非法生产并采取措施防止贩运。

管制要求 采取强有力措施，确保麻醉药品和精神药品的合法医药和科研用途，防止流入非法渠道，预防滥用，打击非法生产和贩运。

《一九六一年麻醉品单一公约》要求各缔约国对麻醉药品的合法需要量实行估计制度，并报告种植、生产、消费、缉获等统计数据；要求缔约国对麻醉药品的生产、经营和持有实行特许制度，对进出口贸易实行管制，并采取措施防止麻醉药品滥用，取缔非法产销行为。

《一九七一年精神药物公约》要求缔约国对精神药品的制造、输入、输出、分配、贮存、贸易、使用及持有实行管制，限定用于医药与科学用途；采取措施防止精神药品的滥用，取缔非法产销行为。

《联合国禁止非法贩运麻醉药品和精神药物公约》要求缔约国将违反《一九六一年麻醉品单一公约》或《一九七一年精神药物公约》的规定，非法种植、生产、销售、运输、进出口麻醉药品或精神药品等行为确定为刑事犯罪，并依法打击；规定了缔约国间法律协助、引渡、移交诉讼等内容；

要求缔约国采取必要措施，防止经常用于非法制造麻醉药品或精神药品的物质被挪用。

国际组织 ①麻醉品委员会，成立于1946年，是联合国经社理事会下属的9个职司委员会之一，成员由经社理事会按地区分配原则，从联合国会员国、有关药物管制国际公约缔约国、麻醉药品和精神药品的重要生产国和消费国中选任，任期4年。中国是该委员会的成员国之一。麻醉品委员会是联合国药物管制领域的决策机构，协助联合国经社理事会制定相关政策和措施，每年举行一次例会。②国际麻醉品管制局，为监测各项国际药物管制公约的执行情况而设立的一个独立的准司法监管机关，由联合国经社理事会选出的13名成员组成，成员以个人身份开展工作，不作为政府代表。其职责是与各国政府合作，确保医疗和科研用途的药物充分供应，防止从合法来源转入非法渠道，监测各国政府对用于非法制造药物的化学品的管制，查明国家和国际管制系统中的薄弱环节并予以纠正。国际麻醉品管制局设有秘书处，协助其履行职责。

（李 芳）

药品召回（drug recall）

yàopǐn zhàohuí

药品生产企业，包括进口药品的境外制药厂商，按照规定的程序收回已上市销售的存在安全隐患的药品。大多数的药品召回是由于生产原因使该药品的某些批次出现质量问题而召回，其他批次的合格药品的整体风险效益不受影响。当药品暂停生产、销售、使用或者撤市时，药品生产企业通常也需要召回相关的药品。

沿革与发展 在《药品召回

管理办法》颁布实施之前，国家对于缺陷药品的及时处置没有专门的规范性文件进行规制。中国只有在出现个别严重的药品安全事故时，才会运用行政手段进行药品召回，没有制度性的法规，也没有详细的分类标准。2005年1月，武汉的20家制药企业向社会联合公开承诺主动召回可能存在安全隐患的药品，并承担全部损失，武汉市食品药品监督管理局宣布从2006年5月1日起在全国率先推行违法药品强制召回制度，全面实施《关于限期召回违法药品的暂行规定》。2007年7月，国务院出台了《关于加强食品等产品安全监督管理的特别规定》，其中第九条明确规定：生产企业发现产品存在安全隐患，可能对人体健康和生命安全造成损害的，应当向社会公布有关信息并通知销售者停止销售，告知消费者停止使用，主动召回产品，并向有关监督管理部门报告，销售者应当立即停止销售该产品。国家药品监督管理部门组织开展了药品召回的调研和论证工作。《药品召回管理办法》于2007年9月在国家药品监督管理部门网站向社会公开征求意见，同时，国家药品监督管理部门多次召开座谈会听取专家、监管部门和企业等不同方面的意见，《药品召回管理办法》于2007年12月6日经国家药品监督管理部门审议通过，自公布之日起施行。

《药品召回管理办法》的公布和实施，使药品召回具有了可操作性，填补了以往监督管理的空白，标志着中国对缺陷药品的管理步入了规范化轨道。

管理要点　药品召回分两类、三级，有利于风险控制。两类即主动召回和责令召回。三级是根据药品安全隐患的严重程度来区分的。一级召回是针对使用该药品可能引起严重健康危害的；二级召回是针对使用该药品可能引起暂时的或者可逆的健康危害的；三级召回是针对使用该药品一般不会引起健康危害，但由于其他原因需要收回的。不同等级的药品召回要求的召回时间有所不同，级别越高，要求药品在越短的时间内召回。已经确认为假药劣药的，不适用召回程序。

药品生产企业是药品召回的主体，应当建立和完善药品召回制度，建立健全药品质量保证体系和药品不良反应监测系统，收集药品安全的相关信息，对可能具有安全隐患的药品进行调查、评估，召回存在安全隐患的药品。药品生产企业应当根据召回分级与药品销售和使用情况，科学设计药品召回计划并组织实施。

药品经营企业、使用单位是药品召回的协作者，应当协助药品生产企业履行召回义务，按照召回计划的要求及时传达、反馈药品召回信息，控制和收回存在安全隐患的药品。

药品经营企业、使用单位也可以成为药品召回的发起者。药品经营企业、使用单位发现其经营、使用的药品存在安全隐患的，应当立即停止销售或者使用该药品，通知药品生产企业或者供货商，并向药品监督管理部门报告。

药品生产企业、经营企业和使用单位应当建立和保存完整的购销记录，保证销售药品的可溯源性。

各级药品监管部门是药品召回的管理者。国家药品监督管理部门监督全国药品召回的管理工作。召回药品的生产企业所在地省级药品监督管理部门负责药品召回的监督管理工作，其他省级药品监督管理部门应当配合、协助做好药品召回的有关工作。国家药品监督管理部门和省级药品监督管理部门应当建立药品召回信息公开制度，采用有效途径向社会公布存在安全隐患的药品信息和药品召回的情况。

作用　《药品召回管理办法》强化了企业责任，充分体现了企业是药品安全第一责任人。中国药品召回制度的建立，用科学的态度将药品风险公之于众，避免可预知的药品安全隐患。快速召回存在安全隐患的药品，在最短的时间内最大限度地减少对消费者健康的危害，从而更大程度地保障了公众用药安全。从长远来看，召回制度的实施，督促生产企业严把药品质量关，真正重视药品的质量问题，从根本上维护了药品生产企业的利益。缺陷药品召回是上市后药品风险管理的重要内容，建立药品召回制度，有利于调整中国对药品市场的管理模式，督促药品监管部门的药品风险管理从上市前向上市后延伸，更为全面地涵盖药品从研发、上市到使用的各个环节，从而完善中国药品风险管理制度。

（王生田　刘雪莹）

yàopǐn ānquán yǐnhuàn

药品安全隐患（potential safety hazard of drugs）　由于研发、生产、流通、使用等各种原因可能使药品具有的危及人体健康和生命安全的不合理危险。

根据2007年12月10日发布的《药品召回管理办法》规定，药品生产企业应当对可能具有安全隐患的药品进行调查、评估，收集相关信息进行分析，发现药品存在安全隐患的，应当决定召回。药品生产企业是药品召回的主体，药品生产企业应当按照《药品召回管理办法》的规定建立和完善药品召回制度，收集药品安全的相关信息，召回存在安全隐患的药品。药品生产企业还应建立健全药品质量保证体系和药品不良反应监测系统，收集、记录药品的质量问题与药品不良反应信息，并按规定及时向药品监督管理部门报告。

药品监督管理部门经过调查评估，认为存在安全隐患，药品生产企业应当召回药品而未主动召回的，应当责令药品生产企业召回药品。药品监督管理部门对药品可能存在的安全隐患开展调查时，药品生产企业应当予以协助。药品经营企业、使用单位亦应当配合药品生产企业或者药品监督管理部门开展有关药品安全隐患的调查，提供有关资料。

（王生田 刘雪莹）

yàopǐn ānquán yǐnhuàn diàochá

药品安全隐患调查（survey for potential safety risk of drugs）

药品生产企业或者药品监管部门对药品可能存在的安全隐患进行的调查。药品生产企业应当建立健全药品质量保证体系和药品不良反应监测系统，收集、记录药品的质量问题与药品不良反应信息，并按规定及时向药品监督管理部门报告。药品监督管理部门对药品可能存在的安全隐患开展调查时，药品生产企业应当予以协助。药品经营企业、使用单位应当配合药品生产企业或者药品监督管理部门开展有关药品安全隐患的调查，提供有关资料。

药品安全隐患调查的内容应当根据实际情况确定，可以包括：已发生药品不良事件的种类、范围及原因；药品使用是否符合药品说明书、标签规定的适应证、用法用量的要求；药品质量是否符合国家标准，药品生产过程是否符合《药品生产质量管理规范》等规定，药品生产与批准的工艺是否一致；药品储存、运输是否符合要求；药品主要使用人群的构成及比例；可能存在安全隐患的药品批次、数量及流通区域和范围；其他可能影响药品安全的因素。

药品经营企业、使用单位拒绝配合药品生产企业或者药品监督管理部门开展有关药品安全隐患调查、拒绝协助药品生产企业召回药品的，予以警告，责令改正，可以并处以罚款。

药品安全隐患调查，对于早期发现药品潜在的安全风险从而加以控制，具有重要价值。

（王生田 刘雪莹）

yàopǐn ānquán yǐnhuàn pínggū

药品安全隐患评估（evaluation for potential safety risk of drugs）

药品生产企业按照药品召回管理办法的规定建立和完善药品召回制度，收集药品安全的相关信息，对可能具有安全隐患的药品进行调查、分析、评估的过程。

药品经营企业、使用单位应当协助药品生产企业履行召回义务，按照召回计划的要求及时传达、反馈药品召回信息，控制和收回存在安全隐患的药品。药品安全隐患评估的主要内容包括：该药品引发危害的可能性，以及是否已经对人体健康造成了危害；对主要使用人群的危害影响；对特殊人群，尤其是高危人群的危害影响，如老年、儿童、孕妇、肝肾功能不全者、外科患者等；危害的严重与紧急程度；危害导致的后果。

药品安全隐患评估，是采取药品安全风险控制策略的基础。

（王生田 刘雪莹）

yàopǐn zhǔdòng zhàohuí

药品主动召回（drug voluntary recall）

药品生产企业对存在安全隐患的药品，主动实施的召回行为。进口药品的境外制药厂商在境外实施药品召回的，应当及时报告国家食品药品监督管理部门；在境内进行召回的，由进口单位按照规定负责具体实施。

分级管理 药品召回实行分级管理。按照《药品召回管理办法》的规定，根据药品安全隐患的严重程度，药品召回分为：一级召回，使用该药品可能引起严重健康危害的。二级召回，使用该药品可能引起暂时的或者可逆的健康危害的。三级召回，使用该药品一般不会引起健康危害，但由于其他原因需要收回的。药品生产企业在做出药品召回决定后，应当制定召回计划并组织实施，一级召回在 24 小时内，二级召回在 48 小时内，三级召回在 72 小时内，通知到有关药品经营企业、使用单位停止销售和使用，同时向所在地省级药品监督管理部门报告。

评估报告和召回计划 药品生产企业在启动药品召回后，一级召回在 1 日内，二级召回在 3 日内，三级召回在 7 日内，应将调查评估报告和召回计划提交给所在地省级药品监督管理部门备案。省级药品监督管理部门应将收到的一级药品召回调查评估报告和召回计划报告国家药品监督管理部门。药品生产企业对上报的召回计划进行变更的，应当及时报药品监督管理部门备案。调查评估报告包括以下内容：召回药品的具体情况，包括名称、批次等基本信息；实施召回的原因；

调查评估结果；召回分级。召回计划包括以下内容：药品生产销售情况及拟召回的数量；召回措施的具体内容，包括实施的组织、范围和时限等；召回信息的公布途径与范围；召回的预期效果；药品召回后的处理措施；联系人的姓名及联系方式。

药品监督管理部门评估　省级药品监督管理部门可以根据实际情况组织专家对药品生产企业提交的召回计划进行评估，认为药品生产企业所采取的措施不能有效消除安全隐患的，可以要求药品生产企业采取扩大召回范围、缩短召回时间等更为有效的措施。

召回情况报告和记录　药品生产企业在实施召回的过程中，一级召回每日，二级召回每3日，三级召回每7日，向所在地省级药品监督管理部门报告药品召回进展情况。药品生产企业对召回药品的处理应当有详细的记录，并向药品生产企业所在地省级药品监督管理部门报告。必须销毁的药品，应当在药品监督管理部门监督下销毁。

召回效果评价　药品生产企业在召回完成后，应当对召回效果进行评价，向所在地省级药品监督管理部门提交药品召回总结报告。省级药品监督管理部门应当自收到总结报告之日起10日内对报告进行审查，并对召回效果进行评价，必要时组织专家进行审查和评价。审查和评价结论应当以书面形式通知药品生产企业。经过审查和评价，认为召回不彻底或者需要采取更为有效的措施的，药品监督管理部门应当要求药品生产企业重新召回或者扩大召回范围。

减免处罚　按照2007年12月10日发布的《药品召回管理办法》第二十九条规定："药品监督管理部门确认药品生产企业因违反法律、法规、规章规定造成上市药品存在安全隐患，依法应当给予行政处罚，但该企业已经采取召回措施主动消除或者减轻危害后果的，依照1996年颁布的《中华人民共和国行政处罚法》的规定从轻或者减轻处罚；违法行为轻微并及时纠正，没有造成危害后果的，不予处罚。药品生产企业召回药品的，不免除其依法应当承担的其他法律责任。"

（王生田　刘雪莹）

yàopǐn zélìng zhàohuí

药品责令召回（drug compulsory recall）

药品监督管理部门经过调查评估，对存在安全隐患的药品，药品生产企业应当召回药品而未主动召回的，责令药品生产企业实施召回的行为。必要时，药品监督管理部门可以要求药品生产企业、经营企业和使用单位立即停止销售和使用该药品。

责令召回通知　药品监督管理部门做出责令召回决定，应当将责令召回通知书送达药品生产企业，通知书包括以下内容：召回药品的具体情况，包括名称、批次等基本信息；实施召回的原因；调查评估结果；召回要求，包括范围和时限等。药品生产企业在收到责令召回通知书后，应当按照规定通知药品经营企业和使用单位，制定、提交召回计划，并组织实施。

分级管理　按照《药品召回管理办法》的规定，根据药品安全隐患的严重程度，药品召回分为：一级召回：使用该药品可能引起严重健康危害的；二级召回：使用该药品可能引起暂时的或者可逆的健康危害的；三级召回：使用该药品一般不会引起健康危害，但由于其他原因需要收回的。药品生产企业在做出药品召回决定后，应当制定召回计划并组织实施，一级召回在24小时内，二级召回在48小时内，三级召回在72小时内，通知到有关药品经营企业、使用单位停止销售和使用，同时向所在地省级药品监督管理部门报告。

评估报告和召回计划　药品生产企业在启动药品召回后，一级召回在1日内，二级召回在3日内，三级召回在7日内，应将调查评估报告和召回计划提交给所在地省级药品监督管理部门备案。省级药品监督管理部门应将收到的一级药品召回调查评估报告和召回计划报告国家食品药品监督管理部门。药品生产企业对上报的召回计划进行变更的，应当及时报药品监督管理部门备案。调查评估报告包括以下内容：召回药品的具体情况，包括名称、批次等基本信息；实施召回的原因；调查评估结果；召回分级。召回计划包括以下内容：药品生产销售情况及拟召回的数量；召回措施的具体内容，包括实施的组织、范围和时限等；召回信息的公布途径与范围；召回的预期效果；药品召回后的处理措施；联系人的姓名及联系方式。

药品监督管理部门评估　省级药品监督管理部门可以根据实际情况组织专家对药品生产企业提交的召回计划进行评估，认为药品生产企业所采取的措施不能有效消除安全隐患的，可以要求药品生产企业采取扩大召回范围、缩短召回时间等更为有效的措施。

召回情况报告和记录　药品生产企业在实施召回的过程中，

一级召回每日，二级召回每3日，三级召回每7日，向所在地省级药品监督管理部门报告药品召回进展情况。药品生产企业对召回药品的处理应当有详细的记录，并向药品生产企业所在地省级药品监督管理部门报告。必须销毁的药品，应当在食品药品监督管理部门监督下销毁。

召回效果评价 药品生产企业在召回完成后，应当对召回效果进行评价，向所在地省级药品监督管理部门提交药品召回总结报告。省级药品监督管理部门应当自收到总结报告之日起10日内对报告进行审查，并对召回效果进行评价，必要时组织专家进行审查和评价。审查和评价结论应当以书面形式通知药品生产企业。经过审查和评价，认为召回不彻底或者需要采取更为有效的措施的，药品监督管理部门应当要求药品生产企业重新召回或者扩大召回范围。

减免处罚 按照2007年12月10日发布的《药品召回管理办法》第二十九条规定："药品监督管理部门确认药品生产企业因违反法律、法规、规章规定造成上市药品存在安全隐患，依法应当给予行政处罚，但该企业已经采取召回措施主动消除或者减轻危害后果的，依照1996年颁布的《中华人民共和国行政处罚法》的规定从轻或者减轻处罚；违法行为轻微并及时纠正，没有造成危害后果的，不予处罚。药品生产企业召回药品的，不免除其依法应当承担的其他法律责任。"

（王生田　刘雪莹）

yàopǐn jiāndū jiǎnchá

药品监督检查（drug supervision and inspection） 药品监督管理部门按照法律、行政法规和部门规章的规定对药品研制、生产、经营以及医疗机构使用药品的事项进行的检查。药品监督检查包括事前监督检查、日常监督检查。

主体 药品监督管理部门是食品药品监督检查的行政主体，包括国家药品监督管理部门，省级药品监督管理部门，及其依法设立的市、县级药品监督管理部门。申报注册的药物研究机构、药品生产企业，药品经营企业，使用药品的医疗机构及有关人员是药品监督检查的相对人。在药品监督检查中，行政主体的义务是出示证明文件，对知悉的技术秘密和业务秘密应当保密。行政相对人的义务是配合监督检查，如实提供有关情况，不得拒绝和隐瞒（包括资料和数据等）。

对象和内容 根据规定，药品监督检查的对象和内容是，向药品监督管理部门申报，经其审批的药品研制的事项、药品生产的事项、药品经营的事项以及医疗机构使用药品的事项进行监督检查。另一内容是对《药品生产质量管理规范》认证、《药品经营质量管理规范》认证合格的药品生产、经营企业，进行认证后的跟踪检查。

对药品注册环节的监督检查 药品注册过程中，药品监督管理部门应当对非临床研究、临床试验进行现场核查、有因核查，以及批准上市前的生产现场检查，以确认申报资料的真实性、准确性和完整性。申请人获得药品批准文号后，应当按照国家药品监督管理部门批准的生产工艺生产。药品监督管理部门根据批准的生产工艺和质量标准对申请人的生产情况进行监督检查。

对药品生产企业的监督检查 为保证药品质量，促进药品生产企业严格按照《药品生产质量管理规范》要求组织生产，各级药品监督管理部门要按照职责、区域和要求，对生产企业定期或不定期的进行监督检查。药品监督管理部门可根据需要直接组织对药品生产企业进行监督检查，并检查省级药品监督管理部门的工作，对由省级监管部门认证通过的生产企业进行监督抽查监督检查的主要内容包括：①生产企业执行药品管理法律、法规和规章情况。②实施情况《药品生产质量管理规范》。③审批生产工艺流程与实际操作工艺流程情况。④质量管理记录和检验人员验收记录情况等。

检查的方式包括《药品生产许可证》换证检查、现场检查、《药品生产质量管理规范》跟踪检查、日常监督检查、举报核实检查等。对检查发现的问题要随时予以纠正或立案查处，对企业发生的重大质量事故，必须立即逐级上报，省级药品监督管理部门要在24小时内报告国家食品药品监督管理局。

对药品经营企业的监督检查 各级药品监督管理部门应对认证合格的药品经营企业进行监督检查，以确认认证合格企业是否仍然符合认证标准。监督检查包括跟踪检查、日常抽查和专项检查三种形式。跟踪检查按照认证现场检查的方法和程序进行；日常抽查和专项检查应将结果记录在案。

设区的市级药品监督管理部门或者省级药品监督管理部门直接设置的县级药品监督管理部门应结合日常监督管理工作，定期对辖区内认证合格企业进行一定比例的抽查，检查企业是否能够按《药品经营质量管理规范》的规定从事药品经营活动。

对医疗机构的监督检查 药品监督管理部门应当对医疗机构药品购进、储存、调配和使用的质量情况进行监督检查，并建立医疗机构监督检查档案。监督检查情况和处理结果应当形成书面记录，由监督检查人员签字后反馈被检查单位。对检查中发现的问题需要其他部门处理的，应当及时移送。

医疗机构应当积极配合药品监督管理部门依法对药品购进、储存、调配和使用的质量情况进行监督检查，如实提供与被检查事项有关的物品和记录、凭证以及医学文书等资料，不得拒绝和隐瞒。

药品监督管理部门应当根据实际情况建立医疗机构药品质量管理信用档案，记录日常监督检查结果、违法行为查处等情况。可以根据医疗机构药品质量管理年度自查报告、日常监督检查情况、不良信用记录以及人民群众的投诉、举报情况，确定若干重点监督检查单位，相应增加对其进行监督检查的频次，加大对其使用药品的质量抽验力度。

作用 药品监督检查制度，是药品管理立法的重要制度之一，通过药品监督检查，打击了违法、违规行为，保护了合法的生产、经营活动，保证了药品研制、生产、经营、使用的质量，对保障人体用药安全，维护人民身体健康和用药的合法权益起到重要作用。

(王生田 刘雪莹)

yàopǐn xiànchǎng jiǎnchá

药品现场检查 (drug on-site inspection)

药品监督管理部门对报经其审批或举报的药品研制和药品生产、经营以及医疗机构配制制剂事项进行的实地检查。国家药品监督管理部门在《药品注册管理办法》《药品注册现场核查管理规定》《药品生产监督管理办法》《药品生产质量管理规范认证管理办法》《药品流通监督管理办法》《药品经营质量管理规范认证管理办法》《医疗机构药品监督管理办法（试行）》中，对药品现场检查分别做出了规定。

注册现场检查 药品注册过程中，药品监督管理部门应当对非临床研究、临床试验进行现场核查、有因核查，以及批准上市前的生产现场检查，以确认申报资料的真实性、准确性和完整性。国家药品监督管理部门根据审查需要组织进行现场核查。

药品注册现场核查分为研制现场核查和生产现场检查。药品注册研制现场核查，是指药品监督管理部门对所受理药品注册申请的研制情况进行实地确证，对原始记录进行审查，确认申报资料真实性、准确性和完整性的过程。药品注册生产现场检查，是指药品监督管理部门对所受理药品注册申请批准上市前的样品批量生产过程等进行实地检查，确认其是否与核定的或申报的生产工艺相符合的过程。

国家药品监督管理部门负责全国药品注册现场核查的组织协调和监督管理。同时负责组织新药、生物制品批准上市前的生产现场核查；负责组织进口药品注册现场核查；负责组织对药品审评过程中发现的问题进行现场核查；负责组织涉及药品注册重大案件的有因核查。

省级药品监督管理部门负责本行政区域内的下列药品注册现场核查：①负责所受理药品注册申请的研制现场核查。②负责所受理已上市药品改变剂型、改变给药途径注册申请的生产现场检查。③负责所受理仿制药注册申请的生产现场检查。④负责所受理药品生产技术转让、变更处方和生产工艺可能影响产品质量等补充申请的生产现场检查。⑤负责本行政区域内的有因核查。研制工作跨省进行的药品注册申请，研制现场核查工作由受理该申请的省级药品监督管理部门负责，研制现场所在地省级药品监督管理部门应当予以协助。

生产企业现场检查 药品监督管理部门对药品生产企业现场检查包括《药品生产许可证》新发证、换发、变更的现场检查，《药品生产质量管理规范》（good manufacturing practice for pharmaceutical products，GMP）初次认证、延续、跟踪检查的现场检查，以及日常监督检查的现场检查等。

GMP认证现场检查。药品监督管理部门对经技术审查符合要求的认证申请，制定现场检查方案，通知申请企业并实施现场检查。药品GMP认证检查员应从国家药品GMP认证检查员库中随机选派，但被检查企业所在省级的检查员须回避。对放射性药品、生物制品等生产企业认证检查时，应至少选派一名熟悉相应专业的检查员。省级药品监督管理部门应从国家药品GMP认证检查员库中随机选派本辖区内的检查员，但被检查企业所在地设区的市级药品监督管理部门的检查员须回避。如需要选派外省级检查员，应报国家药品监督管理部门统一选派。

现场检查时，企业所在地省级或地市级药品监督管理部门可选派一名药品监督管理人员作为观察员。检查生物制品生产企业

（车间），观察员应是省级药品监督管理人员。观察员负责与药品GMP检查有关的协调和联络工作。现场检查中如发现企业有其他违反2001年颁布的《中华人民共和国药品管理法》及相关规定等问题，检查组应将问题通过观察员及时移交所在地省级药品监督管理部门查处，并在检查报告中说明有关情况。观察员完成观察工作后，应向派出单位做出汇报。检查方案确实需要变更的，应报经原检查方案制定部门批准后方可执行。

检查员须按照药品GMP认证检查方案和检查评定标准对检查发现的不合格项目如实记录，由检查组长组织评定汇总，做出综合评定意见，撰写现场检查报告。评定汇总期间，被检查企业人员应回避。现场检查报告须检查组全体人员签字，并附不合格项目、检查员记录、有异议问题的意见及相关证据材料。现场检查报告、不合格项目、检查员记录、有异议问题的意见及相关证据材料应在检查工作结束后报送药品监督管理部门。

国家药品监督管理部门主管全国药品GMP认证管理工作。负责注射剂、放射性药品、生物制品等药品GMP认证和跟踪检查工作；负责进口药品GMP境外检查和国家或地区间药品GMP检查的协调工作。

省级药品监督管理部门负责本辖区内除注射剂、放射性药品、生物制品以外其他药品GMP认证和跟踪检查工作以及国家药品监督管理部门委托开展的药品GMP检查工作。

经营企业现场检查 药品监督管理部门对药品经营企业现场检查包括《药品经营许可证》新发证、换发、变更的现场检查，《药品经营质量管理规范》（GSP）初次认证、延续、跟踪检查的现场检查，以及日常监督检查的现场检查等。

GSP认证现场检查。认证机构收到省级药品监督管理部门转送的企业认证申请书和资料后，应组织对企业的现场检查。检查前，应将现场检查通知书提前发至被检查企业，同时抄送省级药品监督管理部门和初审部门。

认证机构应按照预先规定的方法，从认证检查员库随机抽取GSP认证检查员组成现场检查组。检查组依照2000年发布的《GSP认证现场检查工作程序》《GSP认证现场检查评定标准》（2014年版）和《GSP认证现场检查项目》实施现场检查，检查结果将作为评定和审核的主要依据。认证机构组织现场检查时，可视需要派员监督检查工作。现场检查时，有关药品监督管理部门可选派1名观察员协助工作。

现场检查结束后，检查组应依据检查结果对照《GSP认证现场检查评定标准》做出检查结论并提交检查报告。如企业对检查结论产生异议，可向检查组做出说明或解释，直至提出复议。检查组应对异议内容和复议过程予以记录。如最终双方仍未达成一致，应将上述记录和检查报告等有关资料一并送交认证机构。

通过现场检查的企业，应针对检查结论中提出的缺陷项目提交整改报告，并报送认证机构。

医疗机构现场检查 药品监督管理部门应当对医疗机构配制制剂和药品购进、储存、调配和使用质量情况进行监督检查，并建立医疗机构监督检查档案。监督检查情况和处理结果应当形成书面记录，由监督检查人员签字后反馈被检查单位。对检查中发现的问题需要其他部门处理的，应当及时移送。

医疗机构应当积极配合药品监督管理部门依法对配制制剂及药品购进、储存、调配和使用质量情况进行监督检查，如实提供与被检查事项有关的物品和记录、凭证以及医学文书等资料，不得拒绝和隐瞒。

药品监督管理部门应当根据实际情况建立医疗机构药品质量管理信用档案，记录日常监督检查结果、违法行为查处等情况。药品监督管理部门接到有关医疗机构药品质量方面的咨询、投诉、举报，应当及时受理，并进行核实、答复、处理；对不属于本部门职责的，应当书面通知并移交有关部门处理。可以根据医疗机构药品质量管理年度自查报告、日常监督检查情况、不良信用记录以及人民群众的投诉、举报情况，确定若干重点监督检查单位，相应增加对其进行监督检查的频次，加大对其使用药品的质量抽验力度。

（王生田　刘雪莹）

yàopǐn gēnzōng jiǎnchá
药品跟踪检查（drug tracking inspection） 药品监督管理部门按照规定，依据相关法律法规，对经其认证合格的药品生产企业、药品经营企业进行认证后的后续检查的过程。

《药品生产质量管理规范》跟踪检查 药品监督管理部门应组织对取得《药品生产质量管理规范证书》的药品生产企业实施跟踪检查；省级药品监督管理部门负责对本辖区内取得《药品生产质量管理规范证书》的药品生产企业进行跟踪检查，跟踪检查情况应及时报国家药品监督管理部门。

药品监督管理部门组织跟踪检查，应制定检查方案，记录现场检查情况。检查结束后，向被检查企业发放《药品生产质量管理规范认证跟踪检查意见》；被检查企业不符合《药品生产质量管理规范》认证检查评定标准的，按 2004 年发布的《药品生产监督管理办法》的规定，收回相应剂型的《药品生产质量管理规范证书》，并予以公告，同时，由企业所在地省级药品监督管理部门按照 2001 年颁布的《中华人民共和国药品管理法》及有关规定处理。

跟踪检查时应重点检查以下方面：①上次认证不合格项目的整改情况。②生产和质量负责人是否有变动、有关变更的备案情况，变更后人员是否符合要求；技术人员队伍是否符合要求，是否稳定；员工的培训情况。③生产车间和生产设备的使用维护情况。④空气净化系统、工艺用水系统的使用维护情况。⑤认证以来所生产药品的批次、批量情况。⑥认证以来所生产药品批次的检验情况，特别是委托检验的每个批次的检验情况。⑦药品生产质量问题的整改情况。⑧是否有委托生产或接受委托生产情况。⑨再验证情况。⑩省级药品监督管理部门对企业违反《药品管理法》《药品生产监督管理办法》及其他法律法规事项的处理意见或结果。

《药品经营质量管理规范》跟踪检查 各级药品监督管理部门应对认证合格的药品经营企业进行监督检查，以确认认证合格企业是否仍然符合认证标准。监督检查包括跟踪检查、日常抽查和专项检查三种形式。跟踪检查按照认证现场检查的方法和程序进行；日常抽查和专项检查应将结果记录在案。

省级药品监督管理部门应在企业认证合格后 24 个月内，组织对其认证的药品经营企业进行一次跟踪检查，检查企业质量管理的运行状况和认证检查中出现问题的整改情况。

设区的市级药品监督管理部门或省级药品监督管理部门直接设置的县级药品监督管理部门应结合日常监督管理工作，定期对辖区内认证合格企业进行一定比例的抽查，检查企业是否能按照《药品经营质量管理规范》的规定从事药品经营活动。

认证合格的药品经营企业在认证证书有效期内，如果改变了经营规模和经营范围，或在经营场所、经营条件等方面以及零售连锁门店数量上发生了以下变化，省级药品监督管理部门应组织对其进行专项检查：①药品批发企业和药品零售连锁企业（总部）的办公、营业场所和仓库迁址。②企业经营规模的扩大，导致企业类型改变。③零售连锁企业增加了门店数量。以认证检查时为基数，门店数在30家（含30家）以下的每增加50%，应对新增门店按 50% 比例抽查；门店数在30家以上的每增加20%，对新增门店按30%比例抽查。

国家药品监督管理部门对各地的《药品经营质量管理规范》认证工作进行监督抽查，必要时可对企业进行实地检查。

(王生田 刘雪莹)

药品飞行检查（drug flight inspection） 药品监督管理部门针对药品研制、生产、经营、使用等环节开展的不预先告知的监督检查。为加强药品和医疗器械监督检查，强化安全风险防控，国家药品监督管理部门根据《药品管理法》及其实施条例等有关法律法规，制定了《药品医疗器械飞行检查办法》。药品飞行检查应当遵循依法独立、客观公正、科学处置的原则，围绕安全风险防控开展。

一般规定 被检查单位对药品监督管理部门组织实施的药品飞行检查应当予以配合，不得拒绝、逃避或者阻碍；药品监督管理部门应当按照政府信息公开的要求公开检查结果，对重大或者典型案件，可以采取新闻发布等方式向社会公开；药品监督管理部门及有关工作人员应当严格遵守有关法律法规、廉政纪律和工作要求，不得向被检查单位提出与检查无关的要求，不得泄露飞行检查相关情况、举报人信息及被检查单位的商业秘密。

启动标准 下列情形之一的，药品监督管理部门可以开展药品医疗器械飞行检查：①投诉举报或者其他来源的线索表明可能存在质量安全风险的。②检验发现存在质量安全风险的。③药品不良反应监测提示可能存在质量安全风险的。④对申报资料真实性有疑问的。⑤涉嫌严重违反质量管理规范要求的。⑥企业有严重不守信记录的。⑦其他需要开展飞行检查的情形。

检查方式 制定检查方案，明确检查事项、时间、人员构成和方式等。需要采用不公开身份的方式进行调查的，检查方案中应当予以明确。必要时，药品监督管理部门可以联合公安机关等有关部门共同开展飞行检查。药品监督管理部门派出的检查组应当由 2 名以上检查人员组成，检查组实行组长负责制。检查人员应当是食品药品行政执法人员、依法取得检查员资格的人员或者取得本次检查授权的其他人员。

检查结果处理　根据飞行检查结果，药品监督管理部门可以依法采取限期整改、发告诫信、约谈被检查单位、监督召回产品、收回或者撤销相关资格认证认定证书，以及暂停研制、生产、销售、使用等风险控制措施。风险因素消除后，应当及时解除相关风险控制措施。

国家药品监督管理部门组织实施的飞行检查发现违法行为需要立案查处的，可以直接组织查处，也可以指定被检查单位所在地药品监督管理部门查处。地方各级药品监督管理部门组织实施的飞行检查发现违法行为需要立案查处的，原则上应当直接查处。由下级药品监督管理部门查处的，组织实施飞行检查的药品监督管理部门应当跟踪督导查处情况。

飞行检查发现的违法行为涉嫌犯罪的，由负责立案查处的药品监督管理部门移送公安机关，并抄送同级检察机关。

（王生田　刘雪莹）

yàopǐn xíngzhèng qiángzhì cuòshī
药品行政强制措施（drug compulsory administrative measures）

药品监督管理部门在进行执法活动过程中，对有涉嫌违法或质量可疑的药品、医疗器械及相关材料采取的查封、扣押等暂时性控制措施。

药品监督管理部门对有证据证明可能危害人体健康的药品及其有关材料可以采取查封、扣押的行政强制措施，并在 7 日内做出行政处理决定；药品需要检验的，必须自检验报告书发出之日起 15 日内做出行政处理决定。不

符合立案条件的，应当解除行政强制措施；需要暂停销售和使用的，应当由国家或者省级人民政府的药品监督管理部门做出决定。药品监督管理部门药品执法行政强制措施的种类主要有查封、扣押、停止或暂停药品上市销售或使用、责令停产停业。

药品查封　药品监督管理部门用封条将当事人的财物（药品、原料、辅料、添加剂、合同、票据、账簿、工具、设备、生产经营场所等）依法就地封存，不准任何人转移、处理或继续使用。就地查封的财物，可以指定当事人负责保管，如果当事人拒绝保管或者保管不善，造成损失的，要承担责任；如果需要，也可以将查封的财物，易地封存，或者指定其他单位或者个人保管。以上查封方法的选择，根本目的就是防止查封物品流失、转移或销售。

药品扣押　扣押是指药品监督管理部门把当事人的可作为必要证据的药品及有关材料依法转移至另外场所，加以扣留，防止当事人占有、使用或处理。

药品监督管理部门对有证据证明可能危害人体健康的药品及有关材料可依法采取查封、扣押的行政强制措施。执法人员在查封、扣押物品前应当填写《查封扣押物品审批表》，报药品监督管理部门主管领导批准。查封、扣押物品时，执法人员应当向当事人出具《查封扣押物品通知书》。药品监督管理部门实施先行登记保存或者查封、扣押时，应当有当事人在场。当事人拒绝到场的，执法人员可以邀请有关人员参加。查封、扣押的物品，应当使用盖有本部门公章的"×××药品监督管理局封条"，就地或者异地封存

物品。对先行登记保存或者查封、扣押的物品应当开列《×××物品清单》，由执法人员、当事人或者有关人员签字或者加盖公章。当事人拒绝签字、盖章或者接收的，应当由 2 名以上执法人员在清单上签字并注明情况。药品监督管理部门对查封、扣押的物品，应当在 7 日内做出是否立案的决定；需要检验的，应当自检验报告书发出之日起 15 日内做出是否立案的决定。已立案的应当填写《行政处理通知书》，送交被查封、扣押物品的当事人，查封、扣押物品期限顺延至作出行政处罚决定或者撤案决定之日。对不符合立案条件的，药品监督管理部门应当填写《解除查封扣押物品通知书》，解除查封、扣押。

责令停产停业　生产、销售假药的，没收违法生产、销售的药品和违法所得，并处违法生产、销售药品货值金额 2 倍以上 5 倍以下的罚款；有药品批准证明文件的予以撤销，并责令停产、停业整顿；情节严重的，吊销《药品生产许可证》《药品经营许可证》或者《医疗机构制剂许可证》；构成犯罪的，依法追究刑事责任。生产、销售劣药的，没收违法生产、销售的药品和违法所得，并处违法生产、销售药品货值金额 1 倍以上 3 倍以下的罚款；情节严重的，责令停产、停业整顿或者撤销药品批准证明文件、吊销《药品生产许可证》《药品经营许可证》或者《医疗机构制剂许可证》；构成犯罪的，依法追究刑事责任。药品的生产企业、经营企业、药物非临床安全性评价研究机构、药物临床试验机构未按照规定实施 2010 年修订的《药品生产质量管理规范》、2015 年 6 月 25 日发布的《药品经营质

量管理规范》《药物非临床研究质量管理规范》《药物临床试验质量管理规范》的，给予警告，责令限期改正；逾期不改正的，责令停产、停业整顿，并处 5000 元以上 2 万元以下的罚款；情节严重的，吊销《药品生产许可证》《药品经营许可证》和药物临床试验机构的资格。

（王生田　刘雪莹）

yàopǐn biāozhǔn guǎnlǐ
药品标准管理（administration of drug standards）

国家药品监督管理部门建立的对于药品质量的技术规定类文件的制度规范。主要包括对于各级各类药品标准的内容编撰等要求以及其法律定位。所谓药品标准是指根据药物自身的理化性质与生物学特征，按照来源、处方、制法和运输、贮藏等条件所制定的、用以检测药品质量是否达到用药要求并衡量其质量是否稳定均一的技术规定。

中国药品标准是从本草学、药物学以及处方集的编著演化而来的，其发展历史源远流长。《神农本草经》是中国现存最早的药学专著，全书共三卷，收载药物包括动、植、矿三类，共 365 种，分上、中、下三品，每药项下载有性味、功能与主治，另有序例简要地记述了用药的基本理论，如有毒无毒、四气五味、配伍法度、服药方法及丸、散、膏、酒等剂型，已初步具备了药品标准的雏形。唐显庆四年（公元 659 年）颁行的《新修本草》是中国历史上第一部官修本草，此书由当时的政府修订和颁行，全书共 54 卷，载药 844 种，堪称世界上最早的国家药典，比欧洲 1542 年颁行的《纽伦堡药典》早 883 年。明代李时珍编著的本草巨著《本草纲目》，是中国本草史上最伟大

的著作，它全面、系统地总结了中国 16 世纪以前的医药学成就，全书共载药 1892 种，附方 11 000 多个，《本草纲目》不仅为中国医药学的发展做出了巨大贡献，也对世界医药学的发展产生了积极而深远的影响。

中华人民共和国成立以后，党和政府对医药卫生事业高度重视，即着手启动药品标准体系建设，1950 年成立第一届药典委员会开始编制《中华人民共和国药典》（简称《中国药典》），并于 1953 年颁布了第一版《中国药典》。1978 年，国务院批转了卫生部《药政管理条例》，对药品标准的相关定义及工作要求做出了具体的规定，拉开了全面建设中国药品标准体系的序幕。《药政管理条例》规定药品标准分为三类，即《中国药典》、卫生部标准和地方标准。《中国药典》和卫生部药品标准由药典委员会组织制定和修订，由卫生部批准执行；地方标准由各省级药品检验所设立的药品标准室组织制定和修订，由各省级卫生主管部门批准执行。1985 年《中华人民共和国药品管理法》实施以后，结束了各省自行制定制剂类药品标准的历史。随后卫生部针对地方药品标准存在的诸多问题，相继开展了中成药品种整顿和化学药品地方标准品种再评价等工作，开始全面整顿和规范地方药品标准。2001 年修订后的《中华人民共和国药品管理法》取消了制剂类药品的地方标准。截至 2002 年底，国家药品监督管理部门相继完成了中成药地方标准整顿、化学药品地方标准品种进行再评价和中药保健药品整顿工作，制剂类药品的地方标准全面退出历史舞台，初步形成了以《中国药典》为核

心，由部（局）颁标准、药品注册标准构成的国家药品标准体系；以《中国药典》、部（局）颁标准为核心的，以地方药品标准为补充的中药材、中药饮片药品标准体系；药用辅料药品标准体系和医疗机构制剂标准体系。通常也分为国家药品标准、省级药品标准两大类。

国家药品标准包括《中国药典》、部（局）颁标准、药品注册标准以及藏、蒙、维药标准；省级药品标准包括部分药材标准、饮片标准以及医疗机构制剂标准。

2012 年国务院颁布《国家药品安全"十二五"规划》，明确要求全面提高国家药品标准，实施国家药品标准提高行动计划，提高中药（材）、民族药（材）质量标准与炮制规范，健全以《中国药典》为核心的国家药品标准体系，全面提升药品标准的质量控制水平。《国家药品安全"十二五"规划》的实施，标志着中国药品标准体系建设进入全面发展和提高的新时期，中国药品标准体系已成为保证药品质量，保障公众用药安全有效的坚实屏障。

（周福成　麻广霖）

guójiā yàopǐn biāozhǔn
国家药品标准（national drug standards）

国家为保证药品质量，对药品的质量要求和检验方法等所做的具有强制性的技术规定，是药品研究、生产（进口）、经营、使用及监督管理等各领域必须共同遵守的技术准则和法定依据。国家药品监督管理部门颁布的《中华人民共和国药典》（简称《中国药典》）和药品标准为国家药品标准。国家药品监督管理部门组织药典委员会，负责国家药品标准的制定和修订。国家药品标准一般包括药品通用

名称、处方、制法、性状、鉴别、检查、含量（或效价）测定、规格、贮藏等项目，中药标准还规定制法、功能主治。

根据 2001 年颁布的《中华人民共和国药品管理法》规定，药品必须按照国家药品标准和国家药品监督管理部门批准的生产工艺进行生产。药品必须符合国家药品标准，它是药品质量的最低标准，拟上市销售的任何药品都必须达到这个标准；企业标准只能作为企业的内控标准，其各项指标均不得低于国家药品标准。

种类 国家药品标准可分为《中国药典》、国家药品监督管理部门颁布的药品标准、药品注册标准、中药饮片炮制规范和医疗机构制剂标准。

《中国药典》 由国家药典委员会编纂，国家药品监督管理部门批准并颁布。《中国药典》是国家药品标准的核心，是具有法律地位的药品标准，拥有最高的权威性。1953 年编纂出版第一版，以后相继于 1963 年、1977 年分别编纂出版。从 1985 年起每 5 年修订颁布新版药典，现行的是 2015 年版《中国药典》。

国家药品监督管理部门颁布的药品标准 除《中国药典》规定了国家药品标准外，还有《国家食品药品监督管理局国家药品标准》，也收载了国内已有生产、疗效较好，需要统一标准但尚未载入药典的品种，以及与药品质量指标、生产工艺和检验方法相关的技术指导原则和规范。现有《国家食品药品监督管理局国家药品标准》新药转正标准 1~48 册、《国家食品药品监督管理局国家药品标准》国家中成药标准汇编（中成药地方标准升国

家标准部分）等。这类标准的性质与《中国药典》相似，也具有法律约束力，同样是药品生产、供应、使用、监督等部门检验药品质量的法定依据。

药品注册标准 是指国家药品监督管理部门批准给申请人特定药品的标准，生产该药品的生产企业必须执行该注册标准。药品注册标准不得低于《中国药典》的规定。

中药饮片炮制规范 《中华人民共和国药品管理法》规定，中药饮片必须按照国家药品标准炮制；国家药品标准没有规定的，必须按照省级药品监督管理部门制定的炮制规范炮制。省级药品监督管理部门制定的炮制规范应当报国家药品监督管理部门备案。

医疗机构制剂标准 是医疗机构制剂配制和质量管理的基本要求，由省级药品监督管理部门批准颁发。

管理要求 药品标准的管理要求包括：①坚持质量第一，体现"安全有效、技术先进、经济合理"的原则，尽可能与国际标准接轨，起到促进质量提高，择优发展的作用。②充分考虑生产、流通、使用各环节对药品质量的影响因素，有针对性地制定检测项目，切实加强对药品内在质量的控制。③根据"准确、灵敏、简便、迅速"的原则选择并规定检测、检验方法，既要考虑现阶段的实际水平和条件，又要体现新技术的应用和发展。④标准规定的各种限量应结合实践，要保证药品在生产、储运、销售和使用过程中的质量。

中国已全面建立起以《中国药典》为核心的，由中药材、中药饮片、中成药、化学药品、生物制品、药用辅料等组成的门类

齐全的国家药品标准体系，有国家药品标准约 1.5 万余种。

（周福成　麻广霖）

《中华人民共和国药典》

（Harmacopoeia of the People's Republic of China） 由国家药典委员会编纂，国家药品监督管理部门批准并颁布的法典。简称《中国药典》。是国家药品标准的核心，是具有法律地位的药品标准，拥有最高的权威性。国家为保证药品质量、保证人民用药安全有效、质量可控而制定药典。

编制工作程序 包括：品种遴选；标准科研项目的确立与安排；标准的起草与复核；专业委员会审核；公开征求意见；执行委员会审议、通过。《中国药典》由总则（凡例）、通则、质量标准正文及其附录等内容共同构成。《中国药典》的总则（凡例）、通则及附录是中国药品标准的通用技术要求和重要组成部分，对《中国药典》以外的其他药品标准具有同等法律效力。《中国药典》自执行之日起，原收载于历版《中国药典》、卫生部颁布的药品标准、国家药品监督管理部门颁布的新药转正标准和地方标准上升国家标准的同品种药品标准同时废止。《中国药典》对于保证药品质量，保障公众身体健康，促进中国医药产业健康发展具有十分重要的作用。

收载范围 《中国药典》应当收载的是医疗必需、临床常用、疗效确切、质量可靠、不良反应小的品种，凡是能够符合这些条件，并且能够被优先推广使用的，有明确质量标准和检定方法的，都属于《中国药典》的收载品种，其中包括国家药品监督管理部门审

核批准的新药、仿制药品等；也包括国内仍有企业生产、患者使用，疗效肯定、需要修订或订正标准的药品。

具体的收载范围是：①药品生产工艺成熟，质量稳定，可批量生产的品种。②医疗常用，品种来源清楚，有鉴别真伪和质量规定，疗效验证确切，资源丰富，研究比较深入，在制剂中常用的中药材。③使用面广，处方合理，工艺成熟，有较长的使用经验，原料较易获得的中成药。④生产药品时使用的辅料和基质。

增补 在《中国药典》执行期间，由于国内外医药科学技术的发展，以及对于药物认识的不断深入，根据提高和完善药品质量的需要，药典委员会还会编制数量不等的增补本，经国家药品监督管理部门批准后颁布。增补本属于《中国药典》，与《中国药典》具有同等法律效力，其新增的品种应按照药典要求实施；修订或订正的品种，执行标准严格遵从增补本，药典标准中相应规定同时废止；删除的品种不作为药典要求实施；未收载的药典品种仍按药典要求实施。

1953年版《中国药典》问世后，1957年发布了第一个增补本。此后几乎在每一版《中国药典》之后，都会发布一些增补本。

修订 是指对已载入的或需要载入但尚未载入的药品标准，按照《中国药典》收载原则重新审定，一般每5年修订1次。根据药品标准管理的需要，需增补本的，原则上每年修订或发布一版。对载入《中国药典》的药品标准修订或对经审定认为需要载入的药品标准，按照《中国药典》的制定程序进行。

1953年，中华人民共和国颁布了第一版《中国药典》，共收载药品531种。此后陆续颁布了1963年版、1977年版、1985年版、1990年版、1995年版、2000年版、2005年版、2015年版，共10版。改革开放以后，为加强药品标准领域的国际交流与合作，自1986年起，药典委员会开始组织编译《中国药典》英文版，先后出版了1985年版、1990年版、1995年版、2000年版、2005年版、2010年版《中国药典》英文版，共6版。《中国药典》及其英文版的编译出版，对于推进中国药品标准的国际交流与合作，提升中国药品标准的影响力发挥了积极的作用。

2015年版《中国药典》共分为一部、二部、三部、四部。一部为中药；二部为化学药品；三部为生物制品；四部为总则，将原中药、化学药、生物制品三部分别收载的附录（包括凡例、制剂通则、分析方法指导原则、药用辅料等）集成。

2015年版《中国药典》收载品种总数达到5608个，比2010年版药典新增1082个。其中，一部收载中药品种2598个；二部收载化学药品种2603个；三部收载生物制品137个；四部收载通则总数317个，其中制剂通则38个、检测方法240个、指导原则30个、标准物质和对照品相关通则9个；药用辅料收载270种，其中新增137种、修订97种（图1、2）。随着药用辅料标准的收载品种大幅增加，辅料的质量控制水平和安全性也将有较大提升。

2015年版《中国药典》增设了第四部，并增加了检测药品限量指标，增设了专属性检验项目设定，完善了药用辅料标准。以往《中国药典》的每一部分别制定附录，虽然更有针对性，但也存在很多问题。以2010版《中国药典》为例，一部有附录112条，二部149条，三部149条。这些附录条目中，附录标题相同内容也相同的有51项，其中一、二、三部都相同的有17项，另外部分有一二相同者、也有二三相同者或一三相同者。还有29条是标题相同但内容不同的，比如制剂通则、薄层色谱法、无菌检查法、试液、缓冲液等。2015年版《中国药典》将一部、二部、三部的附录（包括制剂通则、检测方法和辅料标准等）进行了整合，分类更加清晰明确，编码也有革新。同时，将先进、成熟的检测技术应用到药品标准中。

2015年版《中国药典》在历版药典的基础上，重点加强药品安全性和有效性的控制要求，充分借鉴国际先进质量控制技术和经验，整体提升药典标准水平，将在推动中国药品质量提高、加快企业技术进步和产品升级换代、促进中国医药产业结构调整、提升《中国药典》权威性和国际影响力等方面发挥重要作用。

自1953年第一版《中国药典》颁布至今，各版药典客观地反映了中国不同历史时期的医药产业和临床用药的水平，同时也真实体现了中国药品质量控制水平不断提高的历史进程。

（周福成 麻广霖）

bùbān yàopǐn biāozhǔn

部颁药品标准 （Drug Standards of Ministry of Health of the People's Republic of China） 由药典委员会组织制定和修订，卫生部批准颁布的药品标准。简称部颁标准。1985年以前，中国的药品标准体系主要由两大部分构成，即国家药品标准和地方药品标准。国家

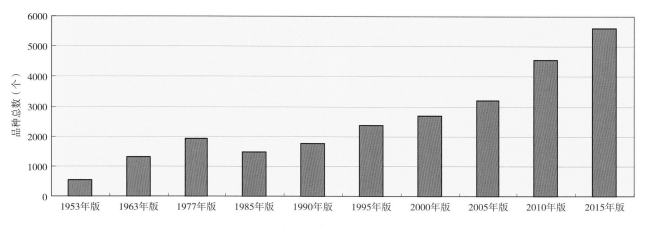

图 1　历版中国药典品种收载情况

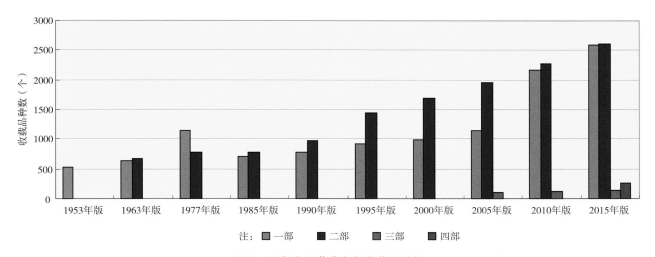

注：一部　二部　三部　四部

图 2　历版中国药典各部收载品种数

卫生主管部门颁布的《中华人民共和国药典》（简称《中国药典》）和药品标准为国家药品标准。地方药品标准则由各省级卫生主管部门自行批准执行，由于各地缺乏统一的审批原则和技术标准，尺度不一，宽严失当，造成地方药品标准参差不齐，同名异方、同方异名、低水平重复现象十分严重，直接影响人民群众用药安全。1985 年颁布的《中华人民共和国药品管理法》正式实施以后，为全面整顿和规范药品标准，卫生部针对地方药品标准存在的问题，自 1986 年起相继开展了中成药品种整顿和化学药品地方标准品种再评价工作，并在以上工作基础上将《中国药典》未收载的国家药品标准汇编成册，截至 1998 年，卫生部先后陆续颁布了《卫生部药品标准》中药成方制剂第 1～20 册，《卫生部药品标准》藏药、蒙药、维吾尔药分册，《卫生部药品标准》中药材第 1 册，《卫生部药品标准》化学药品及制剂第 1 册、抗生素药品第 1 册、生化药品第 1 册，《卫生部药品标准》（二部）第 1～6 册，《卫生部药品标准》新药转正标准第 1～15 册等卫生部药品标准，为保证人民群众用药安全有效发挥了重要作用。1998 年以后，国家将药政管理职能由国家卫生主管部门划转至国家药品监督管理部门，卫生部不再颁布卫生部药品标准，但此前颁布的卫生部药品标准依然具有法律效力，仍然作为国家药品标准的一部分，成为药品监督管理部门依法进行药品监督管理的重要法定依据。

（周福成　麻广霖）

júbān yàopǐn biāozhǔn

局颁药品标准 (Drug Standards of the China Food and Drug Administration)

由药典委员会组织制定和修订，国家药品监督管理部门批准颁布的药品标准。简称局颁标准。属于国家药品标准。1998年原国家药品监督管理局组建以后，进一步加大整顿和规范药品标准的工作力度，相继开展了解决中成药地方标准、化学药品地方标准品种再评价和中药保健药品整顿等工作，并于2002年底全面完成了制剂类药品的国家药品标准的制定工作。截至2015年，国家药品监督管理部门先后颁布了《国家药品标准》新药转正标准16～88册，《国家中成药标准汇编》中成药地方标准上升国家标准第1～13册，《国家药品标准》化学药品地方标准上升国家标准第1～16册，《儿茶等43种进口药材质量标准》等局颁标准。局颁标准作为国家药品标准体系的重要组成部分，对于保证药品质量，保障人民群众用药安全有效发挥着积极的不可替代的作用。

(周福成 麻广霖)

yàopǐn zhùcè biāozhǔn

药品注册标准 (drug registration standards)

经国家药品监督管理部门审核批准的、针对药品注册申请人的特定的药品标准。生产该药品的药品生产企业必须执行该注册标准。药品注册标准不得低于《中华人民共和国药典》的规定。

2007年国家药品监督管理部门发布的《药品注册管理办法》规定，"国家药品标准，是指国家药品监督管理部门颁布的《中华人民共和国药典》、药品注册标准和其他药品标准，其内容包括质量指标、检验方法以及生产工艺等技术要求"，《药品注册管理办法》的相关规定，在法规层面明确了药品注册标准属于国家药品标准范畴，应按国家药品标准的有关规定进行管理。

药品注册标准由药品注册申请人提出，申请人应当选取有代表性的样品进行药品注册标准的研究工作。药品注册标准的项目及其检验方法的设定，应当符合《中华人民共和国药典》的基本要求、国家药品监督管理部门发布的技术指导原则及国家药品标准编写原则。

药品注册标准是药品注册申请人结合自己申请产品研发和生产的特点，建立的质量控制标准，其产品上市必须符合该注册标准的要求。

(周福成 麻广霖)

zàngyào yàopǐn biāozhǔn

藏药药品标准 (drug standards of Tibetan medicine)

药品监督管理部门颁布的对藏药的质量指标、检验方法和生产工艺等所做的技术规定。是藏药监督管理的法定依据。

《中华人民共和国药典》1977年版首次收载藏药药品标准。1978年10月由西藏、青海、四川、甘肃、云南、新疆等六省（自治区）卫生主管部门以藏、汉两种文字形式联合颁布了《中华人民共和国卫生部藏药标准》，这是中华人民共和国成立后颁布的第一部民族药标准。《中华人民共和国卫生部藏药标准》由六省（自治区）卫生主管部门牵头，六省（自治区）药品检验机构协作，并会同六省（自治区）有关藏药生产、科研和使用单位共同编制完成，共收载药材174种，制剂290种。此后，青海省卫生主管部门于1992年颁布了《青海省藏药标准》（藏、汉合订），共收载药材150种，制剂170种。1993年为加强藏药管理，提高藏药质量，促进藏药的发展，根据卫生部《关于制定民族药部颁标准的通知》的统一部署，由国家药典委员会组织西藏、青海、四川、云南、甘肃等传统应用藏药的省（自治区）开展藏药国家药品标准的研究制定工作，并于1994年、1995年分别在西宁、成都召开审稿会议和定稿会议，经药典委员及藏医药学专家审核，1995年卫生部颁布《中华人民共和国卫生部药品标准（藏药）》。《中华人民共和国卫生部药品标准（藏药）》是中国首部藏药国家药品标准汇编，共收载药材136种，制剂200种，药材原植物、动物、矿物来源的考证均以藏医药学经典为依据，药材炮制方法以藏医药学传统习惯制法为主。

《中华人民共和国卫生部药品标准（藏药）》的颁布实施推动了中国藏药生产、经营、使用和监督管理走上标准化、规范化的管理轨道，使藏药质量得到有效保障，为藏药产业化奠定了坚实基础。

(周福成 麻广霖)

méngyào yàopǐn biāozhǔn

蒙药药品标准 (drug standards of Mongolian medicine)

药品监督管理部门颁布的对蒙药的质量指标、检验方法和生产工艺等所做的技术规定。是中国从事蒙药研究、生产、供应、使用和监督管理的法定依据。

《中华人民共和国药典》1977年版首次收载蒙药药品标准。20世纪80年代以来，内蒙古自治区卫生厅先后于1984年、1986年、1988年分别颁布了《内蒙古成药标准》《内蒙古蒙药材标准》（322 种）、《内蒙古成药标准（补充本）》（203 种）。为加强蒙药管理，提高蒙药质量，进一步促进蒙药的发展，根据卫生部 1993 年发布的《关于制定民族药部颁标准的通知》的统一部署，由国家药典委员会（原卫生部药典委员会）组织内蒙古、辽宁、青海、新疆等省、自治区开展蒙药国家药品标准的研究制定工作，经药典委员和蒙医药学专家审查，1998 年卫生部颁布《中华人民共和国卫生部药品标准（蒙药分册）》，简称《卫生部药品标准（蒙药分册）》。《卫生部药品标准（蒙药分册）》自 1998 年 11 月 1 日起实施，是中国首部蒙药国家药品标准汇编，共收载蒙药标准 202 种，其中蒙药材 57 种，制剂 145 种，药材原植物、动物、矿物来源的考证均以蒙医药学经典为依据，药材炮制方法以蒙医药学传统习惯制法为主。

《卫生部药品标准（蒙药分册）》的颁布实施推动了中国蒙药生产、经营、使用和监督管理走上标准化、规范化的管理轨道，蒙药质量得到有效保障，为蒙药产业化奠定了坚实基础。

（周福成　麻广霖）

wéiyào yàopǐn biāozhǔn

维药药品标准（drug standard of Uighur medicine）　药品监督管理部门颁布的对维药的质量指标、检验方法和生产工艺等所做的技术规定。是中国从事维药研究、生产、供应、使用和监督管理的法定依据。

为加强维药管理，提高维药质量，进一步促进维药的发展，根据卫生部《关于制定民族药部颁标准的通知》的统一部署，由国家药典委员会（原卫生部药典委员会）组织新疆维吾尔自治区药品检验所和喀什地区药品检验所、和田地区药品检验所等单位开展维药国家药品标准的研究制定工作，经药典委员及维医药学专家的审查，历时 3 年完成。1998 年 7 月 20 日卫生部颁布《中华人民共和国卫生部药品标准（维药分册）》，简称《卫生部药品标准（维药分册）》。《卫生部药品标准（维药分册）》自 1998 年 10 月 1 日起实施，是中国首部维药国家药品标准汇编，共收载维药 202 种，其中药材 115 种，制剂 87 种，药材原植物、动物、矿物来源的考证均以维吾尔医药学经典为依据，药材炮制方法以维吾尔医药学传统习惯制法为主。

《卫生部药品标准（维药分册）》的颁布实施推动了中国维药生产、经营、使用和监督管理走上标准化、规范化的管理轨道，维药质量得到有效保障，为维吾尔药产业化奠定了坚实基础。

（周福成　麻广霖）

shěngjí yàopǐn biāozhǔn

省级药品标准（provincial drug standards）　省级药品监督管理部门批准颁布的药品标准。又称地方药品标准。省级药品标准应符合《中华人民共和国药典》的编制原则和基本要求，是药品监督管理的法定依据。

各省、自治区、直辖市制定的地方药品标准始于 20 世纪 50 年代，主要为地方药材标准和饮片炮制规范，部分省、自治区、直辖市还制定了本辖区的药品标准和医疗机构制剂标准。1978 年国务院颁布《药政管理条例》，将药品标准分为三类，即《中华人民共和国药典》、卫生部标准和地方标准，规定地方标准由各省级药品检验所设立的药品标准室组织制定和修订，由各省级卫生主管部门批准执行。1985 年颁布的《中华人民共和国药品管理法》正式实施后，为解决地方药品标准存在的问题，卫生部于 1986 年和 1990 年分别印发了《关于全面开展中成药品种整顿的通知》《关于西药地方标准品种再评价的通知》，相继开展了药品地方标准品种的整顿和再评价工作，对符合条件的地方药品标准上升为国家药品标准。根据 2001 年颁布的《中华人民共和国药品管理法》规定，中国全面取消了地方对药品生产的审批权和地方药品标准（除药材、饮片、医疗机构制剂外）。截至 2002 年 12 月 1 日，符合有关要求的制剂类地方药品标准全部上升为国家药品标准。全国各省、自治区、直辖市均制定有本辖区的省级药品标准，主要包括中药材标准、中药饮片炮制规范和医疗机构制剂标准。

省级药品标准在一定历史时期内，作为国家药品标准体系的补充，与国家药品标准一起发挥着保障药品质量，维护公众用药安全的作用。至今，各省级药品监督管理部门颁布的中药材标准、中药饮片炮制规范和医疗机构制剂标准，仍作为药品监督管理的法定依据，为保证药品质量，保障公众用药安全有效发挥着积极的不可替代的作用。

（周福成　麻广霖）

zhōngyàocái biāozhǔn

中药材标准（standards of Chinese crude drugs）　用以检测中药材质量是否达到用药要求并衡量其质量是否稳定均一的技术规定。中药材是以中医药理论为指导用以预防、诊断和治疗疾病的药用物质，是中药饮片、中成药的原料。中药材标准一般包括药材来源、性状、鉴别、检查、含量测定、性味、功能与主治、用法与用量、贮藏等项目。

中药材标准是传统的中药最早开始建立的标准。两千多年前的《神农本草经》为中国乃至世界最早的中药材标准。药材标准可分为国家标准和地方标准。药材的国家标准主要包括《中华人民共和国药典》（简称《中国药典》）、部（局）颁药材标准以及国家药品监督管理部门颁布的其他药材标准等；药材的地方标准是指各省（自治区、直辖市）药品监督管理部门制定的药材标准。药材应符合中国药典或部（局）颁药材标准；国家药品标准中未收载的，应执行地方药材标准。

自 1963 年版《中国药典》开始收载药材标准以来，大多数常用药材已建立了国家药品标准。2010 年版《中国药典》收载中药材标准 616 种，《卫生部药材标准（第一册）》收载 101 种；《国家食品药品监督管理局进口药材标准》收载 43 种；《中华人民共和国卫生部药品标准（藏药）》（第一册）收载藏药材 136 种；《中华人民共和国卫生部药品标准（蒙药分册）》收载蒙药材 57 种；《中华人民共和国卫生部药品标准（维药分册）》收载维药材 115 种。

地方药材标准主要收载《中国药典》、部（局）颁药材标准以及国家药品监督管理部门颁布的其他药材标准中未收载的地方习用药材，或虽有收载但植物基原、用药部位等有所不同的本省、自治区、直辖市习用药材。全国 31 个省、自治区、直辖市均制定有地方药材标准。

《中国药典》收载的药材标准已针对可能影响中药质量和安全

的因素建立了各种检测项目和指标。在药材标准研制方面，中国坚持发展绿色中药，保护野生药材资源，研究建立内源性有毒成分和外源性有害残留物质（农药残留、二氧化硫、真菌毒素、钴-60 辐照残留、溶剂残留等）控制技术方法和限度，建立完善有效活性成分测定、多成分同步定量以及特征或指纹图谱检测技术，积极探索并大力推行以中药对照提取物为对照的质量评价体系，针对中药材成分复杂、标准物质难求、指标成分缺乏专属性等客观问题，建立专属性强、多成分同时控制的质量指标，形成整体控制、立体多元的中药材标准质量控制模式。

中药材标准是药品监督管理部门依法对药材实施监督管理的法定依据，对于保证中药材、中药饮片和中成药的质量，保障人民群众用药安全有效具有重要作用。

（周福成　麻广霖）

zhōngyào yǐnpiàn páozhì guīfàn

中药饮片炮制规范（national processing procedures of pre-pared slices of Chinese crude drugs）

对中药饮片的质量指标、检验方法和生产工艺等所做的技术规定。是中药饮片研究、生产、经营、使用、检验、监督管理的法定依据，由药品监督管理部门负责制定、修订并监督实施。简称饮片炮制规范。

根据 2001 年颁布的《中华人民共和国药品管理法》规定，中药饮片必须按照国家药品标准炮制；国家药品标准没有规定的，必须按照省级药品监督管理部门制定的炮制规范炮制。各省级药品监督管理部门制定的炮制规范应当报国家药品监督管理部门

备案。

中药饮片炮制规范的编制工作始于 20 世纪 50 年代。至 2015 年，全国绝大多数省、自治区、直辖市均颁布了中药饮片炮制规范，少数省份也称中药饮片标准。省级制定的《中药饮片炮制规范》主要参考《中华人民共和国药典》以及地方药材标准品种的收载情况，在总结本辖区饮片炮制加工经验的基础上，重点突出地方炮制加工方法及用药习惯。除各省、自治区、直辖市制定的《中药饮片炮制规范》之外，还存在一些区域性质的《中药饮片炮制规范》，如 1984 年出版的《闽东中药加工炮制规范》等。各省、自治区、直辖市《中药饮片炮制规范》的编排体例包括前言、凡例、目录、正文（各论）、附录、索引等内容。一般来说，炮制规范的正文（各论）部分主要包括品名、药材来源、炮制、性状、鉴别、检查、含量测定、性味与归经、功能与主治、用法与用量、注意、贮藏等项内容。在各省、自治区、直辖市《中药饮片炮制规范》的基础上，1986 年中国中医研究院（现中国中医科学院）受卫生部委托完成了《全国中药炮制规范》的编制工作。该规范共收载常用中药 554 种及其不同规格的炮制品（饮片）。

中药饮片直接用于中医临床和中药制剂生产，其质量优劣与广大人民防病治病、康复保健的临床疗效密切相关。但由于缺少全国统一的炮制规范，各地"一药多法""各地各法"的现象较为普遍。2012 年国家药典委员会启动编制《全国中药饮片炮制规范》编制工作，在《中华人民共和国药典》收载饮片标准的基础上，逐步规范统一饮片炮制方法。

《全国中药饮片炮制规范》的制定，对于提高中药饮片质量，完善中药饮片标准体系，规范标准饮片标准管理，保障人民身体健康，促进中药饮片产业健康发展将起到积极的作用。

（周福成 麻广霖）

yīliáo jīgòu zhìjì biāozhǔn

医疗机构制剂标准（standards of pharmaceutical preparations for medical institutes） 对医疗机构制剂的质量指标、检验方法和生产工艺等所做的技术规定。医疗机构制剂，是医疗机构根据本单位临床需要、经省级药品监督管理部门批准而配制、自用固定处方制剂，应当是本单位临床需要而市场上没有供应的品种，是临床用药的一种补充形式，作为各级医疗机构保障临床用药及时供应的一个重要手段。

1985 年中国首部《中华人民共和国药品管理法》及随后颁布的《中华人民共和国药品管理法实施办法》规定，医疗单位配制制剂，必须按照省级卫生主管部门制定的医院制剂规范配制，并向所在地的卫生主管部门备案。根据现行 2001 年颁布的《中华人民共和国药品管理法》、2002 年颁布的《中华人民共和国药品管理法实施条例》、2005 年发布的《医疗机构制剂配制监督管理办法（试行）》、2005 年发布的《医疗机构制剂注册管理办法（试行）》等法律法规的规定，国家药品监督管理部门负责全国医疗机构制剂的监督管理工作。省级药品监督管理部门负责本辖区医疗机构制剂的审批和监督管理工作。医疗机构配制的制剂须经所在地省级药品监督管理部门批准后方可配制。配制的制剂必须按照规定进行质量检验；合格的，

凭医师处方在本医疗机构使用。医疗机构配制的制剂，不得在市场销售。特殊情况下，经国家或者省级药品监督管理部门批准，医疗机构配制的制剂可以在指定的医疗机构之间调剂使用。医疗机构配制制剂应当严格执行医疗机构制剂标准，不得擅自变更处方、工艺、配制地点和委托配制单位。需要变更的，应当提出补充申请，报送相关资料，经批准后方可执行。

中国对医疗机构制剂标准的管理和要求逐步规范和完善。1955 年 3 月中国药学会天津分会印制了《协定处方手册》。之后，各省、自治区、直辖市陆续制定了本辖区的《医院制剂规范》。1989 年 11 月原卫生部药政局组织编印了《中国医院制剂规范（西药制剂）》，为第一版国家级的医疗机构制剂标准。《中国医院制剂规范（西药制剂）》第二版于1995 年 5 月出版，分为 25 章，由正文和附录两个部分组成，共收载 24 个剂型，249 种制剂，正文中对每个品种分别列有处方、制法、鉴别、含量、标准与测定、作用与用途、用法与用量、规格、贮藏及注意事项等项目。附录中介绍了常用仪器和检查方法以及药物制剂临床使用的有关知识等。医疗机构制剂标准必须经省级药品监督管理部门审定、批准后颁布实施。医疗机构配制的制剂必须符合所在地省级药品监督管理部门制定的医疗机构制剂标准的规定。

各省级药品监督管理部门制定的医疗机构制剂标准是药品监督管理部门依法对医疗机构制剂实施监督管理的重要法定依据，对于保证医疗机构制剂质量，保障公众用药安全有效具有重要作

用。由于绝大部分药品工业企业都可以供应，故医院制剂的范围正在逐步缩小。

（周福成 麻广霖）

yàopǐn biāozhǔn wùzhì

药品标准物质（drug standard substances） 供药品标准中物理和化学测试及生物方法试验用，具有确定特性量值，用于校准设备、评价测量方法或者给供试药品赋值或鉴别用的物质。包括标准品、对照品、对照药材、参考品。药品标准物质是国家颁布的实物标准，应具备稳定、均匀和准确的特性。药品标准物质的建立包括确定品种、获取候选药品标准物质、确定标定方案、分析标定、审核批准和分包装等步骤。

根据 2001 年颁布的《中华人民共和国药品管理法》、2007 年发布的《药品注册管理办法》的相关规定，国家药品监督管理部门的药品检验机构负责标定药品标准物质。中国食品药品检定研究院（原中国药品生物制品检定所）可以组织有关的省、自治区、直辖市药品检验所、药品研究机构或者药品生产企业协作标定国家药品标准物质。未经标定的药品标准物质，不能作为法定的药品标准物质用于药品检验和质量仲裁检定。

2007 年 12 月 8 日第九届药典委员会增设标准物质专业委员会。标准物质专业委员会承担对药品标准物质的审评工作，并负责研究制定药品标准物质的相关技术指南和审评原则。中国药品标准物质的标定工作由中国食品药品检定研究院承担。中国药品标准物质已有 2850 种，建立了包括对照品、标准品、对照药材、参考品等较为完整的药品标准物质体系。药品标准物质是药品标准不

可分割的组成部分，是控制药品质量必不可少的工具。

（周福成 麻广霖）

yàopǐn jiāndū jiǎnyàn

药品监督检验（selective testing for drug supervision）

药品检验机构对需要进行质量监督管理的药品按照国家药品标准，进行抽样、分析和检测，发出药品质量结果报告的药品技术监督行为。药品监督检验是代表国家对研制、生产、经营、使用的药品质量进行的检验，是药品监督管理的重要组成部分，药品检验部门或机构依法应用检验方式和检验项目客观地评价药品是否符合国家药品标准，旨在确保上市药品的质量。药品监督管理离不开药品检验，药品检验的目的是为了更有效地实施药品监督管理。

药品监督检验必须具备3个条件：一是技术精良；二是公正准确；三是不以营利为目的。早在1979年7月，卫生部门发出"关于贯彻执行《药品检验所工作条例》的通知"，要求检验工作必须贯彻专业检验与群众性药品监督管理相结合的原则；检验与生产、供应、使用相结合；管与帮相结合；实验室工作与调查研究相结合。1999年，国家药品监督管理部门为规范药品监督检验，组织制定了《药品检验所实验室质量管理规范（试行）》，对实验人员、样品收检、检验、留样、检验记录、检验报告书等进行了系统规定和要求。

药品质量监督检验根据其目的和处理方法不同，可以分为药品抽查检验、药品指定检验、药品注册检验和药品复验等类型。药品抽查检验是国家依法对生产、经营和使用的药品质量进行有目的地调查和检查的过程，是药品

监督管理部门通过技术方法对药品质量合格与否做出判断的一种重要手段。药品指定检验，是国家药品监督管理部门规定某些药品在销售前或者进口时，依法指定药品检验机构检验，检验合格的，才准予销售的强制性药品检验。药品注册检验包括样品检验和药品标准复核。药品注册检验由国家药品检定研究机构或者省级药品检验机构承担。进口药品的注册检验由国家药品检定研究机构组织实施。药品复验，是当事人对药品检验机构的药品检验结果有异议，按照法律法规的规定向相关的药品检验机构提出的复核检验。

药品监督检验对于预防药品质量风险，发现药品生产经营中的质量隐患，打击制售假劣药品不法行为，确保公众用药安全有效具有重要作用。

（周福成 麻广霖）

yàopǐn jiǎnyàn yàngpǐn

药品检验样品（drug sample for testing）

药品检验机构（部门）用于检验的药品。供药品检验的样品应当来源真实、可靠、确切，能够代表和反映被检验产品整体的质量状况。如果有可能对检测数据的可靠性产生影响的，不能作为检验样品。

药品检验样品根据用途可以分为两类，一类是由药品监督管理部门在药品生产企业、药品经营企业或医疗机构抽取的，供药品检验机构用于药品质量监督管理；另一类是药品生产企业，或医疗机构制剂部门抽取的本企业（部门）产品，由本部门的检验室使用，所得到的检验结果作为产品是否合格的依据。

无论是药品监督管理部门，还是本部门抽取的检验样品，都

应当包装完整，标签批号清楚，一般应未拆、启封，若已拆、启封必须有当事人签封印记，并附书面资料说明情况。中药材应注明产地来源或调出单位。

药品检验样品的取样应当严格按照药品抽样指导原则和药材和饮片取样法等相关规定，样品应当在规定限度内，具有同一性质和质量，并在同一连续生产周期中生产出来的一定数量的药品，并在规定的储存条件下保存。药品检验样品的收检数量一般应为全项检验用量的3倍，特殊管理的药品（毒性药品、麻醉药品、精神药品、放射性药品等）、贵重药品应由当事人当面核对检验样品名称、批号、数量等后才能收检。最终抽取的供检验用样品量，一般不得少于检验所需用量的3倍，即1/3供实验室分析用，另1/3供复核用，其余1/3留样保存。药品检验样品必须按照药品监督管理部门的规定留样，留样存放的环境应与药品包装或说明书注明的保存条件相符。留样数量不得少于1次检验量，一般检验样品的留样保存1年，中药材保存半年，医院制剂保存3个月，进口药品的留样保存到有效期满，进口药材保存1年。某些不易贮存的留样，可根据实际情况确定保留时间。

（周福成 麻广霖）

yàopǐn chōuchá jiǎnyàn

药品抽查检验（drug selective testing）

药品监督管理部门依法抽取生产、经营和使用的药品作为样品，进行质量检验的行政行为。分为评价抽验和监督抽验。

根据2001年颁布的《中华人民共和国药品管理法》（以下简称《药品管理法》）规定，药品监督管理部门根据监督检查的需要，

可以对药品质量进行抽查检验。国家药品监督管理部门负责全国的药品质量抽查检验工作。省级药品监督管理部门负责辖区内的药品质量抽查检验工作。药品抽查检验分为国家和省两级，国家药品抽验以评价抽验为主。省级药品抽验以监督抽验为主。药品评价抽验是药品监督管理部门为掌握、了解辖区内药品质量总体水平与状态而进行的抽查检验工作。药品监督抽验是药品监督管理部门在药品监督管理工作中，为保证人民群众用药安全而对监督检查中发现的质量可疑药品所进行的有针对性的抽验。

国家和省级药品监督管理部门根据药品质量监督检查工作需要制订年度药品质量抽验计划。药品监督管理部门设置或者确定的药品检验机构依法承担药品检验工作。国家药品检定研究机构对承担药品质量抽查检验工作的药品检验机构的工作进行指导、协调、督查，并对检验质量进行考核。省级药品检验机构对辖区内承担药品质量抽查检验工作的下级药品检验机构的工作进行指导、协调、督查，并对检验质量进行考核。

药品监督管理部门进行抽查检验时，应按照《中华人民共和国药品管理法》等法律法规的规定出示证明文件，抽取样品，对监督检查中知悉的被检查人的技术秘密和业务秘密应当保密。执行抽样任务的人员有权按照法律、法规的规定对药品的生产、经营、使用情况进行监督检查和抽样。被抽样单位应当协助抽样人员进行抽样，并根据抽验工作的需要出具或提供相关文件或资料。药品抽样应当按照国家药品监督管理部门 2006 年制定的《药品质量

抽查检验管理规定》以及药品抽样指导原则进行，保证抽样的代表性。抽样操作应当规范、迅速、注意安全，抽样过程包括样品的抽取和储运，应当不得影响所抽样品和被拆包装药品的质量。抽取样品的数量应能满足药品检验工作的需要，以保证检验结果的科学性和准确性。在监督、抽样过程中发现有不符合《中华人民共和国药品管理法》《中华人民共和国药品管理法实施条例》及《药品质量抽查检验管理规定》等法律法规规定的情形的，药品监督管理部门应采取查封、扣押等行政强制措施，并应当在 7 个工作日内按照药品管理法律法规的有关规定做出行政处理决定。对于采取查封、扣押等行政强制措施的药品可以提取适量物品作为查处的物证，不需要对该批药品进行检验。

抽样人员完成药品抽样后，应当及时将所抽取的样品移交承担检验任务的药品检验机构进行检验，药品检验机构应当按照法定药品标准在规定周期内完成检验，并出具药品检验报告书。对有掺杂、掺假嫌疑的药品应当依据国家药品监督管理部门批准的补充检验方法和检验项目进行检验，并出具药品检验报告书。抽查检验的样品必须按规定留样。

承担药品抽查检验工作的药品检验机构应当按照抽验计划的规定和要求上报药品抽查检验结果。承担药品抽查检验工作组织实施的部门应当及时对检验结果汇总、整理和分析，并报国家药品监督管理部门。药品抽查检验的结果由国家或省级药品监督管理部门以《药品质量公告》的形式发布。对于药品抽查检验工作中发现的不合格的药品，药品监

督管理部门在接到不合格药品检验报告书之后，必须立即按法定程序对所涉及的本辖区的企业组织调查并对涉嫌不合格药品依法采取控制措施。在调查结束后，应及时按《中华人民共和国药品管理法》和《中华人民共和国行政处罚法》的有关规定进行处理。处理结果应以书面方式由省级药品监督管理部门按规定时限上报国家药品监督管理部门。药品抽查检验不合格药品的处理情况由国家药品监督管理部门定期或不定期进行通报。根据《药品管理法》规定，药品抽查检验不得收取任何费用，所需费用按照国务院规定列支。

药品抽查检验是药品监督管理部门进行监督检查的重要手段之一，实践证明，药品抽查检验对于打击制售假劣药品不法行为，保证药品质量，保障人民群众用药安全有效起到了积极的作用。

（周福成　麻广霖）

yàopǐn píngjià chōuyàn

药品评价抽验（evaluation test）

药品监督管理部门为了解、掌握辖区内药品质量总体水平与状态而进行的抽查检验工作。

《中华人民共和国药品管理法》规定，药品监督管理部门根据监督检查的需要，可以对药品质量进行抽查检验。药品抽查检验分为国家和省两级，国家药品抽验以评价抽验为主，评价抽验品种范围涵盖中药、化学药、生物制品、药包材和药用辅料等。国家药品评价抽验由国家药品监督管理部门制定年度药品质量抽验计划，由国家药品检定研究机构组织实施。国家药品检定研究机构应当对承担药品质量抽查检验工作的药品检验机构的工作进

行指导、协调、督查，对检验质量进行考核，并将评价抽验结果及时报送国家药品监督管理部门。

国家药品检定研究机构按照药品质量抽验计划负责落实抽验品种、抽样数量及承担评价抽验的单位。药品评价抽验的抽样工作由药品监督管理部门或药品检验机构承担，应由 2 名以上药品抽样人员完成。药品检验机构收到抽取的样品后，应按照《国家药品评价抽样样品确认程序》的规定，对抽取的样品进行确认并进行药品检验工作。所有抽取的样品应按照法定药品标准进行全部项目的检验。药品检验机构在药品检验过程中，在按照法定药品标准对样品进行检验的同时，应按照国家药品监督管理部门发布的《药品评价抽验质量分析指导原则》的规定进行探索性研究，并按照有关规定以及抽验计划的要求及时上报检验结果及药品质量分析报告，药品评价抽验结果及药品质量分析报告由国家或省级药品监督管理部门以《药品质量公告》的形式发布。对于经检验不合格的药品，药品监督管理部门应及时按照法律法规的规定进行处理，处理结果应按规定上报国家药品监督管理部门。国家药品监督管理部门定期或不定期进行通报（见药品抽查检验）。

通过药品评价抽验药品监督管理部门可以全面掌握药品生产、经营、使用的总体质量动态，进而实施有效监管，对于确保公众用药安全有效具有十分重要的作用。

（周福成　麻广霖）

yàopǐn zhǐdìng jiǎnyàn

药品指定检验（selective inspection over the drugs）　某些特定药品在销售前或者进口时，国家指定药品检验机构进行的药品检验。《中华人民共和国药品管理法》规定，国家药品监督管理部门对下列药品在销售前或者进口时，指定药品检验机构进行检验；检验不合格的，不得销售或者进口：①国家药品监督管理部门规定的生物制品（见生物制品批签发）；②首次在中国销售的药品（见进口药品检验）；③国务院规定的其他药品。

药品指定检验属于强制性的药品检验。对于这些药品，虽然已经取得药品生产，或进口的批准证明文件，并且也已经过药品生产企业的检验，成为合格产品。但是，如果在销售前，或进口时，没有经过指定的药品检验机构对该药品实施检验，仍然会认定该销售行为，或进口行为是违法行为。药品指定检验的检验项目和收费标准，由国家财政部门会同国家价格主管部门核定并公告。检验费收缴办法由国家财政部门会同国家药品监督管理部门制定。

许多国家的药事法中都有这项强制性检验的规定，主要是针对一些容易出现安全性隐患，需要加强管理的品种，实施上市前的检验行为，这也是中国对这些药品进行"批签发"管理的组成部分之一。

（叶桦）

shēngwù zhìpǐn pī qiānfā

生物制品批签发（biological products lot release）　国家对疫苗类制品、血液制品、用于血源筛查的体外生物诊断试剂以及国家药品监督管理部门规定的其他生物制品，每批制品出厂上市或者进口前进行强制性检验、审核的制度。简称批签发。

根据 2002 颁布的《中华人民共和国药品管理法实施条例》的规定，"疫苗类制品、血液制品、用于血源筛查的体外诊断试剂以及国家药品监督管理部门规定的其他生物制品在销售前或者进口时，应当按照国家药品监督管理部门的规定进行检验或者审核批准；检验不合格或者未获批准的，不得销售或者进口"。生物制品是以生物物质为主要原材料，以生物学方法为主要手段制备的用于人类疾病预防、治疗和诊断的药品的总称。由于各种生物制品的原材料、制备工艺、应用目的、对象、途径等不同，对人类健康安全性潜在的影响也不同，因而对于不同类别生物制品监督管理的严格程度也应当有所差别。对于疫苗类制品、血液制品、用于血源筛查的体外诊断试剂等对人体健康和生命安全影响重大或者可能存在安全性隐患的生物制品实行上市前检查制度是国际社会通行的做法。

生物制品国家批签发制度是世界卫生组织多年倡导的一项国际通行的制度。早在 1992 年世界卫生组织就已推荐疫苗生产国实行国家批签发制度。1999 年，世界卫生组织发布的《疫苗国家管理技术指南》再次强调国家对生物制品上市前实行批签发制度。中国药品监督管理部门积极建立生物制品批签发制度以及相关管理规定。根据 2001 年颁布的《中华人民共和国药品管理法》以及《中华人民共和国药品管理法实施条例》的规定，2002 年国家药品监督管理局颁布《生物制品批签发管理办法（试行）》，2003 年 1 月 15 日起施行。2004 年国家食品药品监督管理局对《生物制品批签发管理办法》进行了修订，中国生物制品批签发制度日趋完善，实施生物制品批签发的品种不断增加,所有已批准上市的疫苗类制品、血液制品均已纳入生物制品批签发管理。自1998年起世界卫生组织先后三次对中国生物制品批签发的实施情况进行评估,2002年12月,中国药品管理机构通过了世界卫生组织批签发认证。

国家药品监督管理部门主管全国生物制品批签发工作。国家药品监督管理部门授权国家药品检定研究机构、北京、吉林、上海、湖北、广东、四川、甘肃等省(市)药品检验机构承担生物制品批签发工作。血液制品的批签发由授权批签发的药品检验机构承担,疫苗类制品和用于血源筛查的体外诊断试剂批签发工作由国家药品检定研究机构承担。各授权药品检验机构承担辖区内生产企业或进口生产企业申报疫苗类制品批签发的部分检验项目的检验工作。为加强生物制品批签发工作,国家药品监督管理部门正逐步推进指定授权药品检验机构独立开展疫苗类制品批签发工作。

生物制品批签发是国家对生物制品实施监管管理的重要措施。生产企业在完成生物制品的生产和检验后,按规定向所辖授权药品检验机构申请批签发,并提交检验所需的样品和相关资料。承担批签发的药品检验机构接到批签发申请后5日内决定是否受理,对不予受理的应说明理由。批签发检验或者审核工作可单独采取资料审查的形式,也可采取资料审查和样品检验相结合的方式。样品检验分为全部项目检验和部分项目检验。具体品种所采用的批签发检验或者审核方式以及检验的项目,由国家药品检定研究机构确定,并报国家药品监督管理部门批准。生物制品批签发检验或者审核的标准为现行的《中华人民共和国药典》标准或者国家药品监督管理部门批准的其他药品标准。承担批签发检验或者审核的药品检验机构应在规定的时限内完成批签发检验或者审核工作。国家药品监督管理部门根据批签发检验或审核结果做出批签发决定,并向申请批签发的生产企业发出批签发证明文件。符合要求的,发给《生物制品批签发合格证》。生产企业对批签发证明文件持有异议的,可按规定提出复审申请,承担复审的药品检验机构应按规定进行复审,并在规定的时限内做出复审决定。经复审改变原决定的,发给《生物制品批签发合格证》。按照批签发管理的生物制品进口时,其批签发按照2003年发布的《药品进口管理办法》的规定办理。

生物制品批签发制度对于加强高风险生物制品上市前的监督管理,不断提高生物制品质量,保障公众用药安全有效发挥了积极的作用。

(周福成 麻广霖)

jìnkǒu yàopǐn jiǎnyàn

进口药品检验(imported drug inspection) 国家药品监督管理部门确定的药品检验机构(即口岸药品检验所)对抵达口岸的进口药品依法实施的检验工作。又称口岸检验。

根据2001年颁布的《中华人民共和国药品管理法》(简称《药品管理法》)、2002年颁布的《中华人民共和国药品管理法实施条例》以及相关的规定,进口药品应由口岸药品检验所逐批进行抽查检验。但是,国家药品监督管理部门规定的生物制品;首次在中国销售的药品以及国家规定的其他药品在进口时,应由国家药品监督管理部门指定药品检验机构进行检验(见药品指定检验),检验不合格的,不得进口。

根据《药品管理法》规定,药品必须从允许药品进口的口岸进口,允许药品进口的口岸由国家药品监督管理部门会同海关总署提出,报国务院批准。经国务院批准,18个允许药品进口的口岸城市为:北京市、天津市、上海市、大连市、青岛市、成都市、武汉市、重庆市、厦门市、南京市、杭州市、宁波市、福州市、广州市、深圳市、珠海市、海口市、西安市。根据进口药品检验工作的需要,国家药品监督管理部门授权国家药品检定研究机构及北京市、天津市、上海市、大连市、青岛市、成都市、武汉市、重庆市、厦门市、广州市药品检验机构和江苏省、浙江省、福建省、海南省、广东省、陕西省药品检验机构为口岸药品检验所。

国家药品监督管理部门确定的口岸药品检验所负责对进口药品实施口岸检验,国家药品检定研究机构负责进口药品口岸检验工作的指导和协调。口岸药品检验所应当按照《进口药品注册证》或《医药产品注册证》载明的注册标准对进口药品进行检验。进口药材由国家药品监督管理部门确定的口岸药品检验所或者边境口岸所在地省级药品检验机构负责进口药材的口岸检验工作。边境口岸所在地省级药品检验机构包括黑龙江、吉林、云南、广西、内蒙古、西藏、新疆等省(自治区)药品检验机构。进口药材应按照国家药品监督管理部门确定的药品标准进行检验。

口岸药品检验所接到《进口药品口岸检验通知书》后,应按照药品监督管理部门的规定进行现场抽样，并核查出厂检验报告书和原产地证明原件。抽样完成后，口岸药品检验所应当及时对所抽取的样品进行检验，在规定时限内完成检验工作，出具《进口药品检验报告书》，并按规定送交相关药品监督管理部门和有关单位。国家药品监督管理部门规定批签发的生物制品，口岸检验符合标准规定，审核符合要求的，应当同时发放生物制品批签发证明。进口单位对检验结果有异议的，可以按规定向原口岸药品检验所申请复验，也可以直接向国家药品检定研究机构申请复验。生物制品的复验直接向国家药品检定研究机构申请。口岸药品检验所在受理复验申请后，应按规定做出复验结论，并通知相关药品监督管理部门和有关单位。

进口药品检验是药品监督管理部门对进口药品实施监督管理的重要措施之一，对于保证进口药品质量，保障人民群众用药安全有效具有十分重要的作用。

（周福成　麻广霖）

药品注册检验 （drug registration inspection）　对申请注册的药品进行样品检验和药品标准复核。样品检验系指按照申请人申报或者国家药品监督管理部门核定的药品标准对样品进行的检验。药品标准复核系指药品检验机构对申报的药品标准中检验方法的可行性、科学性、设定的项目和指标能否控制药品质量等进行的实验室检验和审核工作。药品注册检验包括新药注册检验、仿制药注册检验、进口药品注册检验、补充申请注册检验和再注册检验等。

2007年国家药品监督管理部门发布的《药品注册管理办法》规定，药品注册检验由国家药品检定研究机构或者省级药品检验机构承担；进口药品的注册检验由国家药品检定研究机构组织实施。未在国内上市销售的从植物、动物、矿物等物质中提取的有效成分及其制剂、新发现的药材及其制剂、未在国内外获准上市的化学原料药及其制剂、生物制品、放射性药品以及国家药品监督管理部门规定的其他药品的注册检验由国家药品检定研究机构或者国家药品监督管理部门指定的药品检验机构承担。从事注册检验的药品检验机构，应当按照药品检验所实验室质量管理规范和国家实验室资质认定的要求，配备与注册检验任务相适应的人员和设备，符合药品注册检验的质量保证体系和技术要求。

申请人向国家药品监督管理部门或省级药品监督管理部门提出药品注册申请，由受理注册申请的药品监督管理部门向药品检验机构发出注册检验通知书。申请人应当提供药品注册检验所需要的有关资料、报送样品或者配合抽取检验用样品，提供检验用标准物质。样品数量应为检验用量的3倍，生物制品的注册检验还应当提供相应批次的制造检定记录。药品检验机构进行新药标准复核时，除进行样品检验外，还应当根据药物的研究数据、国内外同类产品的药品标准和国家有关要求，对药物的药品标准、检验项目等提出复核意见。

药品检验机构应在规定时限内完成样品检验和药品标准复核工作，出具药品注册检验报告书及药品标准复核意见，送交国家药品监督管理部门药品审评机构，同时抄送通知其检验的药品监督管理部门和申请人（见药品注册审批时限）。对于获准进入特殊审批程序的药品，药品检验机构应当优先安排药品注册检验（见新药特殊审批）。申请人需重新制定药品标准时，不得委托提出原复核意见的药品检验机构进行该项药品标准的研究工作。

药品注册检验是根据药品注册申请，依照法定程序，对药品的安全性、有效性、质量可控性等实施的必要的药品检验制度。药品注册检验作为药品注册的重要环节之一，为药品注册技术审评工作提供检验数据和技术支持。

（周福成　麻广霖）

yàopǐn jiǎnyàn bàogàoshū

药品检验报告书 （drug inspection report）　药品检验机构出具，对某一药品检验结果正式报告的书面形式。通常情况下，药品检验报告书可以由药品监督管理部门设置或确定的药品检验机构对外出具，报告各级药品监督管理部门送检药品的质量状况，作为药品监督管理的依据；也可以由药品生产企业的检验部门为本企业产品出具的质量证明报告，作为药品合法销售的凭证。药品检验机构（部门）运用现代化的检验、检测手段对送验样品按照法定的药品标准进行检验，所有的检验结果均需记录于药品检验报告书，并给出"合格"，或"不合格"的结论。

药品检验报告书的格式由国家药品监督管理部门统一制定和公布，有多种样式。一般的格式和内容包括：报告书编号、检品名称、批号、生产单位、供样部门、检验目的、检验项目、检验依据、规格、包装、有效期、总数量、收检日期、报告日期。然后，逐项列出检验项目、标准规定和检验结果。

每一份检验报告书只针对一个批号的药品。药品检验报告书由药品检验机构授权的人员签发。检验人员应本着严肃认真的态度书写报告底稿，做到依据准确、数据完整、字迹清晰、用语规范、结论明确。药品检验报告书应按照药品监督管理部门规定的期限妥善保存。药品检验报告书可作为药品监督管理部门监督执法的技术依据，具有法律效力。

（周福成　麻广霖）

yàopǐn fùyàn
药品复验（drug re-test）

当事人对药品监督管理部门设置或确定的药品检验机构出具的药品检验结果有异议而申请的药品复核检验。这是药品生产企业、药品经营企业、医疗机构或其他组织通过行政救济途径解决行政争议的一种方法。

2001 年颁布实施的《中华人民共和国药品管理法》（简称《药品管理法》）规定，"当事人对药品检验机构的检验结果有异议的，可以自收到药品检验结果之日起七日内向原药品检验机构或者上一级药品监督管理部门设置或者确定的药品检验机构申请复验，也可以直接向国家药品监督管理部门设置或者确定的药品检验机构申请复验。受理复验的药品检验机构必须在国家药品监督管理部门规定的时间内做出复验结论"。

当事人申请复验时，应当在规定的期限内向《药品管理法》规定的药品检验机构提出，其他药品检验机构不得受理复验申请。逾期申请复验的，药品检验机构将不再受理。当事人申请复验时应当按照药品监督管理部门的规定提交加盖申请复验单位公章的

复验申请表、药品检验机构的药品检验报告书原件、经办人办理复验申请相关事宜的法人授权书原件等相关资料。收到复验申请的药品检验机构应在 7 个工作日内进行审核，符合药品监督管理部门规定的方可受理。复验的样品从原药品检验机构留样中抽取。受理国内药品复验的药品检验机构应在收到留样之日起 25 日内做出复验结论，特殊情况需要延期的，应报告同级药品监督管理部门批准。口岸药品检验所在受理进口药品复验申请后，应自受理复验之日起 10 日内做出复验结论。申请复验的当事人应当按照国家有关部门或者省人民政府有关部门的规定，向复验机构预先支付药品检验费用。复验结论与原检验结论不一致的，复验检验费用由原药品检验机构承担。

药品检验是药品监督管理的技术基础，是药品监督管理部门作出行政处罚决定的重要依据。药品检验结果涉及设备条件、人员水平、检验标准、检验项目、检验方法及检验程序等多种因素的影响。一旦其中一项或者几项出现差错，就无法保证药品检验结果的准确性，进而影响行政行为的公正性，对当事人的利益造成损失和不利影响。《药品管理法》赋予了当事人对有异议的药品检验结果的申诉权力，明确了对药品检验结果的复验权。当事人对药品检验机构的检验结果有异议，可依法向药品检验机构申请复验，从而最大限度地降低当事人的损失，有效消除对当事人造成的不利影响，体现了国家对药品检验工作公正性、严谨性，以及对药品检验结果准确性、重复性的要求。药品复验对于维护当事人的合法权益，保证检验结

果的准确性、公正性具有十分重要的作用。

（周福成　麻广霖）

yàopǐn bǔchōng jiǎnyàn
药品补充检验（drug supplemental testing）

使用法定以外的检验方法和项目对药品质量进行检测、分析与评估的行政行为。药品检验机构在检验过程中，对有掺杂、掺假嫌疑的药品，在国家药品标准规定的检验方法和检验项目不能检出时，药品检验机构可以根据监督管理的需要补充检验方法和检验项目进行药品检验。

根据《中华人民共和国药品管理法实施条例》，经国家药品监督管理部门批准后，使用补充检验方法和检验项目所得出的检验结果，可以作为药品监督管理部门认定药品质量的依据。《药品质量抽查检验管理规定》规定，作为认定药品质量依据的补充检验方法和检验项目，由省级药品监督管理部门报国家药品监督管理部门批准。国家药品监督管理部门应当在接到报告后 10 个工作日内征求国家药品检定研究机构的意见。国家药品检定研究机构应当在 2 个月内提出意见报国家药品监督管理部门，由国家药品监督管理部门于 10 个工作日内以药品检验补充检验方法和检验项目批准件的形式，批复省级药品监督管理部门。

通常，国家制定的药品标准列出的检验方法和检验项目，只是涵盖了该药品生产过程中出现的一般情况下的药品质量控制项目，不可能包括药品质量出现的所有问题。药品补充检验是根据药品监督管理工作的需要，针对现行药品标准检验方法和检验项目的补充，为药品监督管理部门依法打击药品掺杂、掺假行为提

供了科学有效的技术支撑。

如果这些补充的检验方法和检验项目具有普遍性，就会增补到下一版的国家药品标准之中。

（周福成　麻广霖）

yàopǐn wěituō jiǎnyàn

药品委托检验（drug entrusted inspection）　药品监督管理部门以外的机构交托样品给药品检验机构进行有偿检验，药品检验机构根据检验结果，向委托方提交药品检验报告的活动。药品委托检验通常有三种情况，一是公安、质量管理等政府部门需要在依法作出行政决定之前，委托药品检验机构在规定的时间内，对药品证据进行识别和确认，提交药品检验报告；二是医疗机构为明确医疗纠纷的民事责任，或其他机构为明确药品质量责任时，请求药品检验机构代为对所涉药品进行检验。三是药品生产企业请求药品检验机构代为对本企业产品进行检验。前两者基本上仍然具有与药品监督检验相同的性质。

对于第三种情况，即药品生产企业的委托检验，国家也有相应的规定，要求药品生产企业委托检验符合 2010 版《药品生产质量管理规范》，应当具有与所生产药品相适应的质量检验机构、人员及必要的仪器设备，对放行出厂的产品必须按药品标准完成全部项目的检验。除动物试验外，其余检验项目不得委托检验。疫苗及血液制品的动物试验不得委托检验。在药品生产企业对购入原辅料、包装材料的检验中，使用频次较少（原则上每年不超过 10 次）的大型检验仪器设备（如核磁共振波谱仪、红外光谱仪、原子吸收光谱仪、液-质联用仪、气-质联用仪和高效液相色谱法中较少使用的蒸发光散射检测器、

荧光检测器、电导检测器、示差检测器以及气相色谱仪顶空法等），相应的检验项目可以委托检验。中药材及中药饮片检验中，因缺乏且使用频次较少（每年不足 10 批次）的检验仪器设备（气相色谱仪、原子吸收光谱仪等）而无法完成的项目；相应的检验项目也可以委托检验。

药品生产企业作为委托方应当与受托的药品检验机构签订书面委托检验合同，明确委托项目、委托时限、检验执行质量标准、双方的权利和义务，各项内容应当符合国家药品管理的相关规定。委托方和受托方双方必须互相审核资质，并保留相关证明文件。

委托方应按规定抽样，提供有代表性的样品，样品标签应标明样品名称、批号、规格、生产单位等基本信息；向受托方提供质量标准，并注明相应的委托检验信息；对最终的检验报告负责。受托方应依照委托方的要求及提供的质量标准进行检验，并向委托方提供书面检验结果及原始记录（或复印件）。

通过药品委托检验，可以使缺乏药品检验设备的机构或部门，得到相应的药品检验报告。从而有效地利用药品检验资源。同样，对于确保公众用药安全有效，也具有十分重要的作用。

（叶　桦）

Guójiā Jīběn Yàowù Zhìdù

国家基本药物制度（system of national essential medicine）　为保障一国人民基本用药需求而对基本药物的遴选、生产、流通、使用、定价、报销、监测评价等环节实施有效管理的制度。是世界卫生组织（World Health Organization，WHO）推荐的旨在保证各国人民基本用药需求的一种药物

制度，是政府为满足公众的基本卫生保健需要，合理利用有限的医药卫生资源，保障人民群众用药安全、有效、合理而推行的国家药物政策。基本药物制度的目标是提高基本药物的可及性、保证药品质量、促进药品合理使用。

历史沿革　1975 年，世界卫生组织第一次向部分国家推荐了制定基本药物的做法，并于 1977 年正式提出基本药物政策和概念，制定了第一版基本药物目录，包含了 208 种药物。1985 年根据第三十七届世界卫生大会决议，WHO 在肯尼亚首都内罗毕召开内罗毕会议，会议围绕 2000 年人人享有卫生保健这一目标，讨论如何实现人人能享有基本药物，将重点由选择基本药物转移至基本药物的获得、分配、合理使用及质量保证。1999 年，WHO 着手修订基本药物的更新和推广程序，2002 年，经过 WHO 内部及成员国讨论，WHO 执行委员会审核通过了更新和推广程序。2007 年 3 月 WHO 更新后的基本药物目录包括了 340 种药物，能够应付多数全球重大疾病，包括疟疾、艾滋病、结核病、生殖卫生疾病以及日益高发的慢性病，如癌症和糖尿病等。WHO 每两年更新出版一份基本药物目录，2015 年 4 月发布了第十九版《基本药物目录》和第五版《儿童药基本药物目录》。在 WHO 不断推广基本药物概念的基础上，全世界拥有自己基本药物目录的国家从 1977 年的 12 个迅速增加到 20 世纪末的 156 个国家。

中国早在 1979 年就开始了国家基本药物制度的探索，并着手制订国家基本药物目录，并于 1982 年颁布了第一版基本药物目录，即《国家基本药物（西药部

分）》，包含了 278 种西药。然而在此之后的相当一段时间之内，基本药物政策的实施基本处于停滞状态，基本药物目录没有及时修订，基本药物的使用也没有得到有效的监管和深入的研究。1991 年，中国被 WHO 指定为国际基本药物行动委员会西太区代表，1992 年，中国重新恢复了基本药物的遴选和基本药物政策的制定与实施，并先后于 1992 年、1996 年、1998 年、2004 年调整公布了《国家基本药物目录》（表）。但中国的国家基本药物政策一直停留在基本药物遴选的初级环节，而并没有从保证质量、可获得性和合理使用的政策目标出台相应的支持性措施。2009 年的医药卫生体制改革中，建立基本药物制度成了改革重点工作之一。2009 年 3 月，中共中央国务院公布的《关于深化医药卫生体制改革的意见》新医改方案中，明确提出了"建立国家基本药物制度"，随后国务院印发的《医药卫生体制改革近期重点实施方案（2009—2011 年）》中，基本药物制度建设被列为 5 项近期重点推进的改革之一，明确"今年底明年初要在 30% 基层医疗卫生机构建立起国家基本药物制度，三年内全面实行"。同时，为了配合建立基本药物制度，切实改善药品的可获得性，保障药品的质量和促进药物的合理使用，针对基本药物目录的遴选、生产供应、使用、定价、支付等各个环节，国务院相关职能部门相继出台相应的配套制度：2009 年 8 月发布《国家基本药物目录管理办法（暂行）》《国家基本药物目录（基层部分）》（2009 版）、《国家基本药物采购配送的若干意见（暂行）》、2009 年 9 月发布《关于

加强基本药物质量监督管理的规定》、2009 年 10 月发布《国家基本药物（基层部分）零售指导价格》《国家基本药物临床应用指南（基层部分）》《国家基本药物处方集（基层部分）》等。2013 年 5 月 1 日，《国家基本药物目录》（2012 年版）公布施行，已经 2012 年 9 月 21 日卫生部部务会议讨论通过并公布施行。

目标和要素 WHO 推荐制定的国家药物政策是以基本药物为核心，由基本药物的遴选、可负担性、药品财政、供应系统、药品监管、合理使用、研究、人力资源开发、监测和评估九个要素组成，其主要目标是保证药物的质量、可获得性和合理用药。国家药物政策，其本质即是一部国家基本药物政策。国家基本药物制度的九大要素各自包含的内容为：①基本药物目录的遴选。基本药物的遴选是国家基本药物政策的核心原则之一，是实现国家基本药物政策的前提。基本药物的遴选需要遵循科学的遴选标准和透明的遴选过程，以保证药品的可获得性，促进药品的合理使用，并通过遴选安全、有效的药品保证药品的质量。②可负担性。可承受的价格是确保基本药物可获得性的先决条件。因此，WHO 建议各成员国政府对于基本药物目录内的药品应当采取适当的政

策限定销售价格，例如，通过降低药品税率、流通利润幅度以及定价政策等，对于仿制药通过仿制政策促进竞争降低药品价格，对于专利药可以通过价格谈判和寻求治疗替代达到控制药价的目的。总之，政府应当通过一系列限制措施压低基本药物价格，以保证患者对于药物的可负担性。③药品财政。药品财政是国家基本药物政策中用以改善基本药物可获得性的另一个重要组成要素。基本药物的使用一定要纳入国家医疗保险体系、公共医疗保险体系或者是商业医疗保险体系，通过负担患者一部分药品费用以达到降低药品价格的目的，对于重点疾病、贫困人群和不发达的地区应当增加政府财政资金。④供应系统。国家基本药物政策中增强基本药物可获得性的第四个基本要素是一个可靠的供应系统。不仅仅通过价格限制和财政支持使患者用得起基本药物，还得通过正常运转的药品供应系统保证基本药品用得上，使患者有药可用。同时，需要利用药品的购销渠道处理、销毁必要的药品，以保证药品的使用安全。⑤药品监管。药品监管是指药品监督管理部门通过制定和执行大部分药品的法律、法规和部门规章，以确保药品的质量。例如，通过强制实施生产质量管理规范保证企业

表　中国历版《国家基本药物目录》收载药品情况

发布（调整）时间	西药	中药
1982 年	278 个品种	未遴选
1996 年	699 个品种	1699 个品种
1998 年	740 个品种	1333 个品种
2000 年	770 个品种	1249 个品种
2002 年	759 个品种	1242 个品种
2004 年	773 个品种	1260 个品种

生产药品的安全、有效，通过药品不良反应监测指导临床合理用药等。⑥合理使用。药品的合理使用是全世界共同关注的一个课题，是国家基本药物政策的重要组成部分，同时也是其主要目标之一。为促进药品在临床上的合理使用，仅靠实施基本药物目录是不够的，WHO 推荐各成员国制定《国家处方集》或者《标准治疗指南》，并针对医护人员和患者进行宣传教育，以促进临床的合理用药。⑦研究。作为国家基本药物政策的一个组成要素，研究包括两方面的含义。一方面是指通过科学研究，更好地理解各个要素与政策目标间的关系，以确定基本药物的遴选、采购、销售和使用的最佳方法，帮助建立及进一步完善国家基本药物政策；另一方面即指新药的研究开发，通过良好的临床前试验管理规范和临床试验管理规范加强新药研发的管理。⑧人力资源开发。执行国家基本药物政策并最终实现它的目标有赖于高素质的、有经验的专业人员，包括政策的制定者、医师、药师、药学技术人员、临床药理专家、经济学家和研究人员等等。因此，必须有目的的教育和培训一批合格人员来执行国家基本药物政策所必须做到的主要任务。⑨监测和评估。监测和评估是国家基本药物政策的一个重要部分，通过定期的以指标为基础的调查对国家基本药物政策进行监测，并对社会各方面和经济的影响进行独立的外部评估，以有助于进一步完善、修改国家基本药物政策。

建立国家基本药物制度有利于建立起良好的药品质量保证体系，有利于改善基本药物短缺和浪费的情况，在为国家医疗保险体制提供科学、合理、规范的用药依据的同时，有利于减少医源性疾病、药源性疾病和药品不良反应，从而提高临床合理用药水平。国家基本药物制度在保证全民用药权益和降低全民医疗费用上能够发挥巨大的作用，最终保障全民用药安全，促进实现人人享有卫生保健这一目标。

(史录文　管晓东)

jīběn yàowù

基本药物 (essential medicine)

能满足大部分国民基本医疗卫生保健优先需要并可公平获得的药物。是为了使社会公众获得基本医疗保障，既满足社会公众用药需求，又能从整体上控制药品费用，为减少药品浪费和不合理用药，经过科学评价从各类药品中选出的具有代表性、可供疾病预防治疗时优先考虑的药物。

基本药物的概念最初由世界卫生组织（World Health Organization, WHO）提出，旨在使得一些经济比较落后、药品生产能力低或者卫生资源有限的国家能够按照自己国家医疗卫生的需要，以有限的费用、适宜的价格购买并使用质量和疗效都有保障的药物。1977 年 WHO 在第 615 号技术报告中首次正式提出了基本药物的概念，即基本药物是能够满足大部分人口卫生保健需要的药物，因此，它们应该能在数量充足、剂型适宜和价格可支付得起等方面满足供应。然而随着世界各国基本药物行动规划的实践，基本药物的内涵得到了不断的发展和延伸，1985 年 WHO 在肯尼亚首都内罗毕召开的内罗毕会议上扩展了基本药物的概念，提出基本药物应该不单单是能够满足大部分人口卫生保健需要的药品，国家在保证生产和供应的过程中，还应高度重视合理用药，即基本药物还必须和合理用药相结合，宣告了基本药物与合理用药相结合的新时代的到来，并推荐把基本药物的遴选同处方集和标准治疗指南的制定相结合。2002 年 WHO 进一步定义为：基本药物是能满足大部分国民基本医疗卫生保健优先需要的药物。

2009 年 8 月中国国家发展和改革委员会、卫生部等九部委联合发布《国家基本药物目录管理办法（暂行）》，指出基本药物是适应基本医疗卫生需求，剂型适宜，价格合理，能够保障供应，公众可公平获得的药品。同时指出国家基本药物遴选应当按照防治必需、安全有效、价格合理、使用方便、中西药并重、基本保障、临床首选和基层能够配备的原则。因此基本药物有以下特点：①有充足的来自临床的证实安全性有效性的数据。②符合疾病的发生、流行、遗传和人口学的特点。③有药物经济学上的优势。④能够适应药动学、当地生产条件、药品有效期和贮存条件等因素的要求。⑤采用能确保质量的剂型，考虑了生物利用度和在一定储存条件下的稳定性。⑥主要是单方药，若是复方制剂，能够被证明其治疗效果、安全性、和依从性有优势，或可减少治疗疟疾、结核和艾滋病药物耐药发生。⑦有能保证卫生专业人员获得可靠无偏倚的药品信息。⑧能反映新药研发成果和新出现的疾病，并考虑耐药状况的变化。⑨并非效果最好或者价格最便宜的药物，而是最能满足人群优先卫生需要的药物。

基本药物的概念具有全球范围内的广泛性和实用性，基本药物的可供应性、可获得性和可支付性使得基本药物的经济效益得到各国医疗体制的青睐和重视，作为国家药物政策的核心组成部分，基本药物可以促进药品的可及、质量和合理使用，提高药品监督管理效率，逐步实现初级医疗保健实现人人享有卫生保健目标的需要。国家对基本药物质量提出了"抽验覆盖率100%和抽验合格率100%的双百政策"。

（史录文　管晓东）

jīběn yàowù mùlù

基本药物目录（essential medicine list，EML）

按照一定的原则遴选出来的具有符合基本药物特征的药物清单。制定基本药物目录的目的是通过遴选有限的基本药物，促进其合理使用和可获得性，以提高医疗水平和药品管理水平。

世界卫生组织（World Health Organization，WHO）在1975年为解决贫困国家和发展中国家药品供应问题第一次提出基本药物这个概念，并帮助成员国选择基本药物，使他们能够按照国家卫生需要，以有限的资金、合理的价格购买使用质量可靠、疗效确切的基本药物。1977年，在莫桑比克、秘鲁、斯里兰卡等国家实践的基础之上，WHO基本药物专家委员会在WHO基本药物遴选第一次会议上正式提出基本药物的概念，并颁布了第一份WHO基本药物目录，这份基本药物目录为各国政府提供了一个范本，以便能挑选药物解决当地公共卫生需求并制定国家基本药物目录，这份基本药物目录中共有208种药物，用以对付当时的全球疾病负担，同时每2年由一个独立专家委员会进行修订，以反映新的卫生挑战、医药方面的新发展以及不断变化的耐药模式。截至2012年，

WHO先后出版了16个版本的基本药物目录，最新的一个版本为2009年出版的基本药物目录，收录药物共358种。WHO规定基本药物的遴选程序应包括设立基本药物专家委员会、推荐药物的申请、申请书和推荐草案的审核、遴选标准、药物展示、专家委员会报告、基本药物图书馆七方面的内容。

从1979年就开始了国家基本药物目录的制定，并在1982年至2004年间共制定了6版《国家基本药物目录》：1982年1月制定了第一版《国家基本药物目录》，1993年至1995年2年间进行了第2次遴选，1998年、2000年、2002年和2004年又进行了4次调整。为配合国家医疗卫生体制改革，2006年至2009年又开始进行新一轮的基本药物目录调整与遴选，并于2009年8月18日，发布了《国家基本药物目录（基层卫生医疗机构配备使用部分）》。

在发布《国家基本药物目录（基层卫生医疗机构配备使用部分）》（2009版）的同时，中国国务院相关职能部门还发布了《国家基本药物目录管理办法（暂行）》，根据这两份文件，基本药物目录原则上3年调整一次，其遴选原则为：防治必需、安全有效、价格合理、使用方便、中西药并重、基本保障、临床首选、基层能够配备，遴选的五项要求为：一是与中国公共卫生、基本医疗卫生服务和基本医疗保障水平相适应；二是符合中国疾病谱的特点，能够满足中国常见病、多发病和传染病预防、诊断、治疗的需求；三是遴选品种应当能够保证供应；四是应是临床首选选择使用的药品；五是目录遴选调整应当科学、公正、公开、公

平。中国2009年基层版目录第一部分为化学药品和生物制品：依据临床药理学分为24类。①抗微生物药。②抗寄生虫药。③麻醉药。④镇痛、解热、抗炎、抗风湿、抗痛风药。⑤神经系统用药。⑥治疗精神障碍药。⑦心血管系统用药。⑧呼吸系统用药。⑨消化系统用药。⑩泌尿系统用药。⑪血液系统用药。⑫激素及影响内分泌药。⑬抗变态反应药。⑭免疫系统用药。⑮维生素、矿物质类药。⑯调节水、电解质及酸碱平衡药。⑰解毒药。⑱生物制品。⑲诊断用药。⑳皮肤科用药。㉑眼科用药。㉒耳鼻喉科用药。㉓妇产科用药。㉔计划生育用药。第二部分为中成药：依据功能分为6类，内科用药、外科用药、妇科用药、眼科用药、耳鼻喉科用药、骨伤科用药。第三部分为中药饮片。

（史录文　管晓东）

yàowù yánfā guǎnlǐ

药物研发管理（administration of drug research and development）

国家药品监督管理部门或研发机构对药物研发过程中的要素（如机构、人员、场所、技术、信息、设施、设备）进行的管理活动。从药品监督管理的角度来讲，主要目的是对研制的药物能否进入临床研究及投入生产进行审核和批准。对于研发机构来讲，其主要目的是保证药物研发过程中药物研发机构和人员有效利用各种资源和条件，研究过程科学、严谨、规范，资料真实、完整，保障药物研发的质量和水平，实现人体用药的安全、有效、经济、合理和质量稳定可控。

内容　国家鼓励研究和创制新药，保护公民、法人和其他组织研究、开发新药的合法权益。

药物研发可以分为三个阶段：新药发现与筛选阶段、临床前研究阶段、临床研究阶段。对药物研发的不同阶段，管理的目的、重点和内容各不相同。《中华人民共和国药品管理法》和《中华人民共和国药品管理法实施条例》对新药研制作了明确规定。为了保证药物研发的质量，并与国际上的药物研发管理接轨，在药物的非临床安全性试验研究阶段必须执行《药物非临床研究质量管理规范》，在药物临床研究阶段必须执行《药物临床试验质量管理规范》。在《药品注册管理办法》等法规中，对药物研发涉及的药品知识产权管理问题也作出了相应的规定。

药物非临床研究是药物研发的重要阶段，主要通过实验系统试验的方式，获得关于候选药物安全性的数据资料，确定其是否达到进行人体临床试验的要求。药物非临床研究管理主要涉及七个方面：组织机构和人员、实验设施、仪器设备和实验材料、标准操作规程、研究工作的实施、资料档案、监督检查。标准操作规程的制定、修改、生效、存放、分发、使用、销毁等都应符合规定。

药物临床试验管理是药物研发管理的重要组成部分。临床试验管理的主要目的是为了保证试验过程规范，结果科学可靠，保护受试者的权益并保障其安全。中国对药物临床试验的机构实行资格认定制度。

药物研发管理还包括对药物的专利权、商标权和商业秘密的知识产权管理，以保护药物研发的创造性活动所应享有的合法权益。依照《中华人民共和国专利法》等有关法规，对药品的发明专利、实用新型专利和外观设计专利予以保护。在《药品注册管理办法》中明确了有关知识产权的要求和规定，对药物研发中的技术秘密进行严格管理。药品监督管理部门、相关单位以及参与药品注册工作的人员，对申请人提交的技术秘密和实验数据负有保密的义务。药品注册所报送的资料引用文献应当注明著作名称、刊物名称及卷、期、页等；未公开发表的文献资料应当提供资料所有者许可使用的证明文件。外文资料应当按照要求提供中文译本。这些规定有助于界定所提供资料的真实性、准确性和可靠性，避免知识产权纠纷。申请人应当对其申请注册的药物或者使用的处方、工艺、用途等，提供申请人或者他人在中国的专利及其权属状态的说明；他人在中国存在专利的，申请人应当提交对他的专利不构成侵权的声明。对申请人提交的说明或声明，药品监督管理部门应当在行政机关网站予以公示。在药品注册过程中发生专利权纠纷的，按照有关专利的法律法规解决。

意义与作用　药物研发是具有探索性、创新性和应用性，多学科相互渗透、相互合作的知识技术密集型工程，包括药材种植、养殖、加工炮制、化学合成、制剂、质量标准、安全性、有效性等各方面的研究与开发活动，涉及人才、技术、资金、市场、政策、组织、环境等诸多因素，具有周期长、投入大、风险高等特点。药物研发管理对提高研发的质量，确保研究的真实性、完整性和可靠性，保障人民用药安全，对防治疾病和发展医药经济，都具有重要意义。只有科学严格的监督管理，才能贯彻新药研发的基本准则，保证研发的药物更安全有效，促进药品行业的健康发展。

（闫希军）

yàowù yánfā jīgòu
药物研发机构（drug research and development institutions）从事药物研制、制药技术、药品申报注册等研究开发活动的机构。又称药物研究院、药物研究组织、药品研发组织、药品研发机构、新药研发机构、药学科研组织等。对提高药品研究质量，保障人民群众用药安全有效，承担重要作用。

演变与发展　在中国计划经济时期，药物研发机构的数量较少，科研力量较为薄弱，主要分布于科学院、卫生系统、高等院校和军事医学系统。药物科研工作主要集中在解决仿制药的技术保障和药品检验方面。改革开放以后，医药行业逐步转向社会主义市场经济体制，医药企业主办的药物研发机构开始兴起，药物研发机构呈现多元化发展的格局。从 20 世纪 90 年代末期，跨国制药公司在中国设立的药物研发机构迅速增加。1999 年 10 月 19 日国家药品监督管理部门发布《药品研究机构登记备案管理办法（试行）》，要求凡在中国境内为申请药品临床试验和生产上市而从事研究的机构，都应登记备案。

类型与性质　药物研发机构从隶属关系和研究领域的不同，可以做不同的分类。

从隶属关系上主要有下几种类型：①专门从事药物研发的研究院（所），主要隶属于国家和地方兴办的科学院、医学研究系统。②附设在高等院校、药检部门、大型医疗机构中的药物研究所（室）。③由独立的药物研究院转化为企业性质的研究与开发机构。④由大型制药企业设立的药物研发机构。⑤公共技术平台式的研发机构，主要提供核心技术平台、支撑技术平台和完善技术服务体系。⑥中小型医药科技创新企业。

从研究领域上药物研发机构可分为两大类：药物临床前研究机构和药物临床研究机构。①药物临床前研究机构主要从事药物的合成工艺、提取方法、理化性质及纯度、剂型选择、处方筛选、制备工艺、检验方法、质量指标、稳定性、药理、毒理、动物药动学等。对中药制剂和生物制品有其他更多的研究内容。临床前药物安全性评价是药物非临床研究机构的核心职能（见药物研发管理）。②药物临床研究机构的主要职责是为了保证试验过程规范，结果科学可靠，保护受试者的权益并保障其安全。自 2005 年 3 月 1 日起，只有通过资格认定并检查合格的药物临床试验机构，才能承担药物临床试验项目。

组成和职能作用　药物研发机构的基本职能是围绕药物和药学领域，进行基础研究、新药发现、临床前研究和临床试验，创制新药，改进现有药品，发展药学事业和制药产业。药物研发机构的能力和水平在一定程度上代表着一个国家制药工业的科技水准和竞争能力。药物研发机构主要包括了机构设置、工作场所、人员组成、仪器设备、研究品种、资金来源等几个方面的重要因素，综合决定了药物研发机构的能力和水平。根据 2007 年 10 月 1 日起施行的《药品注册管理办法》的规定，药物研究机构应当具有与试验研究项目相适应的人员、场地、设备、仪器和管理制度，并保证所有试验数据和资料的真实性；所用实验动物、试剂和原材料应当符合国家有关规定和要求。从事药物非临床安全性评价的研究机构和临床试验机构实行资格认定制度，必须分别遵循《药物非临床研究质量管理规范》和《药物临床试验质量管理规范》，应当参照国家药品监督管理部门发布的有关技术指导原则，应当认真接受并积极配合药品监督管理部门的监督检查。

（闫希军）

yàowù wěituō yánjiū

药物委托研究（drug authorized research）　药物研发机构或制药企业将药物研发过程中某些专业技术或服务项目，委托给其他机构的一种药物研发形式。又称药物研发外包。能够承接这些委托项目的机构，可以是其他制药企业、研究机构，也可能是专门的合同研究组织，视不同的项目类型，委托给不同的研究单位。随着制药行业的竞争以及各国对药品监管的不断加强，药物研发过程更为复杂，周期更长，费用更高，单一机构难以承担复杂多样的研发任务，所以采用联合或外包的方式。对于制药企业来说，可以节省经费及人力，提高研发效率，实现研究开发的专业化和资源配置的最优化。委托进行专业的技术开发和临床试验，已成为世界制药企业进行新药研发的重要途径。对于受托企业来说，在某些领域积累了一定的行业经验，拥有专业技术特长和优势资源，熟悉药政管理部门的相关要求，并能够通过规范的操作流程达到这些要求。

法源　中国自 2007 年 10 月 1 日起施行的《药品注册管理办法》对委托研究有明确规定："申请人委托其他机构进行药物研究或者进行单项试验、检测、样品的试制等的，应当与被委托方签订合同，并在申请注册时予以说明。申请人对申报资料中的药物研究数据的真实性负责。"由于药物临床试验的重要性和特殊性，《药品注册管理办法》对药物临床试验的委托行为、临床试验的实施、受托试验单位的责任等，也都作了相关规定。2003 年 9 月 1 日起施行的《药物非临床研究质量管理规范》《药物临床试验质量管理规范》对涉及委托研究的事项和行为也作了规定。申办者按国家法律、法规等有关规定，向国家药品监督管理部门递交临床试验的申请，也可委托合同研究组织执行临床试验中的某些工作和任务。国家药品监督管理部门可以接受国内制药企业由于技术的需要而委托研究的注册申请资料。

内容　采用委托研究形式的主要是药物非临床研究和药物临床试验。签订合同是双方明确研究任务、明确利益与责任的必要形式，接受委托承担药物非临床研究或临床试验的研究机构应与委托单位签订书面合同。双方商定研究费用并在合同中写明。接受委托的研究，实验方案应经委托单位认可。对于临床试验，申办者、研究者要共同设计试验方案，述明在方案实施、数据管理、统计分析、结果报告、发表论文方式等方面的职责分工。签署双方同意的试验方案及合同，报伦理委员会审批后实施。

委托方的职责　委托方负责发起、申请、组织、监查和稽查临床试验项目，并提供试验经费。申办者提供研究者手册，其内容包括试验药物的化学、药学、毒理学、药理学和临床的（包括以前的和正在进行的试验）资料和数据。申办者向研究者提供具有易于识别、正确编码并贴有特殊标签的试验药物、标准品、对照药品或安慰剂，并保证质量合格。试验用药品应按试验方案的需要进行适当包装、保存。申办者应建立试验用药品的管理制度和记录系统。申办者任命合格的监查员，并为研究者所接受。申办者应建立对临床试验的质量控制和质量保证系统，可组织对临床试验的稽查以保证质量。申办者应与研究者迅速研究所发生的严重不良事件，采取必要的措施以保证受试者的安全和权益，并及时向药品监督管理部门和卫生主管部门报告，同时向涉及同一药物的临床试验的其他研究者通报。申办者中止一项临床试验前，须通知研究者、伦理委员会和国家药品监督管理部门，并述明理由。申办者负责向国家药品监督管理部门递交试验的总结报告。申办者应对参加临床试验的受试者提供保险，对于发生与试验相关的损害或死亡的受试者承担治疗的费用及相应的经济补偿。申办者应向研究者提供法律上与经济上的担保，但由医疗事故所致者除外。研究者不遵从已批准的方案或有关法规进行临床试验时，申办者应指出以求纠正，如情况严重或坚持不改，则应终止研究者参加临床试验并向药品监督管理部门报告。

受托方（研究者）的职责作为受托方的研究者是实施临床研究并对临床试验的质量及受试者安全和权益的负责者。研究者必须经过资格审查，具有临床试验的专长、资格和能力。研究者必须详细阅读和了解试验方案的内容，并严格按照方案执行。研

究者应获得所在医疗机构或主管单位的同意，保证有充分的时间在方案规定的期限内负责和完成临床试验。研究者应了解并熟悉试验药物的性质、作用、疗效及安全性（包括该药物临床前研究的有关资料），同时也应掌握临床试验进行期间发现的所有与该药物有关的新信息。研究者必须在有良好医疗设施、实验室设备、人员配备的医疗机构进行临床试验，该机构应具备处理紧急情况的一切设施，以确保受试者的安全。实验室检查结果应准确可靠。研究者须向参加临床试验的所有工作人员说明有关试验的资料、规定和职责，确保有足够数量并符合试验方案的受试者进入临床试验。研究者必须保证所有试验用药品仅用于该临床试验的受试者，不得把试验用药品转交任何非临床试验参加者。研究者应向受试者说明经伦理委员会同意的有关试验的详细情况，并取得知情同意书。研究者负责做出与临床试验相关的医疗决定，保证受试者在试验期间出现不良事件时得到适当的治疗。研究者有义务采取必要的措施以保障受试者的安全，并记录在案。在临床试验过程中如发生严重不良事件，研究者应立即对受试者采取适当的治疗措施，同时报告药品监督管理部门、卫生主管部门、申办者和伦理委员会，并在报告上签名及注明日期。研究者应保证将数据真实、准确、完整、及时、合法地载入病历和病例报告表。研究者应接受申办者派遣的监查员或稽查员的监查和稽查及药品监督管理部门的稽查和视察，确保临床试验的质量。研究者在临床试验过程中，不得向受试者收取试验用药所需的费用。临床试验

完成后，研究者必须写出总结报告，签名并注明日期后送申办者。研究者中止一项临床试验必须通知受试者、申办者、伦理委员会和药品监督管理部门，并阐明理由。临床试验中的资料均须按规定保存及管理，研究者应保存临床试验资料至临床试验终止后5年。

作用及法律效力药物委托研究的产生和发展是医药研发领域社会分工的必然产物。双方均应履行各自职责，并严格遵循临床试验方案，采用标准操作规程，以保证临床试验的质量控制和质量保证系统的实施。随着制药行业的全球化，可以在全球范围内建立跨国临床研究网络。由于信息化系统的应用和发展，更加增强了组织实施全球性临床试验的能力和经验，药物委托研究的形式也渗透到了制药行业的各个领域，从早期药物发现、临床前研究、各期临床试验、政策法规咨询，扩展到生产和包装、市场推广、产品发布和销售支持、药物经济学、商业咨询及药效追踪等领域。制药企业要密切监控项目进展，双方又要紧密配合，对受托方的服务质量、研发流程、研发进度都应有有效的管理，共同促进药物研发符合患者需求，又符合国家药品监管法规。

(闫希军)

hétóng yánjiū zǔzhī

合同研究组织（contract research organization，CRO）通过签约形式为制药企业或研发机构提供药物研发中的专业化技术和服务的一种学术性或商业性的研究机构。又称研发外包组织、协议研究组织。中国2003年颁布的《药物临床试验质量管理规范》将其界定为："一种学术性或商业性的科学

机构。申办者可委托其执行临床试验中的某些工作与任务，此种委托必须做出书面规定。"申办者依据合同将其部分或全部与试验相关的职责及职能转交给 CRO 组织，但申办者永远对试验数据的质量及其完整性最终负责。CRO 组织有义务实施质量控制及质量保证。CRO 的出现体现了新药研发和临床研究的专业化、精细化和规范化的发展趋势，是医学研发领域社会分工的必然产物。

演变过程与发展 CRO 作为一个新兴的行业领域，经历了一个从国外创新到中国推广的过程。

CRO 在国际上的创立 自 20 世纪 70 年代后期兴起于美国，起初只是一种数据处理与统计分析的咨询服务组织。随着美国食品药品管理局对新药研发监管的不断加强，药品的研究开发过程也变得更为复杂，耗时更久，费用也更高，推动制药企业在尽力缩短新药研发周期的同时，还必须控制成本和减少失败的风险。CRO 以其专业化、高效率、灵活性、服务多样化以及具有丰富临床经验等优点，为制药企业提供技术支持和专业化服务。到 80 年代后期，在美国、欧洲和日本迅速发展开来。到 90 年代已成为制药行业链条中不可缺少的环节。随着信息技术的发展和应用，CRO 实施全球性临床试验的能力得到了进一步提高。许多大型 CRO 在全世界几十个国家和地区建立分支机构，形成了强大的跨国研究网络。

CRO 在中国的推广 20 世纪 90 年代末到 21 世纪初，中国制药行业环境的变化催生了中国 CRO 市场。随着药品管理法规的不断完善，国家药品监督管理机构对药品研发的监管力度不断增强，审评过程也力求科学严谨。同时，中国制药业的市场竞争环境也发生了显著的变化。药物研发的全球化进程加快，越来越多的国际多中心临床试验在中国开展。1998 年国家药品监督管理局成立后，随着《中华人民共和国药品管理法》《中华人民共和国药品管理法实施条例》《药品注册管理办法》《药物非临床研究质量管理规范》《药物临床试验质量管理规范》等一系列药事管理法规不断完善，尤其是在 2003 年 8 月颁布的《药物临床研究质量管理规范》中首次规定申报者可以委托 CRO 担当临床试验中的某些工作和任务，同时还对 CRO 做出明确的定义，这一规定直接激活了中国 CRO 市场的发展，正式出现了代为办理新药审批手续、代为研制开发新药和为企业进行管理咨询或市场营销策划的机构，这类机构就是中国医药 CRO 的雏形。此后，国内开始涌现一大批 CRO 公司。凭借对医药市场、文化特点和行业管理方式的了解以及收费低廉等优势，得到迅速发展。2000 年 10 月，中国进行 CRO 的登记备案工作，归属国家药品监督管理部门进行管理。

类别与宗旨 从隶属关系上分，中国的 CRO 主要有三大类：①国家行业管理部门和科研系统建立或认证的临床前研究机构或临床研究中心，这类机构主要集中在科技资源雄厚、人才集中的大城市。②国外 CRO 在中国开设的分支机构，主要为在中国进行临床试验。③中外合资型的 CRO 组织，主要为小型跨国公司或大型本土企业提供比较规范、国际化程度比较高的专业服务。④在中国各地方逐渐兴起的本土的 CRO 公司，以服务于本土制药企业为主。

从生物医药企业与 CRO 的合作模式上分，主要有以下几种：①战略合作伙伴关系。制药企业与 CRO 公司结成战略联盟，形成一种长期稳定的合作模式。CRO 除了完成受委托的研发任务，还可以为企业提供研发战略等方面的咨询和指导。②专业合作模式。是指生物医药企业把研发环节中部分或全部外包给 CRO，自己则集中精力于市场营销等领域。项目进行过程中，企业对项目流程进行必要的监管和稽查；项目合作结束时，企业对研发结果进行验收。③临时合作模式。可以由 CRO 公司为项目的某个环节提供技术咨询，按时间计费；也可以由制药企业外聘 CRO 的人员暂时入驻本企业进行项目指导，提供一种人员外派服务，担任临床研究监查员或项目经理。

机构组成和职能 CRO 已经成为一个相对完备的技术服务行业体系，可以提供的专业化服务范围广泛，能承担药物研发企业委托的多种任务，包括：药品注册申请及临床试验报批、申报资料的准备、试验方案的设计、研究者及参试单位选择、中心试验室的选择、标准操作程序的制定、研究用药的设宜包装、多中心随机化及管理、病例报告表的设计、研究者手册的准备、试验进度安排及组织协调、试验及用药的安全性报告、试验数据处理和统计分析、质量控制和质量保证、撰写临床试验总结报告、产品工艺优化、产品支持和市场推广等，几乎涵盖药物研发的整个过程，其中最重要的是药物临床试验。因此，CRO 的基本职能是以合同的形式接受委托方的委托，独立或协助其开展药品研发、生产、营销过程中的某些研究或服务性工作。CRO 由一项或少数服务向提供综合式药物研发服务的方向发展。

相对于一般的药物研发机构，CRO 具有几个方面的专业化优势：①熟悉相关国家或地区的药品管理法规和政策。②通晓药品研发的国际惯例和指导原则。③具有从事药品临床试验的丰富经验和综合服务能力。④具有与药政部门沟通的资源和经验，并且与各临床机构有长期合作的基础。⑤擅长制定切实可行的试验方案。⑥按国际化标准操作程序组织实施临床试验。⑦有效实施质量控制和质量保证，应对相关法律问题、研究风险控制以及不良事件。⑧有对试验结果进行数据处理和统计分析的专长。⑨起草符合规范要求和注册程序的临床试验总结报告。

中国制药业的整体发展水平较低，CRO 组织发展起步晚，其职能作用主要体现在：①有助于推广实施各项药品管理法规。②有助于引进国外先进药物研发和制药技术。③在申办者与研究者之间搭起合作的桥梁。④提高中国药物研发的国际化和标准化水平。⑤促进药物研发领域的专业分工与协作关系。

委托 CRO 进行专业的技术开发和临床试验，已成为世界上制药企业进行新药研发的主要途径。美国、欧洲的 CRO 产业发展比较成熟，配套设施和管理团队比较完善，在服务内容、市场规模、服务质量等方面都处于世界领先水平。中国 CRO 行业起步较晚，但具有患者基数大、擅长中药研发、人力资源成本低等优势，因而具有良好的增长潜力和发展前景。

（闫希军）

yàowù yánjiū jìshù zhǐdǎo yuánzé
药物研究技术指导原则（technical guidelines for drug research）

根据药品管理法规及注册管理办法的规定，为药物注册申请提供技术参考以及用以评价药物安全有效性和质量可控性的指导性技术文件。是药物研发实践的经验总结，也是药品监督管理机构、药品审评机构审批新药的重要依据，是规范药物研发秩序、提高研发和评价水平的关键技术工具；有利于帮助和指导药物研发机构用科学、规范的方法和程序开展药物研发工作，推动药物研发和评价的科学化和规范化，提高药物研发和制药工业水平。

所依法源　中国《药物研究技术指导原则》的编制、颁布与实施，与药品监督管理法制化的推行相一致。1985 年中国首部《中华人民共和国药品管理法》颁布实施，为贯彻《中华人民共和国药品管理法》及相关注册管理法规，自 1987 年开始陆续制订和颁布了涉及药物研发的一系列技术指导原则。2007 年 10 月 1 日起施行的《药品注册管理办法》规定："药物研究参照国家食品药品监督管理局发布的有关技术指导原则进行，申请人采用其他评价方法和技术的，应当提交证明其科学性的资料。""药品注册标准的项目及其检验方法的设定，应当符合中国药典的基本要求、国家食品药品监督管理局发布的技术指导原则及国家药品标准编写原则。"

内容　中国颁布的药物研究技术指导原则，主要包括六大类：①化学药物适用的指导原则。包括化学药物长期毒性试验技术指导原则、化学药物非临床药动学研究技术指导原则、化学药物和生物制品临床试验的生物统计学技术指导原则、化学药物急性毒性试验技术指导原则、化学药物临床试验报告的结构与内容技术指导原则、化学药物杂质研究技术指导原则、化学药物制剂研究技术指导原则、化学药物质量标准建立的规范化过程技术指导原则、化学药物质量控制分析方法验证技术指导原则、化学药物残留溶剂研究技术指导原则、化学药物制剂人体生物利用度和生物等效性研究技术指导原则等。②中药和天然药物适用的指导原则。包括中药、天然药物长期毒性研究技术指导原则，中药、天然药物急性毒性研究技术指导原则，中药、天然药物申请临床研究的医学理论及文献资料撰写原则，中药、天然药物局部刺激性和溶血性研究技术指导原则，中药、天然药物临床试验报告的撰写原则，中药、天然药物提取纯化研究技术指导原则，中药、天然药物一般药理学研究技术指导原则，中药、天然药物制药研究技术指导原则等。③生物制品适用的指导原则。包括血液制品去除灭活病毒技术方法及验证指导原则、艾滋病疫苗临床研究技术指导原则、变态反应原（变应原）制品质量控制技术指导原则、人基因治疗研究和制剂质量控制技术指导原则等。④综合学科的指导原则。包括中药、天然药物药学研究综述的格式和要求、化学药物综述资料撰写的格式和内容的技术指导原则——对主要研究结果的总结及评价、化学药物综述资料撰写的格式和内容的技术指导原则——立题的目的与依据等。⑤由药品审评中心批准的审评一般原则。包括重组制品生产用哺乳动物细胞质量控制技术评价一般原则、生物组织提取制品和真核细胞表达制品的病毒安全性评价的技术审评一般原则等。⑥药物研发的技术标准或技术要求。有关中药的，有中药质量标准不明确的判定标准和处理原则、含濒危药材中药品种的处理原则等；有关化学药的，有化学药品技术标准、多组分生化药技术标准等。

作用及法律效力 主要体现在：①是中国药物研发的行业标准和发展指南。由于其科学技术特性，对药物研究能发挥具体的规范与指导作用，成为行业的基本标准和工作规范，有助于明确行业准入的门槛和基本要求。②全面体现了药物研发的客观规律。明晰其中每一过程的目的与意义，可以给药品评价、监管部门提供处理问题的依据，给药品研发机构和人员十分明确的研发思路，引导和推动其研究的科学化和规范化。③阐述了药物研发的具体过程与试验方法。引导药物研发者、评审者了解并选择科学合理的试验方法，在关注每一项试验的规范化过程的同时，也注重研究试验的方法学问题，有利于提高试验质量，推动药物试验科学的发展；同时，也能避免盲目试验，节约研发成本，缩短药品的注册进程，提高研发效率。

世界上发达国家为了保证药品监管的科学化与规范化，药品监管部门及相关国际组织将制定各种技术指导原则作为其主要工作之一，制定出了门类齐全、内容系统的指导原则，并予以严格施行。欧盟药品管理局和美国食品药品管理局分别制定了大量的指导原则，内容涉及药品研发、注册和上市生产的不同阶段的各个方面。人用药物注册技术国际协调会在美国、欧盟和日本的相关指导原则基础上，将涉及药品研发与评价中的安全性、有效性和质量控制方面的一系列指导原则进一步推广于国际化，并逐年扩展，以逐步实现技术要求与管理的互认，从而降低研究与管理成本。通过指导原则的制定、实施与不断更新，发达国家构建了药品研发、评价与监管的良好秩序，并有效地推动了药物领域科学与技术的快速发展。

（闫希军）

yàowù línchuángqián yánjiū jìshù zhǐdǎo yuánzé

药物临床前研究技术指导原则

（technical guidelines for pre-clinical study） 为提高药物临床前研究的质量，确保研究实施的科学性和规范性，对药物临床前研究机构和人员提出的指导性技术文件。通过对临床前动物模型和实验方法的技术指导，对候选药物在有效性和安全性等方面进行药理、毒理和生化数据的验证，主要目的是用尽量少的时间和资源，证明这些特性是否适合于人体，是否对于治疗某些疾病有效。

所依法源 中国自 1985 年开始实施《中华人民共和国药品管理法》后，陆续制定和颁布了涉及药物研发的一系列技术指导原则。2007 年 10 月 1 日起施行的《药品注册管理办法》规定："药物研究参照国家食品药品监督管理局发布的有关技术指导原则进行，申请人采用其他方法和技术的，应当提交证明其科学性的资料。"

内容 国家药品监督管理部门发布的关于药物临床前研究的技术指导原则主要有三个：①2003 年 3 月 20 日发布《预防用 DNA 疫苗临床前研究技术指导原则》，适用于以 DNA 质粒为载体的预防用制品，为该类制剂提供一个共同的原则，以保证 DNA 疫苗的研究既安全有效，质量可控，同时又鼓励创新。包括"DNA 疫苗构建的基本要求""DNA 疫苗的生产工艺""药理、毒理和生物分布""质量控制及检定的要求""临床研究用样品要求"等方面的主要内容。②2005 年 10 月 14 日发布的《预防用疫苗临床前研究技术指导原则》和《联合疫苗临床前和临床研究技术指导原则》，2010 年 4 月 12 日又发布了前者的修订版本，其适用于采用传统方法（如灭活、减毒、分离提取）制备的预防用疫苗。包括"基本原则""用于疫苗生产的菌毒种""疫苗的生产工艺研究""药理、毒理和生物分布""质量控制要求""稳定性试验""疫苗剂量和免疫程序的研究""临床研究用样品要求"等方面的内容。而联合疫苗的指导原则提出了有关临床前研究和临床研究中应注意的问题和要求，对联合疫苗研究开发、生产、检定、临床研究中应考虑和注意的问题做了全面的技术要求。③2010 年 4 月 1 日发布的《药物致癌试验必要性的技术指导原则》，提出确定药物是否需要进行致癌试验的最基本考虑是患者的最长用药时间和来源于其他试验研究的任何担忧因素。同时也应考虑预期患者人群、与潜在致癌性有关的前期研究结果、系统暴露程度、与内源性物质的异同、相关试验设计或与临床研究阶段相关的致癌试验的时间安排等因素。④2015 年 7 月发布的《干细胞制剂质量控制及临床前研究指导原则（试行）》，其中临床前研究主要目的是为治疗方案的安全性和有效性提供支持和依据。

作用及法律效力　药物临床前研究技术指导原则是评价药物有效性和安全性试验的技术工具，是保证临床前研究结果的准确性和可靠性的重要依托，是保证药物研发成功和降低临床研究风险的重要措施。由于这些指导原则反映了药物临床前研究的客观规律，体现了相关技术的发展水平和研究领域的共识，反映了药品监管部门的认知和操作水平，是入门者的教科书，也是相关各方从事药物临床前研究的行为指南。虽然指导原则不具备法律强制效力，但是对这些指导原则主动参照执行，有利于保证药物临床前研究的科学性、规范性和结果的可信性。

(闫希军)

yàowù fēilínchuáng yánjiū guǎnlǐ

药物非临床研究管理（administration of drug non-clinical study）

为提高药物安全性评价的质量，确保实验资料的真实性、完整性和可靠性，对药物非临床研究的全过程和质量保障所进行的管理工作。加强对药物非临床研究工作的管理，有利于保障研发的药物安全、有效和质量可控，有利于保障人民群众用药安全。

伴随着中国药品管理法规体系的完善，药物非临床研究管理逐步走向规范化、科学化和法制化。药物非临床研究的核心是药物安全性评价。

内容　根据 2001 年颁布的《中华人民共和国药品管理法》及其实施细则的规定，药物非临床安全性评价研究机构必须执行《药物非临床研究质量管理规范》。国家药品监督管理部门颁布的《药物非临床研究质量管理规范》自 2003 年 9 月 1 日起施行。药物非临床研究实施《药物非临床研

究质量管理规范》已成为法定要求。2007 年 10 月 1 日起施行的《药品注册管理办法》第二十一条规定："为申请药品注册而进行的药物临床前研究，包括药物的合成工艺、提取方法、理化性质及纯度、剂型选择、处方筛选、制备工艺、检验方法、质量指标、稳定性、药理、毒理、动物药动学研究等。中药制剂还包括原药材的来源、加工及炮制等的研究；生物制品还包括菌毒种、细胞株、生物组织等起始原材料的来源、质量标准、保存条件、生物学特征、遗传稳定性及免疫学的研究等。"药物非临床研究管理主要包括六个方面。

对非临床研究机构的认证管理　国家对药物非临床安全性评价研究机构实行资格认证制度。2003 年 8 月 13 日国家食品药品监督管理局印发了《药物非临床研究质量管理规范检查办法（试行）》，自同年 10 月 1 日起施行，对全国各地的药物非临床研究机构进行认证检查。2007 年 4 月 16 日对其进行了修订，更名为《药物非临床研究质量管理规范认证管理办法》，同日开始生效。2007 年 1 月 1 日起，新药非临床安全性评价必须在通过《药物非临床研究质量管理规范》认证、符合《药物非临床研究质量管理规范》要求的实验室进行。国家药品监督管理部门负责组织实施对非临床研究机构的认证检查。凡在中国申请药品注册而进行的非临床研究都应接受药品监督管理部门的监督检查。

对药物研发机构试验的规定　药物研究机构应当具有与试验研究项目相适应的人员、场地、设备、仪器和管理制度，制定与实验工作相适应的标准操作规范，

并保证所有试验数据和资料的真实性；所用试验动物、试剂和原材料应当符合国家有关规定和要求。申请人委托其他机构进行药物研究或者进行单项试验、检测、样品的试制等，应当与被委托方签订合同，并在申请注册时予以说明。申请人对申报资料中的药物研究数据的真实性负责。

对研究用原料药的规定　单独申请注册药物制剂的，研究用原料药必须具有药品批准文号、《进口药品注册证》或者《医药产品注册证》，且必须通过合法的途径获得。研究用原料药不具有药品批准文号、《进口药品注册证》或者《医药产品注册证》的，必须经国家药品监督管理部门批准。

对境外药物试验研究资料的规定　药品注册申报资料中有境外药物研究机构提供的药物试验研究资料的，必须附有境外药物研究机构出具的其所提供资料的项目、页码和情况说明和证明该机构已在境外合法登记的经公证的证明文件，并经中国药品监督管理部门认可后，方可作为药品注册申请的申报资料。国家药品监督管理部门根据审查需要组织进行现场检查。

遵循技术指导原则的规定　药物研究应当参照国家药品监督管理部门发布的有关技术指导原则进行。申请人采用其他评价方法和技术的，应当提交证明其科学性的资料。

关于重复试验的规定　药品监督管理部门可以要求申请人或者承担试验的药物研究机构按照其申报资料的项目、方法和数据进行重复试验，也可以委托药品检验所或者其他药物研究机构进行重复试验或方法学验证。

作用 药物非临床研究的管理对于判断药物能否进入临床研究，预测药物临床研究的风险程度以及为临床研究提供重要的安全性依据起着举足轻重的作用。药物非临床研究具有非常强的预测价值，有利于使药物研究机构和人员重视药物非临床研究对人体的保护作用，保证研究方案周密完善，研究过程科学真实，其主要目的是获得关于药物安全性的数据资料。

（闫希军）

Yàowù Fēilínchuáng Yánjiū Zhìliàng Guǎnlǐ Guīfàn

药物非临床研究质量管理规范（good laboratory practice for non-clinical laboratory study, GLP）

用于规范药物非临床研究的质量保障和安全性评价的一整套标准管理体系。包括对试验计划、试验实施过程、试验的监督、记录、档案和报告的组织管理，是药物进行临床前研究必须遵循的基本准则。其目的是规范和管理药物研发人员的研究行为，促进药物研发人员提高实验数据的质量和真实性，促进实验数据的国际相互认可，避免重复性实验，减少资源浪费，保证实验结果的可靠性、完整性和可重复性。

历史沿革 GLP 的诞生开始于 20 世纪 60、70 年代，当时发生的一些药品伤害事件，引发国际社会对药品安全性问题的极大关注，药品的安全性评价得到了各国的重视。

国际上 GLP 的创立 最早由新西兰在 1972 年进行了 GLP 立法，对所有从事药物非临床研究的实验室实行注册管理，没有经过 GLP 注册的实验室，不得对外交换实验数据，其数据在法律上无效。1976 年，美国开始试行 GLP。此后其他国家也相继进行 GLP 立法。GLP 已成为国际上通行的药物非临床安全性研究和质量保障的标准规定。

中国 GLP 的推行 中国的 GLP 工作起步于 20 世纪 80 年代。1985 年以前中国新药申报只要求有毒理学实验资料。1985 年 7 月 1 日实施《中华人民共和国药品管理法》后，卫生部制定并发布了《新药审批办法》，对新药毒理学评价提出了要求。1993 年 7 月颁布《新药（西药）临床前研究指导原则》。1993 年 12 月 11 日国家科委颁布了《药品非临床研究质量管理规定（试行）》，1994 年 1 月 1 日开始试行。2001 年 12 月 1 日开始实施新修订的《中华人民共和国药品管理法》，将药物的非临床安全性评价研究机构实施 GLP 提上重要议事日程。2003 年 8 月 6 日国家药品监督管理部门正式颁布了《药物非临床研究质量管理规范》。自 2003 年 10 月 1 日起对药物非临床安全性评价研究机构实施 GLP 检查，逐步要求为药品申报注册而进行的药物非临床安全性评价研究必须在符合 GLP 要求的机构中进行。2007 年 4 月 16 日，国家药品监督管理部门为规范 GLP 认证管理工作，对《药物非临床研究质量管理规范检查办法（试行）》进行了修订，并更名为《药物非临床研究质量管理规范认证管理办法》，为加强药物非临床研究的监督管理，规范 GLP 认证管理工作，提供了法规依据。

内容 中国的 GLP 有九章四十五条，包括：总则、组织机构和人员、实验设施、仪器设备和实验材料、标准操作规程、研究工作的实施、资料档案、监督检查和附则。第一章"总则"：明确了中国制定 GLP 的目的、法律依据和适用范围。第二章"组织机构和人员"：要求非临床安全性评价研究机构应建立完善的组织管理体系，配备机构负责人、质量保证部门负责人和相应的工作人员，明确了各类人员的要求和职责。第三章"实验设施"：根据所从事的非临床研究的需要，建立相应的实验设施；对各类实验设施提出了明确的要求。第四章"仪器设施和实验材料"：要求研究机构应配备相应的仪器设备，并有完善的管理制度，确保其性能稳定可靠；对实验用的供试品和对照品的管理作了具体明确的要求；对实验室的试剂、溶液以及实验动物的饲料、饮水以及饲养室内消毒等管理都做了要求。第五章"标准操作规程"：明确了 16 项需要制定标准操作规程的项目及其相应的管理要求。第六章"研究工作的实施"：对实验方案的各项主要内容、实施以及实验总结报告的主要内容等都作了详细具体的规定。第七章"资料档案"：研究工作中止、取消或结束后，专题负责人按标准操作规程的要求，将有关材料、物件等整理存档，并按要求进行管理。第八章"监督检查"：规定由国家食品药品监督管理局负责组织实施对非临床安全性评价研究机构的检查。第九章"附则"：明确了该规范所用术语的定义、解释权以及施行期。

作用及法律效力 GLP 及其认证管理办法对药品非临床安全性研究的全过程提出了一套规范化的要求，使药品非临床研究纳入了规范化轨道，实现了管理科学与实验科学的有机结合。GLP 作为保证药品非临床研究质量的一种管理规范，它能使研究工作有章可循、严密有序、相互衔接、紧密配合，保证实验数据和结论的科学性、可信性和可重复性。药物非临床安全性评价研究机构必须遵循本规范，有利于改善药品非临床研究存在的问题，消除新药研究的质量隐患；有利于减少偶然误差，保障结果的正确性和可靠性；有利于中国的新药研究与国际接轨。

(闫希军)

yàowù fēilínchuáng ānquánxìng píngjià yánjiū jīgòu

药物非临床安全性评价研究机构 (institution for non-clinical safety evaluation and study)

在实验室条件下，用实验系统进行各种毒性试验及其他相关试验，验证和评价候选药物安全性的学术性或商业性研究机构。又称为药物非临床安全评价中心、安评中心。建立有效的安全性评价研究机构已成为国际医药行业实现用药安全、维护人类健康的重要组织基础。国家药品监督管理部门依据《中华人民共和国药品管理法》《中华人民共和国药品管理法实施条例》《药物非临床研究质量管理规范》《药品注册管理办法》《药品注册现场核查管理规定》以及药物安全性评价的一系列技术指导原则，对药物非临床安全性评价研究机构进行监督检查和实验评价。

演变和发展 药物非临床安全性评价研究机构伴随着《药物非临床研究质量管理规范》（good laboratory practice for non-clinical laboratory study，GLP）的实施而逐步发展起来。20世纪80年代中国开始引进GLP。1985年以前中国新药申报只要求有毒理学实验资料，对药物研究机构实行备案

制度。1985年7月1日起开始实施《中华人民共和国药品管理法》，对有关新药审批做了专门规定。1985年国家卫生部颁布并实施《新药审批办法》，对药物毒理学评价提出了具体要求。1993年，原国家科学技术委员会颁布了《药物非临床研究质量管理规定（试行）》，药品非临床安全性评价研究开始探索性地实施。1996年又印发了《〈药品非临床研究质量管理规定（试行）〉实施指南（试行）》和《执行情况验收检查指南（试行）》。1999年11月原国家药品监督管理局颁布并实施《药品非临床研究质量管理规范（试行）》。逐步推动药物非临床安全性评价研究机构纳入法制化管理轨道。2001年修订后的《中华人民共和国药品管理法》规定，药物的非临床安全性评价研究机构必须执行非临床研究质量管理规范。2002年9月15日起施行的《药品管理法实施细则》做了进一步明确。2003年5月认可批准了中国药品生物制品检定所、上海医药工业研究院、沈阳化工研究院、江苏省药物研究所4家单位所属的安评中心。2003年9月1日起《药物非临床研究质量管理规范》正式实施。2003年10月1日起施行《药物非临床研究质量管理规范检查办法（试行）》，对全国各地的药物非临床研究机构进行认证检查。2007年4月16日对其进行了修订，更名为《药物非临床研究质量管理规范认证管理办法》，同日开始生效。从此，药物非临床安全性评价研究机构纳入了强制执行的法制化监管阶段。

类别、宗旨或性质 药物非临床安全性评价研究机构应采用国际公认的GLP管理标准，规范

地开展药物安全性评价试验，实验结果必须按照国家药品监督管理部门颁发的药物安全性评价技术指导原则和质量管理规范，进行实事求是的评价，所有实验数据必须真实可靠。中国从事安全性评价的科研院所、高校药理毒理实验室，根据是否具有法人资格，将药物非临床安全性评价研究机构分为两类：一类是独立法人单位，各职能部门在法人代表（或机构负责人）的统一管理下开展研究工作；第二类是本身不具备法人资格，而是附属于某一法人单位。随着国外跨国制药企业的研发中心大举转移中国，一些国外的药物非临床安全性评价研究机构在中国注册，并通过中国药品监督管理部门的认证，成为中国境内药物非临床安全性评价研究机构的重要组成部分。

组成 ①硬件设施部分，根据非临床研究的需要而配备的实验场地、实验设施、仪器设备等等。各种功能性实验室及附属科室（如供试品、对照品室，标本室等）的设置、仪器设备等的配备应以能满足安全性评价实验的需要并符合GLP要求为原则。其中，最重要的是各种动物饲养室及配套设施。②管理系统部分，指药物非临床安全性评价机构的实验运行及管理。根据GLP的要求，应建立完善的组织管理体系，配备机构负责人、质量保证部门负责人和专题负责人以及各部门相应的工作人员。所有工作人员均应经体检、培训、考核取得上岗资格。中国GLP对非临床安全性评价机构的人员有明确的任职条件和职责要求。应建立标准操作规程，并应以文书的形式记录业务工作。

(闫希军)

药物临床研究管理

yàowù línchuáng yánjiū guǎnlǐ

药物临床研究管理（administration of drug clinical study） 为保证药物临床研究过程规范，研究结果科学可靠，受试者权益得以保障，对药物临床研究过程进行的管理。药物临床研究是在临床前研究的基础上，经过严密的试验设计，按设立对照、随机分组和盲法观察等原则进行试验，以证实或揭示试验药物的作用、不良反应及/或试验药物的吸收、分布、代谢和排泄的机制及过程，目的为考察药物对人体的疗效（有效性）与毒副作用（安全性），最终确定是否能以新药的形式上市试用。

历史发展 20世纪初，药品和一般商品一样，各国和地区对药品没有特殊要求。药物临床研究及药物临床研究管理的概念尚未形成。1937年，美国发生了"磺胺酏剂事件"，促使美国国会修订了《纯净食品药品法》，即1938年《联邦食品、药品和化妆品法案》。美国食品药品管理局要求所有药品须进行上市前审评，但未对药物临床研究提出特殊管理要求。1961年，"反应停事件"震惊世界。此后，世界各国和地区开始对药物临床研究和上市前许可进行立法和监管。1962年，美国发布了《科夫沃-哈里斯修正案》，要求药品生产企业在新药申请前进行药物临床试验以确保药品的安全性和有效性。1965年，欧洲经济共同体颁布了第一个共同条例，统一了共同体市场内药品上市的管理政策，并根据统一上市要求的原则，设定了"中央集中处理程序"和"多国认可程序"。这期间对临床申请的管理由各成员国根据本国立法实施。欧美等国家虽然建立临床研究管理

策略的进程不同、具体实施方式也有差别，但到20世纪80年代后期，药物临床研究管理策略基本成熟并形成了相对一致的立法理念。

管理内容 药物临床研究必须经国家药品监督管理部门批准后实施，并严格按照《药物临床试验质量管理规范》的规定执行。药物临床试验可以分为四期。其中Ⅰ期临床试验主要目的在于初步的临床药理学及人体安全性评价试验。观察人体对于药物的耐受程度和药动学，为制定给药方案提供依据。Ⅱ期临床试验是治疗作用的初步评价阶段。其目的是初步评价该药物对目标适应证患者的治疗作用和安全性，也包括为Ⅲ期临床试验研究设计和给药剂量方案的确定提供依据。Ⅲ期临床试验为治疗作用确证阶段。其目的是进一步验证该药物对目标适应证患者的治疗作用和安全性，评价利益与风险关系，最终为药物注册申请的审查提供充分的依据。Ⅳ期临床试验属新药上市后由申请人进行的应用研究阶段。其目的是考察在广泛使用条件下药物的疗效和不良反应，评价在普通或特殊人群中其使用的利益与风险关系以及改进给药剂量等。新药在批准上市前，申请新药注册应当进行Ⅰ、Ⅱ、Ⅲ期临床试验。

药物临床研究管理的主要工作既保护受试者的安全和权益，同时也保证试验数据及结果的科学性、准确性和可靠性。关于受试者权益保障的伦理准则包括《纽伦堡法典》《赫尔辛基宣言》《贝尔蒙报告》和《涉及人的生物医学研究国际伦理准则》，任何药物临床研究必须将受试者个人利益置于科学及社会利益之上。

很多国家和地区要求药物临床研究过程必须符合《药物临床试验质量管理规范》的要求，以保证试验数据及结果的科学性、准确性和可靠性。开展药物临床研究必须在经过国家药品监督管理部门和卫生主管部门审批认定、具备开展药物临床试验资格的医疗机构。《药物临床试验质量管理规范》对药物临床试验申办者和研究者职责提出了具体要求。药物临床试验申办者是指发起药物临床试验，并对该试验的启动、管理、财务和监查负责的公司、机构或组织。药物临床试验研究者是指实施药物临床试验并对临床试验的质量及受试者安全和权益负责的医疗工作者。研究者和申办者共同制定临床试验方案，报伦理委员会审批后实施。药物临床试验方案是指叙述试验的背景、理论基础和目的，试验设计、方法和组织的文件，包括统计学考虑、试验执行和完成的条件。临床试验过程中使用的试验药物、对照药品或安慰剂称临床试验用药，该药品由申办者提供，其仅在药物临床试验过程中为受试者免费提供，不允许以任何形式销售，并严禁用于临床试验受试者之外的人群。对药物临床试验过程中产生的数据必须进行有效管理，即研究者按照药物临床试验方案规定的流程进行研究数据采集，建立数据库，并对数据进行逻辑核查、疑问数据处理、数据盲态审核及锁定等处理的过程。对于从未披露过的、含有新的化学成分的药物临床试验数据，根据《中华人民共和国药品管理法实施条例》和《药品注册管理办法》应给予保护。为了评价药物临床试验是否按照试验方案、标准操作规程以及相关法规要求进

行，试验数据是否及时、真实、准确、完整地记录，药品监督管理部门、申办者可委托稽查人员对临床试验相关活动和文件进行系统性检查，稽查应由不直接涉及该临床试验的人员执行。稽查是保证临床试验质量的重要方法之一。药物临床研究可采取多中心试验，即由多位研究者按同一试验方案在不同地点和单位同时进行的临床试验。多中心试验可以在较短的时间内收集较多的受试者，同时也可以有效避免单一研究机构可能存在的局限性。此外，如果在药物临床研究过程中存在安全隐患、研发费用严重超过预期等原因，药品监督管理部门、伦理委员会、申办者或独立的数据监测委员会可以停止已批准的试验。临床试验的终止可以发生在临床试验的各个阶段。

（孟　锐）

Yàowù Línchuáng Shìyàn Zhìliàng
Guǎnlǐ Guīfàn

药物临床试验质量管理规范
（good clinical practice，GCP）
药物临床试验全过程的标准规定，包括方案设计、组织实施、监查、稽查、记录、分析总结和报告。GCP 是国际公认的临床试验标准，也是世界各国新药研发过程中所推行的标准化规范之一。在中国，凡进行各期临床试验、人体生物利用度或生物等效性试验均应按照 GCP 执行。

历史沿革　GCP 的概念产生于 20 世纪中期，最早源于对研究人员滥用受试者的关注。当时，发生了数起研究人员滥用受试者进行临床研究的事件，如对于患病受试者进行无任何治疗措施的长达 40 年的跟踪研究等，严重损害了受试者的健康和生命。1964年问世的《赫尔辛基宣言》对于

医师的首要职责就是保护受试者的健康和生命给予明确。作为药物临床研究的伦理道德规范和人体医学研究的伦理准则，《赫尔辛基宣言》不断修订、补充和完善，为 GCP 制度的完善和发展提供了基本的指导思想。美国食品药品管理局在国际上率先实施临床研究者指导原则，1988 年正式发布 GCP 并赋予其法律地位。世界卫生组织 GCP 指南于 1995 年公布，旨在为其成员国提供一份共同的标准。人用药物注册技术要求国际协调会 GCP 指导原则于1996 年颁布，其涵盖了药品注册的质量、安全性和有效性的技术要求，代表了国际最新的临床试验规范标准，得到了世界各国的广泛重视。1998 年 3 月，中国卫生部参照世界卫生组织 GCP 和人用药物注册技术要求国际协调会 GCP 制定并公布了《药品临床试验管理规范（试行）》。1999 年 9 月 1 日，国家药品监督管理局以局令的形式对《药品临床试验管理规范》的地位予以确认；2003 年，国家食品药品监督管理局根据《中华人民共和国药品管理法》《中华人民共和国药品管理法实施条例》，并参照国际公认原则对其修订，此次同时颁布了《药物临床试验质量管理规范》和《药物临床试验机构资格认定办法（试行）》。此次对于 GCP 修订主要包括五个方面：①名称由《药品临床试验管理规范》变更为《药物临床试验质量管理规范》。②要求试验药物的制备过程必须符合《药品生产质量管理规范》。③更加强调受试者权益保护。④明确试验用药物不得向受试者收取费用。⑤强调病例报告表作为原始资料的重要性。

内容　GCP 作为药物临床研

究管理的主要依据，核心内容主要包括保护受试者权益、保证试验科学性、保证数据质量。

保护受试者权益　对于受试者权益保护主要包括四个方面：①新药临床试验必须遵守《赫尔辛基宣言》。与国际做法不同的是，在中国《赫尔辛基宣言》全文作为 GCP 的附录，已经具有法律的约束力。②临床试验前受试者必须签署书面的知情同意书，同时对于无行为能力的受试者、儿童以及紧急情况下如何获得知情同意予以明确；除签署知情同意书外，研究者还应将与受试者相关的有关临床试验的详细情况向受试者说明。③各药物临床试验机构应建立独立的伦理委员会。伦理委员会应有从事医药相关专业人员、非医药专业人员、法律专家及来自其他单位的人员，至少五人组成，并有不同性别的委员。药物临床试验方案及其任何的修改需经伦理委员会审查批准之后方可执行。同时，伦理委员会的组成和工作不应受到任何试验参与者的影响。④受试者因参加临床试验身体或健康受到损害时，试验方案中应有如何给予治疗和经济补偿的规定。

保证试验科学性　确保临床试验科学性的内容有：①临床试验必须有充分的科学依据。②选择主要研究者，并对研究者的权利义务进行说明。③对试验单位、试验场所以及人员设备等条件的要求。④对试验研究者、试验申办者和监查员的职责给予明确规定。⑤对试验设计和试验方案的要求。⑥对试验记录、试验报告、统计分析和数据处理的规定和要求。⑦对试验用药品的管理要求。⑧对临床试验质量控制的要求，包括对多中心临床试验的要求等。

保证数据质量 为确保临床试验数据的真实性，监查员要确认所有实验室数据均能溯源，并准确记录在病例报告表中。稽查人员则需对所有试验数据按比例进行抽查，尤其是检查修改的数据是否有修改人署名及修改日期；对于影响药品疗效判定的主要数据，要注明修改理由。最后，药品监督管理部门应对研究者与申办者在实施试验中各自的任务与执行状况进行视察，以保证临床试验数据质量。

作用及法律效力 《药品管理法》要求药物临床试验机构必须执行《药物临床试验质量管理规范》。制定和实施 GCP 有助于药物临床试验过程的规范化管理，从而保证试验结果科学可靠，保护受试者的权益并保障其安全。

(孟 锐)

yàowù línchuáng shìyàn jīgòu

药物临床试验机构（clinical study institutions）

经过国家药品监督管理部门和卫生部门审批认定，具备开展药物临床试验资格的医疗机构。中国对于提出认定申请的医疗机构，没有医院级别的要求，但这一资格每三年进行一次复审，实行淘汰制。

药物临床试验机构的发展经历了三个阶段，第一阶段为 1983～1998 年 4 月间由卫生部确立的"临床药理基地"，共 113 个（包括化学药和中药），涉及的临床医院数 152 个。1985 年卫生部颁布了《卫生部临床药理基地任务》；第二阶段为 1998 年 5 月～2004 年 1 月间，称为"国家药品临床研究基地"，其是在卫生部认定的"临床药理基地"的基础上由国家药品监督管理部门和卫生部重新核定确认，并进行了更名；第三阶段始于 2004 年 2 月，

中国的药物临床试验机构资格认定工作开始，国家药品监督管理局和卫生部联合颁布《药物临床试验机构资格认定办法（试行）》《药物临床试验机构资格认定标准》，要求医疗机构只有提出申请，并经国家药品监督管理部门和卫生部共同认定，获得许可后方具有承担药物临床试验的资格。同时提出截至 2005 年 3 月 1 日，未通过认定的机构不再具有承担药物临床试验的资格。

在中国，越来越多的医疗机构开始设立药物临床研究管理中心，对药物临床试验工作进行专业化的管理，药物临床试验机构作为其分支机构，以替代其隶属于科研管理等某个部门的做法。药物临床试验机构作为药物临床试验质量保证部门，其宗旨就是加强药物临床试验的过程管理，不断提高药物临床试验的质量。

药物临床试验机构下设办公室，负责按照《药物临床试验质量管理规范》的原则，对所承担的药物临床试验项目进行协调管理和质量监督。主要管理内容包括：组织制定新药临床试验方案、临床试验标准操作规程以及相关制度；新药临床试验方案论证、研讨、启动的相关会议；新药临床试验的全过程质量监查；药物临床试验各类文件和档案的管理。药物临床试验机构的作用主要是规范临床试验程序，为药物临床试验的全过程质量管理提供制度保障。

(孟 锐)

Yàowù Línchuáng ShìyànLúnlǐ Wěiyuánhuì

药物临床试验伦理委员会（Drug Clinical Trial Ethics Committee）

由医学专业人员、法律专家及非医务人员组成，负责核查各种涉

及人体的临床试验方案及附件是否合乎道德，并为之提供公众保证，确保受试者的安全、健康和权益受到保护的独立组织。该委员会的组成以及一切活动不应受临床试验组织和实施者的干扰或影响，伦理委员会必须上报国家药品监督管理部门备案。

演变过程和发展 美国源于对大量不道德人体试验的反思，于 1971 年卫生研究院开始要求在研究单位内设置委员会，专门负责涉及人类受试者的研究过程进行审查。并于 1974 年 5 月正式将保护人类受试者权益的组织命名为伦理审查委员会（Institutional Review Board）。这也成为世界范围内保护人类受试者组织机构的雏形。中国最早的伦理委员会建立于 1993 年，美国哈佛大学与安徽医科大学的一项科研合作项目，在外方的促使下中方成立了该组织。1998 年，卫生部成立了第一个国家级伦理审查委员会，即涉及人体的生物医学研究伦理审查委员会，主要负责在双边、多边国际合作的医药卫生科研项目中，对涉及人体的生物医学研究项目以会议的形式进行伦理审查。2000 年，又在此基础上成立了卫生部医学伦理专家委员会。主要负责针对重大医学伦理问题为卫生部提供决策建议；对重大的国际合作或卫生部资助的涉及人体试验的科研项目进行伦理审查；对地方和单位的医学伦理工作提供指导和培训；对医学伦理学问题进行前瞻性研讨。1999 年 9 月，国家药品监督管理部门发布《药品临床试验管理规范》，规定中国的药物临床试验必须要有伦理委员会的审查，并对其设立、组成、审查内容及审查程序都做出明确的规定。2003 年 8 月，修订后的

《药物临床试验质量管理规范》发布，此次将《赫尔辛基宣言》列为附件。

性质 中国伦理委员会设立于临床试验机构内部，是未经登记注册的组织，不具有法人资格，同时也不是经法律法规授权的行政主体。伦理委员会一般在医疗机构行政或者党委领导之下，绝大多数由院长或者书记担任主任委员，其运行资金多由所在医疗机构拨款。

组成、职能和作用 在中国，伦理委员会至少由 5 人组成，是由医学、药学、临床药理学专业人员以及法律专家和其他非医务人员组成，并考虑到男女比例的独立组织。伦理委员会主要是从保障受试者权益的角度审议临床试验方案及相关文件。临床试验开始前，伦理委员会应审查申办者的《药物临床试验批件》，同时进行研究者资质审查、临床试验方案审查以及知情同意审查；临床试验过程中，对试验过程全程监督，审查试验方案的修改意见，处理试验过程中出现的严重不良事件等突发情况；试验结束时，从伦理角度参与对试验进行的总体评估，按照规定保存相关试验文件。另外，伦理委员会还要同时履行其监督职责，即密切关注试验过程中风险和收益的变化，以此来决定试验是否继续开展；全过程关注受试者的安全和权益是否得到有效的保护，伦理委员会可以根据审查以及监督的结论做出批准或者不批准、终止或暂停临床试验的决定。

(孟　锐)

yàowù línchuáng shìyàn shēnbànzhě
药物临床试验申办者 （sponsor of clinical trial） 发起药物临床试验，并对该药临床试验全过程负责的机构或组织。在试验开始前，申办者应向国家药品监督管理部门提出药物临床试验的申请，也可委托合同研究组织执行临床试验中的某些工作。其申请得到国家药品监督管理部门批准，并取得《药物临床试验批件》之后，方可开展临床试验。

资格和作用 申办者的全称为申报主办者，通常为制药公司，也可以是其他组织和机构。若为外国机构则必须在中国有一个具有法人资格的代表按中国的法规履行相应的责任。作为药物临床试验发起人，申办者应对试验全过程进行组织和管理，并为临床试验提供全部经费。在试验开始前，申办者应选择药物临床试验机构、确定研究者，并对其资格进行审查。同时为其提供研究者手册，包括与试验药物相关所有的化学、药学、毒理学、药理学和临床的（包括以前的和正在进行的试验）资料和数据。申办者应与研究者共同制定临床试验方案，并将其提交伦理委员会审核，经批准后方可执行。在药物临床试验正式启动之前，申办者应将已确定的临床试验方案、药物临床试验机构、主要研究者姓名及研究者名单、伦理委员会审核同意书、知情同意书样本等报送国家药品监督管理部门备案。试验过程中，临床试验用药由申办者提供并保证其质量合格。同时，申办者应建立临床试验质量控制系统和质量保证系统，也可以任命监查员，以保证临床试验的质量。如在试验过程中出现严重不良事件，应与研究者共同采取必要措施，保护受试者安全和权益，并及时向药品监督管理部门和卫生主管部门报告，同时向进行同一药物临床试验的其他研究者通报。临床试验结束前如需中止，申办者须及时通知研究者、伦理委员会和国家药品监督管理部门，并说明理由。试验结束后，申办者负责向国家药品监督管理部门递交试验的总结报告。

法律责任 申办者应负责对临床试验中发生的损害或死亡提供保险和经济补偿，向研究者提供法律和经济担保。在临床试验过程中，研究者如不遵从已批准的临床试验方案或有关法规进行临床试验时，申办者应指出以求纠正，如情况严重或坚持不改，则应终止研究者参加临床试验并向药品监督管理部门报告。

(孟　锐)

yàowù línchuáng shìyàn jiāncháyuán
药物临床试验监查员 （clinical trial monitor；clinical research arbitrator，CRA） 由申办者或合同研究组织委任，负责检查、监督和保障研究者按照《药物临床试验质量管理规范》规定执行研究方案与计划的专业人员。临床监查的目的在于保证受试者权益得到保障，试验数据和报告的准确可靠、完整，确保临床试验遵循批准的药物临床试验方案，符合国家《药物临床试验质量管理规范》等法律法规的规定。

资格和作用 监查员由申办者或合同研究组织委任，是申办者、合同研究组织和研究者之间的主要联络人。监查员应当具有医学、药学相关专业的学历背景和知识结构并经专业的培训，具备正确监查试验所必须具备的科学和临床知识。熟悉《药物临床试验质量管理规范》和相关法律法规，熟悉临床试验方案、试验流程及其他试验相关内容，以保证临床试验过程中正确的监查和指导。监查员对自己的监查工作每次均应有访视计划和监查报告。临床试验之前，监查员应根据项目中试验药品的研究内容，选择药物临床试验机构并对其研究能力及质量保证能力进行确认，对实验方案及各种记录、表格进行商定，对试验前必要的培训过程和效果进行监查并以记录。同时确保所有研究人员熟悉试验方案中的各项要求。临床试验过程中，研究者对试验方案的执行情况是监查员最核心的工作，确认在临床试验前取得受试者的知情同意书，确认入选的受试者合格，确认试验药品的分发、使用、储藏符合试验方案及相关管理要求，监查病例中止、流失情况，确认所有不良事件有记录，严重不良事件均进行了相应处理。临床试验结束后，监查员应汇总临床试验情况，总结存在的问题，统一临床试验总结报告撰写形式、数据统计方法。对试验药物的临床使用情况进行核对并收回剩余药品。核查临床总结报告所入选病例的合理性及与病例报告的一致性。检查药物临床试验机构原始数据的规范性，并确保其保存至临床研究终止后五年。

法律责任　监查员对于药物临床试验机构及研究者的表现，应通过访视报告定期向申办者汇报。对于严重违背试验方案、《药物临床试验质量管理规范》原则、中国法律法规的试验单位或研究者，监查员有责任和义务及时通告申办者、伦理委员会及国家药品监督管理部门。

（孟　锐）

yàowù línchuáng shìyàn yánjiūzhě

药物临床试验研究者 （investigator of clinical trial）　实施药物临床试验并对临床试验的质量及受试者安全和权益负责的医疗工作者。包括药物临床试验主要研究者、合作研究者、研究护士。受药物临床试验申办者或合同研究组织委托，接受本医疗机构药物临床试验伦理委员会的监督，对临床试验数据的准确性及受试者权益的保护负责。

资格及作用　合格的研究者是保证药物临床试验成功的关键因素，其中主要研究者必须在合法的医疗机构有行医资格，具备试验方案中所要求的专业知识和经验，对临床试验研究方法有丰富的实践经验。对申办者提供的研究相关资料有很好的把握，同时，对于临床试验涉及的人员和设备有支配权，并能够遵守《药物临床试验质量管理规范》等与试验相关的法律法规和伦理原则。在试验准备阶段，研究者应构建高素质的临床试验团队并明确其在临床试验过程中的职责。对于试验方案的讨论会议研究者均应积极参与，而伦理委员会对试验方案的审定会议必须由主要研究者亲自参加，同时参考伦理委员会的意见、《药物临床试验质量管理规范》和所在药物临床试验机构的要求对知情同意书及药物临床试验方案进行修改和完善。所有参与临床试验的研究者均应详细阅读并把握临床试验方案，并对试验用药物的性质、疗效、安全性及现有的与试验药物相关的研究资料有全面的了解。在试验进行中，研究者要在让受试者充分知情的前提下取得知情同意书，并严格按照临床试验方案开展药物的临床试验。同时在病历报告中全面真实的记录试验过程中的原始数据、不良反应。在试验过程中，研究者必须保证所有试验用药物全部用于该临床试验的受试者，并不得对受试者收取任何费用，剩余药品应全部返还申办者。在临床试验的全过程中，研究者应主动接受临床监查员或稽查员的监查与稽查，保证临床试验的质量。试验完成后，研究者负责撰写总结报告，同时有义务对于临床试验中的所有情况给予保密和尊重。

法律责任　在药品临床试验前及临床试验过程中，药物临床试验研究者对于受试者有说明义务，应主动向受试者提供药物临床试验相关的信息，同时要保证信息披露的适时性和信息内容的真实与完整，从而保证受试者做出不违背其真实意愿的决定。

（孟　锐）

yàowù línchuángshìyàn fāng'àn

药物临床试验方案 （clinical trial protocol，CTP）　关于试验的背景、理论基础和目的，试验设计、方法和组织的文件，包括统计学考虑、试验执行和完成的条件。临床试验方案由申办者和研究者共同讨论制定，其必须符合《赫尔辛基宣言》的原则、《药物临床试验质量管理规范》的要求以及国家药品监督管理部门的规定，同时符合专业和统计学设计要求，以确保受试者权益和临床试验的科学性。

所依法源　《药品注册管理办法》中要求在药物临床试验开始之前，应将已确定的临床试验方案等内容报送国家药品监督管理部门备案，同时抄送临床试验单位所在地和受理该申请的省级药品监督管理部门。《药物临床试验质量管理规范》中对于药物临床试验方案内容的设计以及方案的管理都提出了具体的要求。

格式　临床试验方案一般由三部分构成：①封页，包括题目、申办者和临床试验机构的名称与地址，拟订日期；在正文前同时注明各参与的临床试验机构与主要研究者、申办者的名称与联系方式。②正文，《药物临床试验质量管理规范》要求的全部内容。③主要参考文献。

内容 临床试验方案的主要内容包括：①试验背景，包括临床前研究中有临床意义的发现和与该试验有关的临床试验结果、已知对人体的可能危险与受益，及试验药物存在人种差异的可能。②试验目的。③研究对象及研究方法。确定研究对象需要明确受试者的入选标准、排除标准和剔除标准，以及选择受试者的步骤、受试者分配的方法和要达到试验预期目的所需病例数。研究方法则包括明确研究设计，即试验设计的类型、随机化分组方法及设盲的水平。明确治疗方案，包括试验用药品的剂型、规格、给药途径、给药方法、给药次数、疗程和有关合并用药的规定，以及对包装和标签的说明；明确临床试验有效性及安全性的评定标准，包括评定参数的方法、观察时间、记录与分析，及可能出现的不良事件、严重不良事件的标准及确认和排除程序。明确拟进行临床和实验室检查的项目、测定的次数和药动学分析等。明确统计分析方法，即制定统计分析计划，统计分析数据集的定义和选择，及药物有效性、安全性分析具体原则。明确试验的质量控制和质量保证措施。④数据管理，明确数据收集的方法、数据管理流程及质量控制要点。⑤流程管理，包括不良事件的记录要求以及发生严重不良事件时的联络人、联络方式及其报告职责，报告方法、处理措施、随访的方式、时间和转归。同时明确临床试验方案变

更的程序，受试者编码、随机数字表及病例报告表等数据或记录的保存要求。药物管理、结果发表、信息的披露与保密、研究终止的流程给予明确。试验用药品的登记与使用记录、递送、分发方式及储藏条件；中止临床试验的标准，结束临床试验的规定；临床试验预期的进度和完成日期；试验结束后的随访和医疗措施；各方承担的职责及论文发表的有关规定等内容。⑥伦理学要求，对于独立伦理委员会的设置、知情同意的过程和要求以及《赫尔辛基宣言》的内容或要求。

作用及法律效力 临床试验方案由参加临床试验的主要研究者、其所在单位及申办者签章并注明日期，报伦理委员会审批，方案内容一经确定，研究者就应该严格按照方案设计要求进行临床试验，监查员、稽查员对试验进行监查或稽查也应以临床试验方案为准。在试验进行期间，试验方案的任何修改均应经伦理委员会批准。

(孟 锐)

yàowù kāifàng shìyàn

药物开放试验（open-label trial）

研究者和受试者均了解试验分组情况前提下进行的药物临床试验。又称非盲、开放标记或公开标记。一般用于Ⅰ期临床试验，也可用于仅涉及药物安全性的Ⅳ期临床试验或观察性试验。对于Ⅲ期临床试验，只有在某些特殊情况下，由于存在不宜设盲的因素或伦理方面的考虑或有危及生命的情况，而无法进行盲法试验时，方可考虑进行开放性试验设计。

所依法源 《药品注册管理办法》附件2中要求，对于避孕药品，所有中药、天然药物，以及

化学药中属于注册分类1和2的，Ⅲ期临床试验完成至少1000例12个月经周期的开放试验；化学药属于注册分类3和4的，应当进行人体药动学研究和至少500例12个月经周期的开放试验。

内容 开放试验设计简单，但是极易产生偏倚。一方面因为患者知晓所接受的治疗，他们可能从心理上对治疗做出有利反应，这种情况下将会产生严重偏倚。如：处理组的患者可能会比对照组更注重汇报试验中的副作用，同时分配到对照组的患者退出试验的情况也尤为多见。另一方面，如果研究者知道治疗分配，即使是客观性终点指标，如收缩压或总胆固醇水平等记录也可能有所不同。因此，对照性临床试验一般不采用开放性试验。

在确定一项试验是否采用开放试验方式，伦理学方面应作为首要考虑的因素。如通过剂量递增来确定药物用于晚期癌症患者治疗时最大耐受剂量的Ⅰ期临床试验通常采用开放性试验。又如，对于一项新型手术操作有效性和安全性的临床试验，如果对接受治疗的对照组患者，在全麻状态下进行模拟手术的双盲试验做法是不符合伦理原则的。药品上市前和上市后的监测试验也通常采用开放试验。药品上市前监测试验的目的是，在较大的相关患者群体使用药物的前提下，收集试验药物的有效性和安全性数据，而药品上市后监测试验的目的则主要在于收集药品安全性和耐受性的数据。

作用及法律效力 开放试验相对于盲法试验，其操作简单易行，但在试验过程中也必须严格遵循《药品管理法》《药物临床试验质量管理规范》以及《赫尔

辛基宣言》等对临床试验的要求，保护受试者权益。

（丁丽曼）

yàowù mángfǎ shìyàn

药物盲法试验（blind trial） 通过试验设计使一方或多方不知道受试者治疗分配情况的临床试验。若仅受试者不知道，称为单盲；受试者、研究者、监查员或数据分析者均不知治疗分配情况，称为双盲。单盲、双盲统称为盲法。盲法试验的设计程序称为设盲，其与随机化法共同构成临床试验中减少偏倚的重要设计技巧。盲法必须在整个试验中实施，且只有在数据经过盲态审核进行数据锁定之后才能予以揭盲。

所依法源 《药品注册管理办法》对于申请新药注册的Ⅲ期药物临床试验，要求应为具有足够样本量的随机盲法对照试验，同时对于Ⅱ期临床试验也推荐采用盲法。《药物临床试验质量管理规范》要求，临床试验方案中应明确试验设盲的水平，揭盲方法以及紧急情况下破盲的规定。在双盲临床试验中，试验药物与对照药品或安慰剂在外形、气味、包装、标签和其他特征上均应一致。

内容 药物盲法试验管理的关键控制点主要有三个环节。

盲底 在临床试验中采用随机化方法确定的每个受试者接受何种处理（试验组或对照组）的随机安排，又称为处理编码或盲法编码。盲法编码的产生一般采取分层分段（区组）随机化原则。分层目的在于保证层内受试者基线特征的均衡，分层可依据多中心临床试验中的中心以及疾病的亚型等其他可能影响药物疗效的因素；区组长度选取范围一般在4~10之间，并保证其为试验组数的整数倍。分段的目的在于保证

段间的可比性。盲法临床试验中，在药品按处理编码分配包装后，应对其保密并将其一式两份密封，由负责该项临床试验的主要研究单位药物临床试验机构和申办者保存。

揭盲 双盲临床试验通常采用二次揭盲的方法，第一次揭盲应设置在数据经过盲态审核进行数据锁定之后。盲态审核即确定分析数据集的过程。盲底内容为将试验药和对照药随机用 A 和 B 代替，数据锁定后统计人员可打开此盲底，根据 A、B 组进行统计分析。第二次揭盲盲底为 A、B 两组分别为何种药物，当统计报告完成后，在临床试验总结会上打开此盲底，宣布两组分别为何种药物。但当双盲临床试验设计的试验组与对照组不是 1∶1 时，以及单盲试验均只需第一次揭盲即可。

破盲 从伦理学角度考虑为保证受试者的安全，双盲临床试验需为每个受试者准备一个应急信件，其中应包括受试者服用药物编号及药物名称、所在组别的相关信息。应急信件的设立保证了只对该受试者的所属组别公开，而不泄漏其他受试者的组别。当发生严重不良事件或患者需要紧急抢救时，由研究者决定是否拆阅应急信件。如果拆阅，需注明拆阅人、拆阅日期、原因等。一旦揭盲，该受试者应立即退出试验，同时研究者应将此情况通知监查员，并在病历报告表中详细记录破盲时间、原因、试验治疗、救治情况等信息。值得注意的是，如全部盲底泄密或应急信件拆阅率超过 20% 时，则该双盲试验宣告失败。

作用 在临床试验过程中，盲法能够有效地消除外界因素可

能对试验结果产生的偏倚。如果患者知道自己接受了何种处理，产生的心理影响会使受试者产生一些特异性反应从而影响试验结果，单盲试验有效避免了除治疗因素外，心理状态对患者的影响。双盲试验则在单盲的基础上，充分考虑了研究者、监查员或数据分析者对试验的干扰。如果以上人员知晓受试者的分组情况，也可能因他们的主观成见或不自觉偏性而影响对结果的判断，出现较大的估计误差。

（丁丽曼）

línchuáng shìyàn biāozhǔn cāozuò guīchéng

临床试验标准操作规程〔standard operating procedure（SOP）for clinical trial〕 为有效地实施和完成临床试验中每项工作所拟定的标准和详细的书面规程。须以统一的格式对临床试验中的事件或环节的标准操作步骤和要求进行描述，以指导和规范临床试验工作有效实施。良好的 SOP 系统应该涵盖临床试验全过程的所有实践活动，从而为申办者、药物临床试验机构以及合同研究组织等的相关人员全面理解和履行各自职能提供指导。

按照《药物临床试验质量管理规范》的要求，每一项临床试验在正式启动之前，均应由申办者（或合同研究组织）或临床研究机构制定能够涵盖整个临床试验所有环节的一整套 SOP。

范围与内容 SOP 应覆盖所有的临床试验实践环节，包括每项临床试验和实验环节等具体操作的管理制度、工作程序，如试验方案的设计、试验用药的准备、知情同意的过程、受试者的入选等；所有相关人员的岗位职责、工作程序，如研究者、药品保管

人员、监查员、稽查员、数据管理和统计人员等；以及临床试验重要管理过程的管理制度、工作程序，如伦理委员会的工作程序、研究者手册的撰写、研究报告的撰写等。

格式 一份完整的 SOP 应该包括题目、目录、控制性编码资料、正文、参考文献五部分。其中题目应明确指出 SOP 针对的程序或岗位，起草及批准 SOP 的负责人及相应日期。目录的设定可以根据 SOP 内容的长度酌情考虑。控制性编码资料一般位于 SOP 每页的右上角，包括简短的标题、修订号、修订日期、页码。正文在撰写过程中应使用主动语态，并注意措辞清楚、简练。内容中可以参考或引用其他 SOP 的内容，也可以另加副本进行说明。参考文献需列出，但其不能替代 SOP 中对试验或实验方法的描述。

编制与执行 SOP 的制定过程也应有其标准操作规程，首先由主要研究者或具体岗位经验丰富的工作人员起草，然后由质量保证部门审核并签字确认，最后由药物临床试验机构负责人批准发布、正式施行。如需修改，也需经质量保证部门审核，机构负责人批准后更新。在不同版本 SOP 替换过程中，对于作废的文件应按照发放记录全部回收，除留一份存档外，其余及时销毁，新文件发放也应有清晰的记录，从而保证工作现场只能有一份有效的 SOP。

参与临床试验的所有人员都应接受 SOP 的培训，保证其熟悉与其工作职责相关的 SOP，并在工作中严格遵守。所有新调入人员或更换工作岗位的人员均应接受有关 SOP 的培训。SOP 的放置地点应便于相关人员随时查阅。

SOP 的制定、生效、修改、分发、销毁情况均应记录并存档备查。

作用 制定 SOP 的目的在于尽可能地控制药物临床试验过程中的主、客观因素对试验结果的影响，降低临床试验的误差和偏差，确保研究结果真实可靠，提高临床试验的研究质量。

(丁丽曼)

yàowù shòushìzhě quányì bǎozhàng

药物受试者权益保障（protection of the rights and interests of subjects） 保障参加临床试验的受试者拥有的知情权、隐私权、自愿参加和退出权、试验用药物的免费使用权、发生不良事件时获得及时救治权、补偿权等的措施。伦理委员会和研究者是受试者权益保障的两个主要主体。前者是保障受试者权益的监督、管理者，后者是保障受试者权益的直接实施者。

所依法源 《药物临床试验质量管理规范》第四条明确规定："所有以人为对象的研究必须符合《世界医学大会赫尔辛基宣言》，即公正、尊重人格、力求使受试者最大程度受益和尽可能避免伤害"。第八条指出"在药物临床试验的过程中，必须对受试者的个人权益给予充分的保障，并确保试验的科学性和可靠性。受试者的权益、安全和健康必须高于对科学和社会利益的考虑。伦理委员会与知情同意书是保障受试者权益的主要措施。"

伦理原则 药物临床试验的目的是获得有助于改善社会公众健康的知识，为公共利益服务，但参与药物临床试验的受试者未必从中受益。第二次世界大战期间纳粹"医生"的人体试验是人类研究历史上的悲惨事件。1948年出台的《纽伦堡法典》就是针对纳粹人体试验建立的，包括 10 条与人体试验相关的道德规范。该法典强调受试者必须是自愿参与临床试验，在临床试验过程中必须优先保障受试者的权益。1964 年，在芬兰首都赫尔辛基召开的第 18 届世界医学大会上宣读并采纳了《赫尔辛基宣言——涉及人类受试者医学研究的伦理学原则》，该宣言以更丰富的条款补充和修正了《纽伦堡法典》中较为抽象和简单的伦理原则，进一步规范了人体研究的道德行为。虽然人体试验过程有了上述道德规范的约束，但在 20 世纪 60 年代末和 70 年代，美国依然发生了不符合伦理道德的研究案例。因此，美国国会于 1979 年颁布了《贝尔蒙报告》，该报告提出了保护受试者的三条基本的伦理原则，即：尊重个人、受益和公正。此外，国际医学科学组织委员会联合世界卫生组织于 1982 年第一次发布了《涉及人的生物医学研究国际伦理准则》，并于 1993 年和 2002 年进行了修订。《赫尔辛基宣言》在最近的一次修订（2008年）中进一步明确"受试者个人利益置于科学及社会利益之上"。

保障措施 中国现行法律法规中涉及受试者权益保障的是《药物临床试验质量管理规范》，其对受试者的权益保障措施主要包括伦理审查和知情同意。伦理审查的内容主要包括试验方案的设计与实施、试验的风险与受益、受试者的招募、知情同意书告知的信息、知情同意的过程、受试者的医疗和保护、隐私和保密、涉及弱势群体的试验和涉及特殊疾患者群、特定地区人群/族群的试验。《药物临床试验质量管理规范》规定："为确保临床试验中受试者的权益，须成立独立的伦理委员会"。伦理委员会须在遵守国家宪法、法律、法规和有关规定的前提下，独立开展药物临床试验的伦理审查工作，并接受药品监督管理部门的指导和监督。知情同意指向受试者告知一项试验的各方面情况后，受试者自愿确认其同意参加该项临床试验的过程，须以签名和注明日期的知情同意书作为文件证明。知情同意应符合完全告知、充分理解、自主选择的原则。

作用及法律效力　为保证药物临床试验过程规范，结果科学可靠，保护受试者的权益并保障其安全，中国药品监督管理部门于 2003 颁布实施了《药物临床试验质量管理规范》。《中华人民共和国药品管理法》第七十九条规定："药物临床试验机构未按照规定实施药物临床试验质量管理规范的，给予警告，责令限期改正；情节严重的，取消药物临床试验机构的资格"。

（孟　锐　丁丽曼）

shòushìzhě zhīqíng tóngyìshū

受试者知情同意书（information consent form，ICF）　每位受试者表示自愿参加某一试验的文件证明。研究者需向受试者说明试验性质、试验目的、可能的受益和风险、可供选用的其他治疗方法以及符合《赫尔辛基宣言》规定的受试者的权利和义务等，使受试者充分了解后表达其同意。知情同意书在交付受试者之前，必须经伦理委员会批准，研究者和申办者无权自行修改。如发现试验药物重要的新资料时，必须修改知情同意书并递交伦理委员会批准后，再次取得受试者的知情同意。知情同意书一式两份，研究者和受试者各保存一份。

所依法源　《药物临床试验质量管理规范》明确规定"研究者或其指定的代表必须向受试者说明有关临床试验的详细情况"，"经充分和详细解释试验的情况后获得知情同意书"，同时对受试者知情告知的内容以及签字同意的程序均做出了具体的规定。

知情同意书的内容　包括知情告知和签字同意两部分。

知情告知　告知内容包括：试验的目的。试验的内容与过程，包括试验的步骤、所需的期限、检查项目及频度等。受试者在试验中可能承担的风险和受益，包括参加试验对于受试者疾病可能产生的效果及不良反应情况，受试者参加试验期间使用药物均由申办者免费提供，且免除由试验而增加的检验及检查费用。受试者可能被分配到不同的组别（试验组或对照组），以及可治疗受试者疾病的其他治疗用药情况。受试者个人信息及试验记录的均属保密内容，即使公开发表试验结果，也会对受试者的身份信息保密。但按照规定伦理委员会、药品监督管理部门或申办者可以查阅参加试验受试者的资料。受试者的补偿和保险，对于发生的与试验相关的损害时，受试者可以获得及时的治疗及适当的保险赔付或经济补偿。以健康人为受试者进行的Ⅰ期临床试验或生物等效性试验时，应给与受试者一定的报酬。试验期间，受试者可以随时了解与其有关的信息资料。在治疗的各个阶段，受试者都有权随时退出试验而不会遭到歧视和报复，也不会影响医患关系，或者受到任何处罚。对于特殊人群，如在试验中可能受孕的妇女，可以选择自动退出试验，或在法律允许的条件下中止妊娠，如果不中止妊娠，研究者会保证医疗随访。对于孕妇，应同时考虑研究对于孕妇的风险和受益，以及对胎儿的风险和受益。对于哺乳期妇女，应包括对乳汁供应及乳汁营养成分的影响。

签字同意　执行知情同意的研究者、受试者必须亲自签署知情同意书并注明日期。特殊情况下（严重精神病患者、残疾人或重症患者）经伦理委员会同意，可由其法定监护人代签。紧急情况下，如缺乏已被证实的有效治疗方法，无法取得本人或其法定代表人的知情同意书也可将其纳入试验，但必须在试验方案和有关文件中清楚说明接受这些受试者的方法，并事先取得伦理委员会同意。对于文盲，应有其口头同意，再由试验以外的医师或第三者代签。对于儿童，应尽可能以其能够理解的文字、图片，向其说明临床试验的所有信息，由其本人表示同意与否，如儿童年龄较小，可由其监护人替其签署知情同意书。对于孕龄期妇女，知情同意必须由其本人签署，不可由其配偶或伴侣替代。对于孕妇，针对风险可接受的决定可由孕妇决定，但如果涉及胎儿的健康，最好征求胎儿父亲的意见。

知情同意书的格式　受试者信息，包括临床试验中心名称或编号、受试者编码、受试者姓名。临床试验名称。需告知的内容。受试者申明条款。在受试者发生问题或需要咨询有关问题时负责医师的姓名和联系电话。受试者签字及日期。研究者签字及日期。如有必要还需设置见证人签字及日期。

作用及法律效力　在药物临床试验过程中，在确保试验科学性和有效性的同时，必须对受试者的安全和权益给予充分的保障，这也是《药物临床试验质量管理规范》的宗旨与核心内容之一。知情同意作为保障受试者权益的主要措施之一，也是研究者及试验相关人员遵循《赫尔辛基宣言》中规定的道德原则的具体表现，即公正、尊重人格、力求使受试者最大受益并尽可能避免伤害。

（孟 锐 丁丽曼）

línchuáng shìyàn yòngyào

临床试验用药 （investigational drug）

用于临床试验中的试验药物、对照药品或安慰剂。也称试验用药品。试验用药品由申办者提供，其仅在药物临床试验过程中为受试者免费提供，不允许以任何形式销售，并严禁用于临床试验受试者之外的人群。

所依法源　《药物临床试验质量管理规范》作为药物临床试验规范化管理的指导文件，明确规定：试验用药品的供给、使用、储藏及剩余药物的处理过程应接受药品监督管理部门以及临床监查员、稽查员等的检查。

试验药品生产管理　临床试验用药必须在符合《药品生产质量管理规范》的条件下生产，申办者应提供与试验用药品批号一致的质量检验报告，以保证其质量合格。同时还应按临床试验方案的需要对药品进行包装和标签，标签除需标注品名、剂型、规格、批号、有效期至、数量等项目之外，还须附有特殊编码（如盲法试验标记处理编码）并易于识别，同时标明为临床试验专用。如为药物盲法试验，试验药物与对照药品或安慰剂在外形、气味、包装、标签等方面特征均应一致。试验用药品的贮藏应按照规定要求保管和存放，并加强药品的效期管理，防止过期或变质药品用于临床试验。

试验药品使用管理　试验用药品的使用由研究者负责，研究者必须保证所有试验用药品仅用于该临床试验的受试者，其剂量与用法应遵照试验方案执行。为防止试验用药品被盗用、借用或误用等现象，临床试验用药必须有专人负责、专柜加锁管理。同时进行全过程记录，包括数量、装运、递送、接受、分配、应用后剩余药物的回收与销毁等方面的信息，保证药品的发放、剩余药品、已用的药瓶和包装盒回收准确无误。研究者不得把试验用药品转交任何非临床试验参加者。

临床试验剩余的试验用药品应退回申办者，或由申办者、研究者及试验用药品管理人员共同将剩余药品销毁，并共同签署有关销毁的记录文件。如申办者自行销毁，也需将销毁证明交由临床试验机构。试验结束后，试验药品编码表以及临床试验用药全过程的记录应统一上交药物临床试验机构，临床试验药品所有记录严禁私自改动，如确有改动，需要在改动处签字并保持原记录清晰可辨。研究结束后，保存所有记录至临床试验终止后 5 年。

作用及法律效力　临床试验药品管理直接关系到试验结果的科学可信，其严格管理可以有效避免临床试验药品储存不当、错发、漏发等问题的发生，克服由药品管理不当给试验带来的偏倚。

（丁丽曼）

línchuáng shìyàn shùjù bǎohù

临床试验数据保护 （data protection of clinical trial）

对企业为了获得市场许可而提交的、从未披露过的、含有新的化学成分的药物临床试验数据所给予的保护。数据保护又称数据独占或独占性数据保护。《中华人民共和国药品管理法实施条例》和《药品注册管理办法》对数据保护均有规定。其保护原则主要源于世界贸易组织框架下的《与贸易有关的知识产权协定》，即防止医药领域由于不同规则运作而导致的工商业活动的混乱，从而保护药品开发商在新药研发过程中所付出的努力。

内容　临床试验数据保护与专利保护共同构成对新药的双重知识产权保护体系。但数据保护属于行政保护的范畴，即通过数据独占权进行数据保护的一种政府行为。

数据保护措施　新药的临床试验数据享有数据独占权，该数据必须满足相应的条件，即"为了获得市场许可而提交"。其强调的主要是仿制药企业在未获得原研药企业授权的前提下，不得引用原研药企业的资料证明自己产品的疗效以及安全性以取得药品注册管理部门的批准，药品注册管理部门也不能依赖审核原研药企业提交的材料所获得的知识，在仿制药企业未提交产品疗效及安全性资料的前提下核准仿制药；"从未披露过"主要指药物临床试验数据是原研药企业投入大量资金、耗费大量时间获得的，在向药品注册管理部门提交之前从未披露，虽然该数据为获得药品注册而向药品注册管理部门提交，但其仍属于企业商业秘密的范畴；"含有新的化学成分的药物"，其与专利中强调的新颖性不同，要求的是化学活性成分没有被政府批准使用过。

数据保护类型及期限　世界各国均为不同的数据保护类型设立了不同的保护期限，在该期限内仿制药企业不得参照原研药企业临床试验的数据，以获得同一

种药品的仿制药注册。对含有新的化学成分的药物临床试验数据，中国设定了自批准许可之日起6年的保护期限。欧盟的保护期限为6~10年，对于拥有10年保护期限的药品，仿制药生产商可以在第8年开始使用数据以申请上市核准。如果在前8年该药品另有创新性的适应证被批准，数据保护期限将再延长1年。美国还设有罕用药数据独占性保护以及儿科用药数据独占性保护。其中罕用药数据独占性保护的期限为7年，在此期间，不批准仿制药或与该药适应证相似的其他药物上市，同时，罕用药数据保护还可以和其他专利保护或数据保护同时存在。儿科用药数据独占性保护是美国为进行儿科群体临床研究的药品提供的一种保护，期限为6个月，但此保护期不能单独存在，必须是追加在专利或其他保护期的期末。

作用及法律效力　临床试验数据保护制度保障了原研药企业享有实验与试验资料无形资产的经济价值，但其并不禁止仿制药公司为支持其注册申请而自行组织开发临床试验数据。

（丁丽曼）

línchuáng shìyàn shùjù guǎnlǐ

临床试验数据管理（clinical trial data management）　对药物临床试验数据进行数据接收、录入、清理、编码、一致性核查、数据锁定和转换的管理过程。其目的在于确保数据可靠、完整和准确，从而获得真实的、高质量的临床试验数据。药物临床试验过程中，由申办者、研究者、监查员、数据管理员，以及合同研究组织等构成的临床试验项目团队，应对可能影响数据质量的各种因素和环节进行全面控制和管理，建立

数据质量管理体系并保证其有效运行，从而使临床研究数据始终保持在可控和可靠的水平。

要求　临床试验数据管理需满足三个基本要求，即系统的可靠性、数据的可溯源性以及权限管理。其中，可靠性是指临床数据管理系统在规定条件下、规定时间内，实现规定功能的能力，其必须经过基于风险考虑的系统验证。从而减少因系统或过程产生错误，以致影响研究的质量、药物的安全性与有效性评价，甚至受试者的健康安全的可能性。可溯源性是指对纸质病例报告表中数据进行的任何更改或更正都应保留原来的记录清晰可见，并注明更改日期、签署姓名，解释原因（如需要）；对电子化管理系统，应具备稽查轨迹的功能，包括每一次数据录入、数据更改、删除等操作，都必须记录在系统中。稽查轨迹不允许任何人为的修改和编辑。权限管理是指对系统的功能、数据以及其他数据表示的资源进行访问许可的管理。防止未经授权者查阅或更改任何临床数据，使其具有安全性和保密性。

内容　临床试验数据管理全过程，应严格按照由数据管理部门和申办方共同签署的数据管理计划执行。数据管理包括数据收集、数据录入、数据核查、数据盲态审核以及数据库锁定等程序。

数据收集　病例报告表作为临床试验各种数据收集的主要手段，应由申办者或申办者委托的合同研究组织完成。同时制定相应的填写指南，为保证临床研究者能够根据原始资料信息准确、及时、完整、规范地填写病例报告表，应对其进行必要的培训。数据录入流程可以选择双人双份

录入、带手工复查的单人录入或直接采用电子数据采集方式。

数据核查　按照数据核查计划，应对数据的正确性和有效性进行核查，核查的内容主要包括：确定原始数据被正确、完整地录入到数据库中，随机化核查，违背方案核查，时间窗核查，逻辑核查，范围核查等。尤其是要保证主要和次要有效性指标、关键的安全性指标数据的正确性和完整性。对于数据核查过程中产生的质疑，应以数据质疑表的形式由申办方临床监查员整理并转交给研究者，由研究者做出书面的答复。最终由数据管理员依照其对数据进行相应的修改和调整。

数据库锁定　在数据库锁定前应进行必要的数据盲态审核工作，即由申办方、研究者、数据管理人员和统计分析师在盲态下最终审核数据中未解决的问题，并按照临床试验方案进行统计分析人群划分、核查严重不良事件报告与处理情况记录等。作为临床研究过程中的一个重要节点，数据库锁定是为防止对数据库文档进行无意或未授权的更改，而取消的数据库编辑权限。如数据库锁定后发现有数据错误，应仔细处理并记录。数据库管理过程应及时备份，以防止意外损坏。《临床试验数据管理工作指南》建议临床试验数据至少保存10年。

数据质量保障　临床试验数据质量关系着整个临床研究的结论，因此应建立和实施数据质量的保障和评估措施。质量保障主要通过质量保证、质量控制和必要的纠正预防措施来实现。而评估数据质量则是对其完整、准确、真实和可靠性的进一步确认，可以通过计算关键指标、非关键指标错误数据的发生率（错误率＝

发现的错误数/所检察的数据项总和）的方法来界定。其中，关键指标、非关键指标可由研究者、申办者及统计人员共同讨论决定。

作用 数据管理对临床研究数据的严格控制源于数据的重要性以及数据的复杂性。临床研究数据记录着研究过程中受试者入选、用药过程、效果评价等指标和信息，这些数据的科学和可靠不仅关系着研究过程中申办者、研究者巨大的投入，更关系着拟上市药品是否安全、有效、经济的评价。美国在 20 世纪 60 年代，就建立了世界上第一个数据与安全监察委员会，以此规范临床研究数据管理过程。并且于 2000 年公布了《临床研究数据管理规范》，随着技术进步，2002、2003、2005、2007 年对此进行了修订，修订后的规范对数据采集原则、数据录入、保存、不良事件报告、数据质量控制、文件归档、人员培训等均有详细的规定。

（丁丽曼）

línchuáng shìyàn jīchá

临床试验稽查（clinical trials audit）

由不直接涉及临床试验的人员所进行，用以评价试验的实施过程、数据的记录和分析是否与试验方案、标准操作规程以及药物临床试验相关法规要求相符的一种系统性检查。稽查是保证临床试验质量的重要方法之一。稽查可由申办者，也可由独立的第三方稽查机构进行。

内容 稽查的类型按稽查对象的不同可以分为针对开展临床试验操作部门（包括药物临床试验机构、试验药物管理部门、申办者的试验操作部门、申办者内部或外部的试验支持部门）、合同研究组织、实验室等。稽查员应制定稽查计划，在实际稽查过程中通过与研究者面谈、参观实验室、查看相关文件和原始记录等方法，了解各个试验参与方履行质量标准和标准操作规程的真实情况。稽查完成后应撰写稽查报告，并提交监查员及相关人员，并要求其按照稽查报告发现问题制定相应的整改方案。最后将稽查报告和整改方案共同提交给申办方的管理层，同时要定期跟踪整改计划的落实情况，直至整改计划全部落实。稽查工作完成后稽查员还要负责对该项目临床监查团队及相关人员进行培训。

作用及法律效力 稽查的目的在于评估试验实施过程是否符合既定的要求；检查受试者的安全是否得到保障；检查数据的获得是否可靠、可信、可查、可重复；检查所有试验指导和质量标准是否得以执行。稽查与监查不同，稽查更宏观，更深入，能够发现更潜在的问题，从而确保药物临床试验的成功。由此，对稽查员的业务素质也有更高的要求，一般要求稽查员必须有监查员的工作经验，同时具有深厚的统计学知识功底。稽查与视察不同，视察是政府部门对临床试验文件、设施、记录等的官方审阅，其对视察单位的选择也更有目的性，如存在明显问题倾向性的或有过不良记录的。视察的目的在于发现临床试验执行过程中的重大缺陷，从而为政府决策提供依据，如撤销药物临床试验机构资格、撤销已批准的文号等。美国的稽查主要分为申办者的稽查和药品管理局稽查两种，申办者稽查主要基于两种目的，一是确保临床试验机构按照法规和试验方案的要求开展研究；二是怀疑临床试验机构未严格遵守临床试验方案或《药物临床试验质量管理规范》而实施稽查。药品管理局的稽查目的主要在于确保申办者提交给政府数据的质量和完整性，同时保护受试者。稽查对象可以是研究者、申办者、合同研究组织、监查员以及伦理委员会等，其中对申办者和伦理委员会的稽查可以随时进行。稽查结论有三种，如果没有问题或问题比较轻微，企业则可以不采取行动或按照报告的要求回复即可；但如果存在严重问题或偏倚，则要求研究者立即作出答复，同时伦理委员会和申办者也会接到通知。官方也有可能根据稽查结论做出延迟新药申请或不批准的决定。由此导致申办者必须重新做临床试验，研究者也可能因此被禁止开展其他临床试验。

（丁丽曼）

yàowù duōzhōngxīn shìyàn

药物多中心试验（multi-center clinical trial）

由多位研究者按同一试验方案在不同地点和单位同时进行的临床试验。药物多中心试验方案应由各中心的主要研究者与申办者共同讨论认定，经伦理委员会批准后方可执行，多中心试验的进行应在各中心同期开始、同期结束。

所依法源 《药物临床试验质量管理规范》对于药物多中心试验应设置协调研究者并全面负责临床试验的实施，以及在试验计划组织和实施过程中的管理要点均做出了明确的规定；《药品注册管理办法》针对的重点是国际多中心试验在申请、实施及不良事件管理等方面内容。

研究单位管理 申办者根据具体临床试验对受试者的要求及相关疾病流行病学调查的结果，确定研究单位的数量及其入选条件。对于新药的临床试验，要求该医疗机构必须具有国家药物临床试验机构资格。另外，临床试验各中心样本数量及在中心间的分配应从统计学角度确定。为了尽量避免研究过程中可能出现的偏倚，一般需将盲法和随机化法联合使用，通常采用的是双盲法与分层区组随机化法。其中随机化过程可采用中心随机化系统，即在多中心试验中，各中心受试者的随机分配和药物配给均由一个独立的组织或机构来完成，该机构与各个中心之间通过电话或计算机网络进行联系和操作。对于试验用药品的分发和储藏，各中心应有相同的管理程序。

研究人员管理 药物多中心试验应确定一位主要研究人员作为协调研究者，负责协调各中心参与临床试验的研究者工作，同时保证各试验中心研究者遵从试验方案，以及在违背方案时如何终止其参加试验。另外，还应根据参加试验的中心数目和试验的要求，以及对试验用药品的了解程度建立管理系统，确保药物临床试验的全面实施。对于参与多中心试验的所有研究者和监查员，应根据同一试验方案进行培训。协调研究者负责在临床试验开始时及进行的中期组织研究者会议，对于临床试验中的重要问题进行讨论、协商和决定。国际多中心药物临床试验还需设立执行委员会负责临床试验的管理组织，指导委员会负责临床试验的学术管理，工作委员会负责临床试验各项管理措施的实际贯彻，数据监测委员会负责定期监测和分析数据的变化，安全性监测委员会负责分析收集到的不良事件，终点委员会负责对试验终点状况的监测。以上组织中执行委员会、指导委员会、工作委员会主要从宏观层

面对试验进行管理，而数据监测委员会、安全监测委员会、终点委员会的工作内容专业性较强。

研究过程管理 多中心试验对于药物有效性、安全性应建立标准化的评价方法，试验中所采用的实验室和临床评价方法均应有统一的质量控制，实验室检查可以采用"中心实验室"的做法，即专门为多中心临床试验的特殊需要而设立的实验室。另外，各中心试验数据资料应集中管理与分析，并建立数据传递、管理、核查与查询程序；试验结束后还需通过疗效差异的显著程度来评价各中心疗效是否具有一致性，其主要分为定量和定性两种方法，定量方法主要是评价每个中心的疗效和整体疗效之间或各个中心之间的疗效差异，如果这种差异在设定的阈值之内，则可以判断治疗效果一致。定性方式主要确定的是各个中心疗效大小的估计是正值还是负值或者是否大于给定的一个参考值，从而确定各中心之间疗效的一致性。

作用及法律效力 多中心试验可以在较短的时间内收集较多的受试者，同时也可以有效避免单一研究机构可能存在的局限性。而国际多中心试验更是全球研发资源的共享，可以让新药更快的应用于临床实践。关于国际多中心试验，中国的《药品注册管理办法》要求，境外申请人如在中国开展国际多中心药物临床试验，临床试验用药物应当是已在境外注册的药品或者已进入Ⅱ期或者Ⅲ期临床试验的药物；对于境外申请人提出的尚未在境外注册的预防用疫苗类药物的国际多中心试验申请中国不予受理；另外，中国国家药品监督管理部门在批准国际多中心药物临床试验的同

时，可以要求申请人在中国进行Ⅰ期临床试验；国际多中心试验取得的数据用于药品注册申请时，应当符合《药品注册管理办法》有关临床试验的规定并提交国际多中心临床试验的全部研究资料。对于试验期间，在任何国家发现与该药物有关的严重不良反应和非预期不良反应，申请人应当及时报告中国国家药品监督管理部门。

（丁丽曼）

línchuáng shìyàn zhōngzhǐ

临床试验终止（clinical trial termination） 药品监督管理部门、伦理委员会、申办者或独立的数据监测委员会终止临床试验的行为。由于存在安全隐患、研发费用严重超过预期等原因，临床试验的终止可以发生在临床试验的各个阶段。

内容 不同的主体对于试验终止考虑的角度不同，对于药品监督管理部门以及伦理委员会主要考虑试验药物所表现出的风险，二者相比，伦理委员会享有随时终止试验的权利。而申办者终止临床试验更多地考虑药物临床试验数据对于药物安全性、有效性的可支撑性，以及试验费用是否超过预期。同时，如果研究者不遵从已批准的方案或有关法规进行临床试验时，申办者应指出以求纠正，如情况严重或坚持不改，也应终止研究者参加临床试验并向药品监督管理部门报告。另外，临床试验的终止建议还可以来自独立的数据监测委员会。负责对不断积累的试验数据进行监测，也被称为"期中分析"，其目的主要就是及早终止试验，其终止试验的原因可以是不同疗法之间的差异超过预期，也可以是试验出现了没有预料到的不良反应。当

新的药物或新的治疗方案在短期试验中即表现出确切疗效，是否要提前终止临床试验的决策也要由数据监测委员会做出。如果在临床试验进行过程中，全部盲底泄密，或者应急信件拆阅率超过20%时，意味着双盲试验失效，需要终止并重新安排另一个新的临床试验。

作用及法律效力　临床试验终止可以及早结束显示不出足够治疗效果或存在严重安全隐患的临床试验，从而为申办者节省人力、物力、财力和时间，同时也符合伦理学要求，避免受试者冒不必要的风险。对于疗效特别显著而提前终止的临床试验，则可以大大节省临床试验的样本量，降低新药研发的成本。

（丁丽曼）

Hè'ěrxīnjī Xuānyán

《赫尔辛基宣言》（Declaration of Helsinki）

涉及人类受试者（包括利用可鉴定身份的人体材料和数据）的医学研究伦理原则的宣言。全称《世界医学大会赫尔辛基宣言》，又称《指导医务卫生工作者从事包括以人作为实验者的生物医学研究方面的建议》，强调个体研究受试者的安全必须优于其他所有利益。由世界医学会起草，不仅要求参加人体医学研究的医师遵守，而且鼓励其他涉及人体医学的研究也遵循。

历史沿革　基于在纳粹时代战俘和平民被残忍地用来进行人体医学试验，此医学研究伦理原则于1964年6月在芬兰首都赫尔辛基召开的第18届世界医学大会正式通过，因此将其命名为《世界医学大会赫尔辛基宣言》。1975年针对如何区分治疗性研究与非治疗性研究，以及若干条款与当时的伦理思维严重脱节两方面的

缺点进行修订，并增设了独立的"审查委员会"。1983年增设了对能给出知情同意的未成年受试者知情同意的要求；1989年明确了独立"审查委员会"即独立于研究者和申办者；1996年开始首次针对安慰剂问题进行修改，即受试者应确保已经得到了经过证明的最好的诊疗，如果没有被证明诊疗方法，则不排除使用安慰剂。2000年修订增加了"所有研究设计都应该可以公开得到"的要求，另外，宣言用词也更准确，如用"医学研究"替代"生物医学研究"，以"受试者、医师、研究者"替代"她、他"，以"法定授权代表人"替代"法定监护人"等；2008年10月在首尔召开的第59届世界医学协会联合大会上公布了第6次修订版，宣言共有35条。此次修订要求给予研究受试者更多特别的保护，如：要求参与医学研究的医师还应保护受试者完整、自主决定权及个人信息的保密；要求对临床试验进行注册；进一步加强对贫困人群、无（或限制）行为能力人等弱势群体的保护。其已成为从事人体医学研究必须遵守的基本伦理规范。

内容　《赫尔辛基宣言》主要从四个方面保障受试者的权益，包括临床试验的注册、明确受试者的权益和保护措施、限制安慰剂的使用、要求试验结果公开发布。

临床试验的注册　每项临床试验在招募受试者之前应当在可进入的数据库中注册，以保证试验信息的公开透明，使潜在的受试者及公众通过互联网查询即可很容易的获得有关临床试验的准确信息。受试者知情同意权行使的前提条件即对于试验信息全面

充分的获取，该规定2008年首次出现在宣言中。

受试者的保护　受试者的权益主要包括生命、健康、尊严和隐私权，还应保护其完整权、自主决定权和个人信息的保密。受试者的权益、安全和健康必须高于对科学和社会利益的考虑。伦理委员会应从保障受试者权益的角度针对研究者、试验方案、试验中的不良事件等方面严格审查。对于试验过程涉及贫困人群或其他弱势群体的医学研究，必须是对这些人群的健康需求和优先事项做出的反应，并且有合理的理由相信这些人群能从研究结果中受益。同时，应当使医学研究中未被充分代表的人群，如儿童、怀孕妇女等，有适当机会参与研究。

在临床试验过程中，对受试者保护的主要措施有两个方面，即受试者的知情同意及伦理委员会的干预。知情同意指有行为能力的人作为受试者参加医学研究必须是自愿的，在涉及有行为能力的受试者的医学研究中，每个潜在的受试者都必须被充分告知研究目的、方法、资金来源、任何可能的利益冲突、研究者所属单位、研究的预期受益和潜在风险、研究可能引起的不适以及任何其他相关方面。必须告知潜在的受试者，他们有权拒绝参加研究，或有权在任何时候撤回参与研究的同意而不受报复。对于一个无行为能力的潜在受试者，医师必须从合法授权的代表那里征得知情同意。受试者在身体或精神上不能给予同意，医师应该从法律授权代表那里征得知情同意。为医学研究而使用可辨识的人体组织（包括血液、器官组织和DNA）或人体数据，医师在收集、分析、储存和（或）重新使用时，

必须做到受试者的知情同意。以上知情同意最好是书面形式。伦理委员会的干预主要是指在研究开始前对研究方案的考虑、评论、指导和批准。该委员会必须独立于研究者、资助者，也不应受到其他试验相关方的影响。该委员会必须考虑进行研究的所在国的法律和条例，以及相应的国际准则或标准，但不可允许这些削弱或取消本宣言所提出的对研究受试者的保护。该委员会必须拥有监测正在进行的研究的权利。研究者必须向该委员会提供监测信息，尤其是有关任何严重不良事件的信息。如果没有委员会的考虑和批准，研究方案不可更改。

安慰剂的使用 在新药审批和研究工作中限制安慰剂对照的使用，只有在不存在阳性对照的干预措施，或在接受安慰剂的受试者不会遭受任何严重的或不能挽回的损害的情况下才可以使用。

试验结果的公布 研究结果的发布过程中研究者和出版者都有公开所得的伦理义务。作者有义务使他们在受试者身上进行的研究结果公开，并保证报告结果的完整性和准确性。阴性结果、不能给出明确结论的结果和阳性结果均应发表或使其能公开可得。资金来源、所属单位和利益冲突都应该在发表的时候说明。不符合宣言原则的研究报告不应该被接受和发表。

作用及法律效力 《赫尔辛基宣言》在国际法上属于没有法律约束力的文件。然而，宣言（或宣言中的伦理原则）被无数关于人体研究的国际和中国文件、伦理指南、法律法规等吸收或列为附件。其中有关人体医学研究的伦理指导原则已获得世界上大多数国家最普遍的认可。中国在

2003 年的《药物临床试验质量管理规范》规定"所有以人为对象的研究必须符合《世界医学大会赫尔辛基宣言》"，即要求临床试验的整个过程及所有参与试验研究的人员都应遵守宣言规定的原则。美国食品药品管理局在 2008 年 10 月之前，一直要求在其境内外开展临床研究必须符合宣言的原则，此后由于人用药品注册国际协调会议药物临床试验质量管理指南修订过程中，完全涵盖赫尔辛基宣言基本原则的同时，在提高临床试验数据的质量等方面也有很好的控制；另外，美国临床试验研究广泛使用安慰剂，但宣言却严格限制安慰剂的使用，因此药物临床试验质量管理指南关于安慰剂的使用更符合美国的法律。而欧盟在受试者权益保障方面遵循主要是《关于人权与生物医学公约》及其附加议定书。因此，该宣言在美国和欧盟对于临床研究并不具有约束力。

（丁丽曼）

mázuì yàopǐn yánjiū guǎnlǐ

麻醉药品研究管理（management of narcotic drugs development） 对以医疗、科学研究或者教学为目的开展的麻醉药品研究活动实行的行政审批许可活动。

内容 2005 年颁布的《麻醉药品和精神药品管理条例》规定，未经许可，任何单位和个人不得进行麻醉药品和精神药品实验研究等活动。同年，国家药品监督管理部门发布《麻醉药品和精神药品实验研究管理规定》，进一步细化了以申请药品注册为目的开展麻醉药品和精神药品临床前药物研究活动的申报资料、许可条件、程序和时限要求等。

开展麻醉药品和精神药品临床前药物研究，必须以医疗、科

学研究或者教学为目的，经国家药品监督管理部门批准后方可进行；研究单位需具备安全储存和管理麻醉药品和精神药品的条件，单位及其工作人员两年内不得有违反有关禁毒的法律、行政法规规定的行为。其中，开展以申请麻醉药品和精神药品（包括含麻醉药品和精神药品的药品）注册为目的的临床前药物研究，需经国家药品监督管理部门批准，取得《麻醉药品和精神药品研制立项批件》，并在规定时间内完成相应临床前药物研究工作后，依照《中华人民共和国药品管理法》等相关规定申请药品批准证明文件。国家对以申请麻醉药品和精神药品注册为目的的临床前药物研究实行总量控制，并结合相应品种的医疗需求、依赖性潜力、滥用情况及趋势等进行管理。对国家规定不得医疗使用的麻醉药品和精神药品，不得申请开展以药品注册为目的的临床前药物研究工作。

开展麻醉药品和第一类精神药品的临床试验，不得以健康人为受试对象。开展研究所需使用的麻醉药品和精神药品（包括标准品、对照品），需经批准后方可购买。研究单位在普通药品的实验研究过程中产生麻醉药品和精神药品的，须立即停止实验研究活动，并向国家药品监督管理部门报告，经批准后方可继续开展相应研究工作。

作用 对麻醉药品和精神药品研究活动实行特殊管理，有利于保护合法实验研究活动顺利开展，保障正常医疗、科研和教学需求，同时从源头入手，强化麻醉药品和精神药品总量控制，减少重复投入，确保安全。

（李 芳）

jīngshén yàopǐn yánjiū guǎnlǐ

精神药品研究管理（management of psychotropic drugs development）　见麻醉药品研究管理。

（李　芳）

yàowù yánfā xìtǒngfǎlǜ zérèn

药物研发系统法律责任（legal liability of drug research and development）　在药物研发过程中，药物研发机构由于违反法定义务，或不正当行使法律权利所产生的，由行为人承担的不利后果。可以分为行政责任、刑事责任、民事责任三种。

所依法源　行政责任的确定主要源于与药物研发过程有关的法律法规，如《中华人民共和国药品管理法》《中华人民共和国药品管理法实施条例》《药品注册管理办法》《麻醉药品和精神药品管理条例》等。刑事责任的确定主要依据《中华人民共和国刑法》及与药品刑事犯罪相关的司法解释。民事责任主要指因药品研发过程中民事主体人身损害所带来的民事法律责任。受《中华人民共和国民法通则》《中华人民共和国产品质量法》《中华人民共和国消费者权益保护法》等法律规范的调整，涉及药品知识产权，受《中华人民共和国专利法》等与药品知识产权相关的法律规范调整。

内容　在药物研发过程中涉及的违法行为都需承担药物研发法律责任，其责任主体包括：药品申报者、药物临床试验机构等。

行政责任　药品研制过程中，药品申报者必须按照国家药品监督管理部门的规定如实报送研制方法、质量指标、药理及毒理试验结果等有关资料和样品，经国家药品监督管理部门批准后，方可进行临床试验。药物非临床安全性评价机构、药物临床试验机构未按照规定实施《药物非临床研究质量管理规范》《药物临床试验质量管理规范》的，给予警告，责令限期改正；逾期不改正的，责令停产、停业整顿，并处 5000 元以上 2 万元以下的罚款；情节严重的，吊销药物临床试验机构的资格。药品申报者在申报临床试验时，报送虚假研制方法、质量标准、药理及毒理试验结果等有关资料和样品的，国家药品监督管理部门对该申报药品的临床试验不予批准，对药品申报者给予警告；情节严重的，3 年内不受理该药品申报者申报该品种的临床试验申请。提供虚假的证明、文件资料样品或者采取其他欺骗手段取得药品批准证明文件的，撤销药品批准证明文件，5 年内不受理其申请，并处 1 万元以上 3 万元以下的罚款。伪造、变造、买卖、出租、出借药品批准证明文件的，没收违法所得，并处违法所得 1 倍以上 3 倍以下的罚款；没有违法所得的，处 2 万元以上 10 万元以下的罚款；情节严重的，撤销药品批准证明文件。

特殊管理药品研制过程中，对于提供虚假材料、隐瞒有关情况，或者采取其他欺骗手段取得麻醉药品和精神药品的实验研究资格的，由原审批部门撤销其已取得的资格，5 年内不得提出有关麻醉药品和精神药品的申请；情节严重的，处 1 万元以上 3 万元以下的罚款。药品研究单位在普通药品的实验研究和研制过程中，产生本条例规定管制的麻醉药品和精神药品，未依照本条例的规定报告的，由药品监督管理部门责令改正，给予警告，没收违法药品；拒不改正的，责令停止实验研究和研制活动。药物临床试验机构以健康人为麻醉药品和第一类精神药品临床试验的受试对象的，由药品监督管理部门责令停止违法行为，给予警告；情节严重的，取消其药物临床试验机构的资格。对受试对象造成损害的，药物临床试验机构依法承担治疗和赔偿责任。依法取得麻醉药品和精神药品实验研究资格的单位，倒卖、转让、出租、出借、涂改其麻醉药品和精神药品许可证明文件的，由原审批部门吊销相应许可证明文件，没收违法所得；情节严重的，处违法所得 2 倍以上 5 倍以下的罚款；没有违法所得的，处 2 万元以上 5 万元以下的罚款。

刑事责任　对于药物研制过程中，申报者行为如构成犯罪的，将依法追究刑事责任，主要包括：提供虚假的证明、文件资料样品或者采取其他欺骗手段取得药品批准证明文件的；药物临床试验机构以健康人为麻醉药品和第一类精神药品临床试验的受试对象的；以及依法取得麻醉药品和精神药品实验研究资格的单位，倒卖、转让、出租、出借、涂改其麻醉药品和精神药品许可证明文件的。

民事责任　在药品研发过程中，对于侵犯专利权的违法违规行为，专利权人可以按照《中华人民共和国专利法》的规定，请求省级知识产权管理部门处理，或者到法院提起民事诉讼。如侵权成立，侵权人应当承担的责任有：停止侵权、消除影响、赔偿损失。同时作为一般产品，与药品相关的违法、违约行为还受《中华人民共和国产品质量法》等的调整。

作用及法律效力　通过相关研发机构和人员承担药物研发系

统法律责任，保障各类药物研究机构法律上的权利、义务得以生效，从而保障正常的药品研发秩序。

（孟锐 丁丽曼）

yàopǐn zhùcè guǎnlǐ

药品注册管理（drug registration management）

中国国家药品监督管理部门根据《中华人民共和国药品管理法》规定，对拟上市的药品采取的行政审批许可管理制度。药品注册是国家药品监督管理部门根据药品注册申请人的申请，依照法定程序，对拟上市销售药品的安全性、有效性、质量可控性等进行审查，并决定是否同意其申请的审批过程。在药品上市前对药品进行的临床前及临床研究过程和结果进行技术评审，达到安全有效、质量可控标准后的药品方可准予上市。这是世界上主流国家对药品上市采取的一种管理制度，其目的是为了保护公众用药安全有效的权益。

沿革与发展 现代药品注册管理起源于美国。在其发展与完善过程中人类付出了生命和健康的惨重代价。较为著名的事件有：①1937 年发生于美国的磺胺酏剂致 100 多人（儿童）死亡事件，此事件促使美国于 1938 年通过了有关法案，强制要求新药上市前必须进行安全性试验，并依照规定向管理当局提交研究报告和结果，接受审查。②20 世纪 60 年代，以欧洲为主要发生地的"反应停事件"，曾经导致了上万名新生儿畸形（四肢短小，被称为海豹胎）。由于美国食品药品管理局对药品反应停上市申请的审查以及安全性的疑虑，致使该药品在美国没有上市，在美国仅发生 9 名致畸胎儿。该事件引起了欧洲和美国对药品安全有效的高度重视，美国于 20 世纪 60 年代通过了新法案，强制要求新药上市必须提供药品安全性、有效性试验资料，以供政府管理部门审批。西欧各国及日本也陆续采取了相似的制度。至此，药品注册管理制度进入了现代管理时期。

中国的药品注册管理经历了以下过程：1963 年 10 月 25 日，卫生部、化工部、商务部联合发布了《关于药品管理的若干规定》，要求对药品生产上市实行审批管理；1978 年国务院颁布《药政管理条例》，规定新药由省级卫生厅（局）和省级医药管理局组织鉴定后审批；1984 年中国首部《中华人民共和国药品管理法》颁布，并于 1985 年 5 月 1 日实施，规定新药（未在国内生产的药品）由国家卫生部统一审批，其余不属于新药的药品（已有国内生产的药品）由省级卫生厅（局）组织审批，同时卫生部发布了《新药审批办法》等规章。1998 年，国家药品监督管理局成立，主管药品审批工作。1999 年 5 月，国家药品监督管理局颁布实施新的《新药审批办法》，该办法主要调整了以下内容：管理主体由卫生部调整为国家药品监督管理局；进一步细化了新药的分类以及各类新药的技术要求。2001 年 3 月，新修订的《中华人民共和国药品管理法》颁布实施。2002 年 10 月 30 日，国家药品监督管理局发布《药品注册管理办法》（同年 12 月 1 日执行）。该办法终止了地方政府药物上市审批权限，药品在中国上市均由国家药品监督管理部门组织审批；第一次将中药、化学药、生物制品及其新药和仿制药的注册审批统一到一个部门规章中，进一步细化了分类和技术要求；将新药申请定义为未曾在中国境内上市销售的药品的注册申请，已上市药品改变剂型、改变给药途径的，按照新药管理；引入了药品再注册管理；提出了创新药物和重大疾病药物实行快速审批，包括：①未在国内上市销售的来源于植物、动物、矿物等药用物质制成的制剂和从中药、天然药物中提取的有效成分及其制剂。②未在国内外获准上市的化学原料药及其制剂、生物制品。③抗艾滋病病毒及用于诊断、预防艾滋病的新药，治疗恶性肿瘤、罕见病等的新药。④治疗尚无有效治疗手段的疾病的新药。取消了药品行政保护，建立了药品监测期制度（见新药监测期）。2003 年 4 月 16 日，国家食品药品监督管理局成立，主管药品审批工作。2005 年 2 月 28 日，国家食品药品监督管理局修订了《药品注册管理办法》（同年 5 月 1 日执行）。该办法主要是为了贯彻执行《中华人民共和国行政许可法》的有关规定，在审评审批时限上作了严格的规定（见药品注册审批时限）；办法也引入了未披露数据保护的原则性规定。2007 年 7 月 10 日，国家食品药品监督管理局修订了《药品注册管理办法》（同年 10 月 1 日执行）。该办法主要的修订目的是鼓励创新，限制仿制，减少批准文号的数量；引入了药物临床价值的概念；在药品上市审批流程中增加了现场抽检的环节，进一步加强了对制造工艺科学性、真实性、可实现性的管理；对新药的分类进行了调整，化学药品增加适应证被列入一类新药管理。2016 年 3 月，国家药品监督管理部门对化学药品注册分类进行了调整，由原来的 6 类改为 5 类。

管理要点 药品注册管理规

定了药品注册申请人进行药品上市许可申请的程序、申请的管理类别、需要提交的研究资料、开展研究工作应当遵从的规则（见药物研究技术指导原则、药物非临床研究管理）、管理部门审批工作的方法与要求以及相关工作（技术审评与行政审批）的工作时限、有关方面和人员的法律责任以及其他应当规定的事项（如药品使用说明书的规定等）。注册管理通过规范申请人的药物研究，评价药学、药理毒理、临床研究的过程和结果，确定药品是否具有安全有效、质量可控的内在品质，从而做出是否许可其上市的决定。中国的药品注册管理规定新药是指未曾在国内上市销售的药品。新药又分为境内外均未上市的创新药和改良型新药，创新药是指含有新的结构明确的化合物且具有临床价值的药品，改良型新药是指在活性成分一致的基础上，对其结构、剂型、处方工艺、给药途径、适应证等进行优化，且具有明显临床优势的药品。仿制药是指境内外已经上市销售的药品。进口药是指境外已经上市销售的药品申请到中国上市销售（该药品必须已经在其持证商所在的国家或者地区上市销售，这是进口药申请的基本前提）。药品注册管理包括国内新药、仿制药审批（见新药注册、仿制药注册）和境外上市药品的进口审批（见进口药品注册）。国内新药审批程序如下：申请人按照要求提交申报资料至省级药品监管部门，由其进行规范性、真实性的形式审查，并组织药检所抽样进行注册检验（其中，一类新药和绝大部分生物制品的注册检验由中国食品药品检验研究院负责）；形式审查合格则正式受理，有关资料

提交至国家药品监督管理部门进行技术评价和审批，合格则发给《药物临床试验批件》；申请人完成临床研究试验后，提交资料至省级药品监管部门，由其进行规范性、真实性的形式审查，并组织药检所抽样检验（其中，一类新药和绝大部分生物制品的注册检验由中国食品药品检验研究院负责）；形式审查合格则正式受理，有关资料提交至国家药品监督管理部门进行技术评价和审批，合格则发给《药品生产批件》。国内仿制药品审批程序与新药大致相同，部分仿制药品不需要进行临床试验。进口药品注册管理的程序与新药类似，不同之处在于进口药品申请人直接向国家药品监督管理部门提交申请，注册检验由中国食品药品检验研究院负责组织实施（主要由口岸药检所检验），技术要求参照国内产品的注册要求，审批合格时获得《进口药品注册证》（港澳台地区进口药品颁发《医药产品注册证》）。

为鼓励研究创制新药，有效控制风险，根据《药品注册管理办法》，国家药品监督管理部门于2009年1月7日发布了《新药注册特殊审批管理规定》，对《药品注册管理办法》第四十五条规定的（一）、（二）、（三）、（四）四种情形的新药注册申请，实行特殊审批（见新药特殊审批）。这四种情形分别为：①未在国内上市销售的从植物、动物、矿物等物质中提取的有效成分及其制剂，新发现的药材及其制剂。②未在国内外获准上市的化学原料药及其制剂、生物制品。③优于已上市治疗艾滋病、恶性肿瘤、罕见病等疾病药品的新药。④治疗尚无有效治疗手段的疾病的新药。

该规定认为主治病证未在国家批准的中成药"功能主治"中收载的新药，可以视为上述四种情形之（四）。该文件规定了：属于（一）、（二）项情形的，注册申请人可以在提交新药临床试验申请时提出特殊审批的申请；属于（三）、（四）项情形的，注册申请人在申报生产时方可提出特殊审批的申请；应优先安排符合上述情形的注册申请审评审批，缩短审评时间限度；建立专门的沟通渠道（比如申报临床前可以要求与技术审评部门沟通，申报后可以就临床研究方案、重大问题等事宜要求沟通）、特别的补充资料渠道（研究资料在一些情况下可以随时提交技术审评部门）等。

2005年11月18日，国家药品监督管理部门发布《国家食品药品监督管理局药品特别审批程序》。规定存在以下情形时，国家药品监督管理部门可以依法决定按照本程序对突发公共卫生事件应急所需防治药品实行特别审批：①中华人民共和国主席宣布进入紧急状态或者国务院决定省、自治区、直辖市的范围内部分地区进入紧急状态时。②突发公共卫生事件应急处理程序依法启动时。③国家药品储备部门和卫生主管部门提出对已有国家标准药品实行特别审批的建议时。④其他需要实行特别审批的情形。该程序是《药品注册管理办法》的重要补充。

2016年02月26日，国家药品监督管理部门发布《关于解决药品注册申请积压实行优先审评审批的意见》，规定了优先审批的范围，包括：具有明显临床价值的注册申请，如未在中国境内外上市销售的创新药注册申请；转移到中国境内生产的创新药注册

申请；使用先进制剂技术、创新治疗手段、具有明显治疗优势的药品注册申请等，以及防治下列疾病且具有明显临床优势的药品注册申请，如艾滋病、肺结核、病毒性肝炎、罕见病、恶性肿瘤、儿童用药品、老年人特有和多发的疾病等。

作用 药品注册管理对于保障药品安全有效、质量可控具有不可替代的作用，也是规范药品研发行为、促进药品事业健康发展的重要制度。药品注册管理是药品管理的起点，对每一个具体药品而言，这一管理制度的实施，创建了该药品后续生产、流通、使用管理的标准和基本尺度。

（武志昂）

xīnyào zhùcè

新药注册（new drug application and approval；new drug registration） 国家药品监督管理部门根据药品注册申请人的申请，依照法定程序，对拟上市销售新药的安全性、有效性、质量可控性等进行审查，并决定是否同意其申请的审批过程。所谓新药是指未曾在中国境内上市销售的药品。已上市药品改变剂型、改变给药途径、增加新适应证的药品注册按照新药申请的程序申报和管理。所有生物制品均按照新药申请的程序申报。

国家药品监督管理部门于2007年07月10日发布《药品注册管理办法》，对新药注册基本要求及注册程序进行了明确规定。

申报程序 新药的申报与审批分为新药临床试验的申报与审批、新药生产的申报与审批二个阶段。

新药临床试验申报与审批程序 申请人完成临床前研究后，填写《药品注册申请表》，向所在地省级药品监督管理部门报送资料；省级药品监督管理部门进行形式审查，符合要求的，出具药品注册申请受理通知书；省级药品监督管理部门在5日内初步审查，提出审查意见，并向药品检验所发出注册检验通知（生物制品一般由中国药品生物制品检验总院负责检验）；省级药品监督管理部门在30日内将审查意见、核查报告以及申报资料送交国家药品监督管理部门药品审评中心，并通知申请人；药品检验所对样品进行检验及复核，在90日内将药品注册检验报告送交国家药品监督管理部门药品审评中心，并抄送申请人；国家药品监督管理部门药品审评中心在90日内对申报资料进行技术审评，必要时可以要求申请人补充资料，完成审评后，提出意见，连同有关资料报送国家药品监督管理部门；国家药品监督管理部门依据技术审评意见在20日内做出审批决定。符合规定的，发给《药物临床试验批件》；不符合规定的，发给《审批意见通知件》，并说明理由。

新药生产申报与审批程序 申请人完成药物临床试验后，填写《药品注册申请表》，向省级药品监督管理部门报送资料，向药品检验所报送制备标准物质的原材料及有关资料；省级药品监督管理部门进行形式审查，符合要求的，出具药品注册受理通知书；省级药品监督管理部门在5日内核查，抽取样品送药检所复核，复核意见在60日内报送国家药品监督管理部门药品审评中心、省级药品监督管理部门和申请人；省级药品监督管理部门于30日内完成临床试验现场检查，将资料审查意见、核查报告及申报资料报送国家药品监督管理部门药品审评中心；国家药品监督管理部门药品审评中心进行技术审评，审评合格后，给申请人下发《生产现场检查通知》，并告知药品审核查验中心；申请人6个月内提出认证申请，药品审核查验中心30日内对批量生产过程现场检查，抽取样品，现场检查报告10日内报送国家药品监督管理部门药品审评中心，样品送药检所检验，报告寄送国家药品监督管理部门药品审评中心、省级药品监督管理部门和申请人；国家药品监督管理部门药品审评中心根据技术审评意见、药品审核查验中心生产现场检查报告、药检所检验结果形成综合意见，上报国家药品监督管理部门；国家药品监督管理部门依据国家药品监督管理部门药品审评中心综合意见，20日内做出审批决定；符合规定的，发给《新药证书》，申请人已持有《药品生产许可证》并具备生产条件的，同时发给药品批准文号；不符合规定的，发给《审批意见通知件》，并说明理由。改变剂型但不改变给药途径以及增加新适应证的注册申请获得批准后不发给新药证书，靶向制剂、缓释、控释制剂等特殊剂型除外。

新药特殊审批 下列申请可以实行新药特殊审批：未在国内上市销售的从植物、动物、矿物等物质中提取的有效成分及其制剂，新发现的药材及其制剂；未在国内外获准上市的化学原料药及其制剂、生物制品；治疗艾滋病、恶性肿瘤、罕见病等疾病且具有明显临床治疗优势的新药；治疗尚无有效治疗手段的疾病的新药。符合规定的药品，申请人可以提出特殊审批的申请，由国家药品监督管理部门药品审评中心组织专家会议讨论确定是否实行特殊审批。

其他规定 国家药品监督管理部门根据保护公众健康的要求，可以对批准生产的新药品种设立新药监测期。监测期自新药批准生产之日起计算，最长不得超过5年。监测期内的新药，国家药品监督管理部门不批准其他企业生产、改变剂型和进口。药品生产企业对设立监测期的新药从获准生产之日起2年内未组织生产的，国家药品监督管理部门可以批准其他药品生产企业提出的生产该新药的申请，并继续对该新药进行监测。

作用及法律效力 企业只有在获得国家药品监督管理部门新药药品批准文号后，方可对申请的新药进行生产和投放市场。换言之，新药上市只有在完成新药注册所要求的所有技术工作和程序的任务之后，合格者才能生产上市，否则，属于违法行为（见药品技术转让）。此项管理工作对于规范新药研发行为，保障新药的安全有效，进而保障公众用药安全的合法权益，具有不可替代的作用，是政府执行《中华人民共和国药品管理法》的应有之义。

（武志昂）

fǎngzhìyào zhùcè
仿制药注册 （generic drug application and approval；generic drug registration） 国家药品监督管理部门根据药品注册申请人的申请，依照法定程序，对拟上市销售仿制药品的安全性、有效性、质量可控性等进行审查，并决定是否同意其申请的审批过程。所谓仿制药是指已在中国上市的、已有国家标准的、并且没有专利和监测期限制的药品。仿制药注册申请人应当是药品生产企业，其申请的药品应当与《药品生产许可证》载明的生产范围一致。仿制

药应当与被仿制药具有同样的活性成分、给药途径、剂型、规格和相同的治疗作用。已有多家企业生产的品种，应当参照有关技术指导原则选择被仿制药进行对照研究。按照中国的规定，生物制品均按照新药申请的程序申报，没有仿制生物制品的管理概念和事项。

国家药品监督管理部门于2007年07月10日发布《药品注册管理办法》，对仿制药注册申报条件与注册程序进行了明确规定。

程序 申请人填写《药品注册申请表》，向所在地省级药品监督管理部门报送资料和生产现场检查申请；省级药品监督管理部门进行形式审查，符合要求的，出具药品注册申请受理通知书；省级药品监督管理部门于5日内组织现场核查和生产现场检查，现场抽取连续生产的3批样品，送省级药品检验所检验；省级药品监督管理部门在规定的时限内对申报资料进行审查，提出审查意见（见药品注册审批时限）。符合规定的，将审查意见、核查报告、生产现场检查报告及申报资料送交国家药品监督管理部门药品审评中心，并通知申请人，不符合规定的，发给《审批意见通知件》并说明理由，同时通知药品检验所停止该药品的注册检验；药品检验所对样品进行检验，并在规定的时间内将药品注册检验报告送交国家药品监督管理部门药品审评中心，同时抄送通知省级药品监督管理部门和申请人；国家药品监督管理部门药品审评中心在规定的时间内对审查意见和申报资料进行审核，必要时可以要求申请人补充资料，并说明理由；国家药品监督管理部门药品审评中心依据技术审评意见、

样品生产现场检查报告和样品检验结果，形成综合意见，连同相关资料报送国家药品监督管理部门；国家药品监督管理部门依据综合意见，做出审批决定。符合规定的，发给药品批准文号。部分仿制药需要进行人体临床试验（通常是人体生物等效性试验），符合规定的，国家药品监督管理部门发给《药物临床试验批件》；申请人完成临床试验后，向国家药品监督管理部门药品审评中心报送临床试验资料；国家药品监督管理部门依据技术意见，发给药品批准文号或《审批意见通知件》。

其他规定 按照规定，已确认存在安全性问题的已上市药品，国家药品监督管理部门可以决定暂停受理和审批其仿制药申请。

作用及法律效力 企业只有在获得国家药品监督管理部门仿制药品批准文号后，方可对申请的仿制药进行生产和投放市场。换言之，仿制药上市只有在完成仿制药注册所要求的所有技术工作和程序的任务之后，合格者才能生产上市，否则，属于违法行为。此项管理工作对于规范仿制药研发行为，保障仿制药的安全有效，进而保障公众用药安全的合法权益，具有不可替代的作用，是政府执行《中华人民共和国药品管理法》的应有之义。

（武志昂）

jìnkǒu yàopǐn zhùcè
进口药品注册 （imported drug application and approval；imported drug registration） 国家药品监督管理部门根据药品注册申请人的申请，依照法定程序，对拟上市销售进口药品的安全性、有效性、质量可控性等进行审查，并决定是否同意其申请的审批过程。进口药品是指在中国境外生产的、

在中国境内上市销售的药品，包括港、澳、台地区生产的药品内地销售的情况。进口药品包括化学药、中药、天然药物、生物制品。

2007年10月1日国家药品监督管理部门颁布施行的《药品注册管理办法》对进口药品的申报和审批作了明确规定。

申请程序 进口药品中的化学药品按照化学药品之新药（如果该药国内未曾上市销售）或者仿制药（如果该药国内已有上市销售并有国家标准）的程序申请；进口药品中的中药和天然药物与上述原则一致；进口药品中的生物制品与境内生物制品的程序一致。与境内企业药品注册制的不同在于：①申请人填写《药品注册申请表》，报送有关资料和样品直接送国家药品监督管理部门进行形式审查，无须向省级药品监督管理部门申报。②进口药品注册检验由中国药品生物制品检定研究院组织进行，具体检验任务一般由口岸药检所执行。③国家药品监督管理部门做出审批决定，符合规定的，发给《进口药品注册证》，中国香港、澳门和台湾地区的制药厂商发给《医药产品注册证》。

其他规定 ①申请进口的药品，一般必须获得境外制药厂商所在生产国家或者地区的上市许可；特殊情况下，未在生产国家或者地区获得上市许可，但经国家药品监督管理部门确认该药品安全、有效而且临床需要的，也可以批准进口。②申请进口的药品应当符合所在国家或者地区药品生产质量管理规范及中国《药品生产质量管理规范》的要求。③进口药品注册申请人必须是在中国境内注册的法人机构。④进口药品必须取得国家药品监督管理部门核发的《进口药品注册证》（或《医药产品注册证》）后，方可办理进口备案和口岸检验手续。

作用及法律效力 境外企业只有在获得国家药品监督管理部门核发的《进口药品注册证》（或《医药产品注册证》）后，方可在中国境内上市销售。换言之，进口药品上市只有在完成进口药注册所要求的所有技术工作和程序的任务之后，合格者才能上市，否则，属于违法行为。此项管理工作对于规范进口药品行为，保障进口药品的安全有效，进而保障公众用药安全的合法权益，具有不可替代的作用，是政府执行《中华人民共和国药品管理法》的应有之义。

（武志昂）

yàopǐn zhùcè bǔchōng shēnqǐng
药品注册补充申请（drug supplementary application and approval）
新药申请、仿制药申请或者进口药品申请经批准后，改变、增加或者取消原批准事项或者内容的注册申请。国家药品监督管理部门根据药品注册申请人的申请，依照法定程序，对补充申请等进行审查，并决定是否同意其申请。为完善药品注册制度，2002年8月4日国务院公布的《中华人民共和国药品管理法实施条例》对药品注册补充申请做了规定，2002年10月31日国家药品监督管理部门公布的《药品注册管理办法（试行）》对药品注册补充申请做了较详细的规定。

申请条件 《中华人民共和国药品管理法实施条例》和《药品注册管理办法》规定：变更研制新药、生产药品和进口药品已获批准证明文件及其附件中载明事项的，应当提出补充申请。

申请人要求 应为药品批准证明文件的持有人或药品注册申请人。申请人应当参照相关技术指导原则，评估其变更对药品安全性、有效性和质量可控性的影响，并进行相应的技术研究工作。

申请流程 补充申请又分为国内生产药品补充申请和进口药品补充申请。

国内生产药品补充申请 国内生产药品补充申请申请人应当填写《药品补充申请表》，向所在地省级药品监督管理部门报送有关资料和说明。省级药品监督管理部门对申报资料进行形式审查，符合要求的，出具药品注册申请受理通知书；不符合要求的，出具药品注册申请不予受理通知书，并说明理由。境内生产药品补充申请的类型又可再分为：①修改药品注册标准、变更药品处方中已有药用要求的辅料、改变影响药品质量的生产工艺等的补充申请，由省级药品监督管理部门提出审核意见后，报送国家药品监督管理部门审批，同时通知申请人。修改药品注册标准的补充申请，必要时由药品检验所进行标准复核。②改变药品生产企业名称、改变生产药品的有效期、药品生产企业内部改变药品生产场地等的补充申请，由省级药品监督管理部门受理并审批，符合规定的，发给《药品补充申请批件》，并报送国家食品药品监督管理局备案；不符合规定的，发给《审批意见通知件》，并说明理由。③按规定变更药品包装标签、根据国家药品监督管理部门的要求修改说明书等的补充申请，报省级药品监督管理部门备案。另外，对药品生产技术转让、变更处方和生产工艺可能影响产品质量等的补充申请，省级药品监督管理部门应当根据其《药品注册批件》附件或者核定的生产工艺，组织进行生产现场检查，药品检验所应当对抽取的 3 批样品进行检验。

进口药品补充申请　进口药品补充申请的申请人应当向国家药品监督管理部门报送有关资料和说明，提交生产国家或者地区药品管理机构批准变更的文件。国家药品监督管理部门对申报资料进行形式审查，符合要求的，出具药品注册申请受理通知书；不符合要求的，出具药品注册申请不予受理通知书，并说明理由。对改变药品制剂所用原料药的产地、变更药品外观但不改变药品标准、根据国家药品标准或国家药品监督管理部门的要求修改药品说明书、补充完善药品说明书的安全性内容、按规定变更药品包装标签、改变注册代理机构的补充申请，向国家药品监督管理部门备案。

补充申请的审批结论　国家药品监督管理部门对药品补充申请进行审查，必要时可以要求申请人补充资料，并说明理由。符合规定的，发给《药品补充申请批件》；不符合规定的，发给《审批意见通知件》，并说明理由。补充申请获得批准后，对于换发药品批准证明文件的，原药品批准证明文件由国家药品监督管理部门予以注销；对于增发药品批准证明文件的，原批准证明文件继续有效。

作用　药品注册补充申请是药品注册管理的重要组成部分，有助于加强药品监督管理，保证药品安全性、有效性、质量可控性，保证人民用药安全。对药品补充申请多加关注并进行规范化管理，无论是对药品监督管理部门，还是对药品的生产企业以及广大消费者都是非常有益的。

（武志昂）

yàopǐn zàizhùcè
药品再注册（drug re-registration）

国家药品监督管理部门根据药品再注册申请人的申请，依照法定程序，对药品批准证明文件有效期满后申请人拟继续生产或者进口该药品实施的审批过程。为完善药品再注册制度，2002 年8 月4 日国务院公布的《中华人民共和国药品管理法实施条例》对药品再注册做了规定，2002 年10 月31 日国家药品监督管理部门公布的《药品注册管理办法（试行）》对药品再注册做了较详细的规定，2007 年 7 月 10 日国家药品监督管理部门公布的《药品注册管理办法》又对再注册做了增加与修改。《中华人民共和国药品管理法实施条例》和《药品注册管理办法》规定：药品批准文号、《进口药品注册证》和《医药产品注册证》的有效期为 5 年，有效期届满，需要继续生产或者进口的，申请人应当在有效期届满前 6 个月申请再注册。药品再注册又按再注册对象分为国内生产药品再注册和进口药品再注册。

国内生产药品再注册　国内生产药品再注册申请由药品批准文号的持有者向省级药品监督管理部门提出，按照规定填写《药品再注册申请表》，并提供有关申报资料。省级药品监督管理部门对申报资料进行审查，符合要求的，出具药品再注册申请受理通知书；不符合要求的，出具药品再注册申请不予受理通知书，并说明理由。省级药品监督管理部门自受理申请之日起 6 个月内对申请进行审查，符合规定的，予以再注册；不符合规定的，报国家药品监督管理部门。国家药品监督管理部门收到省级药品监督管理部门意见后，经审查不符合药品再注册规定的，发出不予再注册的通知，并说明理由。见图 1。

进口药品再注册　进口药品

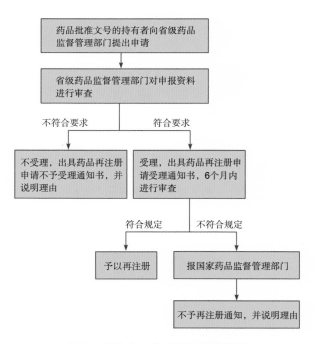

图 1　国内生产药品再注册流程图

的再注册申请由申请人向国家药品监督管理部门提出，按照规定填写《药品再注册申请表》，并提供有关申报资料。国家药品监督管理部门后在 6 个月内完成审查，符合规定的，予以再注册；不符合规定的，发出不予再注册的通知，并说明理由。

药品不予再注册的情形

①有效期届满前未提出再注册申请的。②未达到国家食品药品监督管理局批准上市时提出的有关要求的。③未按照要求完成Ⅳ期临床试验的。④未按照规定进行药品不良反应监测的。⑤经国家食品药品监督管理局再评价属于疗效不确、不良反应大或者其他原因危害人体健康的。⑥按照《中华人民共和国药品管理法》的规定应当撤销药品批准证明文件的。⑦不具备《中华人民共和国药品管理法》规定的生产条件的。⑧未按规定履行监测期责任的。⑨其他不符合有关规定的情形。对不予再注册的品种，除因法定事由被撤销药品批准证明文件的外，在有效期届满时，注销其药品批准文号、《进口药品注册证》或者《医药产品注册证》。见图 2。

药品再注册作为药品注册管理的组成部分，是对上市后药品的生产和使用状况的监控的有力方法之一，有助于淘汰不具备生产条件、质量不能保证、安全风险高的品种，进一步保障公众用药安全有效。

(武志昂)

yàopǐn zhùcè fùshěn

药品注册复审（reconsideration for drug registration） 药品注册申请人对国家药品监督管理部门作出的不予批准决定有异议时进行申述的制度规定。药品注册申请人可以在收到不予批准的通知之日起 60 日内填写《药品注册复审申请表》，向国家药品监督管理部门提出复审申请并说明复审理由。复审的内容仅限于原申请事项及原申报资料。

为保证药品的安全、有效和质量可控，规范药品注册行为，《药品注册管理办法》对药品注册复审的申请及审批作了明确规定。

复审程序：国家药品监督管理部门接到复审申请后，应当在 50 日内做出复审决定，并通知申请人。复审需要进行技术审查的，由国家药品监督管理部门药品审评中心按照原申请时限进行（见药品注册审批时限）。复审维持原决定的，国家药品监督管理部门不再受理再次的复审申请。

《药品注册管理办法》第一百五十四条规定，有下列情形之一的，国家药品监督管理部门不予批准：不同申请人提交的研究资料、数据相同或者雷同，且无正当理由的；在注册过程中发现申报资料不真实，申请人不能证明其申报资料真实的；研究项目设计和实施不能支持对其申请药品的安全性、有效性、质量可控性进行评价的；申报资料显示其申请药品安全性、有效性、质量可控性等存在较大缺陷的；未能在规定的时限内补充资料的；原料药来源不符合规定的；生产现场检查或者样品检验结果不符合规定的；法律法规规定的不应当批准的其他情形。

药品注册申请人提出复审申请，只能基于此前已经提交的技术数据和资料，原则上，以新增加的资料和数据作为依据申请复审是不被接受的。

药品注册复审有利于保障申请人的权益，是药品注册管理事中的救济机制。以复审为平台展开的申请人与国家药品监督管理部门管理者的交流，有利于注册管理的效率和公平。

(武志昂)

yàopǐn zhùcè fēnlèi

药品注册分类（registration categories of pharmaceuticals） 国家药品监督管理部门为了药品注册管理的科学和便利，根据药品注

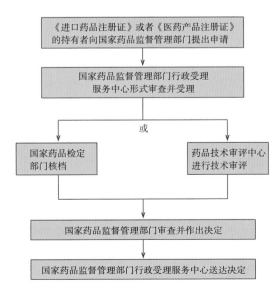

图 2　进口药品再注册流程图

《进口药品注册证》或者《医药产品注册证》的持有者向国家药品监督管理部门提出申请

国家药品监督管理部门行政受理服务中心形式审查并受理

或

国家药品检定部门核档

药品技术审评中心进行技术审评

国家药品监督管理部门审查并作出决定

国家药品监督管理部门行政受理服务中心送达决定

册申请事项的特点、学科分类和研究内涵要求，对药品注册申请事项进行的管理分类。一般地，根据药品注册申请事项的特点分为新药申请、仿制药申请、进口药品申请及其补充申请和再注册申请5类；根据药品注册申请事项的学科分类和研究内涵要求，分为中药及天然药物、化学药品、生物制品，其下又各有若干细分的类别。

新药申请 未曾在中国境内上市销售的药品的注册申请。对已上市药品改变剂型、改变给药途径、增加新适应证的药品注册按照新药申请的程序申报。

仿制药申请 生产国家药品监督管理部门已批准上市的已有国家标准的药品的注册申请；但是生物制品按照新药申请的程序申报。

进口药品申请 境外生产的药品在中国境内上市销售的注册申请。

补充申请 新药申请、仿制药申请或者进口药品申请经批准后，改变、增加或者取消原批准事项或者内容的注册申请。

再注册申请 药品批准证明文件有效期满后申请人拟继续生产或者进口该药品的注册申请。

中药、天然药物注册分类 ①未在国内上市销售的从植物、动物、矿物等物质中提取的有效成分及其制剂。②新发现的药材及其制剂。③新的中药材代用品。④药材新的药用部位及其制剂。⑤未在国内上市销售的从植物、动物、矿物等物质中提取的有效部位及其制剂。⑥未在国内上市销售的中药、天然药物复方制剂。⑦改变国内已上市销售中药、天然药物给药途径的制剂。⑧改变国内已上市销售中药、天然药物

剂型的制剂。⑨仿制药。

化学药品注册分类 ①境内外均未上市的创新药。②境内外均未上市的改良型新药。③仿制境外上市但境内未上市原研药品的药品。④仿制境内已上市原研药品的药品。⑤境外上市药品申请在境内上市。

生物制品注册分类 包括治疗用生物制品分类和预防用生物制品分类。治疗用生物制品分类：①未在国内外上市销售的生物制品。②单克隆抗体。③基因治疗、体细胞治疗及其制品。变态反应原制品。④由人的、动物的组织或者体液提取的，或者通过发酵制备的具有生物活性的多组分制品。⑤由已上市销售生物制品组成新的复方制品。⑥已在国外上市销售但尚未在国内上市销售的生物制品。⑦含未经批准菌种制备的微生态制品。⑧与已上市销售制品结构不完全相同且国内外均未上市销售的制品（包括氨基酸位点突变、缺失，因表达系统不同而产生、消除或者改变翻译后修饰，对产物进行化学修饰等）。⑨与已上市销售制品制备方法不同的制品（例如采用不同表达体系、宿主细胞等）。⑩首次采用DNA重组技术制备的制品（例如以重组技术替代合成技术、生物组织提取或者发酵技术等）。⑪国内外尚未上市销售的由非注射途径改为注射途径给药，或者由局部用药改为全身给药的制品。⑫改变已上市销售制品的剂型但不改变给药途径的生物制品。⑬改变给药途径的生物制品（不包括上述12项）。⑭已有国家药品标准的生物制品。其中，注册分类1~14的品种为新生物制品。

预防用生物制品分类：①未在国内外上市销售的疫苗。

②DNA疫苗。③已上市销售疫苗变更新的佐剂，偶合疫苗变更新的载体。④由非纯化或全细胞（细菌、病毒等）疫苗改为纯化或者组分疫苗。⑤采用未经国内批准的菌毒种生产的疫苗（流感疫苗、钩端螺旋体疫苗等除外）。⑥已在国外上市销售但未在国内上市销售的疫苗。⑦采用国内已上市销售的疫苗制备的结合疫苗或者联合疫苗。⑧与已上市销售疫苗保护性抗原谱不同的重组疫苗。⑨更换其他已批准表达体系或者已批准细胞基质生产的疫苗；采用新工艺制备并且实验室研究资料证明产品安全性和有效性明显提高的疫苗。⑩改变灭活剂（方法）或者脱毒剂（方法）的疫苗。⑪改变给药途径的疫苗。⑫改变国内已上市销售疫苗的剂型，但不改变给药途径的疫苗。⑬改变免疫剂量或者免疫程序的疫苗。⑭扩大使用人群（增加年龄组）的疫苗。⑮已有国家药品标准的疫苗。其中，注册分类1~14的品种为新生物制品。

(武志昂)

zhōngyào、tiānrán yàowù zhùcè fēnlèi

中药、天然药物注册分类

(registration categories of traditional Chinese medicine and natural drugs) 国家药品监督管理部门为了中药、天然药物注册管理的科学和便利，根据药品注册申请事项的特点、学科分类和研究内涵要求，对其注册申请事项进行的管理分类。

内容 根据《药品注册管理办法》规定，中药、天然药物注册分为9类，其中前6类为新药，第7、8类按新药申请程序申报，第9类按仿制药申请程序申报。①"未在国内上市销售的从植物、

动物、矿物等物质中提取的有效成分及其制剂"是指国家药品标准中未收载的从植物、动物、矿物等物质中提取得到的天然的单一成分及其制剂,其单一成分的含量应当占总提取物的90%以上。②"新发现的药材及其制剂"是指未被国家药品标准或省、自治区、直辖市地方药材规范(统称"法定标准")收载的药材及其制剂。③"新的中药材代用品"是指替代国家药品标准中药成方制剂处方中的毒性药材或处于濒危状态药材的未被法定标准收载的药用物质。④"药材新的药用部位及其制剂"是指具有法定标准药材的原动、植物新的药用部位及其制剂。⑤"未在国内上市销售的从植物、动物、矿物等物质中提取的有效部位及其制剂"是指国家药品标准中未收载的从单一植物、动物、矿物等物质中提取的一类或数类成分组成的有效部位及其制剂,其有效部位含量应占提取物的50%以上。⑥"未在国内上市销售的中药、天然药物复方制剂"包括:中药复方制剂,天然药物复方制剂,中药、天然药物和化学药品组成的复方制剂。中药复方制剂应在传统医药理论指导下组方。主要包括:来源于古代经典名方的中药复方制剂、主治为证候的中药复方制剂、主治为病证结合的中药复方制剂等。天然药物复方制剂应在现代医药理论指导下组方,其适应证用现代医学术语表述。中药、天然药物和化学药品组成的复方制剂包括中药和化学药品,天然药物和化学药品,以及中药、天然药物和化学药品三者组成的复方制剂。⑦"改变国内已上市销售中药、天然药物给药途径的制剂"是指不同给药途径或吸收

部位之间相互改变的制剂。⑧"改变国内已上市销售中药、天然药物剂型的制剂"是指在给药途径不变的情况下改变剂型的制剂。⑨"仿制药"是指注册申请中国已批准上市销售的中药或天然药物。

作用及法律效力 企业实施中药或天然药物注册申请时,必须按照上述规定的分类,进行研究和申报。不同的注册分类,对应了不同的研究要求。细分的注册类别,明确了具体的管理要求,有利于企业明确的遵从,从而有利于注册管理效率和质量的提高。

(武志昂)

huàxué yàopǐn zhùcè fēnlèi

化学药品注册分类 (registration categories of chemical drugs)

国家药品监督管理部门为了药品注册管理的科学和便利,根据化学药品注册申请事项的特点、学科分类和研究内涵要求,对其注册申请事项进行的管理分类。

内容 根据国家药品监督管理部门"关于发布化学药品注册分类改革工作方案的公告"的规定,化学药品的注册申请分为5类。具体为:①境内外均未上市的创新药。指含有新的结构明确的、具有药理作用的化合物,且具有临床价值的药品。②境内外均未上市的改良型新药。指在已知活性成分的基础上,对其结构、剂型、处方工艺、给药途径、适应证等进行优化,且具有明显临床优势的药品。③境内申请人仿制境外上市境内未上市原研药品的药品。该类药品应与原研药品的质量和疗效一致。原研药品指境内外首个获准上市,且具有完整和充分的安全性、有效性数据作为上市依据的药品。④境内申请人仿制已在境内上市原研药

品的药品。该类药品应与原研药品的质量和疗效一致。⑤境外上市的药品申请在境内上市。

作用及法律效力 企业实施化学药物注册申请时,必须按照上述规定的分类,进行研究和申报。不同的注册分类,对应了不同的研究要求。细分的注册类别,明确了具体的管理要求,有利于企业明确的遵从,从而有利于注册管理效率和质量的提高。

(武志昂)

zhìliáoyòng shēngwù zhìpǐn zhùcè fēnlèi

治疗用生物制品注册分类 (registration category of therapeutic biological products)

国家药品监督管理部门为了药品注册管理的科学和便利,根据治疗用生物制品注册申请事项的特点、学科分类和研究内涵要求,对其注册申请事项进行的管理分类。

内容 根据《药品注册管理办法》规定,治疗用生物制品注册分为15类,注册分类1~6类为新药,注册分类7~15按新药申请程序申报。①未在国内外上市销售的生物制品。②单克隆抗体。③基因治疗、体细胞治疗及其制品。④变态反应原制品,是用于诊断或治疗人类变态反应性疾病的产品。⑤由人的、动物的组织或者体液提取的,或者通过发酵制备的具有生物活性的多组分制品。⑥由已上市销售生物制品组成新的复方制品。⑦已在国外上市销售但尚未在国内上市销售的生物制品。⑧含未经批准菌种制备的微生态制品。⑨与已上市销售制品结构不完全相同且国内外均未上市销售的制品。包括氨基酸位点突变、缺失,因表达系统不同而产生、消除或者改变翻译后修饰,对产物进行化学修饰等。

⑩与已上市销售制品制备方法不同的制品。例如采用不同表达体系、宿主细胞等。⑪首次采用DNA重组技术制备的制品。例如以重组技术替代合成技术、生物组织提取或者发酵技术等。⑫国内外尚未上市销售的由非注射途径改为注射途径给药，或者由局部用药改为全身给药的制品。⑬改变已上市销售制品的剂型但不改变给药途径的生物制品。⑭改变给药途径的生物制品，不包括上述12项。⑮已有国家药品标准的生物制品。

上述治疗用生物制品的临床研究要求如下：①临床试验的病例数应当符合统计学要求和最低病例数要求。②临床试验的最低病例数（试验组）要求为，Ⅰ期20例；Ⅱ期100例；Ⅲ期300例；注册分类1~12的制品应当按新药要求进行临床试验；注册分类13~15的制品一般仅需进行Ⅲ期临床试验；对创新的缓控释制剂，应进行人体药动学的对比研究和临床试验。

作用及法律效力　企业实施治疗用生物制品注册申请时，必须按照上述规定的分类，进行研究和申报。不同的注册分类，对应了不同的研究要求。细分的注册类别，明确了具体的管理要求，有利于企业明确的遵从，从而有利于注册管理效率和质量的提高。

（武志昂）

yùfángyòng shēngwù zhìpǐn zhùcè fēnlèi

预防用生物制品注册分类

（registration category of biological product for prophylaxis）　国家药品监督管理部门为了药品注册管理的科学和便利，根据预防用生物制品注册申请事项的特点、学科分类和研究内涵要求，对其注册申请事项进行的管理分类。

内容　根据《药品注册管理办法》规定，预防用生物制品注册分为15类，注册分类1~6类为新药，注册分类7~15按新药申请程序申报。具体分类如下：①未在国内外上市销售的疫苗。②DNA疫苗。③已上市销售疫苗变更新的佐剂，偶合疫苗变更新的载体。④由非纯化或全细胞（细菌、病毒等）疫苗改为纯化或者组分疫苗。⑤采用未经国内批准的菌毒种生产的疫苗（流感疫苗、钩端螺旋体疫苗等除外）。⑥已在国外上市销售但未在国内上市销售的疫苗。⑦采用国内已上市销售的疫苗制备的结合疫苗或者联合疫苗。⑧与已上市销售疫苗保护性抗原谱不同的重组疫苗。⑨更换其他已批准表达体系或者已批准细胞基质生产的疫苗；采用新工艺制备并且实验室研究资料证明产品安全性和有效性明显提高的疫苗。⑩改变灭活剂（方法）或者脱毒剂（方法）的疫苗。⑪改变给药途径的疫苗。⑫改变国内已上市销售疫苗的剂型，但不改变给药途径的疫苗。⑬改变免疫剂量或者免疫程序的疫苗。⑭扩大使用人群（增加年龄组）的疫苗。⑮已有国家药品标准的疫苗。

上述预防用生物制品的临床研究要求如下：①临床试验的受试者（病例）数应符合统计学要求和最低受试者（病例）数的要求。②临床试验的最低受试者（病例）数（试验组）要求，Ⅰ期20例；Ⅱ期300例；Ⅲ期500例；注册分类1~9和14的疫苗按新药要求进行临床试验；注册分类10的疫苗，提供证明其灭活或者脱毒后的安全性和有效性未发生变化的研究资料，可免做临床试验；注册分类11的疫苗，一般应按新药要求进行临床试验，但由注射途径给药改为非注射途径的疫苗可免做Ⅰ期临床试验；注册分类12和15的疫苗，一般仅需进行Ⅲ期临床试验；注册分类13中改变免疫程序的疫苗，可免做Ⅰ期临床试验；应用于婴幼儿的预防类制品，其Ⅰ期临床试验应当按照先成人、后儿童、最后婴幼儿的原则进行；每期的临床试验应当在设定的免疫程序完成后进行下一期的临床试验；对于首次申请在中国上市的疫苗，应进行流行病学的保护力试验。

作用及法律效力　企业实施预防用生物制品注册申请时，必须按照上述规定的分类，进行研究和申报。不同的注册分类，对应了不同的研究要求。细分的注册类别，明确了具体的管理要求，有利于企业明确的遵从，从而有利于注册管理效率和质量的提高。

（武志昂）

yàopǐn zhùcè shēnqǐngrén

药品注册申请人

（drug registration applicant）　提出药品注册申请并承担相应法律责任的机构。药品注册申请人包括境内申请人和境外申请人。境内申请人申请药品注册按照新药申请、仿制药申请的程序和要求办理（见新药注册、仿制药注册），境外申请人申请药品注册按照进口药品申请程序和要求办理（见进口药品注册）。药品注册申请人可以委派或授权本企业具体人员办理药品注册申请事务，一般称为药品注册专员或药品注册联系人。

资格和作用　欧、美等国家药品注册申请人可以是机构、实体，也可以是个人。鉴于个人研究能力、抵御风险能力和承担法律责任方面的限制，按照中国

2007 年 7 月 10 日颁布的《药品注册管理办法》规定了药品注册申请人只能是药品生产企业或研究机构：境内申请人应当是在中国境内合法登记并能独立承担民事责任的机构，境外申请人应当是境外合法制药厂商；境外申请人办理进口药品注册，应当由其驻中国境内的办事机构或者由其委托的中国境内代理机构办理。办理药品注册申请事务的人员应当具有相应的专业知识，熟悉药品注册的法律、法规及技术要求。

药品注册申请人是一项药品注册活动的发起者，也是药品注册审批结果的承受者和法律责任的承担者。药品注册管理部门依药品注册申请人的申请启动相应的注册审评和审批工作。药品注册申请人在整个药品注册审批过程中，依法提交药品注册申请资料，组织开展临床前研究、临床试验、生产现场试制等，提供试验和检验用样品，按规定完成相关研究并提交研究报告和相关数据，经审批符合规定的，依申请获得相应药品注册批件（见药品审批文件）或新药证书。申请人应当提供充分可靠的研究数据，证明药品的安全性、有效性和质量可控性，并对全部资料的真实性负责，对临床试验用药物的质量负责。

法律责任 药品注册申请人在申报临床试验及申请药品生产或进口时，报送虚假药品注册申报资料和样品的，将承担相应的行政法律责任（见涉药法律责任、药物研发系统法律责任）。其中，药品注册申请人在申报临床试验时报送虚假资料和样品的，药品监督管理部门不予受理或者对该申报药品的临床试验不予批准，对申请人给予警告，1 年内不受理该申请人提出的该药物临床试验申请；已批准进行临床试验的，撤销批准该药物临床试验的批件，并处罚款，3 年内不受理该申请人提出的该药物临床试验申请。申请药品生产或者进口时报送虚假资料和样品的，药品监督管理部门对该申请不予受理或者不予批准，对申请人给予警告，1 年内不受理其申请；已批准生产或者进口的，撤销药品批准证明文件，5 年内不受理其申请，并处罚款。

（胡　明）

yàopǐn zhùcè shěnpíng

药品注册审评（drug registration evaluation） 根据药品注册申请人的申请，对拟上市销售药品的安全性、有效性、质量可控性等进行审查，为药品注册管理部门是否同意其申请提供审评意见的综合性技术评价工作。药品注册审评具有技术性与政策性的综合特点，技术性体现在对药品注册申报资料从药学、药理毒理及临床等方面进行科学合理的全面评价，保证对拟上市销售药品的安全、有效和质量可控性；政策性体现在药品注册审评原则和决策程序反映了国家药品注册管理的理念和政策方针，并能够引导药物研发方向和发展。

机构 为保证药品注册审评，主流市场经济国家和地区均设立有独立的药品评价机构负责药品注册审评工作，如美国食品药品管理局的药品审评与研究中心和生物制品审评与研究中心，欧盟药品管理局的人用药审评委员会和罕用药审评委员会，日本药品医疗器械局的中央药事委员会。中国的国家药品审评中心是国家药品注册技术审评机构，在国家药品监督管理部门的领导下进行各种药品注册申请的技术审评工作，提出审评综合意见，上报国家药品监督管理部门审核。

机制 为推动和提高审评质量与效率，中国国家药品审评中心在 20 多年里进行了一系列管理、机制、体制上的创新和改革，形成了以药品审评中心内部审评为主体，同时发挥外部药品审评专家库专业技术力量的药品注册审评工作机制。药品技术审评过程中实行主审集体负责制、审评人员公示制和回避制以及责任追究制，同时在药品注册审评中注意与申请人的充分沟通和协调。

原则 药品注册审评的核心是以科学的原则、规范的方法、按照规定的程序评价药品研究数据和结果，保证批准上市药品安全有效、质量可控，鼓励药品研发与创新。2006 年以来，药品注册审评工作形成了以鼓励创新为导向，"新、优、同、实"为目标的新理念。"新"指新药要有新疗效，有临床价值，有创新性；"优"指该剂型的药物一定要体现新剂型的临床应用优越性，与原剂型比较有安全、有效或质量上的优势；"同"指仿制药要与被仿制药在安全、疗效以及质量上一致；"实"即确保研发过程和申报资料真实可靠，维护药品注册管理的公平性。2013 年 2 月，国家药品监督管理部门发布《关于深化药品审评审批改革进一步鼓励药物创新的意见》，提出一系列鼓励药物创新的新导向，包括创新药审评要更加注重临床价值；对属于临床供应不足、市场竞争不充分、影响公众用药可及性和可负担性的药品，儿童用药、罕见病用药和特殊人群用药，以及其他经评估确认为临床急需的药品，实行优先审评；仿制药审评重点从药学、质量、工艺的审评转向仿制药与参比制剂的一致性研究等。

药品技术审评是药品注册审评的核心环节。国家药品审评中心收到申报资料后，在规定的时间内组织药学、医学及其他技术人员对申报资料进行技术审评。药品技术审评分为专业审评和综合审评两个阶段。专业审评是由药品审评中心各专业部从药学、药理、毒理、统计学、临床研究等专业角度对药品注册申报资料进行的系统审评，各专业主审人提出专业处理意见，撰写提交专业审评报告。综合审评是审评项目负责人根据品种的专业审评情况，进行综合分析、评价，撰写综合审评报告，并提出相应的审评结论。完成技术审评后，药品审评中心提出技术审评意见，连同有关资料报送国家药品监督管理部门。国家药品监督管理部门依据技术审评意见做出审批决定。2011 年 3 月 23 日，国家药品审评中心公布的《药品技术审评原则和程序》中，围绕技术审评科学、法制、伦理和公开、公平、公正的原则，按照审评任务分类和风险等级，针对不同的申请分类建立了相应的审评决策程序。

作用及法律效力 药品注册审评是药品注册管理工作的核心，是药品是否能获得上市许可的关键环节，是保证上市药品安全有效和质量可控的重要前提，也是药品研发生产企业开展药物研发与创新的风向标。

（胡 明）

yàopǐn shēnpíng zhuānjiākù

药品审评专家库（technical eva-luation experts bank） 药品监督管理部门设立的具有药品注册审评资格的专家群。由药品监督管理部门按规定的程序选入的医学、药理毒理学、药学、生物统计学等方面的专家组成。药品技术审评是一个多专业、多学科的综合审评和评价过程，主流市场经济国家在专职审评机构之外，以各种模式设立了外部专家审评咨询组织，如欧盟药品管理局设置有专家库，负责药品技术审评；美国食品药品管理局则设置药品专家咨询委员会，向食品药品管理局提供技术咨询意见。中国国家药品监督管理部门聘请专家对药品审评进行技术咨询，对专家以专家库的形式进行管理；部分省级药品监督管理部门也设立药品技术审评专家库，为本省内药品注册工作提供技术支持和咨询建议。

机构演变过程和发展 1984 年 9 月 20 日颁布的《中华人民共和国药品管理法》第二十四条规定，"国务院卫生行政部门和省、自治区、直辖市卫生行政部门可以成立药品审评委员会，对新药进行审评，对已经生产的药品进行再评价"，从法律上明确规定药品审评专家咨询制度。1985 年 6 月，第一届卫生部药品审评委员会成立，委员会由 51 名医、药学专家委员组成，分为西药、中药、生物制品三个分委员会，中国医学科学院名誉院长吴阶平院士任主任委员。1989 年 4 月，第二届药品审评委员会成立，有专家 158 名，分为 3 个分委员会，19 个专业组。1992 年 9 月，第三届卫生部药品审评委员会成立，有专家 232 人，27 个专业组；1995 年 12 月，第四届药品审评委员会成立，专家 374 人，分为 31 个专业组。药品审评委员会定期召开药品审评会议，卫生部根据药品审评委员会对药品做出的技术审评结论和建议，做出药品注册申请批准或不批准的最终决策。1998 年国家药品监督管理局成立后，设立并启动了专家库形式的国家药品审评专家委员会，通过随机遴选专家参加药品审评，逐步构建起以内审为主、内外审有机结合的药品审评机制。1998 年建立的第一批药品评审专家库包括 589 名化学药品、中药、生物制品审评专家。2000 年 1 月 7 日国家药品监督管理部门发布《国家药品审评专家管理办法》，规定了国家药品审评专家的基本条件和遴选程序，药品审评工作方式，权利和义务等。经过推荐和遴选，至 2008 年 10 月，国家药品监督管理部门已建立了包括 1231 名专家在内的审评专家库，入库专家涵盖药品审评工作所需的绝大部分专业。

类别与性质 药品审评专家库是药品监督管理部门设立的药品审评专家动态人才资源库，是药品技术审评体系中，配合和支持国家药品监督管理部门药品审评中心技术审评工作（内审），发挥外部专家专业力量，提供外部审评咨询（外审），保证药品审评质量的技术支撑资源。

组成、职能和作用 中国国家药品监督管理部门负责国家药品审评专家库的管理，具体事务委托国家药品审评中心办理。国家药品审评专家由省级药品监督管理部门或国务院相关部委、机构和军队的直属单位组织推荐和申报，经国家药品监督管理部门遴选批准后入库，任期 5 年，任期满后自行出库。国家药品审评专家库专家按其专业分属化学药品、中药、生物制品、体外化学诊断试剂四个专业委员会，药学、药理、毒理、药动学、临床、生物统计学、诊断试剂（体外诊断试剂）、民族药等 10 余个学科。

国家药品审评专家通过参加药品审评会议，提供技术咨询。药品审评中心定期药品审评会议，根据审评会议的专业技术要求，在专家库中随机选取专业领域符合要求的专家参加药品审评会议。参加药品审评的专家按其专业组，对新药（含新生物制品）、进口药品、仿制药品的审批注册及其他有关药品的技术问题，提供技术咨询意见。药品审评专家咨询的意见，是对药品品种进行综合审评的重要参考。

美国食品药品管理局设有31个外部专家咨询委员会，其中与药品的安全性、有效性相关联的专家咨询委员会共17个。药品专家咨询委员会依药品适应证分类和制药学科设立，与药品审评中心下设的各专业学科相对应。成员由食品药品管理局局长聘任，每届委员会任期2年，可以连任。欧盟药品管理局拥有来自27个欧盟成员国和3个欧洲经济区-欧洲农业信息技术联盟成员国（冰岛、列支敦士登和挪威）的超过4000多名欧洲专家组成的专家库技术资源。与中国、美国不同的是，这些专家在药品审评工作中根据需要，既可以担任欧盟药品管理局科学委员会成员，又作为成员国的代表成为具体的药品审评工作小组的成员，专家意见对于审批结果有约束力。

（胡 明）

yàopǐn zhùcè shěnpī shíxiàn

药品注册审批时限（drug registration timeline）

药品注册的受理、审查、审批等工作的最长时间。根据法律法规的规定中止审批或者申请人补充资料等所用时间不计算在内。是药品注册管理的一项重要内容，对药品监督管理部门、药品注册技术审评部门

和注册申请人都具有拘束力。药品监督管理部门应当遵守《中华人民共和国药品管理法》和《中华人民共和国行政许可法》以及《中华人民共和国药品管理法实施条例》规定的药品注册时限要求。药品注册检验、审评工作时间应当按照《药品注册管理办法》的规定执行。有特殊原因需要延长时间的，应当说明理由，报国家药品监督管理部门批准并告知申请人。

国家药品监督管理部门颁布的《药品注册管理办法》对药品注册审批过程中的受理、资料审查和现场核查、样品检验、药品标准复核、技术审评、技术资料补充、审批等关键点的时限进行了规定。

受理时限 药品监督管理部门收到申请后进行形式审查，申请事项属于本部门职权范围，申报资料齐全、符合法定形式，或者申请人按照要求提交全部补正资料的，应当受理药品注册申请。申报资料存在可以当场更正的错误的，应当允许申请人当场更正；申报资料不齐全或者不符合法定形式的，应当场或者在5日内一次告知申请人需要补正的全部内容，逾期不告知的，自收到申报资料之日起即为受理；申请事项依法不需要取得行政许可的，应当即时告知申请人不受理；申请事项依法不属于本部门职权范围的，应当即时做出不予受理的决定，并告知申请人向有关行政机关申请。

资料审查和现场核查时限 省级药品监督管理部门应当在受理申请后30日内完成对研制情况及原始资料的核查、对申报资料的审查、抽取样品、通知药品检验所进行注册检验、将审查意见

和核查报告连同申请人的申报资料一并报送国家药品监督管理部门等工作，同时将审查意见通知申请人。省级药品监督管理部门应当自受理申请之日起5日内组织对药物研制情况及原始资料进行现场核查，对申报资料进行初步审查，提出审查意见。

注册检验时限 根据《药品注册管理办法》（2007年修订），药品注册检验的时间按照以下规定执行：①样品检验30日；同时进行样品检验和标准复核60日。②特殊药品和疫苗类制品的样品检验60日；同时进行样品检验和标准复核90日。由药品检验所进行临床试验用样品检验的，应当按照前款样品检验的时间完成。③进口药品注册检验：应当在60日内完成注册检验并将药品注册检验报告报送中国药品生物制品检定所；特殊药品和疫苗类制品的样品检验和药品标准复核应当在90日内完成。

技术审评时限 根据《药品注册管理办法》（2007年修订），技术审评工作时间按照下列规定执行：①新药临床试验90日；获准进入特殊审批程序的品种80日（见新药特殊审批）。②新药生产150日；获准进入特殊审批程序的品种120日。③对已上市药品改变剂型和仿制药的申请160日。④需要进行技术审评的补充申请40日。⑤进口药品注册申请的技术审评时间参照前款执行。在技术审评过程中需要申请人补充资料的，应当一次性发出补充资料通知。申请人应当在4个月内按照通知要求一次性完成补充资料，进入特殊审批程序的，按照特殊审批程序的要求办理。收到补充资料后，技术审评时间应当不超过原规定时间的1/3；进入特殊审

批程序的，不得超过原规定时间的 1/4。

生产现场检查时限 根据《药品注册管理办法》（2007 年修订），经技术审评符合规定的，国家药品审评中心通知申请人申请生产现场检查。申请人应当自收到生产现场检查通知之日起 6 个月内向国家药品认证管理中心提出现场检查的申请。国家药品在收到生产现场检查的申请后，应当在 30 日内组织对样品批量生产过程等进行现场检查，确认核定的生产工艺的可行性，同时抽取 1 批样品（生物制品抽取 3 批样品），送进行该药品标准复核的药品检验机构检验，并在完成现场检查后 10 日内将生产现场检查报告送交国家药品审评中心。

行政审批时限和行政许可证件颁发送达时限 根据《药品注册管理办法》（2007 年修订），国家药品监督管理部门应当在 20 日内做出审批决定；20 日内不能做出决定的，经主管局领导批准，可以延长 10 日，并应当将延长时限的理由告知申请人。国家药品监督管理部门应当自做出药品注册审批决定之日起 10 日内颁发、送达有关行政许可证件。

作用 药品注册时限是根据药品注册过程的法律责任、相关部门职能定位和执法要求而制定的，它规定了药品注册审批各关键环节、各程序、各部门所允许的最长时间，是药品注册审批执法的自律措施和执法保证，也是对药品注册申请人的最基本承诺。

（胡　明）

xīnyào tèshū shěnpī
新药特殊审批（special approval of new drugs） 为鼓励研究创制新药，国家药品监督管理部门对创新药物的注册申请实行"早期

介入、优先审评、多渠道沟通交流、动态补充资料"的特殊审批过程。又称药品注册审批的"绿色通道"。对符合规定的药品，申请人在药品注册过程中可以提出特殊审批的申请。根据申请人的申请，国家药品监督管理部门对经审查确定符合特殊审批情形的注册申请，在注册过程中予以优先办理，并加强与申请人的沟通交流。"特殊审批"的特殊性体现在对申请进入特殊审批的新药注册申请，单独设立通道，优先审评、审批；在审评过程中设立多种途径进行补充资料；建立适时介入、关键阶段沟通交流的审评机制；同时加强特殊审批新药的风险控制管理，建立特殊审批新药注册申请的退出机制，要求申请人对临床试验及上市后使用制定相应的风险控制方案。

为了鼓励研究创制新药和加强风险控制管理，2009 年 1 月 7 日国家药品监督管理部门颁布了《新药注册特殊审批管理规定》，根据特殊审批的新药注册申请的总体原则，规定新药注册特殊审批条件、程序和要求，明确了申请人在新药注册特殊审批过程中所具有的权利和须承担的义务（见药品注册管理）。

条件 国家药品监督管理部门对符合下列情形的新药注册申请实行特殊审批：①未在国内上市销售的从植物、动物、矿物等物质中提取的有效成分及其制剂，新发现的药材及其制剂。②未在国内外获准上市的化学原料药及其制剂、生物制品。③优于已上市治疗艾滋病、恶性肿瘤、罕见病等疾病药品的新药。④治疗尚无有效治疗手段的疾病的新药。其中主治病证未在国家批准的中成药"功能主治"中收载的新药，

可以视为尚无有效治疗手段的疾病的新药。2015 年 8 月 18 日，国务院发布《关于改革药品医疗器械审评审批制度的意见》，对创新药实行特殊审评审批制度。加快审评审批防治艾滋病、恶性肿瘤、重大传染病、罕见病等疾病的创新药，列入国家科技重大专项和国家重点研发计划的药品，转移到境内生产的创新药和儿童用药，以及使用先进制剂技术、创新治疗手段、具有明显治疗优势的创新药。

申请 ①提交申请：申请人申请特殊审批，填写《新药注册特殊审批申请表》，和相关资料单独立卷，与《药品注册管理办法》规定的申报资料一并报送药品注册受理部门。属于 1、2 项情形的，药品注册申请人可以在提交新药临床试验申请时提出特殊审批的申请。属于 3、4 项情形的，申请人在申报生产时方可提出特殊审批的申请。②审查确定：药品注册受理部门受理后，将特殊审批申请的相关资料随注册申报资料一并送交国家药品审评中心。国家药品审评中心负责对特殊审批申请组织审查确定，并将审查结果告知申请人，同时在国家药品审评中心网站上予以公布。

内容和要求 ①优先办理：药品审评中心对获准实行特殊审批的注册申请，按照相应的技术审评程序及要求开展工作。负责现场核查、检验的部门对获准实行特殊审批的注册申请予以优先办理，并按《药品注册管理办法》规定的时限完成特殊审批新药注册申请全过程的审评审批。其中，获准进入特殊审批程序的品种，新药临床试验的技术审评工作时限为 80 日，新药生产的技术审评时限为 120 日。技术审评过程中

需要申请人补充资料的，技术审评时间应当不超过原规定时间的1/4。②补充资料：获准实行特殊审批的注册申请，申请人除可以按照国家药品审评中心的要求补充资料外，还可以对新发现的重大安全性信息、根据审评会议要求准备的资料以及沟通交流所需的资料补充新的技术资料。申请人在收到国家药品审评中心发出的补充资料通知后，如在4个月内无法提交补充资料，可延长至8个月。③建立沟通机制：已获准实行特殊审批的注册申请，申请人在完成某一阶段临床试验及总结评估后，可就重大安全性问题、临床试验方案、阶段性临床试验结果的总结与评价等问题向国家药品审评中心提出沟通交流申请。若在临床试验过程中需作临床试验方案修订、适应证及规格调整等重大变更的，申请人可在完成变更对药品安全性、有效性和质量可控性影响的评估后，提出沟通交流申请。其中属于第1、2项特殊审批情形的注册申请，且同种药物尚未获准实行特殊审批的，申请人在已获得基本的临床前药学研究、安全性和有效性数据后，可以在申报临床试验前就特殊审批的申请、重要的技术问题向国家药品审评中心提出沟通交流申请。申请人提出沟通交流申请，应填写《新药注册特殊审批沟通交流申请表》，并提交相关资料，国家药品审评中心对申请人提交的《新药注册特殊审批沟通交流申请表》及相关资料进行审查，并将审查结果告知申请人。对同意进行沟通交流的，应明确告知申请人拟讨论的问题，与申请人商定沟通交流的形式、时间、地点、参加人员等，并在规定时间内安排与申请人沟通。沟通交流应形成记录。记录需经双方签字确认，对该新药的后续研究及审评工作具有参考作用。④风险控制管理：申请特殊审批的申请人，在申报临床试验、生产时，均应制定相应的风险控制计划和实施方案。在特殊审批过程中，申请人主动要求终止特殊审批、未按规定的时间及要求履行义务或经专家会议讨论确定不宜再按照特殊审批管理的，国家药品监督管理部门可终止特殊审批，并在药品审评中心网站上予以公布。⑤与特别审批程序的衔接：当存在发生突发公共卫生事件的威胁时，以及突发公共卫生事件发生后，对突发公共卫生事件应急处理所需新药按照《国家食品药品监督管理局药品特别审批程序》办理（见药品特别审批）。

作用与法律效力 新药特殊审批程序的建立和实施，是国家鼓励创新药物的研发以及满足对治疗严重疾病及罕见病药物市场需求的重要举措。通过搭建适时介入平台，开展必要和及时的交流沟通，缩短审评时间，加强风险控制和退出机制管理等措施，对加快研发进程，降低新药研发成本，促进创新药物和有临床价值的药物尽快，上市具有明显的推动作用。

欧、美、日等国家和地区均设立有相似的新药特殊审批程序。美国食品药品管理局为加快具有明显治疗优势药品的上市，激发药品创新，设立了3种不同加速机制，如对用于预防、诊断或治疗严重或危及生命的疾病或者能缓解治疗疾病时的严重副作用的药品，或针对无法满足的医疗需要的药品可采用快车道程序（fast track program），允许申请者在临床试验和新药上市审批的各个阶段与药品管理部门保持全程沟通、交流，提高药品注册的效率；对治疗严重和危及生命疾病药品可采用快速审批（accelerated approval），允许符合规定的药品在进行临床试验时用代表疾病状况的替代终点来证明临床疗效，从而使临床试验的时间大大缩短，加速药品的上市；对能够在治疗、诊断或防治疾病上比已上市药品有明显改进的药品可进行优先审评（priority review），缩短药品审批时间。日本对治疗罕见病的药物，治疗对于生命有重大影响的疾病（致死性疾病）、疾病发展不可逆的、对日常生活有显著影响疾病的药物，以及以往没有治疗方法、预防方法或者诊断方法，或有效性、安全性、肉体、精神方面给患者带来的负担等优于以往的治疗方法、预防方法或者诊断方法，可采取"优先审查"。欧盟对经论证用于治疗严重虚弱疾病或危及生命疾病的药品，及可以紧急情况中使用的药品，可适用"条件性批准"，由申请人提出或由人用药品委员会建议给予有效期1年的有条件的上市许可，申请人在此期间向人用药品委员会递交批准后的研究数据和风险/收益报告；对于预计从治疗创新角度具有重大公卫卫生效益的医药产品，可适用加速审评程序。

（胡 明）

yàopǐn tèbié shěnpī

药品特别审批（unusual approval of drugs） 存在发生突发公共卫生事件的威胁时以及突发公共卫生事件发生后，为使突发公共卫生事件应急所需防治药品尽快获得批准，国家药品监督管理部门按照统一指挥、早期介入、快速高效、科学审批的原则，对突发公共卫生事件应急处理所需药品进行特别审批的程序和要求。

为有效预防、及时控制和消除突发公共卫生事件的危害，保障公众身体健康与生命安全，根据《中华人民共和国药品管理法》《中华人民共和国传染病防治法》《中华人民共和国药品管理法实施条例》和《突发公共卫生事件应急条例》等法律、法规规定，2005 年 11 月 18 日，发布了《国家食品药品监督管理局药品特别审批程序》。

适用条件　存在以下情形时，国家药品监督管理部门可以依法决定对突发公共卫生事件应急所需防治药品实行特别审批：①中华人民共和国主席宣布进入紧急状态或者国务院决定省、自治区、直辖市的范围内部分地区进入紧急状态时。②突发公共卫生事件应急处理程序依法启动时。③国家药品储备部门和卫生主管部门提出对已有国家标准药品实行特别审批的建议时。④其他需要实行特别审批的情形。

申请受理　药品特别审批程序启动后，突发公共卫生事件应急所需防治药品的注册申请统一由国家药品监督管理部门负责受理。申请人按照药品注册管理的有关规定和要求，向国家药品监督管理部门提出注册申请，并提交相关技术资料（见药品注册管理）。国家药品监督管理部门设立特别专家组，对突发公共卫生事件应急所需防治药品注册申请进行评估和审核，并在 24 小时内做出是否受理的决定，同时通知申请人。

现场检查和样品检验　国家药品监督管理部门受理注册申请后启动技术审评，同时通知申请人所在地省级药品监督管理部门对药物研制情况及条件进行现场

核查，并组织对试制样品进行抽样、检验。药品检验机构收到抽取的样品后，应当立即组织对样品进行质量标准复核及实验室检验，按照申报药品的检验周期完成检验工作。对用于预防、控制重大传染病疫情的预防用生物制品，国家药品监督管理部门根据需要，可以决定注册检验与企业自检同步进行。省级药品监督管理部门应当在 5 日内将现场核查情况及相关意见上报国家药品监督管理部门。

技术审评和审批决定　注册申请受理后，国家药品监督管理部门应当在 24 小时内组织对注册申报资料进行技术审评，15 日内完成首轮技术审评工作。认为需要补充资料的，应当将补充资料内容和时限要求立即告知申请人。申请人在规定时限内提交补充资料后，国家药品监督管理部门应当在 3 日内完成技术审评，或者根据需要在 5 日内再次组织召开审评会议，并在 2 日内完成审评报告。技术审评工作完成后，国家药品监督管理部门应当在 3 日内完成行政审查，做出是否发给临床试验批件的决定。申请人完成药物临床试验后，按照《药品注册管理办法》的有关规定，将相关资料报送国家药品监督管理部门。国家药品监督管理部门收到申请人提交的资料后，应当在 24 小时内组织技术审评，同时通知组织药品现场检查，并于技术审评工作完成后 3 日内结合药品现场检查结果完成行政审查，做出是否发给药品批准证明文件的决定。

不良反应监测　药品生产、经营企业和医疗卫生机构发现与特别批准的突发公共卫生事件应急所需防治药品有关的新的或者

严重的药品不良反应、群体不良反应，应当立即向所在地省级药品监督管理部门、省级卫生主管部门以及药品不良反应监测专业机构报告。药品不良反应监测专业机构应将特别批准的突发公共卫生事件应急所需防治药品作为重点监测品种，按有关规定对所收集的病例报告进行汇总分析，并及时上报省级药品监督管理部门及国家药品监督管理部门。国家药品监督管理部门应当加强已批准生产的突发公共卫生事件应急所需药品的上市后再评价工作。

作用和法律效力　药品特别审批是在保障上市药品质量和安全性的前提下，应对可能出现的突发公共卫生事件，保障公众用药需求而采取的特殊审批程序，整个审批程序体现了"好字当头、快字为先"的原则，是突发公共卫生事件应急机制体系的一部分。2008 年 3 月，国家药品监督管理部门对大流行流感疫苗启动药品特别审批程序，及时落实了大流行流感疫苗储备工作。2009 年 6 月，国家药品监督管理部门按照药品特别审批程序，通过了甲型 H1N1 流感疫苗的审批。

（胡　明）

xīnyào jiāncèqī

新药监测期（monitoring period of new drugs）　国家药品监督管理部门根据保护公众健康的要求，对批准生产的新药设立的监测期限。在监测期内，药品生产、经营、使用及检验、监督单位对新药的安全性继续进行监测，密切考察并定期报告新药的生产工艺、质量、稳定性、疗效及不良反应；发现新药存在严重质量问题、严重或者非预期的不良反应时及时报告，药品监督管理部门组织调查并采取相应处理措施。新药的

监测期根据现有的安全性研究资料和境内外研究状况确定,自新药批准生产之日起计算,最长不超过 5 年。

依据法源 2002 年国务院颁布的《中华人民共和国药品管理法实施条例》第三十四条规定:"国务院药品监督管理部门根据保护公众健康的要求,可以对药品生产企业生产的新药品种设立不超过五年的监测期"。2007 年国家食品药品监督管理局颁布的《药品注册管理办法》规定了监测期内新药的监测内容,监测期内新药及其他同品种药品的管理等。同时颁布的《药品注册管理办法》附件 6 规定了新药监测期期限表。2011 年卫生部颁布的《药品不良反应报告和监测管理办法》规定了监测期内新药不良反应监测的内容和报告程序。

监测期限 根据新药的注册分类设立不同的新药监测期期限。①对属于创新性的、未在国内外上市销售的一类中药、天然药物、化学药品、生物制品,设立 5 年的监测期。②对注册分类中二、四、五、六类中药或天然药物(见中药、天然药物注册分类),一类化学药品中由已上市销售的多组分药物制备为较少组分的药物和新的复方制剂、二类化学药品及三类化学药品中已在国外上市销售的制剂(见化学药品注册分类),和(或)改变该制剂的剂型,但不改变给药途径的制剂,二至十二类治疗性生物制品,二至八类预防用生物制品(见治疗用生物制品注册分类),设立 4 年监测期。③对注册分类中七、八类中药或天然药物,三至五类化学药品,十四类治疗性生物制品,九至十一类预防用生物制品,设立 3 年监测期。④除以上情形的新药不设立监测期。

监测内容 药品生产企业应当考察处于监测期内的新药的生产工艺、质量、稳定性、疗效及不良反应等情况,并每年向所在地省级药品监督管理部门报告。药品生产企业未履行监测期责任的,省级药品监督管理部门应当责令其改正。药品生产、经营、使用及检验、监督单位发现新药存在严重质量问题、严重或者非预期的不良反应时,应当及时向省级药品监督管理部门报告。省级药品监督管理部门收到报告后应当立即组织调查,并报告国家药品监督管理部门。

监测期内新药的不良反应监测和报告 药品生产企业应当经常考察本企业生产药品的安全性,对新药监测期内的药品和首次进口 5 年内的药品,应当开展重点监测,并按要求对监测数据进行汇总、分析、评价和报告。新药监测期内的国产药品应当报告该药品的所有不良反应。设立新药监测期的国产药品,应当自取得批准证明文件之日起每满 1 年提交一次定期安全性更新报告,直至首次再注册,之后每 5 年报告一次。

监测期内新药及其他同品种药品的管理 监测期内的新药,国家药品监督管理部门不批准其他企业生产和进口。新药进入监测期之日起,不再受理其他申请人的同品种注册申请。已经受理但尚未批准进行药物临床试验的其他申请人同品种申请予以退回;新药监测期满后,申请人可以提出仿制药申请或者进口药品申请。新药进入监测期之日起,国家药品监督管理部门已经批准其他申请人进行药物临床试验的,可以按照药品注册申报与审批程序继续办理该申请,符合规定的,国家药品监督管理部门批准该新药的生产或者进口,并对境内药品生产企业生产的该新药一并进行监测。进口药品注册申请首先获得批准后,已经批准境内申请人进行临床试验的,可以按照药品注册申报与审批程序继续办理其申请,符合规定的,国家药品监督管理部门批准其进行生产;申请人也可以撤回该项申请,重新提出仿制药申请。对已经受理但尚未批准进行药物临床试验的其他同品种申请予以退回,申请人可以提出仿制药申请。药品生产企业对设立监测期的新药从获准生产之日起 2 年内未组织生产的,国家药品监督管理部门可以批准其他药品生产企业提出的生产该新药的申请,并继续对该新药进行监测。

监测期新药技术的转让与所有药品技术转让的申报审批程序一致。监测期新药商品名称的要求与所有药品商品名称的要求一致。

作用 新药监测期制度是中国药品监管体系的重要组成部分。对监测期内的新药上市后的生产工艺、质量、稳定性、疗效及不良反应等情况的考察,将新药的注册审批环节和上市后监测与管理环节有机衔接在一起,确保了新药的安全、有效、质量稳定可靠。

(胡 明)

yàopǐn jìshù zhuǎnràng

药品技术转让(drug technology transfer) 药品技术的所有者按照《药品注册管理办法》的要求,将药品生产技术转让给受让方药品生产企业,由受让方药品生产企业申请药品注册的过程。药品技术转让分为新药技术转让和药品生产技术转让。持有《新药证书》并（或）取得药品批准文号的，可以在新药监测期届满前申请新药技术转让；持有《新药证书》但未设监测期或监测期已满的品种以及其他符合条件的仿制药品种或进口药品种，可以申请药品生产技术转让。

依据法源 2009 年 8 月 19 日，国家药品监督管理部门根据《药品注册管理办法》，制定颁布了《药品技术转让注册管理规定》，对药品技术转让的情形、注册申报条件、药品注册转让注册申请的申报和审批等做了规定。

新药技术转让注册申报 新药技术转让的范围：①持有《新药证书》的，无论是否取得药品批准文号，可以在新药监测期届满前提出新药技术转让的注册申请。②仅持有《新药证书》，尚未进入新药监测期的制剂或持有《新药证书》的原料药，自《新药证书》核发之日起，在相应注册分类制剂的监测期届满前提出新药技术转让的申请。

新药技术转让注册申报条件：①签订转让合同。新药技术转让的转让方与受让方应当签订转让合同。对于仅持有《新药证书》，但未取得药品批准文号的新药技术转让，转让方应当为《新药证书》所有署名单位。对于持有《新药证书》并取得药品批准文号的新药技术转让，转让方除《新药证书》所有署名单位外，还应当包括持有药品批准文号的药品生产企业。②转让方要求。转让方应当将转让品种的生产工艺和质量标准等相关技术资料全部转让给受让方，并指导受让方试制出质量合格的连续 3 个生产批号的样品。③变更与继续研究。新药技术转让申请，如有提高药品

质量，并有利于控制安全性风险的变更，应当按照相关的规定和技术指导原则进行研究，研究资料连同申报资料一并提交。新药技术转让注册申请获得批准之日起，受让方应当继续完成转让方原药品批准证明文件中载明的有关要求，如药品不良反应监测和Ⅳ期临床试验等后续工作。

药品生产技术转让注册申报 药品生产技术转让的范围：①持有《新药证书》或持有《新药证书》并取得药品批准文号，其新药监测期已届满的。②持有《新药证书》或持有《新药证书》并取得药品批准文号的制剂，不设监测期的。③仅持有《新药证书》、尚未进入新药监测期的制剂或持有《新药证书》不设监测期的原料药，自《新药证书》核发之日起，按照《药品注册管理办法》附件 6 相应制剂的注册分类所设立的监测期已届满的。

药品生产技术转让注册申报条件：①转让方与受让方资质。未取得《新药证书》的品种，转让方与受让方应当均为符合法定条件的药品生产企业，其中一方持有另一方 50% 以上股权或股份，或者双方均为同一药品生产企业控股 50% 以上的子公司的；已获得《进口药品注册证》的品种，其生产技术可以由原进口药品注册申请人转让给境内药品生产企业。②签订转让合同。药品生产技术转让的转让方与受让方应当签订转让合同。③转让方要求。转让方应当将所涉及的药品的处方、生产工艺、质量标准等全部资料和技术转让给受让方，指导受让方完成样品试制、规模放大和生产工艺参数验证实施以及批生产等各项工作，并试制出质量合格的连续 3 个生产批号的样品。

受让方生产的药品应当与转让方生产的药品质量一致。④受让方要求。受让方的药品处方、生产工艺、质量标准等应当与转让方一致，不应发生原料药来源、辅料种类、用量和比例，以及生产工艺和工艺参数等影响药品质量的变化。受让方的生产规模应当与转让方的生产规模相匹配，受让方生产规模的变化超出转让方原规模 10 倍或小于原规模 1/10 的，应当重新对生产工艺相关参数进行验证，验证资料连同申报资料一并提交。

药品技术转让注册申请的申报和审批 药品技术转让的要求：①范围一致。药品技术转让的受让方应当为药品生产企业，其受让的品种剂型应当与《药品生产许可证》中载明的生产范围一致。②一次性完全转让。药品技术转让时，转让方应当将转让品种所有规格一次性转让给同一个受让方。③不得转让及限制转让的情形。麻醉药品、第一类精神药品、第二类精神药品原料药和药品类易制毒化学品不得进行技术转让；第二类精神药品制剂申请技术转让的，受让方应当取得相应品种的定点生产资格；放射性药品申请技术转让的，受让方应当取得相应品种的《放射性药品生产许可证》。

申请药品技术转让，应当填写《药品补充申请表》，按照补充申请的程序和规定以及相应规定的要求向受让方所在地省级药品监督管理部门报送有关资料和说明。持有药品批准文号的，应当同时提交持有药品批准文号的药品生产企业提出注销所转让品种药品批准文号的申请。持有《进口药品注册证》、同时持有用于境内分包装的大包装《进口药品注

册证》的，应当同时提交转让方注销大包装《进口药品注册证》的申请。已经获得境内分包装批准证明文件的，还要提交境内分包装药品生产企业提出注销所转让品种境内分包装批准证明文件的申请。对于已经获准药品委托生产的，应当同时提交药品监督管理部门同意终止委托生产的相关证明性文件。

对于转让方和受让方位于不同省、自治区、直辖市的，转让方所在地省级药品监督管理部门应当提出审核意见。受让方所在地省级药品监督管理部门对药品技术转让的申报资料进行受理审查，组织对受让方药品生产企业进行生产现场检查，药品检验所对抽取的 3 批样品进行检验。国家药品审评中心对申报药品技术转让的申报资料进行审评，做出技术审评意见，并依据样品生产现场检查报告和样品检验结果，形成综合意见。国家药品监督管理部门依据药品审评中心的综合意见，做出审批决定。符合规定的，发给《药品补充申请批件》及药品批准文号。不符合规定的，发给《审批意见通知件》，并说明理由。需要进行临床试验的，发给《药物临床试验批件》。

药品批准证明文件的处理：转让前已取得药品批准文号的，应同时注销转让方原药品批准文号。转让前已取得用于境内分包装的大包装《进口药品注册证》、境内分包装批准证明文件的，应同时注销大包装《进口药品注册证》、境内分包装批准证明文件。第二类精神药品制剂的技术转让获得批准后，转让方已经获得的该品种定点生产资格应当同时予以注销。新药技术转让注册申请获得批准的，应当在《新药证书》

原件上标注已批准技术转让的相关信息后予以返还；未获批准的，《新药证书》原件予以退还。对于持有《进口药品注册证》进行技术转让获得批准的，应当在《进口药品注册证》原件上标注已批准技术转让的相关信息后予以返还。

临床试验的要求：经审评需要进行临床试验的，其对照药品应当为转让方药品生产企业原有生产的、已上市销售的产品。转让方仅获得《新药证书》的，对照药品的选择应当按照《药品注册管理办法》的规定及有关技术指导原则执行。完成临床试验后，受让方应当将临床试验资料报送国家药品审评中心，同时报送所在地省级药品监督管理部门。省级药品监督管理部门应当组织对临床试验进行现场核查。

不予受理的情形：具有下列情形之一的，其药品技术转让注册申请不予受理，已经受理的不予批准。①转让方或受让方相关合法登记失效，不能独立承担民事责任的。②转让方和受让方不能提供有效批准证明文件的。③在国家中药品种保护期内的。④申报资料中，转让方名称等相关信息与《新药证书》或者药品批准文号持有者不一致，且不能提供相关批准证明文件的。⑤转让方未按照药品批准证明文件等载明的有关要求，在规定时间内完成相关工作的。⑥经国家药品监督管理部门确认存在安全性问题的药品。⑦国家药品监督管理部门认为不予受理或者不予批准的其他情形。

作用 中国药品技术转让制度始自 1999 年 4 月 22 日发布的《新药保护和技术转让规定》，在一定时期内发挥了鼓励研究创制

新药，避免重复研究和生产，维护药品技术市场的秩序和新药技术转让双方的合法权益，促进制药工业发展的作用。2002 年国家药品监督管理部门颁布实施《管理办法（试行）》，原《新药保护和技术转让规定》等同时废止。2009 年 8 月 19 日颁布实施的《药品技术转让注册管理规定》，围绕药品技术转让的核心，提高了转让过程的技术要求，强调转让前后的技术对比性和可评价性，增加必要时进行临床试验和生物等效性试验的要求；同时加强风险控制，通过规定对已经明确存在高风险的品种不得申请转让，对新发现有重大安全风险的品种停止转让，技术审评中发现存在安全风险的不批准转让等静态控制、动态控制和程序控制要求，确保药品的安全有效和质量可控；并通过一对一的"一次性完全转让"的要求，有效控制药品批准文号数量和药品重复生产。药品技术转让制度的实施，一方面规范了药品技术转让注册行为，另一方面能够有力促进新药研发成果转化和生产技术合理流动，实现优化配置资源，鼓励产业结构调整和产品结构优化。

（胡 明）

jìnkǒu yàopǐn fēnbāozhuāng guǎnlǐ

进口药品分包装管理（imported drugs repackaging） 药品已在境外完成最终制剂生产过程，在境内由大包装规格改为小包装规格，或者对已完成内包装的药品进行外包装、放置说明书、粘贴标签等。进口药品分包装是申请分包装的境外大包装制剂由境内药品生产企业进行最终的分包装或外包装的程序属于药品生产的一部分，需要按照药品补充申请程序进行注册审批管理。

《药品注册管理办法》对申请进口药品分包装的要求，进口药品分包装的申请和审批程序，进口药品分包装的标准、检验和质量责任等进行了规定。

申请进口药品分包装的要求

申请进口药品分包装，应当符合下列要求：①该药品已经取得《进口药品注册证》或者《医药产品注册证》。②该药品应当是中国境内尚未生产的品种，或者虽有生产但是不能满足临床需要的品种。③同一制药厂商的同一品种应当由一个药品生产企业分包装，分包装的期限不得超过《进口药品注册证》或者《医药产品注册证》的有效期。④除片剂、胶囊外，分包装的其他剂型应当已在境外完成内包装。⑤接受分包装的药品生产企业，应当持有《药品生产许可证》。进口裸片、胶囊申请在国内分包装的，接受分包装的药品生产企业还应当持有与分包装的剂型相一致的《药品生产质量管理规范》认证证书。⑥申请进口药品分包装，应当在该药品《进口药品注册证》或者《医药产品注册证》的有效期届满1年前提出。

进口药品分包装的申请与审批程序

①境外制药厂商应当与境内药品生产企业签订进口药品分包装合同，并填写《药品补充申请表》。②由接受分包装的药品生产企业向所在地省级药品监督管理部门提出申请，提交由委托方填写的《药品补充申请表》，报送有关资料和样品。省级药品监督管理部门对申报资料进行形式审查后，符合要求的，出具药品注册申请受理通知书；不符合要求的，出具药品注册申请不予受理通知书，并说明理由。省级药品监督管理部门提出审核意见后，将申报资料和审核意见报送国家药品监督管理部门审批，同时通知申请人。③国家药品监督管理部门对报送的资料进行审查，符合规定的，发给《药品补充申请批件》和药品批准文号；不符合规定的，发给《审批意见通知件》，并说明理由。对于境内分包装用大包装规格的注册证，其证号在原注册证号前加字母B。进口药品分包装药品批准文号的格式为：国药准字J+4位年号+4位顺序号，J代表进口药品分包装。

进口分包装药品的管理

①标准：进口分包装的药品应当执行进口药品注册标准。②说明书和包装标签：进口分包装药品的说明书和包装标签必须与进口药品的说明书和包装标签一致，并且应当同时标注分包装药品的批准文号和分包装药品生产企业的名称。另外，根据国家药品监督管理部门2013年01月29日发布的《国家食品药品监督管理局关于进口药品实施电子监管有关事宜的通知》，进口药品赋码工作（包括建立各级药品包装的关联关系）应在进口药品注册证书载明的生产厂或包装厂内完成，获得批准在境内分包装的品种，可在批准的分包装企业内赋码。③检验：境外大包装制剂的进口检验按照国家药品监督管理部门的有关规定执行。包装后产品的检验与进口检验执行同一药品标准。④质量管理与责任：提供药品的境外制药厂商应对分包装后药品的质量负责。根据国家药品监督管理部门2009年03月18日发布的《关于进口药品分包装出厂检验问题的意见》，对已完成内包装的制剂进行分包装前，分包装企业应同境外制药厂商商定出厂检验方式，严格保证药品质量，但无需对外出具药品检验报告书。分包装产品批号原则上应与相应进口产品《进口药品检验报告书》检验的批号一致。分包装后确有必要分批的，经境外制药厂商同意，可以编制亚批号，并可出具批号关联性证明文件。进口大包装药品在分包装前储运时间较长的，分包装企业应对分包装后药品在有效期内进行稳定性考察，以评估进口和分包装过程对药品质量的影响。分包装后的药品出现质量问题的，国家药品监督管理部门可以撤销分包装药品的批准文号，必要时可以依照《中华人民共和国药品管理法》有关规定，撤销该药品的《进口药品注册证》或者《医药产品注册证》。

作用 境外生产的进口药品，在国内进行分包装后上市销售，可使药品更好地适应国内需求。进口药品分包装的管理衔接了药品的进口注册及境内企业分包装生产两个环节的审批管理，从而规范药品进口和生产秩序，保证进口药品及分包装药品的质量和安全。

(胡 明)

yàopǐn shěnpī wénjiàn

药品审批文件 (drug approval documents)

国家药品监督管理部门批准药品上市时颁发的证明文件。根据2007年10月1日起施行的《药品注册管理办法》的规定，药品注册申请分为新药申请、仿制药申请、进口药品申请、补充申请和再注册申请。国家药品监督管理部门根据药品注册申请人的申请，依照法定程序，对拟上市销售药品的安全性、有效性、质量可控性等进行审查，并决定是否同意其申请。如同意其注册申请，发给药品审批文件许可其上市。

根据注册申请分类不同，药品注册审批文件包括：药品生产批准证明文件（国产药品）、新药证书（仅国产新药）、药品补充申请批件（补充申请）、进口药品注册证（进口药品）、医药产品注册证（香港、澳门和台湾地区进口药品）。

药品生产批准证明文件 药品生产批准证明文件是国家药品监督管理部门批准境内药品生产上市的证明文件，包括新药证书（新药具有）、药品注册批件、药品标准颁布件和包装标签说明书等。国家药品监督管理部门对注册申请人提供的材料，根据技术审评意见、样品生产现场检查报告和样品检验结果，形成综合意见，做出审批决定。符合规定的，并且注册申请人已持有药品生产许可证并具备生产条件的，发给药品批准文号，并颁发药品注册批件、质量标准、包装标签说明书等纸质文件。

新药证书 新药是指未曾在中国境内上市销售的药品。根据药品注册法规的要求，国家对新药申请实行注册审批制度。对符合药品注册条件的新药，在批准其上市的同时，颁发新药证书。

药品补充申请批件 变更研究新药、生产药品和进口药品已获批准证明文件及其附件中载明的事项的，应当提出补充申请。国家药品监督管理部门对药品补充申请进行审查，符合规定的，发给药品补充申请批件。

进口药品注册证 国家药品监督管理部门对进口药品注册申请，根据技术审评和审批的结果，对符合相关要求的进口药品申请，同意批准药品进口的同时，发给进口药品注册证。

医药产品注册证 对于来自中国香港、澳门和台湾地区的制药厂商申请注册的药品，参照进口药品注册申请的程序办理，符合要求的，国家药品监督管理部门发给医药产品注册证。

（闫希军）

yàowù línchuáng shìyàn pījiàn
药物临床试验批件（clinical trial approval）
国家药品监督管理部门颁发给药品注册申请人，批准药物进行临床试验的法律文件。又称临床批件或临床试验批件。是国家对药物临床前研究结果进行技术审评，符合药品进行临床试验所需的有效性、安全性和质量可控性要求，发给药品申请人批准从事临床试验的重要证明文件。

法源 药物临床试验实行国家审批制度是中国法律的明确规定。2001 年 12 月 1 日起施行的《中华人民共和国药品管理法》第二十九条规定："研制新药，必须按照国家药品监督管理部门的规定如实报送研制方法、质量指标、药理及毒理试验结果等有关资料和样品，经国家药品监督管理部门批准后，方可进行临床试验。"2002 年 9 月 15 日起施行的《中华人民共和国药品管理法实施条例》第三十条对药物临床试验做了更明确的规定："研制新药，需要进行临床试验的，应当依照《中华人民共和国药品管理法》第二十九条的规定，经国务院药品监督管理部门批准。"

内容及格式 申请药物临床试验批件有具体的申请要求和审批程序，也有严格的文件格式。

申请与审批程序 注册申请人完成临床前研究后，填写药品注册申请表，向所在地省级药品监督管理部门如实报送有关资料。后者对申报资料进行形式审查；不符合要求的，出具药品注册申请不予受理通知书，并说明理由；符合要求的，出具药品注册申请受理通知书。在规定的时间内组织对药物研制情况及原始资料进行现场核查，对申报资料进行初步审查，提出审查意见；在规定的时限内，将审查意见、核查资料及申报资料，报送国家药品审评部门，并通知申请人（见药品注册审批时限）。国家药品审评部门根据技术审评要求，对申报资料进行技术审评，对药物能否进行进一步人体观察试验提出技术审评意见，并连同有关资料，报送至国家药品监督管理部门。国家药品监督管理部门依据技术审评意见做出审批决定，符合规定的，发给药物临床试验批件；不符合规定的，发给审批意见通知件，并说明理由。

批件格式 药物临床试验批件的基本信息内容，包括：①药物基本信息，包括药物名称、英文名/拉丁名、剂型、申请事项、规格、注册分类、申请人等。②审批结论，为药物临床试验批件的核心内容。"主要结论"是国家同意该药物进行临床试验，但一般有附加条件，称之为"有条件批准进行的临床研究"，即国家在审评该药品基本符合临床研究用药安全、有效和质量可控的前提下，将部分需要进一步完善的临床前研究工作放在临床试验期间完成；同时为避免临床试验出现偏差，影响对试验结果的科学评价，提高临床试验水平和效率，对有些品种的临床研究提出了一些具体的要求或建议。③文件抄送部门单位、备注。"文件主抄送"为药品临床试验申请单位，抄送相关的药品监管部门和检验部门。"备注"为提请药品申请单

位注意药物临床批件的时效性等或其他事项。上述药物临床试验批件信息内容为表格形式，并加盖国家相关批准部门的公章。

作用及法律效力 药物临床试验批件是对药品市场准入的前置性管理的重要一环，是保障药品安全性、有效性的重要审批程序，体现的是一种法律上的行政许可行为。没有这个批件，从事药品临床试验是非法的。同时药物临床试验批件所附各项要求是经过严格审评后确定的批准临床试验的必要附加条件，是该药品可组织进行临床试验的前提。药品注册申请人要重视药物临床批件规定内容；在完成临床试验后，药品注册申请人在申请新药证书和生产时，应对完成上述要求的情况做出详细回答，药品技术审评部门将对完成情况作为技术审评的重要内容之一进行审核，并做出客观评价。

（闫希军）

yàopǐn shēngchǎn pīzhǔn zhèngmíng wénjiàn

药品生产批准证明文件（drug approval documents for manufacturing）

国家药品监督管理部门对境内药品经过注册审批之后符合条件和要求的，准许其生产上市的证明文件。简称药品生产批件、药品生产批文。包括药品新药证书（新药者具有）、药品注册批件、药品标准颁布件和包装标签说明书等。

法源 2001年12月1日起施行的《中华人民共和国药品管理法》、2002年9月15日起施行的《中华人民共和国药品管理法实施条例》以及2007年10月1日起施行的《药品注册管理办法》对药品生产许可的申报、审批及具体程序做了明确规定。生产新药

或者已有国家标准的药品的，须经国家药品监督管理部门批准，并发给药品批准文号。申请方应当按照国家药品监督管理部门的规定，向省级药品监督管理部门或者国家药品监督管理部门提出申请，报送有关技术资料并提供相关证明文件。省级药品监督管理部门应当自受理申请之日起30个工作日内进行审查，提出意见后报送国家药品监督管理部门审核，并同时将审查意见通知申报方。由国家药品审评中心依据技术审评意见、样品生产现场检查报告和样品检验结果，形成综合意见，连同有关资料报送国家药品监督管理部门。国家药品监督管理部门依据综合意见，做出审批决定。符合规定的，发给新药证书，申请人已持有药品生产许可证并具备生产条件的，同时发给药品批准文号。

内容及格式 药品生产批准证明性文件是国家批准境内药品生产上市的重要文件，其中药品注册批件是核心文件，药品质量标准、包装标签说明书是重要附属文件。药品注册批件包含药品名称、主要成分、剂型、申请事项、规格、注册分类、药品标准编号、药品有效期、审批结论、药品生产企业、药品批准文号、药品批准文号有效期、过渡期、新药证书编号、新药证书持有者、附件等内容。药品批准文号的格式为：国药准字H（Z、S、J）+4位年号+4位顺序号，其中H代表化学药品，Z代表中药，S代表生物制品，J代表进口分包装药品。

作用及法律效力 药品生产批准证明文件是国家药品监督管理部门批准企业从事药品生产并颁布的正式文件，是企业从事药

品生产的法律依据。企业必须向国家提交药品注册申请，经国家药品监督管理部门按有关规定审评和审批完毕，获得药品批准文号后，按照已经批准的药品生产工艺从事生产，经药品标准检验合格后方可上市。药品生产批准证明文件是企业从事药品生产的法定依据，具有法律强制性。

（闫希军）

xīnyào zhèngshū

新药证书（new drug certificate）

新药临床试验结束后，经国家药品监督管理部门核准并颁发的纸质证明文件。国家对属于中药及天然药物、化学药和生物制药的各类新药，在批准其生产的同时，颁发新药证书。新药证书是加强新药科学化、法制化监管的一项重要措施，是对药品市场准入的前置性管理的重要体现。

法源 2001年12月1日起施行的《中华人民共和国药品管理法》第二十九条规定："完成临床试验并通过审批的新药，由国家药品监督管理部门批准，发给新药证书"。2007年10月1日起施行的《药品注册管理办法》以此为据，作了相应的细化，并对新药管理的范围和新药证书审批流程、证书基本格式作了详细规定。

内容及格式 新药申请，是指未曾在中国境内上市销售的药品的注册申请。对已上市药品改变剂型、改变给药途径、增加新适应证的药品注册，按照新药申请的程序申报。对于进入申报程序的新药，达到一定条件才能获取新药证书。

主要核发程序 国家药品审评中心依据新药申报和审评过程中形成的技术审评意见、样品生产现场检查报告和样品检验结果，形成综合意见，连同有关资料报

送国家药品监督管理部门。国家药品监督管理部门依据综合意见，做出审批决定。符合规定的，发给新药证书。申请人已持有药品生产许可证并具备生产条件的，同时发给药品批准文号；不符合规定的，发给审批意见通知件，并说明理由。为了保证新药审评质量，提高审评的效率和科学性，采用药品注册分类审批管理的办法。国家鼓励研究创制新药，对创制新药、治疗疑难危重疾病的新药实行特殊审批。改变剂型但不改变给药途径，以及增加新适应证的注册申请获得批准后不发给新药证书；靶向制剂、缓释、控释制剂等特殊剂型可发新药证书。

格式 新药证书包含如下基本信息：药品原始编号、证书编号、颁证依据、药品名称、主要成分、持有者的基本信息。新药证书号的格式为：国药证字H（Z、S）+4位年号+4位顺序号，其中H代表化学药品，Z代表中药，S代表生物制品。颁证依据一般表明：根据《中华人民共和国药品管理法》，经审查，下述药品符合新药的有关规定，特发此证。新药证书的持有者一般为一个申请人；多个单位联合申请并共同署名的，应共同列示成为新药证书的持有者。证书要加盖国家药品监督管理部门的公章。

作用及法律效力 严格监管药品市场准入条件与药品上市许可，是保证公众用药安全、有效、质量可控的前置性管理制度。国家鼓励研究和创制新药，保护公民、法人和其他组织研究、开发新药的合法权益，但同时也对药品市场准入实行严格的法制化管理，新药证书就是体现这种法制化管理的行政许可行为。对于获

得新药证书的新药产品，国家给予一定时间的保护，有利于鼓励新药研发创新。对于获得新药证书的新药，可以进行新药技术转让，既能保证研究单位能获得相关利益，同时也促使新药技术成果及早转化。为了促进新药生产技术的合理流动，国家制定了《药品技术转让注册管理规定》，第四条对新药技术转让申报条件作了明确的规定：持有新药证书的、持有新药证书并取得药品批准文号的，可以在新药监测期届满前提出新药技术转让的注册申请。

（闫希军）

yàopǐn bǔchōng shēnqǐng pījiàn
药品补充申请批件（drug supplementary application approval）
国家药品监督管理部门对已批准新药申请、仿制药申请或者进口药品申请后，又改变、增加或者取消原批准事项或者内容的注册申请，予以批准的证明文件。

法源 2002年9月15日起施行的《药品管理法实施条例》第三十三条规定："变更研制新药、生产药品和进口药品已获批准证明文件及其附件中载明事项的，应当向国务院药品监督管理部门提出补充申请；国务院药品监督管理部门经审核符合规定的，应当予以批准。"

内容及格式 2007年10月1日起施行的《药品注册管理办法》对药品补充申请责任主体以及审批流程、证书基本格式作了详细的规定。

具体申报和审批流程 首先由申请人填写药品补充申请表，向所在地省级药品监督管理部门报送有关资料和说明。省级药品监督管理部门对申报资料进行形式审查，符合要求的，出具药品

注册申请受理通知书；不符合要求的，出具药品注册申请不予受理通知书，并说明理由。《药品注册管理办法》中，将药品补充申请分成几类：①进口药品的补充申请。②修改药品注册标准、变更药品处方中已有药用要求的辅料、改变影响药品质量的生产工艺等的补充申请。③改变国内药品生产企业名称、改变国内生产药品的有效期、国内药品生产企业内部改变药品生产场地等的补充申请。④按规定变更药品包装标签、根据国家药品监督管理部门的要求修改说明书等的补充申请。⑤对药品生产技术转让、变更处方和生产工艺可能影响产品质量等的补充申请。对于以上几类药品补充申请，国家药品监督管理部门要进行审查，必要时可以要求申请人补充资料，并说明理由。符合规定的，发给药品补充申请批件；不符合规定的，发给审批意见通知件，并说明理由。补充申请获得批准后，换发药品批准证明文件的，原药品批准证明文件由国家药品监督管理部门予以注销；增发药品批准证明文件的，原批准证明文件继续有效。

格式 药品补充申请批件主要包含如下基本信息：药品名称、剂型、注册分类、规格、药品标准、新药证书持有人、申请变更内容、审批结论、药品生产企业、药品批准文号、药品批准文号有效期、附件、主送部门、抄送部门、审批部门以及审批时间。

作用及法律效力 药品补充申请批件是国家药品监管部门批准药品补充申请变更的证明性文件，具有法定效力。制药企业要根据国家批准的事项从事药品生产。在没有获得国家正式批复之前，药品在生产工艺、质量标准、

说明书和包装标签各方面不允许变更；确需变更的，申请人应当参照相关技术原则，评估其变更对药品安全性、有效性和质量可控性的影响，并进行相应的技术研究工作。经国家药品监管部门批准，发给药品补充申请批件后才可执行这种变更。任何不提出变更申请并经国家药品主管部门审批，私自变更并从事药品生产的行为都是非法的。

(闫希军)

jìnkǒu yàopǐn zhùcèzhèng

进口药品注册证（imported drug certificate）

国家药品监督管理部门核发的允许国外生产的药品在中国注册、进口和销售使用的批准文件。是中国对进口药品的市场准入实施行政许可制度的重要体现，也是中国对进口药品实施严格监管的重要措施（见进口药品注册），有利于完善中国的药品监管体系，保证进口药品质量，保障人民群众用药安全。

法源 2001 年 12 月 1 日起实施的《中华人民共和国药品管理法》第三十九条规定："药品进口，须经国务院药品监督管理部门组织审查，经审查确认符合质量标准、安全有效的，方可批准进口，并发给进口药品注册证书。"2002 年 9 月 15 日起施行的《中华人民共和国药品管理法实施条例》对进口药品注册管理规定做了进一步的阐释，第三十六条规定："申请进口的药品，应当是在生产国家或者地区获得上市许可的药品；未在生产国家或者地区获得上市许可的，经国务院药品监督管理部门确认该药品品种安全、有效而且临床需要的，可以依照《中华人民共和国药品管理法》及本条例的规定批准进口。进口药品，应当

按照国务院药品监督管理部门的规定申请注册。国外企业生产的药品取得《进口药品注册证》，中国香港、澳门和台湾地区企业生产的药品取得《医药产品注册证》后，方可进口。"

内容及格式 2007 年 10 月 1 日起施行的《药品注册管理办法》对进口药品申请作了更详细的规定，明确了进口药品的申请及审批流程、证书基本格式。

具体申报程序 申请进口药品注册，应当填写药品注册申请表，报送有关资料和样品，提供相关证明文件，向国家药品监督管理部门提出申请。根据《药品注册管理办法》的相关规定，国家药品监督管理部门完成申报资料的形式审查，中国药品生物制品检定所进行技术审查之后，由国家药品审评中心依据技术审评意见和样品检验结果等，形成综合意见，连同相关资料报送国家药品监督管理部门，国家药品监督管理部门依据综合意见，做出审批决定。符合规定的，发给药物临床试验批件。待完成临床试验后，申请人填写药品注册申请表，并按照规定报送临床试验资料及其他变更和补充的资料，并详细说明依据和理由，提供相关证明文件。国家药品审评中心对报送的临床试验等资料进行全面审评，必要时可以要求申请人补充资料，并说明理由。国家药品监督管理部门依据综合意见，做出审批决定。符合规定的，发给进口药品注册证；不符合要求的，发给审批意见通知件，并说明理由。

格式 进口药品注册证包含以下批准事项：药品通用名称、商品名、主要成分、剂型、规格、包装规格、药品有效期、公司、生产厂名称及地址；注册证有效

期、检验标准、注册证号、批准时间、发证机关及印鉴等。进口药品注册证证号的格式为：H（Z、S）+4 位年号+4 位顺序号，其中 H 代表化学药品，Z 代表中药，S 代表生物制品。对于境内分包装用大包装规格的注册证，其证号在原注册号前加字母 B。

作用及法律效力 进口药品注册证是中国实行药品注册管理的重要体现。药品进口须经国家药品监管部门组织审查，确认符合质量标准、安全有效，颁发进口药品注册证后，才可进口。没有取得进口药品注册证，不准进口。进口药品注册证是进口药物申请国内销售的法律文本，具有法律效力，有效期限是 5 年。有效期届满，需要继续进口的，申请人应当在有效期届满前 6 个月申请再注册。进口药品的再注册申请由国家药品监督管理部门受理，并在 6 个月内完成审查，符合规定的，予以再注册；不符合规定的，发出不予再注册的通知，并说明理由。对不予再注册的品种，除因法定事由被撤销药品批准证明文件的外，在有效期届满时，注销其药品进口药品注册证。

(闫希军)

yīyào chǎnpǐn zhùcèzhèng

医药产品注册证（pharmaceutical product certificate）

国家药品监督管理部门核发的许可中国香港、澳门和台湾地区制药厂商生产的药品在中国大陆注册、进口和销售使用的批准文件。是中国大陆对来自港澳台地区的药品实施行政许可管理的重要措施，也是中国药品注册管理制度的重要组成部分。

法源 中国大陆地区对来自香港、澳门和台湾地区的药品，参照进口药品注册申请的程序办

理，实施注册审批管理制度。2001年12月1日起施行的《中华人民共和国药品管理法》第三十九条规定："药品进口，须经国务院药品监督管理部门组织审查，经审查确认符合质量标准、安全有效的，方可批准进口，并发给进口药品注册证书。"这是中国对进口药品实施注册审批制度的法律依据。2002年9月15日起施行的《中华人民共和国药品管理法实施条例》第三十六条规定："进口药品，应当按照国务院药品监督管理部门的规定申请注册。国外企业生产的药品取得进口药品注册证，中国香港、澳门和台湾地区企业生产的药品取得医药产品注册证后，方可进口。"

内容及格式　2007年10月1日起施行的《药品注册管理办法》对医药产品注册证的申请和审批流程、证书格式作了明确的规定。

具体申报程序　根据《药品注册管理办法》的相关规定，申请进口药品注册，应当填写药品注册申请表，报送有关资料和样品，提供相关证明文件，向国家药品监督管理部门提出申请。国家药品监督管理部门完成申报资料的形式审查，中国药品生物制品检定所进行技术审查之后，由国家药品审评中心依据技术审评意见和样品检验结果等，形成综合意见，连同相关资料报送国家药品监督管理部门，国家药品监督管理部门依据综合意见，做出审批决定。符合规定的，发给药物临床试验批件；待申请人完成临床试验后，填写药品注册申请表，按照规定报送临床试验资料及其他变更和补充的资料，并详细说明依据和理由，提供相关证明文件。国家药品审评中心应当

在规定的时间内对报送的临床试验等资料进行全面审评，必要时可以要求申请人补充资料，并说明理由。国家药品监督管理部门依据综合意见，做出审批决定。符合规定的，发给医药产品注册证；不符合要求的，发给审批意见通知件，并说明理由。

具体格式　医药产品注册证包含以下事项：药品通用名称、商品名、主要成分、剂型、规格、包装规格、药品有效期、公司、生产厂名称及地址；注册证有效期、检验标准、注册证号、批准时间、发证机关及印鉴等。医药产品注册证证号的格式为：H（Z、S）C+4位年号+4位顺序号，其中H代表化学药品，Z代表中药，S代表生物制品。对于境内分包装用大包装规格的注册证，其证号在原注册证号前加字母B。

作用及法律效力　医药产品注册证是对来自港澳台地区进口药物申请国内销售的法律文本，具有法律效力。对于健全进口药品监管体系，保证进口药品质量，保障人民群众用药安全具有重要作用。获得医药产品注册证，才可允许进口；没有医药产品注册证，该产品不能进口。医药产品注册证有效期限为5年，需要到期再注册。有效期届满，需要继续进口的，申请人应当在有效期届满前6个月申请再注册。进口药品的再注册申请由国家药品监督管理部门受理，并在6个月内完成审查，符合规定的，予以再注册；不符合规定的，发出不予再注册的通知，并说明理由。对不予再注册的品种，除因法定事由被撤销药品批准证明文件的外，在有效期届满时，注销其药品医药产品注册证。

（闫希军）

Rényòng Yàopǐn Zhùcè Jìshù Yāoqiú Guójì Xiétiáo Huìyì

人用药品注册技术要求国际协调会议（International Conference on Harmonization of Technical Requirements for Registration of Pharmaceutical for Human Use，ICH）　由欧盟、美国、日本共同发起的对人用药品注册技术规定的现存差异进行协调和统一的国际组织。简称人用药品注册国际协调会议。其职能是为三方各国药品监督管理部门和制药公司对药品注册技术有分歧时提供一个建设性对话机制，从患者利益出发，尊重科学技术的规律，通过协商对话使三方对药品注册的技术要求达成共识，制定出质量、安全性和有效性共同技术文件。ICH制定的指导原则在三方的药品审评中得到应用，也被越来越多的国家和企业采用。

历史沿革　20世纪30年代开始，药品的安全性问题逐渐得到世界各国政府和制药行业的高度重视。美国食品药品管理局开始对上市药品实行审批制度。日本政府于50年代开始对上市药品实行注册制度，欧洲也逐渐认识到新一代合成药既有治疗作用也有潜在危险性。许多国家在60年代分别制定了药品注册的法律、条例和指导原则。当时制药工业渐趋国际化并寻找新的全球市场，但药品注册仍是各国范围内的职责。虽然各国制定的技术要求都是围绕质量、安全性和有效性这三个方面，但由于不同国家对药品注册的技术要求和申报资料的形式要求不尽相同，致使制药企业要在国际上不同国家市场销售一个药品需要进行长期而且昂贵的多次重复试验和申报，不利于国际贸易及技术交流，同时造成

药品生产和科研部门人力、物力的浪费。到 20 世纪 80 年代，欧共体成立，要求一国药品能统一在欧洲市场销售，因此在欧洲首先开展了药品注册技术要求的协调工作，实践证明是可行的。此后，美、日、欧共体三方进行了对话，研讨协调的可能性，到 1989 年在巴黎召开国家药品管理当局国际会议后，才开始制订具体实施计划。1990 年 4 月，在布鲁塞尔召开了由三方药品管理部门和制药工业部门参加的国际会议，6 个参加单位分别为：欧共体、欧洲制药工业协会联合会、日本厚生劳动省、日本制药工业协会、美国食品药品管理局、美国药物研究和生产联合会。会议讨论了 ICH 的意义和任务，成立了 ICH 指导委员会，决定 ICH 总部设在瑞士日内瓦国际制药工业协会联合会，每 2 年召开一次会议，由三方轮流主办。第一次指导委员会（ICH-1）协调了选题，一致认为应以安全性、质量和有效性三个标准作为药品是否能批准上市的基础，同时决定由六方成立专家工作组，讨论每一专题的科学技术问题。

内容　ICH 协调的范围包括质量、安全性、有效性和综合学科四个类别，随着工作进展分成许多专题，已形成 70 个文件。①安全性（safety），以"S"表示，包括药理、毒理、药代等试验方面，已制定 15 个文件。②质量（quality），以"Q"表示，包括稳定性、验证、杂质、规格等方面，已制定 26 个文件。③有效性（efficacy），以"E"表示，包括临床试验中的设计、研究报告、《药物临床试验质量管理规范》等，已制定 21 个文件。④综合学科（multidisciplinary），以"M"

表示，包括术语、管理通讯等，已制定 8 个文件。

作用及法律效力　ICH 打破了国与国的界限，从维护患者的利益出发，以高科技为依托，汇集来自药物管理部门和药物研制单位各方面专家的意见，制定出统一的技术要求，有利于促进药品的研发、生产及管理，有利于提高新药上市的质量和效率。ICH 除已达成一致的文件外，医学术语及注册中统一的用语字典也已得到推广。经过长期的发展，ICH 体现出如下特征：①患者第一。一切从患者利益出发，是 ICH 讨论和协商的基础。对安全性、有效性和质量方面的不同看法和技术要求，通过协商，统一在高科技、高要求的基础上，各国可互用注册的技术资料，从而减少新药研究与开发的费用，降低新药的价格和成本，节省下来的资金再用于新药的研究与开发，更多地开发安全有效的新药，这些都有利于患者。②对话和协作。管理部门与工业部门的专家在同一原则下，通过认真的讨论，从不同角度提出更合理的见解，对每个专题做出最科学的决定，避免片面性。③透明度。为了使达成一致的文件能很快付诸实施，要求所讨论的技术信息不仅在三方 17 国（欧盟 15 国、美国和日本）之间共享，而且应尽量使信息传递到非 ICH 国家，使更多国家了解 ICH 的活动，并从中获益。④高科技。ICH 虽然只有三方 17 个国家成员，但三方的制药工业产值占了世界的 80%，研发投入占了世界药物研发总投入的 90%，并集中了国际领先的药品审评专家和药物研发专家的经验和智慧，联合提出药品注册的技术指导原则。

从 ICH 的进程来看，其涉及的范围越来越广，影响力也越来越大。随着新技术的出现、创新药物的新要求以及上市后出现的新问题，选择新的课题进行讨论和协商，形成新的技术指导原则，对全世界促进新药开发与管理，提高药物科技水平，都是非常有利的。对促进中国的新药开发，改进新药注册管理，实现与国际接轨，也有重要借鉴意义。

（闫希军）

yàopǐn zhīshi chǎnquán bǎohù

药品知识产权保护（drug intellectual property protection）

依照法律赋予符合条件的药品发明者、药品成果拥有者在一定期限内享有发明或者成果产权以及利益的独占权利。也泛指对一切与药品行业有关的发明创造和智力成果的财产权的保护。药品知识产权保护一般包括发明专利、实用新型专利、外观设计专利、商标等的独占权利保护。

沿革与发展　虽然对技术创新进行专利保护已有几百年历史，但直到 20 世纪 60 年代以后，发达国家才逐步开始对药品尤其是用于药品的化学物质等进行知识产权保护。此前，一旦有新的药品或生产技术研发出来，很容易被轻而易举地仿制。而新药研制过程难度高、投资大、风险高、时间长，假如这种新技术像"草场"一样被同行共同使用，那么其高额的研发投入难以收回，因此愿意投入药品研发的人将越来越少，最终将导致医药技术停滞不前，形成"公地悲剧"。

中国的《中华人民共和国专利法》（简称《专利法》）及实施条例、《中华人民共和国商标法》（2013 修正）及实施细则（条例）等法律法规对药品知识产权保护有明确的规定。中国《专利法》于1985年4月1日起施行，规定对于"药品和用化学方法获得的物质"不授予专利权，药品仅能获得方法专利。1992年《专利法》进行了第一次修订，药品发明可授予专利。2000年《专利法》进行第二次修订，在侵权行为中增加许诺销售权；取消授权后的撤销程序，由无效宣告程序解决所有纠纷等内容。2009年进行第三次修订，进一步完善药品强制许可规定，本法第五十条规定："为了公共健康目的，对取得专利权的药品，国务院专利行政部门可以给予制造并将其出口到符合中华人民共和国参加的有关国际条约规定的国家或者地区的强制许可。"修订依据是世界贸易组织的多哈部长级会议通过的《关于〈与贸易有关的知识产权协议〉与公共健康的宣言》，世界贸易组织总理事会通过的落实该《宣言》的《修改〈与贸易有关的知识产权协议〉议定书》，允许世界贸易组织成员突破《与贸易有关的知识产权协议》的限制，在规定条件下给予实施药品专利的强制许可。第三次修订增加了"不视为侵犯专利权"的两种"情形"。一是，"专利产品或者依照专利方法直接获得的产品，由专利权人或者其许可的单位、个人售出后，使用、许诺销售、销售、进口该产品的"（这里所述的单位、个人，既可以是中国的，也可以是国外的；所述的销售行为，覆盖全球范围；所述的进口，包括平行进口）。二是，"为了提供行政审批所需的信息，制造、使用、进口专利药品或者专利医疗器械的，以及专门为其制造、进口专利药品或者医疗器械的"。上述规定，完善了权利用尽原则，

可以充分利用世界贸易组织的《与贸易有关的知识产权协议》留给各成员的自由空间，规定允许平行进口行为；为公众在专利保护期限届满后，及时获得价格较为低廉的仿制药品和医疗器械，提供了可能。

中国第一部商标法于1983年3月1日起实施。1993年2月22日第七届全国人民代表大会常务委员会第三十次会议《关于修改〈中华人民共和国商标法〉的决定》第一次修正。1995年《中华人民共和国商标法实施细则》规定：国家规定并由国家工商行政管理局公布的人用药品和烟草制品，必须使用注册商标。2002年《中华人民共和国商标法实施条例》取消了对药品使用注册商标的强制规定。但对于药品企业来说，商标保护仍然是药品知识产权保护的重要内容之一。

1992年，中国与美国政府达成《关于保护知识产权的谅解备忘录》，中国政府同意采取药品行政保护措施。1992年，国务院批准公布实施《药品行政保护条例》，行政保护范围扩大到凡与中华人民共和国缔结有关药品行政保护双边条约或者协定的国家、地区的企业和其他组织以及个人均可申请药品行政保护，以对自1986年1月1日至1993年1月1日期间无法获得中国专利保护的药品施行行政保护。

为加强对中药知识产权的保护，提高中药品种质量，保护中药生产企业的合法权益，1989年，卫生部开始着手研究起草有关中药保护的管理办法。1990年，卫生部下发文件，对中成药移植品种管理给予行政干预，随后起草了《中药保密、保护品种管理办法》。1992年10月14日，国务院

发布了《中药品种保护条例》，并于1993年1月1日起实施，对中药提供特殊保护。

试验数据保护制度是《与贸易有关的知识产权协议》第39.3条规定的义务，试验数据保护制度最早在美国实施，后来也得到了欧盟、日本等制药大国率先响应、效仿实施，并由美国等引入《与贸易有关的知识产权协议》。实施试验数据保护制度是中国政府在2001年加入世界贸易组织组织时所作出的承诺，中国政府且已经通过《中华人民共和国药品管理法实施条例》的修订对《与贸易有关的知识产权协定协议》有关制度进行了国内法的转化。

药品专利保护 中国药品专利保护的对象包括药品发明专利、药品实用新型专利和药品外观设计专利三类。授予专利权的发明和实用新型，应当具备新颖性、创造性和实用性。发明和实用新型专利权被授予后，除《中华人民共和国专利法》另有规定的以外，任何单位或者个人未经专利权人许可，都不得实施其专利，即不得为生产经营目的制造、使用、许诺销售、销售、进口其专利产品，或者使用其专利方法以及使用、许诺销售、销售、进口依照该专利方法直接获得的产品。外观设计专利权被授予后，任何单位或者个人未经专利权人许可，都不得实施其专利，即不得为生产经营目的制造、许诺销售、销售、进口其外观设计专利产品。

发明专利权的期限为20年，实用新型专利权和外观设计专利权的期限为10年，均自申请日起计算。专利权人应当自被授予专利权的当年开始缴纳年费。

药品注册商标保护 药品商标是药品生产经营者在其生产、

制造、加工、经营的药品上采用的、能够与他人的商品或者服务区别开的可视性标志（见药品商标保护）。药品商标标识的设计必须是由文字、图形、字母、数字、三维标志和颜色组合要素中的一种或几种构成。药品商标使用的文字、图形应具有显著特征，便于识别。与他人已注册的商标不相同或不相近似，不属于商标法所做的禁止性规定范围。应依法向商标局申请注册，未经注册，其使用人不得取得商标权。商标权具有专有性又称为独占性或垄断性，是指注册商标所有人对其注册商标享有专有使用权，其他任何单位及个人非经注册商标所有人的许可，不得使用该注册商标。同时，商标权又具有时间性，也称法定时间性，是指商标权为一种有期限的权利，在有效期限内才受法律保护，超过有效期限，商标权即终止，不再受法律保护。《中华人民共和国商标法》规定，注册商标的有效期限为10年，并可续展。《中华人民共和国药品管理法》和《中华人民共和国商标法》规定，药品通用名称不得作为商标注册使用。

药品行政保护　凡与中华人民共和国缔结有关药品行政保护双边条约或者协定的国家、地区的企业和其他组织以及个人都可依法向国家药品监督管理部门提出申请，对符合规定的药品给予行政保护，对申请人颁发药品行政保护证书。申请行政保护的药品应当具备下列条件：①1993年1月1日前依照中国专利法的规定其独占权不受保护的。②1986年1月1日至1993年1月1日期间，获得禁止他人在申请人所在国制造、使用或者销售的独占权的。③提出行政保护申请日前尚未在

中国销售的。药品行政保护的申请权属于该药品独占权人。药品行政保护期为7.5年，自药品行政保护证书颁发之日起计算。获得药品行政保护的申请人应依法申请该产品在中国上市销售。外国药品独占权人应当自药品行政保护证书颁发的当年，开始缴纳年费。未经获得药品行政保护的独占权人的许可，制造或者销售该药品的，药品独占权人可以请求国家药品监督管理部门制止侵权行为；药品独占权人要求经济赔偿的，可以向人民法院提起诉讼。

中药品种保护　中国境内生产制造的中药品种，包括中成药、天然药物的提取及其制剂和中药人工制成品可申请中药品种保护。可以申请一级保护的品种包括：①对特定疾病有特殊疗效的。②相当于国家一级保护野生药材物种的人工制成品。③用于预防和治疗特殊疾病的。可以申请二级保护的品种包括：①符合本条例第六条规定的品种或者已经解除一级保护的品种。②对特定疾病有显著疗效的。③从天然药物中提取的有效物质及特殊制剂。

中药保护品种的保护期限：中药一级保护品种分别为30年、20年、10年。中药二级保护品种为7年。中药一级保护品种的处方组成、工艺制法，在保护期限内由获得《中药保护品种证书》的生产企业和有关的药品监督管理部门、卫生主管部门及有关单位和个人负责保密，不得公开。负有保密责任的有关部门、企业和单位按照国家有关规定建立必要的保密制度。

被批准保护的中药品种，在保护期内限于由获得《中药保护品种证书》的企业生产；对临床

用药紧缺的中药保护品种，根据国家中药生产经营主管部门提出的仿制建议，经国家卫生主管部门批准，由仿制企业所在地的省级卫生主管部门对生产同一中药保护品种的企业发放批准文号。该企业应当付给持有《中药保护品种证书》并转让该中药品种的处方组成、工艺制法的企业合理的使用费，其数额由双方商定；双方不能达成协议的，由国家卫生主管部门裁决。

药品试验数据保护　《中华人民共和国药品管理法实施条例》规定，国家对获得生产或者销售含有新型化学成分药品许可的生产者或者销售者提交的自行取得且未披露的试验数据和其他数据实施保护，任何人不得对该未披露的试验数据和其他数据进行不正当的商业利用。自药品生产者或者销售者获得生产、销售新型化学成分药品的许可证明文件之日起6年内，对其他申请人未经已获得许可的申请人同意，使用前款数据申请生产、销售新型化学成分药品许可的，药品监督管理部门不予许可；但是，其他申请人提交自行取得数据的除外。除了为了公共利益需要，或已采取措施确保该类数据不会被不正当地进行商业利用，药品监管部门方可披露该数据。

作用及法律效力　药品知识产权保护是国际通行的保护药品科技成果的重要手段，也是鼓励医药科技创新、推动制药产业发展、促进药品国际贸易和参与国际竞争的重要手段，是国家制药产业核心竞争能力培育和医药经济长远发展的关键要素之一。中国《中华人民共和国专利法》《中华人民共和国商标法》《中华人民共和国药品管理法》等法律

法规从不同方面赋予了药品知识产权保护相应的法律效力，这种保护具有排他性，并建立了对于这种保护各种挑战的处置机制和机构，使其作用得以充分发挥。

（杨　悦　赵　频）

yàopǐn shìyàn shùjù bǎohù

药品试验数据保护（data exclusivity，pharmaceutical data protection）

监管机构对申请人提交的未披露过的试验数据或其他数据，作为批准采用新化学成分的医药用或农用化工产品上市的条件时，如果该数据的原创活动包含了相当的努力，则该监管机构应保护该数据，以防不正当的商业使用。同时，除非出于保护公众健康的需要，或除非已采取措施保证对该数据的保护、防止不正当的商业使用，监管机构均应保护该数据以防其被泄露。

数据保护在美国、欧盟等国家或地区亦称数据独占（data exclusivity）。数据保护的对象是申请者为了使产品获得上市许可而向监管机构提交的有关该产品安全性和有效性方面的试验数据。监管机构对数据的保护方式是"不披露，不依赖"，即不披露受保护的数据；不将受保护的数据用于不正当的商业使用。

沿革与发展　1994 年，世界贸易组织成员签署了《与贸易有关的知识产权协议》，其 39.3 款规定"当成员方在批准一种应用了新化学实体的药品或者农用化学药品上市时要求提交未公开的试验或其他数据，数据的获得需要付出相当的努力，成员方应保护这些数据免于不合理的商业使用。另外，成员方应保护这些数据不被披露，除非出于保护公众健康的需要，或者已经采取了防止不合理商业使用的措施"。《与

贸易有关的知识产权协议》虽规定对新化学实体实施数据保护，但却给各国充分的自由，根据本国情况实施数据保护制度。

1984 年 9 月 24 日，美国实施《药品价格竞争和专利期补偿法》，首次提出药品"数据保护"，明确规定：①新化学实体可获得 5 年的市场独占权，适用于含有食品药品管理局以前未批准的活性成分的制剂。②对已批准新药申请的补充，包括新适应证、新剂型、新剂量等，可获得 3 年的市场独占权。这种保护的实现方式是美国食品药品管理局不能依赖该数据批准其他仿制药品的申请。为了阻止发展中国家利用《与贸易有关的知识产权协议》的这一政策空间，美国相继与约旦、新加坡、智利、摩洛哥、澳大利亚等多国签订了多边、双边和区域自由贸易协定，在这些协定中对其数据进行了严格的保护。

1993 年 8 月 24 日欧盟颁布的法令 EEC2309/93 规定，对在欧盟新上市的药品，可以享受为期 10 年的保护。2005 年，欧盟通过修正案，对保护期限进行了修订，即"8+2+1"模式，即：自第一个上市申请批准之日起 8 年内，药品监管当局不得接受含有同样新化学实体的上市申请；自第一个上市申请批准之日起 10 年内，药品监管当局不得批准含有同样新化学实体的上市申请；新药上市批件所有人在其数据受保护期间申请含有同样新化学实体的新药品制剂并获准上市，则可以给予该项制剂保护一年；第二个申请能够提交完整的、自行获得的上述数据除外。

2002 年 8 月 4 日，随着《中华人民共和国药品管理法实施条例》的发布，中国政府完成了对

《与贸易有关的知识产权协议》39.3 条及《中国加入世界贸易组织工作组报告》第 284 段的国内法转化。

管理要点　《中华人民共和国药品管理法实施条例》规定，国家对获得生产或者销售含有新型化学成分药品许可的生产者或者销售者提交的自行取得且未披露的试验数据和其他数据实施保护，任何人不得对该未披露的试验数据和其他数据进行不正当的商业利用。自药品生产者或者销售者获得生产、销售新型化学成分药品的许可证明文件之日起 6 年内，对其他申请人未经已获得许可的申请人同意，使用前款数据申请生产、销售新型化学成分药品许可的，药品监督管理部门不予许可；但是，其他申请人提交自行取得数据的除外。

除下列情形外，药品监督管理部门不得披露本条第一款规定的数据：①公共利益需要。②已采取措施确保该类数据不会被不正当地进行商业利用。

受保护主体　受保护主体是第一个提交为付出相当努力获得试验数据（这些数据尚未披露）以支持新药上市许可的申请人。

保护客体　是"未披露试验数据或其他数据"，应该满足几项基本要求。①必须是为取得药品上市许可而收集的试验数据。②必须是应药品监督部门要求提供的试验数据。③必须是关于使用新化学成分的药品试验数据。④试验数据提供者必须对受保护的数据拥有全部的权利。从美国、欧洲等的相关立法中，并没有规定"未披露"作为提交的试验数据适用保护的前提条件。

保护范围　《与贸易有关的知识产权协议》39.3 条规定的试

验数据保护仅限于新化学实体。但是，在具体的贸易谈判和各国的实践中，对于新化学成分的界定却可以有许多种不同的解释和规定。在美、日、欧等发达国家的制度中，除了对其所认定的新化学成分试验数据提供保护以外，对于非新化学成分的也提供了时间略短一些的保护。中国的保护范围是获得生产或者销售含有新型化学成分药品许可的生产者或者销售者提交的自行取得且未披露的试验数据和其他数据。

保护期限 《与贸易有关的知识产权协议》39.3 条并没有明确规定试验数据保护的期限。各国为试验数据保护设置的期限，大体上都在 5~6 年左右；中国规定是 6 年。欧盟各国单独申请上市的新药规定保护期限一般为 6 年，而欧盟对集中审评上市的新药设定的保护期限为 "8+2+1"。所谓保护期限其实是只针对 "不依赖" 义务来设定的，而对 "不披露" 义务并没有设定期限，因为在实践中并没有规定 "不披露" 义务在数据保护到期后自动解除。

保护例外 第二个申请上市许可的人提交自己取得的全套数据时例外。

作用及法律效力 试验数据保护制度对于促进新药研发具有积极作用，对于具有药品创新研发的国家作用直接，成果显著；其可能存在的负面影响，可以通过相关制度的完善来予以抵消和弥补。

《与贸易有关的知识产权协议》39.3 规定了 "不披露" "不依赖" 两种保护义务。事实上，在各国的行政立法实践中，试验数据保护也都是通过授予独占权的方式来实施的。该协议具有相当的灵活性，并不限制成员方自

行设立更多的试验数据保护形式。

试验数据保护制度的核心在于在一定的时期内，排除第三人 "依赖" 新药开发商依法定要求提交给政府部门的临床试验数据及其他数据而获得相同药品的上市许可。

（杨悦）

yàopǐn zhuānlì
药品专利 （pharmaceutical patent）

国家专利审批机关对提出专利申请的药品发明创造，经依法审查合格向专利权人授予的在规定时间内对该项发明创造享有的专有权。是药品领域享有独占权的发明创造。药品专利是制药企业普遍采用的以独占市场为主要特征而谋求有利竞争地位的一种重要手段。专利制度作为知识产权保护制度的一项重要组成部分，通过利用国家法律和经济手段，为保护专利权人的合法权益，鼓励发明创造，推动发明创造的应用，提高创新能力，促进科学技术进步和经济社会发展做出了积极的贡献。

沿革与发展 美国是世界上较早建立药品专利制度的国家之一，其在 1790 年颁布了第一部专利法，该法不仅保护药品的制备工艺与技术路线，还对药品品种给予保护。自 1968 年起，德国开始对药物化合物给予专利保护，但保护的范围只涉及产品和制备方法，而不包括应用方式，直到 1977 年才对第一次医药用途的物质专利给以肯定。1982 年，又对药品第二适应证类的应用发明专利给予肯定。在 1976 年前，日本只对药品制造方法给予保护，此后才对药品产品进行保护。

相比而言，中国实施药品专利保护的时间并不长。1984 年 3 月 12 日颁布了第一部专利法。

其中规定了发明、实用新型和外观设计三种专利保护期限分别为 15 年和 8 年；但对药品和用化学方法获得的物质以及动植物品种及疾病的诊断和治疗方法不予保护，仅保护这些产品的制备方法。1993 年《中华人民共和国专利法》进行第一次修改，扩大了专利保护的范围，规定除了 "疾病的诊断和治疗方法" 外，医药领域的其他发明创造均可申请专利，并延长了专利权的保护期限，专利保护期限以提交专利的申请日开始计算，其中发明专利保护期限是 20 年，实用新型专利和外观设计专利保护期限是 10 年。2000 年，《中华人民共和国专利法》进行第二次修订，其具体内容包括：在侵权行为中增加许诺销售权；取消授权后的撤销程序，由无效宣告程序解决所有纠纷等内容。2008 年，《中华人民共和国专利法》进行了第三次修订，其中增加了关于遗传资源的保护、涉及公共健康的强制许可制度，明确允许平行进口以及药品和医疗器械的实验例外等内容。

管理要点 根据中国专利法第二条的规定，专利法保护的对象为发明创造，具体包括发明、实用新型、外观设计三种。其中发明是指 "对产品、方法或者其改进所提出的新的技术方案"。实用新型是指 "对产品的形状、构造或者其结合所提出的适于实用的新的技术方案"。外观设计是指 "对产品的形状、图案或者其结合以及色彩与形状、图案的结合所做出的富有美感并适于工业应用的新设计"。

药品专利的分类与限制 药品领域可授予专利权的发明创造分产品和方法两大类。产品发明是指人工制造以有形物品形式出

现的发明，方法发明则是指为解决某一问题而采用的手段与步骤。药品的产品发明包括新化合物、药物组合物、制药设备及药物分析仪器、医疗器械等，方法发明包括新的制备工艺、改良方法或用途发明，例如已知化合物的新医疗用途。

由于药品领域发明创造的高科技性及具体的客体类型，申请人通过发明专利予以保护是主要形式。药品领域有关的实用新型专利较少，比如某些与功能相关的药物剂型、形状、结构的改变，某些医疗器械的新构造等，如新型的给药器、包装容器等，特别是以避孕药及药具居多。

在药品领域，中国现行专利法第二十五条规定对疾病的诊断和治疗方法不授予专利权。疾病的诊断和治疗方法，是指以有生命的人或者动物为直接实施对象，进行识别、确定或消除病因或病灶的过程。疾病的诊断和治疗方法不能被授予专利权。但是，用于实施疾病诊断和治疗方法的仪器和装置，以及在疾病诊断和治疗方法中使用的物质或材料属于可被授予专利权的客体。

药品专利的三性 按照专利法的规定，授予专利权的发明和实用新型应当具备新颖性、创造性和实用性。外观设计专利则应当具备新颖性。新颖性，是指在申请日以前没有同样的发明或者实用新型在国内外出版物上公开发表过、在国内公开使用过或者以其他方式为公众所知，也没有同样的发明或者实用新型由他人向专利局提出过申请并且记载在申请日以后（含申请日）公布的专利申请文件中。由此可见，书面公开、使用公开、口头公开都可以使得新颖性丧失。创造性，

是指与申请日以前已有的技术相比具有突出的实质性特点和显著的进步。创造性的辅助性判断基准可归纳为四个方面：一是解决了长期以来一直渴望解决，但始终未能获得成功的技术难题；二是克服了技术偏见；三是取得了预料不到的技术效果；四是在商业上获得成功。实用性则是指能够制造或使用，并且能够产生积极的效果。

由此可见，一项发明创造要想获得专利权保护，必须满足专利法规定的所有授权条件。如果经专利审批机构审查后满足授予专利权的全部条件，则称其具备可专利性，而专利审批机构用以衡量某项发明创造是否可被授予专利权的标准，即称作专利审查标准，具体包括是否属于可授予专利权的客体，是否具备专利三性等。

药品专利权保护方式与限制
《中华人民共和国专利法》对于专利权的保护有如下要求"发明和实用新型专利权被授予后，任何单位或者个人未经专利权人许可，都不得实施其专利，即不得为生产经营目的制造、使用、许诺销售、销售、进口其专利产品，或者使用其专利方法以及使用、许诺销售、销售、进口依照该专利方法直接获得的产品。外观设计专利权被授予后，未经专利权人许可，都不得实施其专利，即不得为生产经营目的制造、许诺销售、销售、进口其外观设计专利产品"。

而对于专利权的限制方法包括先用权限制、合理使用、临时过境权、专利权用尽原则、强制许可、医药类的行政审批需要等。

药品注册中的专利链接规定
中国的专利链接制度始于2002

年颁布的《药品注册管理办法（试行）》，该办法分别于2005年和2007年进行了两次修订。现行的《药品注册管理办法》关于专利链接制度的规定主要包括两点：①关于公示制度的规定，即第十八条，申请人应当对其申请注册的药物或者使用的处方、工艺、用途等，提供申请人或者他人在中国的专利及其权属状态的说明；他人在中国存在专利的，申请人应当提交对他人的专利不构成侵权的声明。对申请人提交的说明或者声明，药品监督管理部门应当在行政机关网站予以公示。药品注册过程中发生专利权纠纷的，按照有关专利的法律法规解决。②关于仿制药的规定，即第十九条，对他人已获得中国专利权的药品，申请人可以在该药品专利期届满前2年内提出注册申请。国家食品药品监督管理局按照本办法予以审查，符合规定的，在专利期满后核发药品批准文号、《进口药品注册证》或者《医药产品注册证》。

药品专利实施主体 可以申请并且取得药品专利权的单位和个人，享有专利权的单位和个人为实施专利权的主体，统称为专利权人。根据专利法的规定，专利权人可以是发明人、设计人、发明创造人的所在单位、合法受让人以及外国人。专利权人拥有如下权利，包括独占实施权、实施许可权、转让权、标示权、禁止权等。

药品专利的保护期限 在保护时限上，《中华人民共和国专利法》规定，发明专利权的期限为20年，实用新型和外观设计专利权的期限为10年，都自申请日起计算。

作用及法律效力 专利作为

知识产权的一种重要形式，其保护力度大、范围广、独占性强，是保护技术发明创造的根本手段，在科技创新活动中充当着重要角色。药品领域是公认对科技研发依赖程度最高的技术领域，因此其发展特别依赖于知识产权保护，往往视专利保护为其生命线。另一方面，药品作为一种用于救死扶伤的特殊商品，是人类维持健康和保障生命必不可少的产品，从而使得专利保护在药品领域具有一定的特殊性，药品专利保护不仅与专利药和非专利药制造商各自的利益攸关，而且直接涉及社会公众的生命健康和生活质量问题。进一步说，药品领域在强调专利保护的同时，还必须考虑药品的可获得性，即满足用药需求，这就要求药品专利保护在促进新药创新和保护公共健康之间寻求一定的平衡。

(杨悦)

yàopǐn fāmíng zhuānlì

药品发明专利 （pharmaceutical invention patent） 依法对药品发明创造授予的专利权。包括产品（物质）发明专利、方法（用途）发明专利。产品发明是指人工制造、以有形物品形式出现的发明；方法发明则是指为解决某一问题所采用的手段与步骤。对已有的产品发明或方法发明所做出的实质性革新的技术方案也可以授予专利权。改进发明不是新的产品或新方法的创造，而是在已有产品和方法的基础上进行的创造性的改善。它能给已有产品和方法带来新的特性、新的部分质变，但从根本上仍不能突破原有产品和方法的格局，也称"从属发明"。

所依法源 药品发明要取得专利权，一方面需要满足专利申请文件的书写和格式的要求，另一方面还必须满足《中华人民共和国专利法》和《中华人民共和国专利法实施细则》关于授予发明专利的的条件。《中华人民共和国专利法》第二十二条规定，"授予专利权的发明，应当具备新颖性、创造性和实用性。"①新颖性：该药品发明不属于现有技术；也没有任何单位或者个人就同样的发明在申请日以前向国务院专利行政部门提出过申请，并记载在申请日以后公布的专利申请文件或者公告的专利文件中。②创造性：与现有技术相比，该药品发明具有突出的实质性特点和显著的进步。③实用性：该药品发明能够制造或者使用，并且能够产生积极效果。

中国专利法规定对违反国家法律，社会公德或者妨碍公共利益的发明创造，不授予专利权。比如发明某种新式的吸毒工具或赌博工具，不管它多么具有新颖性、创造性和实用性，不但不能给予法律保护，还应当给予坚决打击。

《中华人民共和国专利法》第二十五条规定，对下列各项，不授予专利权：①科学发现。科学发现是对自然界客观存在的未知事物的特征和规律的揭示，它体现的是人类认识自然的能力，如人们发现水往低处流、发现新的天体等。②智力活动的规则和方法。它是人类利用非自然规律的智力活动过程，如计算方法、游戏规则等。它具有抽象特点，不具有专利法所要求的技术特征，因此不能授予专利。③疾病的诊断和治疗方法。其不授予专利权的原因有三，一是由于人道主义考虑，疾病的诊断和治疗方法不能被少数人垄断；二是其明显不

符合专利三性，特别是实用性的要求；三是即使在给予专利保护的国家，由于人道主义的压力和权利监视困难，即使授权也形同虚设。④动物和植物品种。动物和植物品种能够给予专利保护一直是国际社会十分关注的问题，特别是"克隆"动物和"转基因"生物的出现使这一问题更加突出和敏感。国际上有几种做法，一是对动物和植物新品种不给予保护，如中国等；二是给予专利保护，如美国；三是不用专利的方法给予保护，另外立法，如中国对植物新品种就是通过《中华人民共和国植物新品种保护条例》给予保护；四是在植物新品种和动物新品种的保护方面出现不平衡现象，即前者较为成熟，争议不大，后者开始较晚，尚在争论之中，而且除生物技术本身的问题外，还牵扯到人类安全和伦理道德等多方面的问题，情况较为复杂。⑤用原子核变换方法获得的物质。⑥对平面印刷品的图案、色彩或者二者的结合做出的主要起标识作用的设计。对前款第4项所列产品的生产方法，可以依照本法规定授予专利权。

分类 医药领域可授予专利权的发明创造分为两大类：医药产品发明和医药方法发明。医药产品发明包括新化合物、已知化合物、药物组合物、微生物及其代谢物、制药设备及药物分析仪器、医疗器械等。新的化合物，无论是活性成分，还是非活性成分但有医药用途；无论是合成的还是提取的；无论是有机物、无机物、高分子化合物，还是结构不明物和中间体，对该新化合物及其药物组合物都可以申请医药产品的发明专利。制药领域中涉及新原料、新辅料、中间体、代

谢物和药物前体。已知化合物，或是首次发现其有医疗价值，或发现其有第二医疗用途的可以申请药品的发明专利。药物组合物，是指由两种或两种以上物质组成，至少一种是活性成分，一般要求这种组合具有协同作用或增强疗效作用，具有非显而易见的优点的，可以申请药品的发明专利。医药方法发明包括生产工艺、工作方法和用途发明。

申请 申请发明专利需要注意几点：①关于药物的新用途。对于一种老药，发现了其具有新适应证，可通过限定用途的形式申请方法发明专利。②关于天然物质。以天然状态存在的物质，不能申请医药专利，但首次从自然界提取出来，其结构、形态或其物理、化学参数是以前不曾认识的，能够表征，在产业上有应用价值，可以申请产品和方法发明专利。如在美国曾授予从肾上腺组织分离出来的纯肾上腺素的医药专利。③关于微生物。未经人类任何技术处理而存在于自然界的微生物不授予医药专利权，不具工业实用性，属于科学发现；只有当微生物经过分离成为纯培养物，并具有特定的工业用途时，微生物本身才是可以授予医药专利的主题。在该领域，由自然界筛选特定微生物的方法和通过理化方法进行人工诱变生产新微生物的方法不能重现，不具工业性，不能授予医药专利权。④关于生物领域。基因工程产品和其生产的技术与方法可申请医药专利。⑤关于医疗器械。为实现某一医疗仪器或设备而建立的方法，即使其中某一步骤还要与有生命的人体或者动物相接触以获取信息或数据，只要该方法的实施仅是完成某一医疗仪器或设备时，可

授予专利权。例如一种为实现血流速度测量仪器的连续超声波多普勒方法。

申请药品发明专利的，应当提交请求书、说明书及其摘要和权利要求书等文件。①请求书：应当写明发明的名称，发明人的姓名，申请人姓名或者名称、地址，以及其他事项。②说明书：应当对发明做出清楚、完整的说明，以所属技术领域的技术人员能够实现为准；必要的时候，应当有附图。摘要应当简要说明发明的技术要点。③权利要求书：应当以说明书为依据，清楚、简要地限定要求专利保护的范围。④依赖遗传资源完成的发明创造，申请人应当在专利申请文件中说明该遗传资源的直接来源和原始来源；申请人无法说明原始来源的，应当陈述理由。

审查和批准 国家专利行政部门收到药品发明专利申请后，经初步审查认为符合《专利法》要求的，自申请日起满 18 个月，即行公布。药品发明专利申请自申请日起 3 年内，国家专利行政部门可以根据申请人随时提出的请求，对其申请进行实质审查；国家专利行政部门认为必要的时候，可以自行对该发明专利申请进行实质审查。药品发明专利申请经实质审查没有发现驳回理由的，由国家专利行政部门做出授予发明专利权的决定，发给发明专利证书，同时予以登记和公告。专利权自公告之日起生效。

保护期限 药品发明专利权的保护期限为 20 年，自申请日起计算。专利权人应当自被授予专利权的当年开始缴纳年费。

优先权 是指申请人在一个缔约国第一次提出申请后，可以

在一定期限内就同一主题向其他缔约国申请保护，其在后申请在某些方面被视为是在第一次申请的申请日提出的。换言之，申请人提出的在后申请与其他人在其首次申请日之后就同一主题所提出的申请相比，享有优先的地位。随着专利制度的发展，优先权原则不再局限于仅对外国申请人提供这种优惠待遇，而是进一步扩大适用到本国申请人，即申请人在本国提出首次专利申请之后，在一定期间内就相同主题又在本国再次提出申请的，也可以享有首次申请的优先权。发明专利申请，优先权期限为自首次申请的申请日起 12 个月。

作用及法律效力 药品发明专利一旦获得批准，即受法律保护，药品发明专利权人获得七项权利。

独占实施权 一方面，专利权人自己实施其专利的权利，即专利权人对其专利产品依法享有的进行制造、使用、销售、允许销售的专有权利，或者专利权人对其专利方法依法享有的专有使用权以及对依照该专利方法直接获得的产品的专有使用权和销售权；另一方面，专利权人禁止他人实施其专利的特权。除专利法另有规定的以外，发明和专利权人有权禁止任何单位或者个人未经其许可实施其专利，即为生产经营目的制造、使用、销售、允许销售、进口其专利产品，或者使用其专利方法以及使用、销售、允许销售、进口依照该专利方法直接获得的产品。

转让权 即专利权人将其获得的专利所有权转让给他人的权利。转让专利权的，当事人应当订立书面合同，并向国家专利行政部门登记，由国家专利行政部

门予以公告。专利权的转让自登记之日起生效。中国单位或者个人向外国人转让专利权的，必须经国家有关主管部门批准。

许可实施权 即专利权人通过实施许可合同的方式，许可他人实施其专利并收取专利使用费的权利。

标记权 即专利权人有权自行决定是否在其专利产品或者该产品的包装上标明专利标记和专利号。

请求保护权 是专利权人认为其专利权受到侵犯时，有权向人民法院起诉或请求专利管理部门处理以保护其专利权的权利。保护专利权是专利制度的核心，他人未经专利权人许可而实施其专利，侵犯专利权并引起纠纷的，专利权人可以直接向人民法院起诉，也可以请求管理专利工作的部门处理。

放弃权 专利权人可以在专利权保护期限届满前的任何时候，以书面形式声明或以不缴纳年费的方式自动放弃其专利权。专利法规定："专利权人以书面声明放弃其专利权的"，专利权在期限届满前终止。专利权人提出放弃专利权声明后，一经国务院专利行政部门登记和公告，其专利权即可终止。

质押权 根据担保法，专利权人还享有将其专利权中的财产权进行出质的权利。

对符合条件的药品发明授予专利，可以保护专利权人的合法权益，鼓励药品的发明创造及应用，满足人们预防和治疗疾病的需求，提高医药企业的自主创新能力和经济效益，并最终促进科学技术进步和经济社会健康、协调发展。

（杨　悦　袁　丽）

药品实用新型专利 （pharmaceutical new utility model patent）

授予药品剂型、形状、结构及包装容器形状结构创新的专利。

所依法源 《中华人民共和国专利法》规定，实用新型是指对产品的形状、构造或者其结合所提出的适于实用的新技术方案。实用新型专利是发明创造的一种，是专利保护的对象。实用新型专利和发明专利类似，但在创造性和保护期限上有所差别。

内容 药物发明种类与新药研究和生物技术都有着密切联系，如新药既可以申请发明专利，也可以申请实用新型专利，方法专利与用途专利又可以有多个（即同一药物的第一、第二等方法专利及同一药物的第一、第二等用途专利）。在药品领域中，某些与功能相关的药物剂型、形状、结构的改变，某种新型缓释制剂，某些药品的包装容器的形状、结构等可以申请实用新型专利。如"儿童保护性药品包装泡罩膜"被授予实用新型专利权。普通可推开铝箔包装，边缘锋利，极易划伤儿童娇嫩的皮肤，造成一些不必要的伤害。该专利采用比较柔软的材料，保留可推开铝箔包装的密封、阻氧、防潮等特性，节约铝箔资源，为重视儿童保护的制药企业提供了一种新的选择。

按照有关规定，这项专利的专利权期限为 10 年。实用新型的特征包括以下几点：①实用新型必须是一种产品，该产品应该是经过工业方法制造地占据一定空间的实体。一切有关方法（包括产品的用途）发明创造，以及非经人工制造的自然存在的物质都不属于实用新型专利的保护范围。②实用新型必须是针对具有一定

的形状、构造或者其结合的产品。③实用新型产品必须是具有实用性的技术方案。实用新型与发明的不同之处在于：第一，实用新型只限于具有一定形状的产品，不能是一种方法，也不能是没有固定形状的产品；第二，对实用新型的创造性要求不太高，而实用性较强。

药品实用新型的专利授予条件同发明专利一样，要求产品具备新颖性、创造性和实用性。中国对实用新型专利的保护期限是自申请日起 10 年。

作用及法律效力 对药品实用新型进行专利保护可以促进企业创新，开发更为有效合理的药物剂型，通过剂型的改变来维持体内有效的药物浓度，使药物发挥更好的疗效，不仅为患者带来益处，也为企业带来经济利益。

根据《中华人民共和国专利法》第十一条规定，药品实用新型专利权被授予后，任何单位或者个人未经专利权人许可，都不得实施其专利，即不得为生产经营目的制造、使用、许诺销售、销售、进口其专利产品，或者使用其专利方法以及使用、许诺销售、销售、进口依照该专利方法直接获得的产品。否则视为侵权。

（杨　悦　袁　丽）

药品外观设计专利（drug new appearance design patent）

对药品及其包装的形状、图案或者其结合以及色彩与形状、图案的结合所作出的富有美感并适于工业应用的新设计。也就是说外观设计的载体必须是药品或其包装，要素包括药品或其包装的形状、图案及色彩及其结合的设计。日本专利法中把外观设计称为意匠，欧美称为设计或工业设计。外观

设计代表了设计者的创造性劳动，是一种创新，因此必须作为知识产权予以保护。

所依法源 《中华人民共和国专利法》第二十三条规定："授予专利权的外观设计，应当不属于现有设计；也没有任何单位或者个人就同样的外观设计在申请日以前向国务院专利行政部门提出过申请，并记载在申请日以后公告的专利文件中。授予专利权的外观设计与现有设计或者现有设计特征的组合相比，应当具有明显区别。授予专利权的外观设计不得与他人在申请日以前已经取得的合法权利相冲突。本法所称现有设计，是指申请日以前在国内外为公众所知的设计"。

根据《中华人民共和国专利法》第五十九条第二款规定：外观设计专利权的保护范围以表示在图片或者照片中的该产品的外观设计为准，简要说明可以用于解释图片或者照片所表示的该产品的外观设计。由此可见，药品外观设计专利虽然不要求申请人提交权利要求书，但是权利要求还是有的，它的具体表现在外观设计专利药品的主视图、后视图、仰视图、左视图、右视图、斜视图、（局部）放大图、展示图等图形上。也就是说，外观设计专利的保护范围是由专利权人在申请专利时向国家知识产权局提交的图片、照片及相关说明确定的。

内容 在医药领域中，药品包装容器外观等，可以通过外观设计专利给予保护，其包括：①有形药品的新造型或其与图案色彩的搭配和组合。②新的盛放容器（如药瓶、药袋、药品瓶盖）。③富有美感和特色的说明书、容器等。④包装盒等。例如，印有各种图案的药片，各种形状的药片或不同颜色组合的药片等。例如为了治疗感冒，患者需要每天3次各服1片不同剂量或不同成分的药片，制药企业可以将它们分别制成不同颜色的药片装于一个包装中，以便患者服用方便，这不同颜色药片的组合便可申请外观设计专利。又如为了便于儿童服药，可以将一些儿科用药制成各种颜色、各种卡通图案的片剂或胶囊，还可以将液体制剂制成彩色并装在儿童喜欢的各种卡通形状的药瓶中，这些药片或胶囊本身的颜色、形状和图案及其结合以及装药液的药瓶的形状、颜色和图案以及其结合均可申请外观设计专利保护。对于药片的外包装，其外观设计专利包括的是外包装的整体形状、色彩和图案，其形状是立体的，即对于长方体的药盒来说包括的是该药盒的六个平面上的图案和色彩以及它们的组合，以及长方体本身的形状。因此，可申请药品外观设计专利的主题是非常广泛的，包括消费者可以直接或间接看到的药品的外形、色彩和图案。

药品外观设计专利的特征：外观设计必须是和药品合为一体的新设计，仅仅是画在纸上的图案设计充其量可以得到著作权保护，不能作为外观设计专利；药品的外观设计必须能够让人产生美感，即通过形状、图案、色彩或者其结合而创造出来的外观设计被用以装饰药品，能够使人的视觉触及后产生一种愉悦的感受。此处的"美感"应当包括三个方面的含义，一是外观设计的形状、图案、色彩或者其结合能够被人们视觉感知；二是外观设计的图案不明显违反社会风俗；三是外观设计能够引起人们美的感受。

药品外观设计专利独占保护权及期限：获得药品外观设计专利后可享有独占权，根据专利法第十一条规定："外观设计专利权被授予后，任何单位或者个人未经专利权人许可，都不得实施其专利，即不得为生产经营目的制造、许诺销售、销售、进口其外观设计专利产品"。药品外观设计专利的期限为10年，均自申请日起计算。

作用及法律效力 消费者在购买药品时，第一眼看见的是药品外观，一个独特新颖的外观更能吸引消费者注意，进而注意该药品生产企业的品牌，引导消费。外观设计专利可以保护产品外观设计，如包装盒等不受他人仿制；同时，知名药品还可以通过保护与其相关的外观设计进而保护该药品本身。生产企业应该对药品的外观进行全面保护，在申请商标专用权的同时也要申请外观设计专利的保护，因为外观设计专利是以立体的形式保护药品外观的形状、色彩、图案及其组合的整体，生产企业需要加强外观设计专利保护的意识。

（杨 悦 许美婷）

yàopǐn zhuānlìquánrén

药品专利权人（drug patent holder）

依法享有专利权的单位和个人。是专利权的所有人和持有人的统称，即专利权的主体，它是权利的享有人和义务的承担者。就医药领域而言，药品专利权人即依法享有药品专利权（包括药品发明专利权、药品实用新型专利权、药品外观设计专利权）的单位和个人。药品专利权的主体可以是研发或生产药品的单位和个人，也可以是经营、使用药品的单位和个人，还可以是提供药品服务的单位和个人。在中国专利法下，任何人（包括自然人、法人或其他组织）都可以申请专利，成为专利申请人；无论他们是作为申请人还是作为专利申请的受让人，都可以在专利获得批准后成为专利权人；在专利获得批准后，专利权人还可以把专利权转让给他人，那么专利权的受让人就成为专利权人。另外，由于一项技术申请专利后也未必都能获得批准成为专利技术，所以专利申请人也未必都能成为专利权人。在美国，只有发明人本人才可以是专利申请人，而专利权人则大都不是发明人本人；因为一般情形下发明都属职务发明或受雇发明，因此在美国专利申请一般伴有转让协议，申请人在提起专利申请的同时把自己的专利申请权转让给他所属的公司或研发机构。

资格和作用 对于职务发明创造，即发明人或者设计人为执行本单位的任务或者主要是利用本单位的物质技术条件所完成的发明创造，申请专利的权利属于该单位，申请被批准后，该单位为专利权人；对于利用本单位的物质技术条件所完成的发明创造，单位与发明人或者设计人订有合同，对申请专利的权利和专利权的归属做出约定的，遵守其约定。对于非职务发明创造，申请专利的权利属于发明人或者设计人；申请被批准后，该发明人或者设计人为专利权人。对发明人或者设计人的非职务发明创造专利申请，任何单位或者个人不得压制。对于合作发明即两个及两个以上单位或个人合作完成的发明创造，委托发明即一个单位或者个人受其他单位或者个人委托所完成的发明创造，有协议就遵从协议的约定；若无协议，申请专利的权利属于完成或者共同完成的单位

或者个人；申请被批准后，申请的单位或者个人为专利权人。对于两个以上的申请人分别就同样的发明创造申请专利的，专利权授予最先申请的人。

享有权利 药品专利权人享有以下权利：①独占实施其药品专利的权利。药品发明和实用新型专利权人有独占制造、使用、许诺销售、销售、进口其专利产品的权利，或者使用其专利方法以及使用、许诺销售、销售、进口依照该专利方法直接获得的产品的权利。除另有规定的以外，任何单位或者个人未经药品专利权人许可，都不得实施其专利。药品外观设计专利权人享有制造、许诺销售、销售、进口其外观设计专利产品的权利。②许可他人实施其药品专利的权利。药品专利权人可以根据自己的意愿来自己实施其专利或许可他人实施其专利技术，从而获得专利使用费。这种许可只是药品专利权人将专利实施权有偿转让给他人，专利权仍然归专利权人自己。专利许可应当签订合同，被许可人无权允许合同规定以外的任何单位或者个人实施该专利。③禁止他人实施其药品专利的权利。这一权利可以看作是独占实施权的另一个方面，是一种排他权。除法律规定的以外，药品发明或实用新型专利权人有权禁止未经许可的任何单位或个人以生产经营为目的制造、使用、许诺销售、销售、进口其专利产品，或者使用其专利方法以及使用、许诺销售、销售、进口依照该专利方法直接获得的产品；药品外观设计专利权人有权禁止未经许可的任何单位或个人以生产经营为目的制造、销售、进口其外观设计专利产品。就是说，药品专利权人既有权许

可他人实施，也有权禁止他人实施其专利。④转让其专利的权利。药品专利权人有权将自己的专利权转让给他人，双方应当订立书面合同，并向国家专利行政部门登记并公告后方可生效。专利权转让与许可他人实施专利的区别在于，转让是所有权的转移；许可是药品专利权人允许被许可人得到使用专利的权利，而专利的所有权并没有转移。⑤放弃专利的权利。药品专利权人放弃了对其专利的独占实施权，也就是说，其发明创造的专利权在法定的保护期限内，权利人以作为或者不作为的方式，不再主张其独占权利。专利权人放弃专利权的方式有两种：一是不按照规定缴纳专利年费，自动放弃其专利权；二是以书面声明的方式宣布其放弃专利权。放弃专利权虽然是专利权人的一项权利，但是专利法规定专利权人行使其权利也并不是任意的。如果专利权人是两人以上共有的，未经共有人的一致同意，任何一方均无权宣布放弃；专利权人与他人签订许可协议的，在其有效期间内放弃专利权，必须征得被许可方的同意，否则要赔偿被许可方由此造成的全部损失。⑥标明专利标记和专利号的权利。药品专利权人或者经专利权人同意的被许可人，有权在其专利产品或者该产品的包装上标明专利标识和专利号。

法律责任 药品专利权人作为药品专利权的主体，在享有法律赋予权利的同时，也必须承担相应的法律责任，履行以下义务：①缴纳专利年费。在药品专利技术保护期限内，药品专利权人应当自被授予专利权的当年开始按期缴纳年费。专利权人若未缴纳或者未缴足的，国家专利行政部

门应当通知专利权人自应当缴纳年费期满之日起 6 个月内补缴，同时缴纳滞纳金；滞纳金的金额按照每超过规定的缴费时间 1 个月，加收当年全额年费的 5% 计算；期满未缴纳的，专利权自期满之日起终止。②合理行使专利权。药品专利权人应当在法律规定的范围内行使自己的权利，不得滥用其专利权，不能损害他人的知识产权和合法权益。主要包括自己不实施专利、以不稳定的权利来限制他人合法的行为及在非专利产品上使用自己的专利标记权等。③奖励发明人或设计人。被授予药品专利权的单位应当对职务发明创造的发明人或者设计人给予奖励；发明创造专利实施后，根据其推广应用的范围和取得的经济效益，对发明人或者设计人给予合理的报酬。由于发明人或者设计人的建议被其所属单位采纳而完成的发明创造，被授予专利权的国有企业和事业应当从优发给奖金。

（杨　悦　许荣芹）

yàopǐn zhuānlì guójì shēnqǐng

药品专利国际申请（international application for drug patent）

专利申请人根据《专利合作条约》（Patent Cooperation Treaty，PCT）的要求，以一种语言向一个专利局（受理局）提出一份申请（国际申请），从而获得该申请中指定 PCT 缔约国认同其专利申请日的一种便利的程序性措施。PCT 申请仅是提供了同时向多个国家申请专利的便捷途径，其是否能在各个国家或地区组织成员国获得专利权，仍然需要通过各个国家和（或）地区组织的审查，即 PCT 申请体系不涉及专利权的授予，其所建立的是一种"国际专利申请体系"，而不是"国际授权体系"。

由一个国家或一个地区组织授予的专利权是有严格的地域性的，被授予的专利权在该国（或该地区组织成员）管辖的区域之外不具有法律效力，申请人如果想在其他的国家获得专利权，必须向该国家提交专利申请。1970 年 6 月 19 日由美、英、法、德、日等国在美国华盛顿举行了外交会议，签订了 PCT，宗旨是通过简化国际专利申请的手续、程序，强化对发明的法律保护，促进国际的科技进步和经济发展。中国于 1994 年正式成为 PCT 成员方。截至 2012 年 9 月，PCT 成员方已达 147 个。也就是说，申请人提交一项国际申请，在 147 国均有效。

内容　PCT 申请通常分为两个阶段，第一阶段称为国际阶段，包括国际申请的提出、形式审查、国际检索和国际公布。如果申请人要求，还包括国际初步审查。第二阶段称为国家阶段，主要指授权程序，其仍然保持传统申请程序的特征。

PCT 申请的特点，首先，PCT 申请体系简化提出申请的手续，及时获得在各指定国均为有效的国际申请日；第二，推迟决策的时间，申请人可以在申请提出之后的一年半（甚至更长的时间）里进行思考，直到自优先权日起 30 个月届满前再确定需要进入哪些国家；该体系提高决策的准确性，PCT 申请国际阶段，申请人将获得国际检索单位提供的 PCT 国际检索报告，该报告将提供与申请最接近的现有技术，并对该申请是否存在新颖性、创造性和工业实用性出具意见，有利于申请人准确判断申请是否具备授权的前景，因此决定是否进入

后续国家阶段；此外，如果申请人对国际检索报告的结果不甚满意，还可以请求进行"补充国际检索"，以获得更全面的信息；国家阶段的花费是申请过程中的主要投入，PCT 申请程序可以使大量资金的投入推迟到最后阶段，使其更为精确、减少盲目性，从某种意义上说是经费上的节省；在 PCT 申请程序的国际阶段有多次修改申请文件的机会，特别是在国际初步审查过程中，申请人可以在审查员的指导下进行修改，使申请文件更为完善。

根据 PCT 规定提出国际申请时，应遵循如下流程：①递交国际申请。一般情况下，PCT 申请应向作为 PCT 受理局的国家局提出。PCT 专利申请人在申请的同时，就要指定该申请将在哪些成员方有效，这些被指定的国家称为"指定国"。国家知识产权局受理 PCT 申请后，将对所申请的文件进行形式审查，审查合格后，则将申请文件分别送交世界知识产权组织国际局和国际检索单位。②国际检索。国际检索完以后，检索单位会制定检索报告或在某些情况下宣布不制定检索报告。检索报告或宣布将传送给国际局和申请人。规定期限内，国际局将公布 PCT 国际专利申请和国际检索单位做出的检索报告，并将该申请连同检索报告送交该 PCT 专利申请要求的"指定国"的专利局。③国际公布。自优先权日起 18 个月满时，国际局将对国际申请进行国际公布。④国际初步审查。《专利合作条约》规定，国际初步审查程序不是强制性的。国际初步审查只就发明是否具有新颖性、创造性和实用性提出初步的意见，其审查意见对各个指定国并没有任何约束力。初步审

查完后，国际初步审查单位会制定国际初步审查报告，并传送给申请人和国际局。⑤指定国审定阶段。完成国际阶段后，经过申请人申请启动，国际专利申请进入国家（或地区）阶段。申请人必须在规定期限内办理进入指定国（或选定国）国家阶段的手续：缴纳国家费用，递交、译成该国语言的国际申请的译文。国际专利申请的语言可以是中文、英语、法语、德语、日语、俄语、西班牙语等。中国申请人提出国际专利申请可以使用中文和英文。

《中华人民共和国专利法》规定，中国申请人如果就其在国内完成的发明创造向外国申请专利或提起PCT国际申请，应当首先向中国专利局申请专利，并经国家有关主管部门同意后，委托国家指定的专利代理机构办理。

作用及法律效力　PCT申请体系是一条方便快捷的向国外申请专利的途径。PCT申请体系作为向国外申请专利的新途径，具有多方面的优势，例如在费用方面，PCT申请有获得国家财政资助的机会，根据财政部关于印发《资助向国外申请专利专项资金管理办法》的通知，其主要资助对象即是通过PCT途径提出并以国家知识产权局为受理局的专利申请，只要符合相关规定，每件专利申请项目最多支持向5个国家（地区）申请，资助金额为每个国家（地区）不超过10万元（即每件PCT申请进入国家阶段后最高可获得50万元的财政资助），其中，有重大创新的项目除外；在程序方面，向国家知识产权局提交受理的PCT申请可以在进入国家阶段时选择进入国家知识产权局，而不需要再单独向国家知识产权局提交申请文件，并且，

PCT途径可以在国际阶段获得一份国际检索报告，该文件对于申请人的决策有指导性的意义，同时，申请人还拥有依据结果肯定的国际检索报告请求根据审查高速公路在特定申请国加快审查的权利，因而申请人提交PCT申请是能够享受多方面切实利益的。

（杨　悦　谭益平）

yàopǐn zhuānlì qīnquán xíngwéi
药品专利侵权行为（drug patent infringement）　行为人不法侵害药品专利权人合法权益的行为。具体是指在药品专利权的有效期限内，未经药品专利权人许可，同时没有法律依据，行为人以生产经营为目的制造、使用、许诺销售、销售、进口其专利产品，或者使用其专利方法以及使用、许诺销售、销售、进口依照该专利方法直接获得的产品，这种实施他人药品专利的行为即为药品专利侵权行为。

随着《中华人民共和国专利法》（2009年10月1日起施行）的颁布，中国专利法已经经过了3次修改，并仍在不断的修订和完善中，其中相关条例就对专利侵权行为、专利保护等方面进行了叙述。

所依法源　2009年10月1日起施行的《中华人民共和国专利法》对专利侵权行为、专利侵权行为人的法律责任等进行了明确规定：发明和实用新型专利权被授予后，除本法另有规定的以外，任何单位或者个人未经专利权人许可，都不得实施其专利，即不得为生产经营目的制造、使用、许诺销售、销售、进口其专利产品，或者使用其专利方法以及使用、许诺销售、销售、进口依照该专利方法直接获得的产品。外观设计专利权被授予后，任何单

位或者个人未经专利权人许可，都不得实施其专利，即不得为生产经营目的制造、销售、进口其外观设计专利产品。任何单位或者个人实施他人专利的，应当与专利权人订立实施许可合同，向专利权人支付专利使用费。被许可人无权允许合同规定以外的任何单位或者个人实施该专利。未经专利权人许可，实施其专利，即侵犯其专利权，引起纠纷的，由当事人协商解决；不愿协商或者协商不成的，专利权人或者利害关系人可以向人民法院起诉，也可以请求管理专利工作的部门处理。管理专利工作的部门处理时，认定侵权行为成立的，可以责令侵权人立即停止侵权行为，当事人不服的，可以自收到处理通知之日起15日内依照《中华人民共和国行政诉讼法》向人民法院起诉；侵权人期满不起诉又不停止侵权行为的，管理专利工作的部门可以申请人民法院强制执行。进行处理的管理专利工作的部门应当事人的请求，可以就侵犯专利权的赔偿数额进行调解；调解不成的，当事人可以依照《中华人民共和国民事诉讼法》向人民法院起诉。

内容　药品专利侵权行为基本特征：①侵害的对象是处于有效权利期内的药品专利。专利侵权必须以存在有效的专利为前提，实施专利授权以前的技术、已经被宣告无效、被专利权人放弃的专利或者专利权期限届满的技术，不构成专利侵权行为。②必须有侵害行为。即行为人在客观上实施了侵害他人专利的行为。③以生产经营为目的。非生产经营目的的实施，不构成侵权。④违反了法律的规定。即行为人实施专利的行为未经专利权人的许可，

同时没有法律依据。

构成药品专利侵权的行为要件，主要包括五个方面：①该实施行为发生在该项药品专利权授权以后的专利权有效保护期内。②该实施行为以生产经营为目的。③该实施行为未经药品专利权人的许可。④该实施行为是法定禁止的侵害行为。⑤该实施行为在该药品专利权保护范围内。

药品专利侵权行为的种类：①直接侵权行为。《中华人民共和国专利法》规定的侵权行为有，制造专利产品的行为；故意使用发明或实用新型专利产品的行为；故意销售专利产品的行为；使用专利方法以及使用、销售依照专利方法直接获得产品的行为；进口专利产品或进口依照专利方法直接获得的产品的行为；假冒他人专利的行为；冒充专利的行为。②间接侵权行为。中国专利法并没有关于间接侵权行为的规定，但有许多国家的专利法有此类规定。将间接侵权行为作为一种侵权行为加以规定，能够更加充分、有效地对专利权提供保护。专利管理机关、人民法院在实践中遇有相当数量的间接侵权行为，主要有故意制造、销售只能用于专利产品的关键部件；未经专利权人授权或委托，许可他人实施专利技术；专利权共有人未经其他共有人同意而许可他人实施该专利技术。

药品专利侵权判定：包括药品发明、实用新型专利权侵权行为、外观设计专利侵权行为和其他药品专利侵权行为。①药品发明、实用新型专利权侵权行为。发明或实用新型专利权的保护范围以其权利要求的内容为准，说明书及附图可以用于解释权利要求；但说明书及附图不能引入权利要求。该侵权行为主要是指对专利产品和方法的侵权，因此包括药品产品专利侵权行为和药品方法专利侵权行为。药品产品专利侵权行为，是指行为人未经药品专利权人允许，同时又无法律依据，以生产经营为目的对专利药品进行制造、使用、许诺销售、销售、进口等应承受民事责任的行为。药品方法专利侵权行为，是指行为人未经药品专利权人允许，同时又无法律依据，以生产经营为目的使用专利发明方法以及制造、使用、许诺销售、销售、进口依照该专利方法直接获得的药品的这种应承担民事责任的行为。②外观设计专利侵权行为。外观设计专利权的保护范围以表示在图片或者照片中的该专利产品的外观设计为准；对外观设计的简要说明可以用于理解该外观设计的保护范围。外观设计专利侵权判定中，应当首先审查被控侵权产品与专利产品是否属于同类产品。不属于同类产品的，不构成侵犯外观设计专利权。专利产品的外观设计与被控侵权产品的外观设计是否构成相同或者相近似，应当将两者进行比较：如果两者的形状、图案、色彩等主要设计部分相同，则应当认为两者是相同的外部设计。如果构成要素中主要设计部分相同或相近似，次要部分不相同，则应当认为是相近似的外观设计。如果两者的主要设计部分不相同或者不相近似，则应当认为是不相同的或者是不相近似的外部设计。③其他药品专利侵权行为。主要包括间接侵权行为和假冒他人专利行为两种侵权行为。间接侵权行为，指行为人实施的行为并不构成直接侵犯他人专利权，但却故意诱导、怂恿、教唆别人实施他人专利，发生直接的侵权行为，行为人在主观上有诱导或唆使别人侵犯他人专利权的故意，客观上为别人直接侵权行为的发生提供了必要的条件；因此，该行为人为共同侵权人，应当承担连带民事责任。假冒他人专利行为，指未经专利权人许可，擅自使用其专利标记的行为。包括在其制造或者销售的产品、产品的包装上标注他人的专利号；在广告或者其他宣传材料中使用他人的专利号，使人将所涉及的技术误认为是他人的专利技术；在合同中使用他人的专利号，使人将合同涉及的技术误认为是他人的专利技术；伪造或者编造他人的专利证书、专利文件或者专利申请文件。

作用及法律效力 《中华人民共和国专利法》通过对专利侵权行为进行明确规定，更好地保护药品专利权人的合法权益。根据专利法及其有关法律的规定，侵权行为人应当承担侵权责任，包括民事责任、行政责任和刑事责任。

（杨 悦 谭益平）

yàopǐn zhuānlì qīnquán lìwài

药品专利侵权例外（drug patent infringement exception） 在药品专利到期前允许其他人未经专利权人的同意而进口、制造、使用专利药品进行试验，以获取药品监管机构所要求的数据等信息的规定。又称波拉例外（Bolar exception）或波拉豁免（Bolar exemption）。

这一概念来源于美国。1984年，波拉公司（被告）为了赶在罗氏（Roche）公司（原告）所拥有的一项安眠药有效成分专利到期之时推出其仿制产品，在专利到期6个月前从国外获取了少量专利药品，并通过对这些药品进行试验来收集报批所需要的数据。罗氏公司对其行为提起了专利侵权诉讼。结果，地区法院认为被控侵权行为属于研究试验行为，判决被告不侵权。原告不服，上诉到美国联邦巡回上诉法院。美国联邦巡回上诉法院认为试验使用例外不应延伸到"带有商业目的"的应用。波拉公司的行为是出于商业目的的，不能适用试验使用例外，因此判其侵权。这一判决结果引起了仿制药厂商的强烈反应，仿制药厂商们积极游说国会，最终促成了《药品价格竞争和专利期限补偿法案》（Hatch-Waxman 法案）的诞生。Hatch-Waxman 法案第 202 条允许仿制药厂商在专利到期前进行临床试验和收集美国食品药品管理局审批所需的数据，并不视之为侵权。第 202 条随后被编入美国法典中，即美国专利法"波拉例外"条款。

此后，美国法院对"波拉例外"的适用范围采取了越来越宽松的解释。将"专利产品"扩大到除了药品以外的医疗器械；只要是为了收集食品药品管理局审批所需数据，无论是否具有商业目的，均属于"合理相关"的范畴；甚至是在考虑到药品筛选的高失败概率，即使没有将临床前研究中收集的信息提交给食品药品管理局，只要该信息适合于在食品药品管理局注册程序中提交，就可以适用"波拉例外"。此外，美国最高法院还判定"波拉例外"不仅限于对人类进行的试验，在动物身上做的试验同样适用。

所依法源 2009 年 10 月 1 日起施行的《中华人民共和国专利法》增加了针对药械领域的专利侵权豁免条款，规定：为提供行政审批所需要的信息，制造、使用、进口专利药品或者专利医疗器械的，以及专门为其制造、进口专利药品或者专利医疗器械的，不视为侵犯专利权。此条规定可谓是中国式的波拉例外。此外，中国现行《药品注册管理办法》规定：对他人已获得中国专利权的药品，申请人可以在该药品专利期届满前 2 年内提出注册申请。国家药品监督管理部门予以审查，符合规定的，在专利期满后核发药品批准文号、《进口药品注册证》或者《医药产品注册证》。

内容 对他人已获得中国专利权的药品、医疗器械，申请人可以在该药品专利期届满前 2 年内提出注册申请。这意味着在专利期满前可以提交仿制药或仿制医疗器械的注册申请，不构成侵权行为。

作用及法律效力 波拉例外赋予研发单位在专利期内进行临床试验等药品注册审批要求的试验研究，不侵犯专利权，是药物研发中抵御专利风险的安全港，对促进药物研发意义深远。新药开发是技术高度密集且是多学科协作的工作，有时研发机构很难拥有研发中使用的所有技术专利。此时，如不能对新药开发过程中实施专利的行为留出一定的免责空间，无疑将阻碍药物开发进程，推迟公众获得新治疗手段的时间，这对新药开发者和公众都极为不利。国外司法实践表明，创新药物研发同样需要波拉例外。

（杨　悦　谭益平）

Júpí Shū

橘皮书（Orange Book）美国食品药品管理局出版的《经治疗等同性评价批准的药品》一书。该书列出了美国食品药品管理局根据安全与有效原则收录的所有已批准药品，包括新药、仿制药，并在附录部分发布与所批准的处方药与非处方药相关的专利和独占期信息。因为此书的书皮颜色为橘红色，因此俗称"橘皮书"。

所依法源 20 世纪 70 年代以前，美国的各个州分别制定允许仿制或不允许仿制的药品目录。1979 年 1 月，食品药品管理局公布了已经批准的按照《联邦食品、药品和化妆品法》的第 505 条审批的新药申请和简化新药申请的药品目录提案，其中包含不同企业生产的相同活性成分药品的生物等效性信息。橘皮书的第一版公布于 1980 年 10 月 30 日，后续版本包括新批准的产品和数据修改。1984 年 9 月 24 日，《药品价格竞争与专利期补偿法案》公布，该法案包括简化新药申请、专利期延长、法定的与上市许可有关的专利侵权的法定豁免、挑战药品专利有效性的程序等。同时，《药品价格竞争与专利期补偿法案》规定食品药品管理局必须将已批准药品进行每月更新公布，橘皮书所列目录恰好符合这一要求，该书的附录部分还加入药品的专利和独占期情况列表。每年都公开出版新版和增补版的橘皮书。截至 2015 年，最新版橘皮书是第 27 版。从 1997 年开始，橘皮书的电子版已在美国食品药品管理局网站上免费发布，每月公布上一个月的补充和修订内容。

报告形式 橘皮书提供三种版本。①电子版橘皮书：可以通过药物活性成分、专利名等多种角度查询美国食品药品管理局批准的药物，与文本版及增补部分同时更新。②文本版橘皮书：据此识别美国食品药品管理局依据联邦食品、药物、化学品法案，按照安全及有效的原则批准的药物产品。③橘皮书累积增补本：

提供新近批准的药物信息，对当前数据包括治疗等效性评价、最新专利及独占期的更新及修正。美国食品药品管理局还提供橘皮书每月修订本，将对文本版橘皮书的修改（增加及删除）按月份列出。

电子版的橘皮书提供五种检索途径：①按活性成分检索。②按申请人检索。③按商品名检索。④按申请号检索。⑤按专利号检索。

内容 橘皮书列表中包含五个部分：已批准的经治疗等效性评价的处方药；未载入非处方药专论的已批准的非处方药产品；生物制品评价与研究中心批准的药物；已批准上市产品的列表，包括已上市的药品、出口的药品、军队使用药品、中断上市的药品、由于安全性和有效性以外的原因被撤市的药品；孤儿药（罕见病用药）列表。此外，该书还包括按照所含活性成分为主题词，按药品名称和已批准注册申请持有人列出的药品索引。附录部分包括处方药和非处方药专利和独占期信息。

作用及法律效力 橘皮书具有很高的法律地位，《药品价格竞争与专利期补偿法案》规定，仿制药可以在专利到期之前以研究为目的进行样品生产，但不可以进行商业生产。橘皮书是美国实现药品注册专利链接的重要文件。橘皮书中的专利列表对通用名药品审批起到至关重要的作用。

申请人在提交简化新药申请时，须参照橘皮书上登记的专利向美国食品药品管理局提交专利声明书，创新药申请人可能受到专利挑战，如果挑战成功，简化新药申请就可以被批准，因此引发的专利纠纷不再属于美国食品药品管理局管辖，可以向联邦法院提起诉讼。

（杨悦 赵频）

yàopǐn zhuānlìqī yáncháng

药品专利期延长（patent term extension） 符合特定条件的获得某项专利的药品在专利期满后，针对该项专利可以再额外获得一定时期的专利期补偿，以弥补因创新药为获得上市批准而损失的有效专利期（从产品上市销售至专利期满）的规定。由于药品研发和审批的过程较长，药品专利在批准上市后的有效保护期往往少于20年。为补偿专利持有者在药品注册过程所损失的有效专利期，美国的《药品价格竞争与专利期补偿法案》公布，允许人用药品专利期可获得5年的延长，但药品批准延长后的总专利期不得超过14年。如果药品批准上市后专利期还有14年以上，则该产品的专利不可以延长。世界上建立药品专利期延长制度的国家和地区有美国、日本、澳大利亚、欧盟、韩国、以色列以及中国台湾等。中国尚未建立相应的药品专利期期延长的制度。

所依法源 1984年美国国会通过《药品价格竞争与专利期补偿法案》，对药品的专利期延长做出了明确的规定，并分别于1988年和2003出台配套法规和修正案，确立了药品专利期延长制度。由欧洲议会于1992年颁布通过，并于1993年生效，确立欧盟药品补充保护证书制度，是旨在补偿药品专利权人在寻求上市许可中损失的专利期而实施的延长保护期制度，目的在于确保药品研发企业收回研发投资并实现利益最大化。

内容 可获得专利期延长的药品专利包括产品专利和方法专利，药品的某项专利保护期延长需满足以下条件：①专利尚未过期。②以前从未获得过专利期延长。③经监管机构批准的首次上市销售、使用在专利保护下生产的药品。④必须在规定期限内提交专利期延长申请，如美国规定药品批准上市后60天内向美国专利商标局递交专利期延长申请，即使该药品还未做好上市准备。⑤提出药品专利期延长的申请人必须是该项专利的持有人。

药品专利期延长的期限受到两方面的限制：专利延长期不得超过5年；药品通过批准后剩余的基本专利期加上延长期有总期限限制，如美国规定不得超过14年，欧盟规定不超过15年。

作用及法律效力 药品专利期延长是通过给予药品一定期限的专利期延长，以补偿药品为获得上市批准程序所造成的药品有效专利期的损失。药品专利期延长对鼓励药品研发和创新具有一定的积极作用。同时，实施专利期延长的国家和地区还有与之配套的鼓励仿制药上市的机制和措施，如专利链接与专利挑战机制，以使专利药和仿制药研发在利益机制上达到平衡。

（杨悦 李姗）

yàopǐn zhùcè zhuānlì liànjiē

药品注册专利链接（drug patent linking） 国家药品注册主管部门在审批药品注册申请的过程中，对申请注册药品的安全性、有效性和质量可控性进行审查，同时还适度考虑该药品是否存在侵犯他人专利权问题的做法。药品专利链接制度有两层含义：一是仿制药的上市申请审批与相应的药品专利有效性审核的程序链接；二是药品注册监管机构与专利审查机构的职能链接。

所依法源 1962 年，美国《科夫沃-哈里斯修正案》生效后，食品药品管理局要求所有药品（包括仿制药）上市前都应进行安全性与有效性的临床验证试验，并在相应的药品专利过期后才能递交仿制药申请，该法案的负面作用是加大了新药研发成本，并延迟了仿制药的上市时间，使药品价格节节攀升，新药开发商与社会公众的利益矛盾不断升级。为此，美国国会于 1984 年通过《药品价格竞争与专利期补偿法案》，开创性地设计了药品专利链接制度，并于 1992 年通过实施《通用名药品实施法案》建立了一套较为完整的药品专利链接制度体系。该体系通过设立药品注册与药品专利之间的衔接渠道，以促进制药工业竞争状态并降低药品价格，为新药和仿制药的并存发展建立了有效的法律协调机制。

中国现行的《药品注册管理办法》（2007 年 10 月 1 日实施）对药品注册专利链接做出了相关规定。药品注册申请人应当对其申请注册的药物或者使用的处方、工艺、用途等，提供申请人或者他人在中国的专利及其权属状态的说明；他人在中国存在专利的，申请人应当提交对他人的专利不构成侵权的声明。对申请人提交的说明或者声明，药品监督管理部门应当在行政机关网站予以公示。药品注册过程中发生专利权纠纷的，按照有关专利的法律法规解决。对他人已获得中国专利权的药品，申请人可以在该药品专利期届满前 2 年内提出注册申请。国家食品药品监督管理局按照本办法予以审查，符合规定的，在专利期满后核发药品批准文号、《进口药品注册证》或者《医药产品注册证》。

内容 在世界各国，专利授权和药品注册隶属于不同的政府机构管辖。专利主管部门负责专利审查，而药品监管部门的核心职能就是对申请注册药品的安全性、有效性和质量可控性进行审查，防止药品的不安全、无效或欺诈性上市。两个部门通常各司其职，不产生职能上的交叉。而药品专利申请往往先于药品注册申请，因此，不可避免地会出现有些药品在获得上市许可后侵犯已上市药品的专利权。

严格说来，药品注册专利链接制度还涉及法院的职权，因为在仿制药的注册实践中，专利的有效性、是否具有可执行性和是否侵权的判决是法院的职权。

药品注册专利链接的程序如下：①新药申请人在药品注册申请中列出其专利信息。②仿制药申请人必须通过专利局或其他能接入数据库的专利代理完成专利信息检索。③在递交仿制药申请的同时，仿制药申请人将专利检索报告同时递交药品注册管理部门。药品注册申请人应当对其申请注册的药物或者使用的处方、工艺、用途等，提供申请人或者他人在中国的专利及其权属状态的说明；他人在中国存在专利的，申请人应当提交对他人的专利不构成侵权的声明。④对申请人提交的说明或者声明，药品监督管理部门应当在行政机关网站予以公示。⑤药品注册过程中发生专利权纠纷的，按照有关专利的法律法规解决。⑥对他人已获得中国专利权的药品，申请人可以在该药品专利期届满前提出注册申请，但是，必须到专利期满后方可上市销售。

作用及法律效力 药品专利链接制度是通过药品注册申请与

专利权属状况的链接，在药品审批结束前识别潜在的专利权属纠纷，降低对存在专利问题的药品核发药品注册批件的可能性，有利于维护药品监管部门的权威。

（杨悦边蕾）

yàopǐn zhuānlì qiángzhì xǔkě

药品专利强制许可（compulsory licensing of patents）

一国的专利主管机关，根据一定的条件，依法向第三人颁发药品专利许可证书，允许第三人未经药品专利权人的同意使用受专利保护的药品技术的行为。包括生产、销售、进口有关专利药品等。同时，强制许可的使用者通常要向专利权人支付一定的补偿费的制度。

沿革与发展 《保护工业产权巴黎公约》于 1883 年 3 月 20 日在巴黎签订，1884 年 7 月 7 日生效。公约规定通过建立强制许可制度防止专利权人滥用权利，以保证专利权人的利益和公众利益的平衡，以体现社会的公正、公平。

世界贸易组织 1993 年 12 月 5 日通过《与贸易有关的知识产权协议》，1995 年起生效，是当前世界范围内知识产权保护领域中涉及面广、保护水平高、保护力度大、制约力强的一个国际公约，提出既要防止专利权滥用，也要顾及第三方合法权益，强制许可措施不得与专利的正常利用相冲突，也不能不合理地损害专利权人的合法权益。该协议虽然列举了实施强制许可的条件，更多的是对行使该权利的限制，加之多数用语含糊，且程序复杂，导致实施药品专利强制许可成为政治、经济、外交的博弈，具有不确定性和高风险性。

2001 年 11 月在多哈召开的世界贸易组织第四届部长级会议上

发表了《<与贸易有关的知识产权协议>与公共健康多哈宣言》（简称《多哈宣言》），赋予成员在公共健康危机下对药品专利行使强制许可的权利，各成员方有权批准强制许可，并且可以自由决定批准强制许可的理由。《多哈宣言》承认发展中国家维护公共健康和获得药品的权利，一定程度上澄清内容的含糊性，增强其灵活性和可操作性。但并未创设新权利，且限定其适用范围，也没解决缺乏生产能力的成员方如何使用强制许可的问题，只是责成与贸易有关的知识产权协议理事会来寻求解决方案。

2003 年 8 月 30 日，经过 20 个月的艰苦谈判，世界贸易组织总理事会终于打破僵局，成员方政府一致通过了关于实施专利药品强制许可制度的最后文件，达成了在法律上做出一定修改的协议，即《关于<与贸易有关的知识产权协议>和公共健康的多哈宣言第六段的执行决议》，规定低收入的国家在自己不能生产或生产药品能力不足的情况下，可以进口其他成员方通过强制许可而生产的廉价药品。该决议从法律操作层面界定了最不发达国家和发展中国家进口药品的权利，从而使贫穷国家能够更充分地灵活处理肆虐本国的重大流行性疾病。

2005 年于香港召开世界贸易组织部长级会议之前通过了对《与贸易有关的知识产权协议》的相应修改方案，允许为公共健康目的，授予强制许可的成员方可将该许可生产的医药产品出口到合格进口成员方，为那些在医药行业缺乏生产能力的成员方获得廉价药品打开通道。但修正方案限制性条件苛刻，程序要求繁琐，实际实施强制许可比较困难。

管理要点　专利强制许可制度，可以划分为三类，管理要点如下：①第一种类型为从属专利的强制许可。所谓从属专利，是指前后两个专利之间，后一专利对前一专利存在着从属关系，为了实施后一专利，就不能不侵犯前一专利，或者说，不侵犯前一专利，后一专利就不能实施。如果前一专利权人和后一专利权人存在竞争关系，前一专利权人可能不愿意按照合理条件许可后一专利权人实施前一专利。若是后一专利要求保护的发明比前一专利要求保护的发明先进，那么前一专利权人就能阻碍先进技术的应用。对于这种情况，可以依法对后一专利权人给予实施前一专利的强制许可。②第二种类型为公共利益的强制许可。公共利益的强制许可，也可以称之为国家利益的强制许可，指在国家出现紧急状态或者非常情况时，或者为了维护公共利益，专利行政主管部门可以授予实施发明专利或者实用新型专利的强制许可。假设使用某种在一国已经取得专利的新药是战胜某种疾病的最好方法，但该发明人以特别高昂的价格出售该药品，则该国政府有权用公共利益强制许可直接进行干预，在给予强制许可后，应当尽快通知专利权人，并向专利权人支付合理的报酬。③第三种类型为防止滥用的强制许可，是指请求方向专利行政主管部门提供其曾经努力与专利权人在合理的条件下达成许可协议，但没有获得成功的证明，申请主管部门许可其实施该项发明专利的制度。实施该种类型的强制许可的主要条件是，请求人必须曾以合理的条件请求专利权人许可实施其专利，但未能在合理的时间期限内获得

这种许可。

作用及法律效力　首先，强制许可是一种非自愿许可，同时也是一种有偿许可。法律通常规定在实施强制许可时，知识产权的使用人要为使用该项许可向专利权人支付一笔相应的费用。其次，强制许可是非独占性的。尽管被允许实施强制许可，专利权人依旧有权制造已经取得专利的产品或者进口该专利产品。另外，专利权人还有权与强制许可的受益人以外的单位或者个人签订许可协议。第三，强制许可的实施在时间和范围上存在约束性。强制许可的范围和时间应依授予强制许可的目的而定，一旦授予强制许可的理由消除，即应取消强制许可。例如，当暴发某种传染病危及公共健康时，国家有权对治疗该种传染病的专利药品实施强制许可。但是，一旦传染病得到控制，就没有理由再保持这种措施。因此，可以认为强制许可是对该药品进行专利权保护的中止。

药品专利强制许可制度对于缓解发展中国家和不发达国家或地区的公共健康危机起到了很好的作用，在一些传染病大范围暴发的地方，进口专利药品价格昂贵，本国公民难以支付获得，只有依靠强制许可，药品可及性才能获得保证。

（杨　悦　刘金洁）

yàopǐn píngxíng jìnkǒu

药品平行进口（drug parallel imports）　同一药品的知识产权人针对该种药品在不同的国家分别申请并获得了药品知识产权（包括专利权或商标权等），当该知识产权人在其中一个国家出售或者许可他人出售其药品之后，其他人未经知识产权人同意将上

述药品进口到另一个对该药品提供知识产权保护的国家的行为。又称灰色市场进口。

这种进口发生的根源在于同一品牌的同种商品在不同国家的价格存在差别。当药品价格差异超过了跨国运输和销售成本，使套汇获利成为可能时，药品平行进口就可能产生。

药品平行进口的表现形式有：①药品知识产权人同时在不同区域或国家拥有药品专利，平行进口是发生在这些拥有药品专利的不同区域之间的未授权进口行为。②从非专利国向专利国的平行进口行为。③从第三国（无论有无专利）向专利国平行进口的返销行为。

沿革与发展 关于平行进口问题，现有的知识产权公约和《与贸易有关的知识产权协议》也未能对此做出肯定或否定的结论。各国的立法和司法实践由于受本国国情及经济政策的影响，对平行进口的立场也各不相同。在发生平行进口问题的纠纷时，只能由解决争议的法院依据国际私法规则确定的准据法来解决。

1992 年《中华人民共和国专利法》虽然明确了"权利穷尽原则"，即一旦知识产权人将其受知识产权保护的产品出售，权利人对此后该产品的再销售（转售）即不再享有任何控制权。权利在国际范围内用尽，则平行进口是合法的；反之，则平行进口不合法。但该原则的"地域性"适用范围未明确，因此很难具体涉及平行进口问题。2000 年中国为加入世界贸易组织积极准备，在《中华人民共和国专利法》第六十三条第一款将中国进行平行进口的可能性排除。而后，随着 2003 年以来严重急性呼吸综合征

（SARS）等传染病对全球公共健康的威胁，进一步推进了中国国家知识产权局于 2005 年 11 月 25 日出台了《涉及公共健康问题的专利实施强制许可办法》，明确了传染病导致的公共健康危机属于《中华人民共和国专利法》第四十九条所述的国家紧急状态，可实施强制许可办法，允许治疗传染病的药品进行平行进口。2009 年《中华人民共和国专利法》第五十三条规定，除了反竞争行为的救济和公共健康目的以外实施的强制许可应主要为了供应国内市场；第六十九条第一款明确规定了专利权的国际用尽原则，也明确了中国专利产品平行进口的合法性，为涉及公共健康领域的专利药品平行进口的适用明确了法律依据。

平行进口与商标权的规定
绝大多数国家承认无论在国内还是在国际贸易中都应遵循商标权穷竭原则，只要商标所有人或商标使用权人将附有商标的商品投放市场后，同种商标商品的转销、分销或进出口都不构成商标侵权。迄今为止在立法或司法实践中持反对立场的只有极少数国家。例如英国和德国的《商标法》都允许商标商品的平行进口。奥地利曾经反对平行进口，但 1970 年的爱克发·吉华（Afga）商标案改变了这一态度。《欧共体商标条例》第十三条的规定也说明在欧盟范围内适用商标穷竭原则，允许平行进口。美国原则上禁止平行进口，但联邦最高法院在"威尔陶瓷玻璃公司与达什案（Weil Ceramics and Glass Inc. Vs. Dash）"等案中的判决又说明了一些例外的存在。墨西哥、澳大利亚等国在法律上都明确商标商品的平行进口不构成侵权。世界上对商标商品平行进口仍持

明确反对态度的只有法国、韩国等少数国家。

平行进口与专利权 各国国内法及有关国际公约已普遍规定了专利权人的"进口权"从而在立法上排斥了"专利权穷竭"原则在国际贸易中的适用，确定平行进口构成专利侵权。如美国专利法规定，未经专利权人许可，提供、出售、进口专利产品等行为都属于侵权行为。世界知识产权组织在《发展中国家发明示范法》中也承认了这种进口权。《联合国国际货物销售合同公约》则从卖方的权利担保义务这一角度出发来保护专利权人的权利。《与贸易有关的知识产权协议》第二十八条的规定也赋予专利权人的进口权。尽管世界各国对专利产品的平行进口及专利权的国际用尽论基本上持否定的态度，但日本例外。由于世界经济一体化的发展，也出现了某些灵活、有条件地采用专利权国家用尽说或区域用尽说，如英国和澳大利亚等国。总之，在一些国际公约和许多国家日益强调专利产品平行进口的侵权性质情况下，也应当注意到某些国家在这一问题上所采取的有条件的"国际用尽论"。

管理要点 《中华人民共和国专利法》2009 年第三次修订，规定专利产品或者依照专利方法直接获得的产品，由专利权人或者经其许可的单位、个人售出后，使用、许诺销售、销售、进口该产品的不视为侵犯专利权。这里所述的单位、个人，既可以是中国的，也可以是国外的；所述的销售行为，覆盖全球范围；所述的进口，包括平行进口。上述规定，完善了权利用尽原则，可以充分利用世界贸易组织的《与贸易有关的知识产权协定》留给各

成员的自由空间，规定允许平行进口行为；为公众在专利保护期限届满后，及时获得价格较为低廉的仿制药品和医疗器械提供了可能。

作用及法律效力 《与贸易有关的知识产权协议》第六条规定："……在依照本协议进行的争端解决中，不得借本协议的任何条款，去涉及知识产权权利穷竭问题。"也就是说，是否许可其他国家对专利药品平行进口，该协议未做明确规定，而是可以由各国政府自己决定。药品平行进口的问题实际上是在公共利益和医学科技发展之间，寻求一种平衡。因此各国的立法和实践都受本国的政治经济情况，社会福利标准等多方面因素共同权衡，制定出适合本国国情的政策。

（杨　悦　刘金洁）

yàopǐn xíngzhèng bǎohù

药品行政保护（administrative protection of pharmaceuticals）

对药品专利保护的不足给予适当弥补，对外国药品独占权人的合法权益给予行政保护的制度。

沿革与发展 1984 年，中国首部《中华人民共和国专利法》诞生，但该部专利法不保护药品和化学方法获得的物质以及动植物品种及疾病的诊断和治疗方法，仅对这些产品的制备方法进行专利保护。1992 年 1 月 17 日，中美两国政府签订了《关于保护知识产权的谅解备忘录》，该备忘录的第二条是关于药品和农业化学物质产品的行政保护问题，即对符合条件的美国专利药品和农业化学物质产品，可以到中国申请行政保护。为扩大对外经济技术合作与交流，中国又先后与欧盟、日本、瑞士、瑞典、挪威等 19 个国家签署了关于药品和农业化学

物质产品行政保护的双边协议，将这些国家的专利药品都纳入了中国涉外药品行政保护的范围。

1992 年年底，原国家医药管理局颁布了《药品行政保护条例》，对 1993 年以前的未在中国获得专利保护的符合一定条件的国外专利药品给予一种追溯性质的行政保护，也就是涉外药品行政保护。1993 年，中国对《中华人民共和国专利法》进一步修订，开始对药品和化学物质的产品专利进行保护，并延长了保护期。

管理要点 申请行政保护的药品应当具备下列条件：①1993 年 1 月 1 日前依照中国专利法的规定其独占权不受保护的药品。②1986 年 1 月 1 日至 1993 年 1 月 1 日期间，获得禁止他人在申请人所在国制造、使用或者销售的独占权的。③提出行政保护申请日前尚未在中国销售的。药品行政保护的申请权属于该药品独占权人。

外国药品独占权人在申请药品行政保护之前或者之后，应当依照《中华人民共和国药品管理法》的规定，向国家药品监管部门申请办理该药品在中国境内制造或者销售许可的手续。

药品行政保护期为 7.5 年，自药品行政保护证书颁发之日起计算。

对获得药品行政保护的药品，未经独占权人许可，中国药品监督管理部门不得批准他人制造或销售。

未经获得药品行政保护的独占权人许可，制造或者销售该药品的，药品独占权人可以请求药品监督管理部门制止侵权行为。

有下列情形之一的，行政保护在期限届满前终止：①药品独占权在申请人所在国无效或者失

效的。②药品独占权人没有按照规定缴纳行政保护年费的。③药品独占权人以书面形式声明放弃行政保护的。④药品独占权人自药品行政保护证书颁发之日起1 年内未向国家药品监督管理部门申请办理该药品在中国境内制造或者销售许可手续的。

作用及法律效力 药品行政保护在药品知识产权保护体系中发挥了重要的补充作用。药品行政保护实际是一种过渡性政策，随着时间的推移，符合条件的药品专利相继到期，申请和获得药品行政保护的情况将逐渐减少，直至消失。

（杨　悦　刘金洁）

yàopǐn shāngyè mìmì

药品商业秘密（drug trade secrets）

与药品有关的，不为公众所知悉、能为权利人带来经济利益、具有实用性并经权利人采取保密措施的技术信息和经营信息。1994 年，《与贸易有关的知识产权协议》把商业秘密称为"未披露的信息"。由于商业秘密是一种信息，是一种能够带来经济价值的"无形财产"，因而国内外都将商业秘密纳入到知识产权保护的制度中来。

所依法源 中国在 1993 年 12 月施行的《中华人民共和国反不正当竞争法》中首次提出了商业秘密保护的概念，并规定了禁止侵犯商业秘密的行为以及法律责任等，从此，商业秘密作为一项权利纳入法律保护的范围。1995 年 1 月施行的《中华人民共和国劳动法》中也对保护商业秘密做出了相应的规定。1997 年 10 月修订的《中华人民共和国刑法》规定了侵犯商业秘密罪的刑事责任。1999 年 3 月颁布的《中华人民共和国合同法》中也对保护商业秘

密做了具体的要求。对于药品商业秘密的保护，2002年9月实施的《中华人民共和国药品管理法实施条例》中也明确规定药品监督管理部门及其工作人员不得泄露申请者提交的未披露试验数据或者其他数据。

内容 经营者不得采用下列手段侵犯商业秘密：①以盗窃、利诱、胁迫或者其他不正当手段获取权利人的商业秘密。②披露、使用或者允许他人使用以前项手段获取的权利人的商业秘密。③违反约定或者违反权利人有关保守商业秘密的要求，披露、使用或者允许他人使用其所掌握的商业秘密。第三人明知或者应知前款所列违法行为，获取、使用或者披露他人的商业秘密，视为侵犯商业秘密。

与药品有关的商业秘密：①有关药品研究开发的技术秘密。新药申报的技术资料：包括新药的物理、化学性能、合成工艺、质量控制、药效学、药动学、毒理学以及临床试验数据、这些技术的开发花费很大，又是获得新药证书和生产批文所不可少的资料。药品的生产工艺和质量控制的技术资料：包括药品的化学合成工艺、制剂工艺、消毒工艺、包装工艺和药品的检测和质量控制的技术资料。此外，在民间广泛存在的祖传配方等也属于医药商业秘密的范畴。②有关药品生产管理的技术秘密。主要是独特有效的，为医药企业所具有的管理企业的经验，特别是医药企业为实施企业的方针战略所制定的一系列的标准操作规程、人员培训方法、技术业务档案管理办法等。③有关药品经营的商业秘密。市场调研报告：即经营主体有目的、有组织地对医药市场状况进行调研的总结报告。发展计划：即经营主体的远景目标和近期发展计划、投资意向等。经营策略：即经营主体根据发展计划采用相应具体化的经营方式、方法。④对外业务合同。即经营主体与相对人签订药品贸易、医药技术贸易、投资等业务合同。⑤销售渠道和客户名单。即经营主体购销商品的有关渠道和与经营主体有业务往来的相对人名单。

特征 ①秘密性。商业秘密首先必须是处于秘密状态的信息，不可能从公开的渠道获悉。即不为所有者或所有者允许知悉范围以外的其他人所知悉，不为同行业或者该信息应用领域的人所普遍知悉。②实用性。商业秘密具有现实或潜在的实用价值。商业秘密必须是一种现在或者将来能够应用于生产经营或者对生产经营有用的具体的技术方案和经营策略。③保密性。即权利人采取保密措施，包括订立保密协议，建立保密制度及采取其他合理的保密手段。只有当权利人采取了能够明示其保密意图的措施，才能成为法律意义上的商业秘密。④价值性。是指该商业秘密自身所蕴含的经济价值和市场竞争价值，并能实现权利人经济利益的目的。

作用及法律效力 商业秘密保护的目的是为了保障市场环境健康发展，鼓励和保护公平竞争，制止不正当竞争行为，保护经营者和消费者的合法权益。通过商业秘密保护，可以在不公开其技术秘密的条件下，保护具有很高的商业价值，但却可能因不符合发明专利有关创造性的要求而无法获得专利保护的技术。在传统医药领域，选择这种保护方式的企业和个人也较多，特别是从传统医药本身的技术特点来看，有一些药品的生产工艺复杂、技术性强，配方也复杂多样，从产品很难应用反向工程倒推出原料配方和生产工艺，对于具有这种特点的药品来说，商业秘密保护将发挥重要的作用。

商业秘密保护没有一个具体的保护期，权利人采取的保密措施得当，其药品的配方及工艺制法等商业秘密就会在一个较长的时间段内处于保密状态，不断地创造经济效益。

（杨悦 谭益平）

zhōngyào pǐnzhǒng bǎohù guǎnlǐ
中药品种保护管理 （protection of traditional Chinese medicines）

国家为促进中药品种质量持续提高而采取的对于符合条件的产品授予相对市场独占权的管理活动。中药品种保护是保护中药生产企业的合法权益，促进中药事业发展的一种行政保护手段。

沿革与发展 中药品种保护制度实施以前，中药科研水平的局限以及各地审批标准宽严不一，1986年启动的全国中成药整顿工作中，受当时人力、财力和技术条件的限制，采取了"先规范，后提高"的办法，1992年，为鼓励研制开发临床有效的中药品种，国务院颁发了《中药品种保护条例》对质量稳定、疗效确切的中药品种实行分级保护制度，从当时的国情出发，使有特殊疗效的中药品种，既能够保留特色，又能得到稳步发展，对中医药事业的发展起到了促进作用。

保护对象 中国境内生产制造的中药品种，包括中成药、天然药物的提取物及其制剂和重要人工制成品。受保护的中药品种，必须是列入国家药品标准的品种。

主管单位 国家药品监督管

理部门负责全国中药品种保护的监督管理工作，具体工作由国家中药品种保护审评委员会负责。

保护分级 中药品种保护分两级：一级保护和二级保护。符合下列条件之一的中药品种，可以申请一级保护：①对特定疾病有特殊疗效的。②相当于国家一级保护野生药材物种的人工制成品。③用于预防和治疗特殊疾病的。

符合下列条件之一的中药品种，可以申请二级保护：①符合《中药品种保护条例》第六条规定的品种或者已经解除一级保护的品种。②对特定疾病有显著疗效的。③从天然药物中提取的有效物质及特殊制剂。

保护期限 中药一级保护品种的保护期限分别为 30 年、20 年、10 年；中药二级保护品种的保护期限为 7 年。中药保护品种在保护期满后可以延长保护期。

中药一级保护品种因特殊情况需要延长保护期限的，由生产企业在该品种保护期满前 6 个月按规定程序申报。延长的保护期限由国家药品监督管理部门根据国家中药品种保护审评委员会的审评结果确定；但是，每次延长的保护期限不得超过第一次批准的保护期限。中药二级保护品种在保护期满后可以延长 7 年。

保护措施 被批准保护的中药品种，在保护期内限于由获得《中药保护品种证书》的企业生产。批准保护的中药品种如果在批准前是由多家企业生产的，其中未申请《中药保护品种证书》的企业应当自公告发布之日起 6 个月内申报，国家药品监督管理部门对符合规定要求的企业可以补发《中药保护品种证书》。

作用及法律效力 中药品种保护是对传统中药进行知识产权保护的重要措施，与药品专利保护相比，中药品种保护是一种非绝对独占性的行政保护措施。《中药品种保护条例》自实施以来，促进了中药生产企业产品结构的调整，改善了企业竞争环境，推动了中药生产企业的科技进步和产品质量的提高。

（杨 悦 宋 洋）

guójiā zhōngyào bǎomì pǐnzhǒng

国家中药保密品种（secret varieties of traditional Chinese medicines） 根据《中华人民共和国保守国家秘密法》《科学技术保密规定》等有关法律法规，对已列入国家科学技术秘密保护项目的中药品种，其处方、剂量、制法等依法予以保密。

沿革与发展 20 世纪 80 年代，随着国际天然药物市场开始升温，欧美等发达国家对历史悠久理论完备的中药开始感兴趣。各大跨国制药企业开始对中药进行深入的研究，中国传统中药资源大量流失。中国大部分传统中药品种没有得到知识产权制度的有效保护，导致中药品种的知识产权被肆意的侵犯，而当时并没有相应的法律或法规来约束这种侵权行为。1983 年，为确保中国中西药品、医疗器械的科学技术秘密，保护和促进医药事业现代化建设，根据国家科学技术委员会、国家保密局制定的《科学技术保密条例》的精神，结合中国中西药品、医疗器械科技现状，原国家医药管理局制定《中西药品、医疗器械科学技术保密细则》。保密范围之一是中国特有的生产技术诀窍及传统工艺技术——包括新发现的中草药；中药材的特殊加工技术和饮片传统炮制的关键技术；主要动植物药材的栽培、饲养技术；防治病虫害的特殊方法；疗效独特的中成药处方；疗效显著的单方、秘方、验方；医疗器械和制药机械的独特设计、材料配方；疗效或经济价值显著的菌种及培养条件，以及中西药品、医疗器械的生产工艺诀窍等。中国特有的重要动、植物药材资源。密级划分为绝密、机密、秘密三级。1991 年卫生部发布了《卫生工作中国家秘密及其秘密具体范围的规定》的说明，以衡量卫生工作中有关事项是否属于国家秘密以及属于何种密级的具体标准，同时也是各级卫生部门和保密部门开展保密工作和进行监督检查的依据。1992 年国务院颁布《中药品种保护条例》，并于 1993 年 1 月 1 日起施行，以实施对中药一级保护品种保护。2005 年 4 月为加强中药保密品种的监督管理，原国家药品监督管理局将对所有国家药品标准中处方、剂量、制法等内容没有公开或没有完全公开的中药品种进行统一清理，发布了《关于中药品种国家秘密技术项目申报与审批等有关事宜的通知》。

管理要点 有关品种的密级划分：绝密级（长期保密）、机密级（一般保密期限不少于 20 年）和秘密级（一般保密期限不少于 5 年）。绝密级保护是指中国特有的，一旦泄密会使国家遭受严重危害和重大损失的保密项目，分为两种：绝密级的中药制剂，如云南白药、雷允上六神丸和片仔癀；稀有贵细中药材人工制成品的配方、工艺，如人工合成麝香、牛黄等。这些产品在中药产品中堪称"国宝"，可以长久保有自己的配方，不用公开。因此在同类产品中销量一直居于全国前列。机密级保护分为三种：传统中成药的特殊生产工艺和中药饮片炮制的关键技术，如中药饮片的炮、润、焖、蒸、炒、炙、煅、水飞等炮制关键技术及有毒药品加工；具有重要经济价值的药用动植物饲养、栽培及防治病虫害的关键技术；国家级和部级中医药重点科学技术研究项目的关键技术。秘密级保护分为两种：获国家和省、部级科技成果奖励的中药项目中的关键技术或药物配方；全国和省、自治区、直辖市野生药材资源蕴藏量及分布资料。中药一级保护品种的处方组成、工艺制法，在保护期限内由获得《中药保护品种证书》的生产企业和有关的药品监督管理部门、卫生主管部门及有关单位和个人负责保密，不得公开。负有保密责任的有关部门、企业和单位应当按照国家有关规定，建立必要的保密制度。向国外转让中药一级保护品种的处方组成、工艺制法的，应当按照国家有关保密的规定处理。

作用及法律效力 中药保密品种对中国中药行业的发展起到了很大的促进作用。中药保密品种极大地保护了传统中药资源的知识产权，减少了国家传统知识资源的流失。

对已取得《国家秘密技术项目证书》的中药品种，根据《中华人民共和国保守国家秘密法》《科学技术保密规定》，在其保密期限内，其他任何企业不得侵犯其知识产权，国家停止受理和审批该品种的已有国家标准药品注册申请、改变剂型或改变给药途径的注册申请。对涉及泄密的单位和个人，国家将依据《中华人民共和国刑法》和《中华人民共和国保密法》进行责任追究。造成泄密的责任人员，由其所在单位或者上级机关给予行政处分；构成犯罪的，依法追究刑事责任。

（杨 悦 宋 洋）

yàopǐn shāngbiāo bǎohù

药品商标保护（drug trademark protection） 国家依法保护获准注册的药品商标申请人独享该商标使用权的管理制度。药品商标是药品包装上采用的，能够与他人的商品或者服务区别开的可视性标志，包括使用的文字、图形、字母、数字、三维标志或颜色组合，以及上述要素的组合，依照《中华人民共和国商标法》（2013年修正），一旦获准注册，就受到法律的保护，任何人未经注册人同意，不得在相同或类似的商品上使用该商标或与该商标近似的商标，否则将构成商标侵权，要追究法律责任。

沿革与发展 中国最早关于药品商标的保护始于1983年，《关于药品必须使用注册商标的联合通知》规定：自1984年8月1日起，药品在市场上销售必须使用注册商标。1984年颁布的《中华人民共和国药品管理法》规定："除中药材、中药饮片外，药品必须使用注册商标；未经核准注册的，不得在市场销售。"1993年7月15日国务院批准第二次修订《中华人民共和国商标法实施细则》，国家规定并由国家工商行政管理局公布的人用药品和烟草制品，必须使用注册商标。2001年10月27日第九届全国人民代表大会常务委员会第二十四次会议通过《商标法》第二次修正，国家规定必须使用注册商标的商品，必须申请商标注册，未经核准注册的，不得在市场销售。据此制定的《中华人民共和国商标法实施条例》自2002年9月15日起施行，该条例规定，商标法第六条所称国家规定必须使用注册商标的商品，是指法律、行政法规规定的必须使用注册商标的商品。2001年12月1日开始实施的《中华人民共和国药品管理法》并未规定药品必须使用注册商标。《药品说明书和标签管理规定》中指出：药品说明书和标签中禁止使用未经注册的商标以及其他未经国家食品药品监督管理局批准的药品名称。但并未规定药品必须使用注册商标。

管理要点 药品商标标识的设计必须是由文字、图形、字母、数字、三维标志和颜色组合要素中的一种或几种构成。药品商标使用的文字、图形应具有显著特征，便于识别。与他人已注册的商标不相同或不相近似。不属于商标法所做的禁止性规定范围。应依法向商标局申请注册，未经注册，其使用人不得取得商标权。注册商标标记见图。

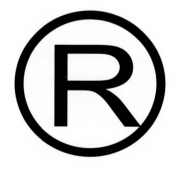

图 注册商标标记

商标权具有专有性又称为独占性或垄断性。中国法律保护商标注册人的商标专用权。商标注册人可以在核准的商品或服务项目上使用其注册商标，并且可以禁止其他单位和个人，未经许可擅自使用与注册商标相同或近似的商标。商标注册人可以按规定转让商标，并可以通过签订使用许可合同，许可他人使用其注册商标。注册商标有效期为 10 年，自核准注册之日起计算。注册商标有效期满需要继续使用的，应当在期满前 6 个月内申请续展注册，每次注册有效期为 10 年。

作用及法律效力　药品商标是药品或企业的标志，是一种传递产品形象和企业形象声誉信息的载体，保护商标不受其他违法商家的盗用，就是保护该商标的合法权益，从而保护医药企业在消费者心中的地位。保护商标就是保护一种无形资产。企业提高药品疗效，保持良好的口碑，增加药品的知名度，从而在药品市场中赢得较高的地位，不断地增加产品品牌价值。保护药品商标更是保护企业形象和信誉。药品商标代表产品的形象，保持药品良好的信誉，在很大程度上能起到刺激引导消费的作用。

（杨悦 宋洋）

yàopǐn shēngchǎn guǎnlǐ

药品生产管理（drug production management）

对药品生产体系进行的管理活动。包括各级药品监督管理部门依照国家制定的与药品生产相关的法律、法规、规章进行的监督管理，以及药品生产企业按照国家批准的生产工艺与规范来组织生产过程的管理。药品生产管理的目的是使所生产的药品适用于预定的用途，符合药品注册批准的要求和质量标准。

沿革与发展　为了确保药品质量，世界上绝大多数国家和地区都对药品生产管理给予了足够的重视。美国是现代质量管理的发源地，医药工业又极为发达，在药品生产管理方面一直处于世界领先地位。早在 20 世纪 50~60

年代，美国就一直坚守着"为了求得最高的生产效益，必须按照需要的数量、需要的质量、在正确的时间内、用最好的和最省钱的方法把产品生产出来"的管理原则。这一原则为药品生产管理指明了方向，并提供了药品生产管理科学化、规范化的社会环境和氛围。美国是世界上最早制定与实施《药品生产质量管理规范》，并最早实行《药品生产质量管理规范》法制化的国家，其成效显著的药品生产管理模式与方法成为众多其他国家效仿和学习的榜样。中国在 1985 年 7 月 1 日开始施行《中华人民共和国药品管理法》，1988 年又出台了第一个具有法律效应的《药品生产质量管理规范》，自此中国的药品生产管理工作也走上了有法可依的轨道。

管理要点　药品生产管理是药品安全监管的重要环节之一，需要政府和企业的共同努力。因此，可从政府监管层面和生产企业层面来理解药品生产管理的管理要点。

政府监管层面的管理　国家按法定程序制定法律、法规、规章等规范性文件，设置管理部门或机构来保证药品生产质量。药品生产环节是药品质量特性的实现过程，要保证上市药品的质量，就必须对药品生产过程进行严格的控制。《中华人民共和国药品管理法》和《中华人民共和国药品管理法实施条例》等药品管理的基本法律是药品生产管理的法律依据，规定了药品生产许可制度、药品生产质量管理规范认证制度、药品生产工艺管理、药品标准管理、原辅料要求、药品委托生产等。为了更好地指导药品生产管理，中国药品监督管理部门制定

了《药品生产监督管理办法》《药品生产质量管理规范》《药品生产质量管理规范认证管理办法》《中药材生产质量管理规范（施行）》《药品说明书和标签管理规定》《直接接触药品的包装材料和容器管理办法》《医疗机构制剂配制监督管理办法（试行）》《生物制品批签发管理办法》等部门规章及其他配套文件，细化了开办药品生产企业的申请与审批、药品生产许可证管理、药品委托生产以及药品生产监督检查等要求。另外，国务院还颁布了《麻醉药品和精神药品管理条例》《医疗用毒性药品管理办法》和《放射性药品管理办法》，对特殊管理药品的生产管理进行了详细规定。此外，还有一些相关法律、法规也对药品生产管理的法律、法规体系进行了补充，如《中华人民共和国刑法》第一百四十一条对生产、销售假劣药品做出惩罚性规定，加大了对制售假、劣药品的打击力度。

主要管理要点包括：①国家规定了开办药品生产企业的条件与程序，要求必须具有与所生产药品相适应的药学技术人员、工程技术人员及技术工人；具有与所生产药品相适应的厂房、设施和卫生环境；具有能对所生产药品进行质量管理和质量检验的机构、人员以及必要的仪器设备；具有保证药品质量的规章制度，并获得《药品生产许可证》方能生产。②药品生产企业应建立生产管理部门和质量管理部门，配备一定数量的与药品生产相适应的具有专业知识、生产经验及组织能力的管理人员和技术人员，并进行培训和考核。③药品生产企业必须经过《药品生产质量管理规范》认证，并且根据《药品

生产质量管理规范》的要求组织生产，建立涵盖厂房与设施、设备、物料、验证、文件、质量管理、产品发运与召回、投诉与不良反应报告、自检等多方面的质量管理体系。④除中药饮片以外，药品生产企业必须按照国家药品标准和国家药品监督管理部门批准的生产工艺进行生产，生产记录必须完整准确；改变生产工艺影响药品质量的，必须报原批准部门审批批准。⑤药品生产企业必须对生产的药品进行质量检验，不符合药品标准或不按照省级药品监督管理部门制定的中药饮片炮制规范炮制的，不得出厂。⑥生产药品所需的原料、辅料必须符合药用要求，药品包装必须适合药品质量的要求，方便储存、运输和医疗使用。⑦药品生产企业应当按照规定建立和完善药品召回制度，收集药品安全的相关信息，对可能具有安全隐患的药品进行调查、评估，召回存在安全隐患的药品。⑧违反相关法律规定的药品生产企业必须承担相应的法律责任。

生产企业层面的管理 药品质量检验的破坏性、质量要求的严格性及药品生产的诸多特点，决定了药品生产管理具有以下特点：①质量第一，标准先行。药品标准是对药品质量、规格及其检验方法所做的技术规定，其实质是药品质量特性的定量表现；药品只有达到或符合一定的标准，才能保证其有效性和安全性，才称其为合格的药品。《药品生产质量管理规范》和国际标准化组织系列标准是质量管理和质量保证的标准，国际标准化组织系列标准作为推荐性的质量管理体系通用标准，可以弥补《药品生产质量管理规范》的局限性，药品生

产企业可以自愿申请 ISO 9000 认证，以完善质量管理体系。②重视过程，预防为主。药品质量检验属于破坏性检验，不能做全数检验。这一特点决定了对药品生产过程进行严格质量控制与管理的重要性。药品生产管理的核心是确保生产药品的质量稳定、均一且符合相关的标准要求。实现这一目标的关键在于预防、在于实行全面质量管理，即对生产所涉及的硬件、软件、人员和工作现场（流程）等所有可能影响药品质量的要素进行"全过程、全方位、全员"的严格控制。③有效实施，持续改进。药品质量的提高没有终点，在实际生产过程中需要不断对生产工艺和操作规程等进行再评价，运用产品质量回顾分析、自检等手段评估质量保证系统并通过建立纠正和预防系统等方法不断改进管理，应用以"计划、实施、检查和处理"为核心内容的"戴明循环"模式推进质量管理，提高质量。

主要管理要点包括：①机构与人员要求。组织机构的设置与企业的规模、人员素质、经营和管理方式要相适应，所有人员都应具备相应的资质和能力，经过相应的培训，能对药品质量符合性进行控制。②硬件设施要求。药品生产企业应当根据生产不同产品剂型的要求，设置相应的厂房和设施，最大限度地避免污染、混淆及人为差错的发生，将污染和不良影响减少到最低，为药品生产创造良好的生产条件。与此同时，建立完善的设备管理系统，保证设备的选型，以满足预期要求。在使用中通过必要的校准、清洁和维护手段，保证设备的有效运行，并通过生产过程控制、预防性维修、校验、再验证等方

式保持持续验证状态。③物料管理要求。企业应制订物料管理的相关流程，做到规范购入、合理储存、控制放行、有效追溯，现场状态应始终保持整齐规范、区位明确、标识清楚、卡物相符，以保证物料的输入到输出的整个过程没有差错、混淆、污染的发生。④确认和验证要求。企业应根据药品生产的工艺要求、复杂性、技术实现性等因素选择系统、合理的确认和验证方法，对设施、设备、工艺、清洁和灭菌方法、检验方法、计算机化系统进行确认与验证，保存验证文件等相关文件。通过系统回顾、生产过程控制、变更控制、再验证管理等方式界定工艺和设备，保持持续的验证状态。⑤文件管理要求。建立完善文件管理系统，保证文件的权威性、系统性、有效性，文件编制要保证文件内容的适宜性、一致性。⑥质量管理要求。在质量控制方面，企业应配备适当的设施、必要的检验仪器和设备，还要有足够并经培训合格的人员来完成所有质量控制的相关活动，且这些活动都应按照经批准的操作规程进行，并有手工或仪器的记录。在质量保证方面，企业应建立现代化的质量保证体系，以完整的文件形式明确规定质量保证系统的组成及运行，强调预防为主，涵盖供应商管理、验证、物料、生产、检验、放行和发放销售等所有环节。运用产品质量回顾分析、自检、风险管理等手段评估质量保证系统的有效性和适用性，并通过建立纠正和预防系统等方法不断改进管理，提高质量体系的有效性以及法规符合性。在管理模式方面，可以运用质量目标管理，先由最高管理者提出组织在一定时期的总目

标，然后各部门和员工根据总目标确定各自的分目标，并在获得适当资源配置和授权的前提下积极主动为分目标而奋斗，从而实现总目标。

与此同时，在具体实施过程中，考虑到所生产产品类别的差异，无菌药品、非无菌药品、原料药、生物制品、放射性药品、中药制剂等药品的生产管理又有着各自的特点。以无菌药品的生产管理为例，生产过程对药品生产厂房的空气洁净度要求较高，一般要求在 A 级或 B 级环境下进行。相比而言，在法定药品标准中未列无菌检查项目的非无菌药品对生产环境空气洁净度级别的要求就低于无菌药品，一般要求在 C 级或 D 级环境下进行。只有根据不同类别药品的特点实施有针对性的生产管理，才能更加科学地控制生产过程中的污染、交叉污染、混淆和差错，降低风险发生的可能性，保证药品质量的持续稳定。

作用　药品本身所具有的使用的间接性、效能的两重性、需求的客观性和时效性以及质量的严格性、检验的专业性决定了药品是特殊的商品，其质量不是检验出来的，而是设计和生产出来的。虽然科学的设计可以在根本上决定药品的质量，但是再好的设计方案也是需要生产过程来实现。在药品的研制、生产、流通和使用的全过程中，生产环节风险最大，因此，药品生产企业只有通过质量策划、质量控制、质量保证和质量改进达到药品生产过程中的全面受控状态，保证药品质量管理体系的建立和良好运行，确保持续稳定地生产出符合预定用途和注册要求的药品。

（陈永法）

yàopǐn shēngchǎn xǔkě

药品生产许可（certificating of drug manufacturing）

具有药品生产许可权限的药品监督管理部门针对拟开办药品生产企业提出的申请，依法赋予符合法定条件者药品生产资格的行政行为。经相关药品监管部门审查符合规定的，予以批准并核发《药品生产许可证》；不符合规定的，做出不予批准的书面决定，并说明理由，同时告知申请人享有依法申请行政复议或者提起行政诉讼的权利。

沿革与发展　中华人民共和国成立之初，没有建立相应的药品生产许可制度。直至 1984 年，第一部《中华人民共和国药品管理法》首次以法律的形式确立了对药品生产实行许可准入制度。2001 年修订的《中华人民共和国药品管理法》进一步完善了开办药品生产企业的准入条件，第七条规定："开办药品生产企业，须经企业所在地省、自治区、直辖市人民政府药品监督管理部门批准并发给《药品生产许可证》，凭《药品生产许可证》到工商行政管理部门办理登记注册。无《药品生产许可证》的，不得生产药品"。强调开办药品生产企业，必须获得药品生产许可证。2002 年《中华人民共和国药品管理法实施条例》颁布实施，在《中华人民共和国药品管理法》的基础上对《药品生产许可证》的办理、变更、换发及有效期等一系列内容进行了更为详细的规定。2004 年国家药品监督管理部门发布了《药品生产监督管理办法》，在完善药品生产许可制度的基础上，增加了生产许可审批过程中企业和药品监督管理部门各自权利（力）及义务的说明，丰富了药品生产许可制度的内容。

管理要点　药品监督管理部门对药品生产实施资格准入是药品生产监管的重要组成部分。

《药品生产许可证》的申请　开办药品生产企业的申请人，在申请《药品生产许可证》时应提交如下材料：①申请人的基本情况及其相关证明文件。②拟办企业的基本情况。③工商行政管理部门出具的拟办企业名称预先核准通知书、生产地址及注册地址、企业类型、法定代理人或者企业负责人。④拟办企业的组织机构图。⑤拟办企业的法定代表人、企业负责人、部门负责人简历、学历和职称证书；依法经过资格认定的药学及相关专业技术人员、工程技术人员、技术工人登记表，并标明所在部门及岗位；高级、中级、初级技术人员的比例情况表。⑥拟办企业的周边环境图、总平面布置图、仓储平面布置图、质量检验场所平面布置图。⑦拟办企业生产工艺布局平面图，空气净化系统的送风、回风、排风平面布置图，工艺设备平面布置图。⑧拟生产药品的范围、剂型、品种、质量标准及依据。⑨拟生产剂型及品种的工艺流程图，并注明主要质量控制点与项目。⑩空气净化系统、制水系统、主要设备及系统验证概况；生产、检验仪器、仪表、衡器校验情况。⑪主要生产设备及检验仪器目录。⑫拟办企业生产管理、质量管理文件目录。此外，企业按申请材料顺序制作目录，提供申请材料真实性的自我保证声明，并对材料做出如有虚假承担法律责任的承诺。申请人为非企业法定代表人或负责人本人的，企业应当提交《授权委托书》。

《药品生产许可证》申请的审

核 省级药品监督管理部门应当自收到申请之日起 30 个工作日内，做出决定。经审查符合规定的，予以批准，并自书面批准决定做出之日起 10 个工作日内核发《药品生产许可证》；不符合规定的，做出不予批准的书面决定，并说明理由，同时告知申请人享有依法申请行政复议或者提起行政诉讼的权利。

《药品生产许可证》的变更管理 《药品生产许可证》的变更分为许可事项变更和登记事项变更。许可事项变更是指企业负责人、生产范围和生产地址的变更；登记事项变更是指企业名称、法定代表人、注册地址、企业类型等项目的变更。《药品生产许可证》变更后，原发证机关应当在《药品生产许可证》副本上记录变更的内容和时间，并按照变更后的内容重新核发正本，收回原正本，变更后的《药品生产许可证》有效期不变。

《药品生产许可证》的其他管理 《药品生产许可证》有效期届满，需要继续生产药品的，药品生产企业向原发证机关申请换发《药品生产许可证》，原发证机关将结合企业遵守法律法规、《药品生产质量管理规范》和质量体系运行情况进行审查与换发。药品生产企业终止生产药品或者关闭的，由原发证机关缴销《药品生产许可证》，并通知工商行政管理部门。

作用 药品生产企业作为药品安全的第一责任人，其生产条件和生产行为直接决定了所生产药品的质量。药品生产许可通过对药品生产设置准入门槛，成为药品监督管理部门把好监督管理的第一关，以从源头上保证药品质量。药品生产准入是指国家和政府准许公民和法人从事药品生产活动，将其生产的药品上市销售的条件和程序，作为药品生产准入的强制规定，现行法律法规规定药品批准文号只颁发给具有《药品生产许可证》的生产企业，使得药品生产许可同药品批准文号管理一起形成了对药品生产的双重许可，此规定明显不同于欧美日等国家将两项许可相分离的药品上市许可持有人制度。此外，药品监督管理部门对药品生产企业进行药品生产质量认证管理以及《药品生产许可证》管理同时构成了药品生产企业管理的重要组成部分，对确保药品质量至关重要。

(邵 蓉)

yàopǐn shēngchǎn xǔkězhèng

药品生产许可证 （drug manufacturing certificate）

准予药品生产企业从事药品生产活动的法定凭证（图）。由国家药品监督管理部门统一印制、省级药品监督管理部门颁发。药品生产许可证源于药品生产许可制度，是国家在进行药品生产许可时颁发给企业的行政许可文件。

法源 颁发并管理药品生产许可证的主要法律依据包括：《中华人民共和国药品管理法》《中华人民共和国药品管理法实施条例》和《药品生产监督管理办法》。

《中华人民共和国药品管理法》 1984 年 9 月 20 日第六届全国人民代表大会常务委员会第七次会议通过的《中华人民共和国药品管理法》第四条规定："开办药品生产企业必须由所在省、自治区、直辖市药品生产经营主管部门审查同意，经所在省、自治区、直辖市卫生行政部门审核批准，并发给《药品生产企业许可证》"。2001 年 2 月 28 日第九届全国人民代表大会常务委员会第二十次会议修订的《中华人民共和国药品管理法》第七条规定："开办药品生产企业，须经企业所在地省、自治区、直辖市人民政府药品监督管理部门批准并发给《药品生产许可证》"。

《中华人民共和国药品管理法实施条例》 该实施条例在《中华人民共和国药品管理法》的基础上，对药品生产许可证的办理、变更、换发及有效期等一系列内容进行了详细规定。

《药品生产监督管理办法》 为加强《药品生产许可证》的监督管理，原国家药品监督管理局于 2002 年 12 月 11 日发布《药品生产监督管理办法（试行）》。该办法以"第三章药品生产许可证管理"专章的方式对《药品生产许可证》的形式、基本内容、变更、年检、续期、换发、缴销、补发等内容做出具体规定。随着制药行业的发展以及《行政许可法》的实施，2004 年 5 月 28 日国家药品监督管理部门发布了《药品生产监督管理办法》（同年 8 月 5 日正式实施），完善了原办法中的相关规定，取消了许可证年检制度，对许可证的变更事项做出更为具体的规定。

内容及格式 药品生产许可证由国家药品监督管理部门统一印制，分为正本和副本，正本、副本具有同等法律效力，有效期均为 5 年。正本应当置于药品生产企业的醒目位置，副本用于记载药品生产企业相关内容的变更和监督检查情况。证书上应当标明有效期和生产范围，在载明的项目中，企业负责人、生产范围和生产地址由药品监督管理部门核准，为许可事项；企业名称、

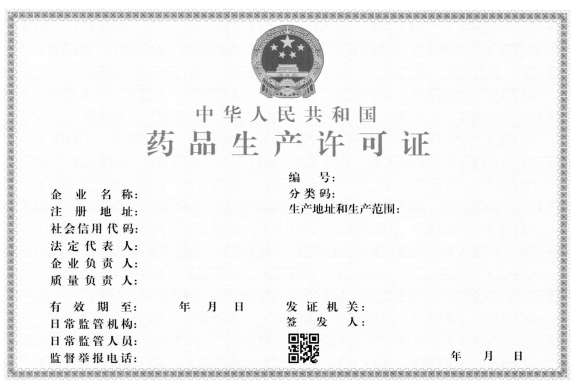

中华人民共和国
药 品 生 产 许 可 证

编　　号：
企 业 名 称：　　　　　　　　分 类 码：
注 册 地 址：　　　　　　　　生产地址和生产范围：
社 会 信 用 代 码：
法 定 代 表 人：
企 业 负 责 人：
质 量 负 责 人：

有 效 期 至：　　年 月 日　　发 证 机 关：
日 常 监 管 机 构：　　　　　签 发 人：
日 常 监 管 人 员：
监 督 举 报 电 话：　　　　　　　　　　年 月 日

国家食品药品监督管理总局监制

图　药品生产许可证正本

法定代表人、注册地址、企业类型等项目与工商行政管理部门核发的营业执照中载明的相关内容一致，为登记事项；在获得药品生产许可证后可以对许可事项和登记事项依法进行变更。

药品生产许可证有效期届满，需要继续生产药品的，药品生产企业应当在有效期届满前6个月，向原发证机关申请换发。证书遗失的，药品生产企业应当立即向原发证机关申请补发，并在原发证机关指定的媒体上登载遗失声明；原发证机关在企业登载遗失声明之日起满1个月后，按照原核准事项在10个工作日内予以补发。药品生产企业终止生产药品或者关闭的，由原发证机关缴销药品生产许可证，并通知工商行政管理部门。

作用及法律效力　鉴于药品安全关系到民众的生命健康，为保证药品质量，包括美国和欧盟在内的世界各国均设置了严格的药品生产准入制度，只有满足一定审核标准的主体才能获得进行药品生产权利，即获得药品生产资格。药品生产许可证是证明企业依法取得药品生产资格的法定凭证，同时也是药品生产企业完成企业登记注册的重要步骤，药品生产企业凭药品生产许可证才可到工商行政管理部门办理登记注册。根据《中华人民共和国药品管理法》第七十二条的规定，未取得药品生产许可证生产药品的，为无证生产药品，将被依法予以取缔，没收违法生产、销售的药品和违法所得，并处违法生产、销售的药品（包括已售出的和未售出的药品，下同）货值金额2倍以上5倍以下的罚款；构成犯罪的，依法追究刑事责任。作为中国药品生产准入制度的重要组成部分，做好药品生产许可证的颁发、变更、换发、补发和缴销工作是药品监督管理部门把好监督管理的重要关口，是从源头保证药品质量的重要保障。

（邵 蓉）

yàopǐn wěituō shēngchǎn
药品委托生产（contract production of drugs）
药品生产企业在因技术改造暂不具备生产条件和能力或产能不足暂不能保障市场供应的情况下，将其持有药品批准文号的药品委托其他药品生产企业全部生产的行为。药品生产企业为委托方，受委托的药品生产企业为受托方。药品委托生产不包括部分工序的委托加工行为。国家药品监督管理部门主要负责对全国药品委托生产审批和监督管理进行指导和监督检查，药品委托生产的审批和监督管理由省级药品监督管理部门负责。

委托方应为取得该药品批准文号的药品生产企业，受托方应为持有与生产该药品相符的药品生产许可证和《药品生产质量管理规范》认证证书，且具有与生产该药品相适应的生产质量保证条件的药品生产企业；受托方按照委托方的要求生产药品，委托方是委托生产药品的所有者和质量责任人，对药品质量承担保证责任，委托生产的药品，其批准文号不变。麻醉药品、精神药品、药品类易制毒化学品及其复方制剂，医疗用毒性药品，生物制品，多组分生化药品，中药注射剂和原料药不得委托生产。

在药品委托生产的管理过程中，应由委托方向所在地省级药品监督管理部门提出申请。如果委托方和受托方不在同一省的，委托方应当首先将药品委托生产申请表连同申请材料报受托方所在地省级药品监督管理部门审查；审查合格后，再向委托方所在地省级药品监督管理部门提出申请。药品监督部门按照规定的条件对药品委托生产的申请进行审查，对符合审批规定的委托方发放药品委托生产批件。药品委托生产批件的有效期不得超过3年，如果委托生产双方的药品生产许可证、《药品生产质量管理规范》认证证书或委托生产药品批准证明文件有效期届满未延续的，药品委托生产批件自行废止。药品委

托生产批件有效期限届满需要继续委托生产的，委托方应当办理延期手续；委托合同终止的，委托方应当及时办理药品委托生产批件的注销。药品生产企业接受境外制药厂商的委托在中国境内加工药品的，应当在签署委托生产合同后向所在地省级药品监督管理部门备案，所加工的药品不得以任何形式在中国境内销售、使用。

（孙咸泽）

yàopǐn shēngchǎn zhìliàng tǐxì rènzhèng

药品生产质量体系认证 （quality system certification of drug manufacturing）

第三方（国家或社会上的认证机构）对药品生产企业的质量体系进行审核、评定和注册活动。其目的在于通过审核、评定和事后监督来证明药品生产企业的质量体系符合规定的质量保证标准，对药品生产企业的质量保证能力给予独立的证实。广义上包括国际标准化组织制定的ISO 9000系列标准、中国国家质量技术监督局发布的GB/T 19000系列标准等，而专门针对药品生产过程进行的质量体系认证主要包括《药品生产质量管理规范》（good manufacturing practice，GMP）认证和《中药材生产质量管理规范》（good agricultural practice for Chinese crude drugs，GAP）认证，除以上两个规范对药品和中药材生产质量管理的基本要求外，国家药品监督管理部门以药品生产质量管理规范附录的形式，单独发布了对于无菌药品、原料药、生物制品、血液制品、中药饮片、中药制剂和放射性药品或生产质量管理活动的特殊要求。

沿革与发展 中国自1993年起着手开展药品质量认证制度建

设工作。1993年卫生部和原国家医药管理局曾分别向国家技术监督局提出开展药品质量认证和制药企业质量体系认证的申请。1994年12月，国家技术监督局授权卫生部负责牵头组建成立"中国药品认证委员会"，该委员会由来自卫生部、原国家医药管理局、国家中医药管理局等单位的委员组成，是代表国家对药品独立进行第三方公正评价的认证机构。1995年7月11日，卫生部下发了《关于开展药品认证工作的通知》，同年8月8日原国家医药管理局也发出了《关于医药行业组织实施GMP认证工作有关问题的通知》，均提出对药品生产企业实行药品GMP认证制度。1998年12月21日，国家药品监督管理部门发布《关于药品GMP管理工作有关问题的通知》，就实施GMP认证工作进度进行了安排，并于1999年6月正式发布GMP。2002年4月，国家药品监督管理部门颁布了《中药材生产质量管理规范（试行）》，主要针对中药材生产质量进行规范化管理。2003年11月1日，国家药品监督管理部门又制定并颁布了《中药材生产质量管理规范认证管理办法（试行）》及《中药材GAP认证检查评定标准（试行）》。

现行的《药品生产质量管理规范》为国家药品监督管理部门于2011年2月16日发布，3月1日正式实施。与GMP同时发布的还有无菌药品、原料药、生物制品、血液制品及中药制剂等5个附录，作为《药品生产质量管理规范（2010年修订）》配套文件，对相应药品或生产质量管理活动进行规范。2012年12月和2014年8月，国家药品监督管理部门先后发布了放射性药品和中

药饮片生产质量管理的特殊要求。GAP 认证于 2016 年 2 月 16 日被正式取消。

管理要点 对药品生产质量体系认证工作的管理，将主要从认证机构、认证程序、检查评定标准和认证后的监督检查四个方面加以介绍。

认证机构 2013 年 5 月，在国家药品监督管理部门的职能调整中提出，将药品质量管理规范认证职责下放省级药品监督管理部门。从此结束了中国药品 GMP 认证的二级认证管理的历史，即注射剂、放射性药品和国家药品监督管理部门规定的生物制品的药品生产企业的认证工作由国家药品监督管理部门负责，其他药品由省级药品监督管理部门负责。

GMP 认证程序 GMP 认证程序大致可分为申请、初审、现场检查、审批与发证等五个环节。药品生产企业应向企业所在地省级药品监督管理部门提出认证申请。由省级药品监督管理部门组织对药品生产企业 GMP 认证申请进行初审、形式审查和技术审查。经审核通过的，由省级药品监督管理部门组织认证。

药品监督管理部门对经技术审查符合要求的认证申请，20 个工作日内制定现场检查方案，制定方案后 20 个工作日内通知申请企业并实施现场检查。检查组一般由 3 名检查员和 1 名观察员组成，检查员的选派应遵循本行政区域内回避原则。对放射性药品、生物制品等生产企业认证检查时，应至少选派一名熟悉相应专业的检查员。现场检查时，企业所在地省级或地市级药品监督管理部门可选派一名药品监督管理人员作为观察员。现场检查全过程包括首次会议、现场检查、综合评

定和末次会议四个步骤。首次会议应确定检查范围，落实检查日程，宣布检查纪律和注意事项，确定企业的检查陪同人员。检查组成员应在首次会议上向被检查企业出示国家药品 GMP 认证检查员证。现场检查由检查员按照药品 GMP 认证检查方案和检查评定标准对检查发现的不合格项目如实记录，必要时予以取证。现场检查结束后，检查组应针对检查过程中发现的不合格项目进行评定汇总，做出综合评定意见，并撰写现场检查报告。评定汇总期间，被检查企业人员应回避。在末次会议上向企业通报现场检查情况，被检查企业可安排有关人员参加。被检查企业如对评定意见及检查发现的问题有不同意见，可作适当解释、说明。检查中发现的不合格项目，须经检查组全体成员和被检查企业负责人签字，双方各执一份。如有不能达成共识的问题，检查组须做好记录，经检查组全体成员和被检查企业负责人签字，双方各执一份。

现场检查报告、不合格项目、检查员记录、有异议问题的意见及相关证据材料在检查工作结束后 5 个工作日内报送省级药品监督管理部门，省级药品监督管理部门在规定时限内，对检查组提交的药品 GMP 认证现场检查报告进行审批。符合认证检查评定标准的，上报国家药品监督管理部门汇总。国家药品监督管理部门对拟颁发药品 GMP 证书的企业发布审查公告，10 日内无异议的，发布认证公告，并由省级药品监督管理部门向申请企业发放药品 GMP 认证审批件和药品 GMP 证书。审查期限内有异议的，组织调查核实。

检查评定标准 GMP 检查评

定标准是衡量企业是否达到 GMP 规范要求的一种量化指标。它包括两部分内容：认证检查的项目、结果评定标准。按照现行 GMP 为依据，将其中每一条款细化为几条具体项目，现场检查时发现不符合要求的项目统称为"缺陷项目"。其中，关键项目不符合要求者成为"严重缺陷"，一般项目不符合要求的成为"一般缺陷"。在 GMP 检查过程中，监查组根据企业存在的"严重缺陷"和"一般缺陷"的情况来决定企业是否能够通过 GMP 检查。

认证后的监督检查 认证后的监督检查形式有：①分类监管。即开展对部分已上市高风险品种的生产工艺核查，或向高风险品种生产企业派驻检查员。②跟踪检查。即针对有不良记录、药品抽验不合格或重点监管的药品生产企业进行跟踪检查。跟踪检查的一种特殊形式称为飞行检查，即药品监督管理部门根据监管需要随时对药品生产企业所实施的现场检查，即事先不通知被检查企业而对其实施突然的现场检查。

作用及法律效力 药品 GMP 认证是国家依法对药品生产企业及药品品种实施药品监督检查并取得认可的一种制度，是政府强化药品生产企业监督管理的重要内容，也是确保药品生产质量的一种科学、先进的管理手段。

（孙咸泽）

Yàopǐn Shēngchǎn Zhìliàng Guǎnlǐ Guīfàn

药品生产质量管理规范

（good manufacturing practice, GMP） 为保证生产出符合预期标准的优质药品所实施的一整套系统、科学的管理规范。GMP 是药品生产和质量管理的基本准则，适用于生产制剂、原料药、药用

辅料、药用包装材料和直接涉及药品质量有关物料的全过程。GMP以生产高质量的药品为目的，以药品质量形成于生产过程为主导思想，以保证生产药品符合法定质量标准，保证药品质量均一，防止生产中药品的混批、混杂、污染和交叉污染等为基本原则，是药品生产企业推行全面质量管理的具体措施。药品监督管理部门对药品生产企业是否符合GMP的要求进行认证，对通过认证的企业颁发GMP认证证书。

历史沿革 药品质量管理是伴随质量管理体系的发展而发展的，质量管理先后经历质量检验、统计质量管理、全面质量管理三个阶段。GMP是推行全面质量管理的结果，其将全面质量管理思想融入药品生产质量管理中，从保证药品质量出发，对影响药品质量的因素做出明确的规定与要求，使之标准化和规范化，在生产过程中保障实现药品的安全有效和质量的稳定、均一。

在国际范围内，GMP是人类从药品生产经验中获取经验教训的总结。20世纪药害事件的频发促使公众要求对药品制定严格的监督法律，美国于1962年修订了《联邦食品药品化妆品法》，并根据此修正案于1963年正式颁布世界第一部GMP。自此，监督实施GMP成为药品监督管理工作的重要内容，成为保证药品质量和用药安全有效的可靠措施。

1969年世界卫生组织建议各成员国的药品生产采用药品GMP制度，并在《关于实施国际贸易中药品质量保证制度的指导原则》中规定："出口药品必须按照药品GMP的要求进行，定期监督检查及出具符合药品GMP要求的证明。"这标志着GMP的理论和实践开始从一国走向世界。1975年世界卫生组织的GMP正式颁发，1977年世界卫生组织将GMP确定为世界卫生组织的法规收载于《世界卫生组织正式记录》中，随后各国开始重视并起草本国的GMP。在此后的30多年内，世界很多国家、地区为了维护消费者利益、提高本国药品在国际市场的竞争力，根据药品生产和质量管理的特殊要求，以及本国的国情，纷纷制定GMP，从而使其成为世界各国对药品生产全过程监督管理普遍采用的法定技术规范。

在中国的历史上，20世纪80年代初中国就提出在制药企业中推行GMP的管理思想，原中国医药工业公司参照部分先进国家的GMP，制定了《药品生产管理规范（试行稿）》，经过修订后开始在一些制药企业推行。1984年颁布的《中华人民共和国药品管理法》指出，"药品生产企业必须按照国务院卫生行政部门制定的《药品生产质量管理规范》的要求，制定和执行保证药品质量的规章制度和卫生要求"，标志着药品生产质量管理规范制度在中国正式形成和确立，《药品生产质量管理规范》也取代了《药品生产管理规范》，作为行业GMP的要求正式发布，同时颁布的《药品生产管理规范实施指南》为中国制药企业全面实施GMP奠定了基础。

1988年，原国家卫生部以世界卫生组织的GMP为基础颁布了中国第一部GMP（1988年版），成为国家药品生产监管进程中的里程碑。1992年，原国家卫生部对GMP（1988年版）进行修订并颁发GMP（1992年修订）。1998年原国家药品监督管理局在总结数年实施GMP的情况后再次修订GMP，并于同年颁发修订后的GMP（1998年修订）。2010年国家药品监督管理部门再次修订颁布了GMP（2010年修订），并于2011年3月1日起施行。GMP的多次修订使得中国药品GMP管理水平日益提高，也使中国药品监督管理的国际地位不断提升。

内容 截至2016年，最新版本的GMP是2010年修订的GMP，共有14章313条，详细描述了药品生产质量管理的基本要求，内容涵盖了欧盟GMP基本要求和世界卫生组织的GMP主要原则中的内容，适用于所有药品的生产。2010年修订的GMP在不断细化和提高人员、厂房、设施、物料等基本内容和要求的基础上，引入质量风险管理，明确药品质量控制与质量保证的内容，强调GMP与药品注册和药品召回等其他监管环节的有效衔接，并要求企业建立质量管理体系，以有效保障药品质量管理目标的实现和GMP的有效执行。

药品质量管理体系 2010年修订的GMP在"总则"中增加了对企业建立质量管理体系的要求，以保证药品GMP的有效执行。明确要求企业建立药品质量管理体系。加强了药品生产质量管理体系建设，大幅提高对企业质量管理软件方面的要求。细化了对构建实用、有效质量管理体系的要求，强化药品生产关键环节的控制和管理，以促进企业质量管理水平的提高。

人员管理 2010年修订的GMP提高了对人员的要求，全面强化了从业人员的素质要求。增加了对从事药品生产质量管理人员素质要求的条款和内容，进一步明确职责。"机构与人员"一章明确将质量受权人与企业负责人、生产管理负责人、质量管理负责人一并列为药品生产企业的关键人员，并从学历、技术职称、工作经验等方面提高了对关键人员的资质要求。比如，对生产管理负责人和质量管理负责人的学历要求由现行的大专提高到至少具有药学或相关专业本科学历（或中级专业技术职称或执业药师资格），具有至少3年从事药品生产和质量管理的实践经验，规定需要具备的相关管理经验并明确了关键人员的职责。

硬件管理　①无菌制剂生产环境的洁净度要求：为确保无菌药品的质量安全，2010年修订的GMP在无菌药品附录中采用了世界卫生组织和欧盟最新的A、B、C、D分级标准，对无菌药品生产的洁净度级别提出了具体要求；增加了在线监测的要求，特别对生产环境中的悬浮微粒的静态、动态监测，对生产环境中的微生物和表面微生物的监测都做出了详细的规定。②设备设施的要求：2010年修订的GMP对厂房设施分生产区、仓储区、质量控制区和辅助区分别提出设计和布局的要求，对设备的设计和安装、维护和维修、使用、清洁及状态标识、校准等几个方面也都做出具体规定。无论是新建企业设计厂房还是现有企业改造车间，都应当考虑厂房布局的合理性和设备设施的匹配性。

软件管理　①文件管理：为规范文件体系的管理，增加指导性和可操作性，2010年修订的GMP参照欧盟GMP基本要求和美国GMP中相关要求，分门别类对主要文件（如质量标准、生产工艺规程、批生产和批包装记录等）的编写、复制以及发放提出了具体要求，大大增加了违规记录、不规范记录的操作难度。②质量风险管理：进一步完善了药品安全保障措施，2010年修订的GMP引入了质量风险管理的概念，并相应增加了一系列软件管理方面的制度，如供应商的审计和批准、变更控制、偏差管理、超标调查、纠正和预防措施、持续稳定性考察计划、产品质量回顾分析等。这些制度分别从原辅料采购、生产工艺变更、操作中的偏差处理、发现问题的调查和纠正、上市后药品质量的持续监控等方面，对各个环节可能出现的风险进行管理和控制，促使生产企业建立相应的制度，及时发现影响药品质量的不安全因素，主动防范质量事故的发生。

作用及法律效力　GMP是药品生产企业推行全面质量管理的具体措施，是药品生产全面质量监控的通用准则，是当今世界各国普遍采用的对药品生产全过程进行监督管理的法定技术规范；作为药品质量管理体系的重要组成部分，GMP的实施降低了药品生产过程中所固有的风险，确保生产企业按照注册批准的工艺要求持续稳定地进行药品生产和质量控制，生产出符合其预定用途和质量标准的药品，保障了人民群众的用药安全和有效，在药品质量管理体系中具有不可替代的重要作用，是药品生产质量管理体系的核心。

随着国家药品监督管理部门对GMP、《药品生产质量管理规范认证管理办法》《药品生产质量管理规范认证工作程序》等有关法规的颁布，以及国家在药品注册、药品生产许可证的换发、药品定价等方面倾斜性政策的执行，制药企业的GMP认证工作已经由被动的行为变为企业自身发展的需求。与此同时，GMP的实施对传统管理体系的各个方面均提出了挑战，一些不适应GMP管理要求的做法必然会逐渐退出历史舞台。淘汰落后的管理办法，强化符合GMP要求的管理，是企业发展的必由之路。

（陈永法）

yàopǐn shēngchǎn zhìliàng guānjiàn rényuán

药品生产质量关键人员　（key-person of pharmaceutical production quality）　在药品生产与质量管理工作中，对药品质量、药品质量管理起着举足轻重作用的人员。关键人员应为企业的全职人员，至少应当包括企业负责人、生产管理负责人、质量管理负责人和质量受权人。企业负责人是药品质量的主要责任人，全面负责企业日常管理。生产管理负责人、质量管理负责人、质量受权人应符合相关的资质要求，并履行其相应职责。质量管理负责人和生产管理负责人不得互相兼任，质量管理负责人和质量受权人可以兼任。企业应制定操作规程确保质量受权人独立履行职责，不受企业负责人和其他人员的干扰。

资格　企业负责人负责提供必要的资源，合理计划、组织和协调，保证质量管理部门独立履行其职责，血液制品生产企业负责人还应具有血液制品相关法规及相关专业知识；生产管理负责人应当至少具有药学或相关专业本科学历（或中级专业技术职称或执业药师资格），具有至少3年从事药品生产和质量管理的实践经验，其中至少有1年的药品生产管理经验，接受过与所生产产品相关的专业知识培训；质量管理负责人应当至少具有药学或相关专业本科学历（或中级专业技术职称或执业药师资格），具有至少5年从事药品生产和质量管理的实践经验，其中至少1年的药品质量管理经验，接受过与所生产产品相关的专业知识培训；质量受权人应当至少具有药学或相关专业本科学历（或中级专业技术职称或执业药师资格），具有至少5年从事药品生产和质量管理的实践经验，从事过药品生产过程控制和质量检验工作。质量受权人应当具有必要的专业理论知识，并经过与产品放行有关的培训，方能独立履行其职责。

法律责任　在药品生产过程中，药品关键人员处于生产质量管理的核心地位。企业负责人全面负责企业日常管理；生产管理负责人应确保药品按照批准的工艺规程生产、贮存，严格执行与生产操作相关的各种操作规程，并完成各种必要的验证工作等；质量管理负责人应确保原辅料、包装材料、中间产品、待包装产品和成品符合经注册批准的要求和质量标准，并完成所有必要的检验等；质量受权人参与企业质量体系建立、内部自检、外部质量审计、验证以及药品不良反应报告、产品召回等质量管理活动，并承担产品放行的职责。关键人员是影响药品质量安全的关键因素，也是药品生产企业生存和发展的关键。通过明确药品生产质量关键人员的职责和法律责任，督促药品生产质量关键人员履行职责，可以全面细化《药品生产质量管理规范》有关规定，保证药品生产质量安全有效。

（孙咸泽）

yàopǐn zhìliàng shòuquánrén

药品质量受权人（authorized person of drug quality）　具有相应专业技术资格和工作经验，经企业

的法定代表人授权，全面负责药品生产质量的高级专业管理人员。

在资质方面，药品质量受权人应当至少具有药学或相关专业本科学历（或中级专业技术职称或执业药师资格），具有至少5年从事药品生产和质量管理的实践经验，从事过药品生产过程控制和质量检验工作。还应具有必要的专业理论知识，并经过与产品放行有关的培训，方能独立履行其职责。

在职责方面，质量受权人具有以下职责：①参与企业质量体系建立、内部自检、外部质量审计、验证以及药品不良反应报告、产品召回等质量管理活动。②承担产品放行的职责，确保每批已放行产品的生产、检验均符合相关法规、药品注册要求和质量标准。③在产品放行前，质量受权人必须按照上述第②项的要求出具药品放行审核记录，并纳入批记录。

药品质量受权人是药品生产企业对药品质量负有最终责任的关键人员，在执行《药品生产质量管理规范》中具有核心地位。确保药品质量受权人正确、有效地履行其职责将有效完善质量保证的链条，可以有效地防止假、劣药品的产生，规范企业内部的质量管理体系的建立与维护，明确企业的质量责任以及由此产生的社会责任。

（孙咸泽）

yàopǐn shēngchǎn zhìliàng bǎozhèng

药品生产质量保证（quality assurance of drug manufacturing）　药品生产企业为确保产品质量，在质量体系中实施并根据需要进行证实的全部有计划、有系统的活动。分为内部质量保证和外部质量保证，包括按照标准生产药

品的一系列承诺、规范、标准，是药品生产质量管理体系的一部分。内部质量保证是为使管理者确信本企业所生产药品的质量满足规定要求所进行的活动，包括对质量体系的评价与审核以及对质量成绩的评定，是组织内部管理的一种手段，也是内部质量管理职能的一个组成部分。外部质量保证是为使药品经营企业、药品使用单位等确信企业所生产的药品质量符合药品标准所进行的活动。

药品生产质量保证不是单纯的保证质量，更重要的是通过对那些影响质量的体系要素进行一系列有计划、有组织的评价活动。在药品生产质量管理体系内部，某些质量控制活动的结果也是为满足质量要求，并使企业领导、客户和其他人建立信心，所以许多质量控制活动和质量保证活动是很难区分且相互关联。质量控制是质量保证的一部分，可以为质量保证提供法律依据和技术支持。

内容　药品生产企业必须建立质量保证系统和完整的文件体系，并在实现合同要求的全过程中进行系统的预防管理和质量改进，以充分保证质量。总体而言，药品生产质量保证的主要内容包括五个方面：①保证质量体系的正常运行。②保证药品质量控制的正常实施和有效性。③对质量保证体系和保证药品质量控制方案的实施过程及成果进行阶段性验证和评价，以保证有效性和效率。④展示药品在研制、生产等各阶段的主要质量控制活动和质量保证活动的有效性。⑤组织各类活动向药品经营企业、药品使用单位、第三方及社会公众展示企业的实力，包括领导力、经营

理念、资源能力、过程管理水平、信息管理水平、经营业绩等。

为实现这五方面的质量保证工作，具体的质量保证工作又可以细化出十个方面的具体要求，分别是：①制定生产工艺，系统地回顾并证明其可持续稳定地生产出符合药品标准的药品。②生产工艺及其重大变更均应经过验证。③为了保证药品质量，必须在人员、硬件、软件等方面配备必要的生产资源，即药品生产必备资源，包括具有适当的资质并经培训合格的人员；足够的厂房和空间；使用的设备和维修保障；正确的原辅料、包装材料和标签；经批准的工艺规程和操作规程；适当的贮运条件。④使用准确、易懂的语言制定操作规程。⑤操作人员经过培训，能够按照操作规程正确操作。⑥生产全过程应当有记录，偏差均经过调查并记录。⑦批记录和发运记录应当能够追溯批产品的完整历史，并妥善保存、便于查阅。⑧降低药品发运过程中的质量风险。⑨建立药品召回系统，确保能够召回任何一批已发运销售的产品。⑩调查导致药品投诉和质量缺陷的原因，并采取措施，防止类似质量缺陷再次发生。

作用 药品生产质量保证的核心在于提供足够的保证使企业自身、药品经营企业、药品使用单位和社会公众确信企业所生产出来的药品能够满足规定的质量标准。药品生产质量保证系统依靠必要的组织结构，把组织内各部门、各环节的质量管理活动严密组织起来，严格控制药品研发、生产的整个过程中影响药品质量的因素，形成的一个有明确任务、职责、权限，相互协调、相互促进的质量管理的有机整体。该系统可以确保药品研制、生产和控制活动符合药品生产质量管理规范的要求；保证所生产、供应和使用的原辅料及包装材料正确无误；有效控制中间产品，保障验证、确认等工作的实施；督促药品生产企业严格按照操作规程进行生产、检查、检验和复核，确保每批产品经质量受权人批准后方可放行。其贯穿于药品生产的全过程，对证明药品生产活动符合质量技术标准起着决定性作用，并最终保障了药品的质量安全。

（孙成泽）

yàopǐn shēngchǎn zhìliàng kòngzhì
药品生产质量控制（quality control of drug manufacturing）　为消除各生产阶段中引起药品质量不合格的因素而采用的一系列与质量相关的作业技术与活动。随着全面质量管理理念的出现，质量控制的内涵也得到进一步深化，发展到整个产品过程的质量控制层次，即按照技术标准或者客户需求进行质量的全面控制。一般可分为三个阶段：在药品研发设计阶段的质量控制称为质量设计，药品生产过程中进行检测叫作质量监控，以及传统的质量控制方式即通过抽样检验控制质量被称为事后质量控制。

内容 药品生产质量控制是属于《药品生产质量管理规范》的一部分，涉及整个药品生产过程的控制，从所用物料的购入、储存、发放到中间产品和成品的转序、放行，从设备的安装、维修、保养到各项卫生管理制度的实施，从药品生产到药品销售与收回，从工序进行到各种记录形成，必须全面符合《药品生产质量管理规范》的要求。

在内容方面，生产质量控制主要包括外部控制与内部控制。①外部控制。安排专人定期对原料生产、供应商进行审核，并制定审核的质量标准。购入原料前，质量控制人员应按原料药质量标准对样品进行检验；原料购入后需要进行验收、抽样检验，以确保所有指标和生产、供应商提供的质量证书相一致；按规定条件储存保管，并留出一部分作为保留样，并按照储存条件的质量标准，对原料的质量稳定性进行评估，为确定原料贮存期、药品有效期提供数据；建立各种原料药的档案，并对所有文件留档备查。②内部控制。药品生产质量保证人员负责检查各级部门日常各项记录，包括：物料验收、生产操作、检验、发放、成品销售和用户投诉等的记录；厂房、设施和设备的使用、维护、保养、检修等记录。发现问题，及时展开调查，各部门负责人应协助质量部门的调查，详细记录调查过程和结果并采取必要措施杜绝类似问题的再次发生。

作用 药品生产质量控制主要通过技术活动的方法使得药品生产过程中的各个环节全面符合《药品生产质量管理规范》的要求。其主要功能是：①鉴别功能。根据技术标准、作业规程或者订货合同、技术协议的规定，采取相应的监测、检验方法观察、试验、测量药品的质量特性，判定药品质量是否符合规定的质量特性要求。②把关功能。通过严格的质量检验，剔除不合格药品并予以"隔离"，实现不合格原辅料不投产，不合格的产品组成部分及中间产品不转序、不放行，不合格的产品不交付（销售、使用）。③预防功能。对药品原辅料、包装材料及标签、说明书的购入检验、对中间产品的转序或入库前的检验，既起把关作用，又起预防作用。前一个工序的把关就是对后一个工序的预防。通过过程能力的测定和控制图的使用以及对过程作业的首检与巡检都可以起到预防作用。④报告功能。为了使质量管理部门及时掌握药品生产过程中的质量状况，评价和分析质量控制的有效性，把检验获得的信息汇总、整理、分析后写成报告，为质量控制、质量考核、质量改进以及领导层进行质量决策提供重要的依据。

药品生产企业必须设立独立的质量管理部门，并可在质量部门下设立质量控制部门专职负责质量控制工作；同时应当划分独立的质量控制区与生产区，质量控制区的相应实验室应当符合国家的有关要求，必要时还应当设置专门的实验室以减少灵敏性实验仪器受外界的影响。应当对质量控制相关的设备定期检查、更新以保障质量控制的准确性。此外，应当订立相关质量控制的规程、开设人员培训课程等以确保质量控制工作的持续与高效。

（孙成泽）

yàopǐn shēngchǎn zhìliàng fēngxiǎn guǎnlǐ

药品生产质量风险管理 （quality risk management of drug manufacturing） 企业在整个药品生产的各个环节中，采用前瞻或回顾的方式，系统、科学地将各类不确定因素产生的结果控制在预期可接受范围内，以确保药品质量符合要求的方法和过程。药品生产质量风险管理应当根据科学知识及经验对质量风险进行评估，以保证产品质量，同时，风险管理过程所采用的方法、措施、形式及形成的文件应当与存在风险的级别相适应

内容 药品生产质量风险管理的标准化管理程序一般可以被分为五个部分，包括风险识别、风险评估、风险控制、风险审核与风险沟通，其中风险沟通贯穿于整个风险管理过程中。

风险识别 进行质量风险管理的基础，即首先系统地利用各种信息和经验来确认药品生产中的工艺、设备、系统、操作等过程存在的风险，指出可能会出现哪些问题，问题会出现在哪些环节/阶段。

风险评估 对已经识别的风险及问题进行分析，进而确认将会出现的问题可能性有多大，出现的问题是否能够及时被发现以及问题可能造成的后果。通过分析各个风险的严重性和发生的可能性，对风险进行深入的描述，然后综合上述因素确认一个风险级别。继而根据预先确定的风险标准对已经识别并分析的风险进行评价，即通过评价风险的严重性和可能性从而确认风险级别。在风险级别的划分中，可以对风险定量描述，及时用从 0～100% 的可能性数值来表示。另外，也可以对风险进行定性描述，比如，高、中、低，它们所代表的意义需要企业预先进行准确的定义或尽可能详述，以便于最后做出采取何种风险控制措施的决定。

风险控制 目的是将风险降低到一个可接受的水平。在风险控制中较为重要的是对于不同风险的处理顺序的确定，即风险待处理优先级别的确立。依次按照优先级从高到低的顺序对风险影响目标程度、风险控制收益、风险控制难度、风险控制时间等指标综合确定风险控制的优先级别。在确立风险控制的优先级别后即

为对风险的具体分析，包括从人员、物料、机械、工艺、环境等角度识别风险源，并对风险源采取控制措施。

风险控制措施一般包括风险降低、风险接受两个部分。风险降低是指当风险超过了可接受水平时采取降低风险的措施，具体包括降低危害的严重性和可能性或者提高发现质量风险的能力；风险接受是指在实施了降低风险的措施后，考虑风险影响与成本，对残余风险做出是否接受的决定，风险控制的难点在于制定什么样的风险接受水平，取决于具体情况下的众多因素和人员的经验，尤其对于中等级风险，具体采取的措施与决策和责任人员持有的立场、观点以及所处的环境紧密相关，此时需要依靠各个领域的专家沟通并尽可能充分地获取数据和信息，对风险做最后的判断。

风险审核 即在风险管理流程的最后阶段，应对风险管理程序进行审核，尤其是对那些可能会影响到原先质量管理决策的程序（如工艺、设备的更新）。风险管理是持续性的质量管理过程，应当建立阶段性的审核检查的机制，审核频率应建立在相应的风险水平之上。其中风险审核尤其要注意审查风险控制措施的适当性和有效性，即是否会带来新的风险以及控制风险的效益如何。

风险沟通 在风险管理程序实施的各个阶段，决策者和相关部门对应该进行的程序和管理方面的信息，进行交换和共享，即进行风险沟通。通过风险沟通，能够促进不同部门与主体的信息交流，从而有利于风险管理的实施，使各方掌握更全面的信息从而调整或改进措施及其效果，例如可以通过生产运转的信息反馈

检查风险控制措施是否可行，以便于动态地调整风险管理体系。

作用 药品生产质量风险管理力求将生产过程中的风险因素导致的各种不利后果减少到最低程度，使之符合药品质量标准和合同的要求。一方面，质量风险管理能促进决策的科学化、合理化，减少决策的风险；另一方面，风险管理的实施可以使生产活动中面临的风险损失降至最低。

生产质量风险管理是质量管理体系的一个重要组成部分，在原料药、制剂、生物制品等产品的整个生产周期内，均可以将质量风险管理应用于与药物质量相关的所有生产环节，包括原料、溶剂、赋形剂、包装材料和标签的使用、开发、生产、发放和检查及递交过程。在药品生产周期中的特定领域和关键过程的设计中，使用标准的质量风险管理方法能够帮助我们主动识别并控制生产过程中潜在的质量问题，进一步保证和加强药品的质量。

（孙咸泽）

yàopǐn shēngchǎn zhìliàng jiǎnyàn

药品生产质量检验（quality inspection of pharmaceutical production）

药品生产企业为判定原辅料、中间体或半成品及成品合格与否，按规定的标准和方法检测其质量特性的过程。中国2010年修订的《药品生产质量管理规范》规定了对生产企业的物料和不同阶段产品的检验要求。生产企业的质量检验标准可以是国家标准，地方标准或企业申请注册时提出的内部标准。药品检验起初仅对成品，美国20世纪80年代后期开始关注原料药质量对制剂生产的影响。1953年，随着中国第一部《中国药典》的颁布，同时对药品生产企业提出了药品出厂之前必须进行检验的规定；此后，借鉴发达国家的经验，药品质量检验由单靠专职质量检验逐步发展到"三检"即自检、互检、专职检验和"三把关"制度，包括原辅料质量关，中间体或半成品质量关，成品质量关。

药品生产质量检验的目的是对药品质量水平做出公正、客观、科学、准确的评价，通过严格的质量检验，剔除不合格的原材料及中间产品。药品生产质量检验能够起到质量预防的作用，在成品出厂前起到质量把关的重要作用。同时，质量检验报告能使质量管理部门及时了解和掌握产品质量水平和生产过程的质量问题。药品生产质量检验由企业质量控制实验室完成，质量控制实验室应当有检验的详细文件包括质量标准、取样操作规程和记录、检验操作规程和记录、检验报告或证书以及检验方法验证报告和记录等。在实践操作中，实验室检验取样是质量检验工作的基础，是为了评定取样结果的可靠程度，而对取样工作的三个基本环节，即样品采集、样品加工及样品分析（或试验）所进行的检查工作。取样人员必须经过相关培训，并在质量保证人员授权后进入生产区和仓储区进行取样及调查，取样过程中的操作要严格按照批准的操作规程进行。药品生产质量检验是药品质量保证体系中的关键措施，检验工作贯穿于原辅料进厂至成品出厂的全过程，是生产企业进行质量控制的重要活动。

（孙咸泽）

yàopǐn shēngchǎn chǎngfáng

药品生产厂房（drug manufacturing premise）

药品生产、储存、质量管理与控制所需的空间场所。通常分为单体式和集中式两种组成形式。单体式厂房多应用于原料药生产企业，将工艺过程的一部分或几部分分散于几个厂房中。集中式厂房将生产区、辅助生产区及生活用室等安排在同一厂房内，多适用于制剂生产企业以及生产规模小、工段联系紧密的药品生产。厂房的层数可以分为单层和多层，厂房平面形状常见的有长方形、L型、T型等形状，一般以长方形最为多见。无论是什么形状，厂房或区域都必须符合生产工艺的要求，同时必须满足药品生产与质量管理的特殊要求，尤其是标准的洁净要求。

厂房的选址、设计、布局、建造、改造和维护必须按照药品生产要求，最大限度避免污染、交叉污染、混淆和差错，便于清洁、操作和维护。内部布局要符合《药品生产质量管理规范》和建筑设计标准的规定，由一系列药品生产硬件设施组成，包括空气净化处理设施，电气与安全设施，预防、减少、清除污染、交叉污染、混淆和差错的相关设施，消毒与卫生设施，通风除尘设施等。

在药品生产厂房的建设与管理中最重要的就是对生产环境的控制，其主要控制途径为洁净室（区）的建设与管理。洁净室（区）是指将一定空间范围内空气中的微粒、有害气体、细菌等污染物排除，并将室内温度、洁净度、室内压力、气流速度与气流分布、噪声振动及照明、静电控制在某一需求范围内，而所给予特别设计的房间。

《药品生产质量管理规范（2010年修订）》附录1中规定，洁净区的设计必须符合相应的洁净度要求，包括达到"静态"和"动态"的标准。无菌药品生产所需的洁净区可分为以下四个级别：A级，高风险操作区，如灌装区、放置胶塞桶和与无菌制剂直接接触的敞口包装容器的区域及无菌装配或连接操作的区域，应当用单向流操作台（罩）维持该区的环境状态。单向流系统在其工作区域必须均匀送风，风速为0.36~0.54 m/s（指导值）。应当有数据证明单向流的状态并经过验证。在密闭的隔离操作器或手套箱内，可使用较低的风速。B级指无菌配制和灌装等高风险操作A级洁净区所处的背景区域。C级和D级指无菌药品生产过程中重要程度较低操作步骤的洁净区。具体的各级别空气悬浮粒子的标准规定见表。

药品生产厂房是构建药品生产企业《药品生产质量管理规范》硬件部分的主要元素，也是一个药品生产企业实施《药品生产质量管理规范》的基础，应严格遵守《药品生产质量管理规范》的规定设计，是保证药品安全与质量的重要条件。

（孙咸泽）

yàopǐn shēngchǎn shèbèi
药品生产设备（drug manufacturing facilities and equipment）直接用于药品生产过程或为这一过程服务的机器设备。药品生产企业必须使用符合《药品生产质量管理规范》要求的生产设备，其设计、选型、安装、改造和维护必须符合预定用途，尽可能降低产生污染、交叉污染以及混淆和差错的风险，便于操作、清洁、维护，以及必要时进行的消毒或灭菌。

2011年1月17日发布的《药品生产质量管理规范（2010年修订）》对药品生产设备的管理进行了指导性规定，内容涵盖设备的设计与安装、维护与维修以及使用与清洁等。为正确使用、维护和检修生产设备，企业应当将药品生产设备作为一个完整的系统，将综合管理理念应用于药品生产设备管理，对设备运行过程各阶段进行全面综合的管理。依照药品生产和质量管理的基本思路，建立运行、维修和管理三者有机结合的设备维护管理系统。

在日常操作实施过程中，通常药品生产企业工程维护部门建立设备技术档案用以保存生产设备从规划、设计、制造、采购、安装、调试、确认和验证、使用、清洁、维修和维护、改造、更新直至报废的全过程中形成的所有文件与记录。

药品生产设备作为生产中物料转化为成品的有效工具及载体，与药品生产工艺以及产品质量息息相关，是药品生产过程中不可或缺的物质基础，其利用的合理程度是决定药品质量的重要因素。

（孙咸泽）

zhìyào yòngshuǐ
制药用水（water for pharmaceutical preparation）药品生产工艺中所使用的，符合《中华人民共和国药典》的质量标准及相关要求的水。又称工艺用水。依据2010年版《中华人民共和国药典》规定，制药用水因其使用范围不同而分为饮用水、纯化水、注射用水及灭菌注射用水。①饮用水为天然水经净化处理所得。通常用作洗涤直接与药品接触的设备、容器的初级用水，不直接与药品接触，不参与药品直接制造过程，只起辅助作用。②纯化水以饮用水为原水，经过一定方法（蒸馏法、反渗透法或其他适宜方法）去除水中杂质、粒子、悬浮物等后得到的符合标准要求的水，不含任何添加剂。可作为配制普通药物制剂用的溶剂或试验用水，中药注射剂、滴眼剂等灭菌制剂及非灭菌制剂所用药材的提取溶剂，口服、外用制剂配制用溶剂或稀释剂，非灭菌制剂用器具的精洗用水。③注射用水为纯化水经蒸馏（或超滤法）所得，不含微生物和热源物质。可作为配制注射剂的溶剂或稀释剂及注射用容器的精洗，亦可用于清洗与药液直接接触的零配件的末道、储水器、内包装等。④灭菌注射用水为注射用水按照注射剂生产工艺制备所得，不含任何添加剂。主要用于注射用灭菌粉末的溶剂或注射剂的稀释剂。制药用水是重要的药品生产介质，用量大、使用广，是影响药品质量的重要因素。

（孙咸泽）

yàopǐn shēngchǎn wùliào
药品生产物料（material）用于药品生产的原料、辅料和包装材料。又称药品生产基础物质，简

表　各级别空气悬浮粒子的标准

洁净度级别	悬浮粒子最大允许数/立方米			
	静态		动态	
	≥0.5μm	≥5.0μm	≥0.5μm	≥5.0μm
A级	3520	20	3520	20
B级	3520	29	352 000	2900
C级	352 000	2900	3 520 000	29 000
D级	3 520 000	29 000	不作规定	不作规定

称物料。其中，原料为药品生产过程中使用的，除辅料外的所有投入物。

药品生产物料来源广泛、品种规格繁杂，所依据的质量标准多种多样，大致可分为国家法定标准、行业标准和企业自定标准。根据 2011 年 1 月 17 日发布的《药品生产质量管理规范（2010年修订）》，药品生产所用物料应符合的物料质量标准包括药品标准、包装材料标准（见药品包装材料）、生物制品规程或其他有关标准。进口原辅料应当符合国家相关的进口管理规定。其中，药品标准是国家颁布的对药品质量的最基本要求，是药品生产中必须达到的质量标准，包括《中华人民共和国中国药典》、部颁标准、局颁标准等。《中国生物制品规程》是中国生物制品生产、检定、经营和使用的技术法规，是监督检验生物制品质量的法定标准。在药品生产过程中，企业如使用尚无国家法定标准的物料，则依据行业标准或企业自定标准。所用物料应安全无毒、性质稳定，不得对药品质量产生不良影响。

物料质量管理是药品生产管理的重要内容之一，其目标是确保投入生产的物料质量，将众多质量隐患和不确定因素所产生的产品质量风险降至最低限度。物料采购注重对供应商资质的审计与评估，从源头确保物料的供应质量；物料验收注重检查项目的全面性，确保物料有效信息的完整性；物料储存注重储存条件及养护要求，以有效防止物料交叉污染；发放使用环节严格执行物料的领用、配料等制度，避免人为失误造成的质量问题。通过严格、科学合理的操作规范，确保物料的采购、验收、储存、养护、发放、使用等整个过程做到管理有章可循，使用有标准可依，记录有据可查，进而保证合格、优质的物料用于药品生产。

物料贯穿药品生产全过程，是形成药品质量的基本要素，其质量状况直接或间接影响中间产品和最终成品的质量水平。

（孙咸泽）

yàopǐn bāozhuāng cáiliào

药品包装材料（packaging materials） 药品生产企业生产的药品和医疗机构配制的制剂所使用的直接接触药品的包装材料和容器。简称药包材，不包括发运用的外包装材料。药包材一般分为三类：Ⅰ类指直接接触药品且直接使用的药包材；Ⅱ类指直接接触药品，但便于清洗，在实际使用过程中，经清洗后需要并可以消毒灭菌的药包材；Ⅲ类指Ⅰ、Ⅱ类以外其他可能直接影响药品质量的药包材。

由于药包材可能会吸收药品中的有效成分而降低其疗效，或释放出一些有害物质而损害机体，因此药包材与一般物品的包装材料不同，有严格的质量要求。2001 年修订的《中华人民共和国药品管理法》及其实施条例、2010 年修订的《药品生产质量管理规范》以及《直接接触药品的包装材料和容器管理办法》均对药品包装材料的管理做出严格的规定。药品包装用材料、容器标准对不同材料规定的项目涵盖了处理、鉴别试验、物理试验、机械性能试验、化学试验、微生物限度和生物安全试验等，以及通过药包材与药物的相容性试验考察药包材与药物间是否发生迁移或吸附等现象。这些项目的设置为药包材的安全应用提供了基本保证，也为国家对药包材实施注册制度提供了技术支持。

在药包材的质量标准方面，根据《直接接触药品的包装材料和容器管理办法》规定，生产、进口和使用药包材，必须符合药包材国家标准，即由国家药品监督管理部门颁布实施，保证药包材质量、确保药包材的质量可控性而制定的质量指标、检验方法等技术要求。与此同时，该办法对药包材注册要求进行了详细的规定。

在药包材的管理制度方面，中国对药包材实行注册管理制度，药包材必须经国家药品监督管理部门注册并获得《药包材注册证》或《进口药包材注册证》后方可生产或进口。未经注册的药包材不得生产、经营和使用。《药包材注册证》和《进口药包材注册证》的有效期为 5 年，有效期届满需要继续生产或者进口的，申请人应当在有效期届满前 6 个月申请再注册。

药包材可保护药品不受环境影响和保持药品原有属性，便于药品的贮藏、运输、销售和使用，无论是原料药、中间产品或成品，都离不开包装材料。其在保护药品免受光线、空气、水分、微生物等因素影响而致变质或外观改变等方面，起着决定性作用。

（孙咸泽）

yàopǐn diànzǐ jiānguǎnmǎ

药品电子监管码（drug electronic supervision code） 国家药品监督管理部门针对药品生产、流通、使用过程中的全程监管而赋予每件药品的唯一的编码标识。简称药监码。旨在实现监管部门及生产企业的产品追溯管理、维护药品生产厂商及消费者的合法权益。

药品电子监管码是每个药品最小包装上的唯一编码，由一组规则排列的线条、空白以及对应的 20 位数字字符按照一定的编码规则组合而成，且需满足一定光学对比度要求。针对药品电子监管码的具体样式，国家药品监督管理部门设计了 3 种备选方案（图），企业可以根据药品包装大小的实际情况自主选择。药品电子监管码包含了药品质量信息和流通动态信息，具有一件一码、数据库集中存储动态信息、全国覆盖、全程跟踪以及满足消费者查询等特点。药品电子监管码的实现依靠赋码系统，包括药监码的获取、药监码的分配、药监码的印刷或喷印、药监码的扫描、药监码及药品信息的上传及查询。

2007 年 12 月 4 日，国家质检总局在"关于贯彻《国务院关于加强食品等产品安全监督管理的特别规定》实施产品质量电子监管的通知"中，决定对纳入工业产品生产许可证和强制性产品认证管理的重点产品实施电子监管。2010 年 6 月 17 日，国家药品监督管理局发布《关于做好基本药物全品种电子监管工作的通知》，凡生产基本药物品种的中标企业，要在 2011 年 3 月 31 日前加入药品电子监管网，按规定做好赋码、核注核销和企业自身预警处理的准备工作。在继麻醉药品、精神药品、血液制品、疫苗、中药注射剂之后，基本药物也全面纳入电子监管的范围。

在药品生产及流通过程中，药监码凭借全国药品监督网络平台可实现产品的状态查询、追溯和管理，并对药品生产、流通、使用全过程进行跟踪和监管。

（孙咸泽）

dàibāozhuāng yàopǐn

待包装药品（bulk product） 尚未进行包装但已完成其他所有加工工序的药品。由药物中间产品进一步加工而得，通过药品内包装和外包装两工序（如分装、贴签等）变为成品。无菌生产工艺中产品的无菌灌装，以及最终灭菌产品的灌装等不能视为包装。药品内包装为与药品接触的包装（如安瓿、注射剂瓶、铝箔等），保护药品的稳定；其容器的更改，应根据药品的理化性质及所选用药品包装材料性质进行稳定性实验，考察所选材料与药物的相容性。药品外包装位于内包装之外，由里向外分为中包装和大包装，应根据药品的特性选用不易破损的包装。药品内包装和外包装保证药品在生产、运输、贮藏及使用过程中的质量，方便医疗使用。包装应采用明确标识至少表明下述内容：产品名称和企业内部产品代码；产品批号；数量或重量（如毛重、净重等）；生产工序（必要时）；产品质量状态（必要时；如待验、合格、不合格、已取样等）。

依据 2011 年 1 月 17 日发布的《药品生产质量管理规范（2010 年修订）》，待包装产品的取样、检查、检验应有批准的操作规程，需由经授权人员按照规定操作，在必要时（如待包装产品外购或外销等）还应具备质量标准。其阶段完成后，需与成品一样按照质量标准进行检查和检验并记录。贮存要求包括容器、标签及特殊贮存条件；批号、数量应包含在批包装记录中，便于追溯。为保证包装过程中的物料平衡，待包装产品的名称、代码及其发放、使用、销毁或退库的数量、实际产量和物料平衡检查记录都需包含于批包装记录。

待包装药品位于药品成品的前一阶段，是成品的放行门槛。其在包装前，应确保所用包装材料的名称、规格、数量和质量状态等无误；在物料平衡检查中，若发现待包装产品、印刷包装材料以及成品数量存在问题时，应及时进行调查，未得出明确结论前，成品不得放行。

（孙咸泽）

yàopǐn wūrǎn

药品污染（drug contamination）
药品原辅料、中间产品、待包装产品、成品在生产、取样、包装或重新包装、贮存或运输等操作过程中，受到具有化学或微生

样式A

样式B

样式C

图 药品电子监管码样式

物特性的杂质或异物的不利影响。药品污染是影响药品质量的主要因素，药品从原料到成品的生产全过程，任一环节都可能导致药品污染，导致药品包装、外观质量或内在质量等不符合标准而产生不合格药品。

法源 中国 2001 年 2 月 28 日颁布的《中华人民共和国药品管理法》第四十八条第三款第四项规定，被污染的药品按假药论处。《药品生产管理规范》（1998 年版）对人员卫生、厂房和设施、设备、物料、生产管理中会对产品产生污染的选择、过程和管理进行了规定。2011 年 1 月 17 日发布的《药品生产质量管理规范（2010 年修订）》在 98 版《药品生产管理规范》基础上形成更具体的洁净生产管理，强化和细化了污染与交叉污染的预防要求，以最大限度降低对药品生产造成污染的风险。

内容 药品污染的种类、传播方式及原因多样，涉及药品生产各个环节，在实际操作中需进行严格的控制和防范。

药品污染种类与特点 在药品生产过程中，污染常见方式有三种，即物理污染、化学污染和微生物污染，对于特定的生产企业或特定的生产工艺（工序），这三种污染有时是一种起作用，有时是三种共同起作用。①物理污染：以尘粒（混合物）的形式表现，普遍存在，大量存在；污染颗粒大小不一，差距很大，不便分类去除；污染颗粒粒径在 0.1μm 以上，一般通过传统的过滤方法可去除。②化学污染：以烟、雾、气、液体等形式表现；污染颗粒十分微小，能与空气和工艺用水相溶，流动性强，不便防范；污染颗粒同分子大小，很

难通过传统的过滤方法除去。③微生物污染：大量存在，以各种形式（如附着、漂浮等）大量而普遍存在；高繁殖性，只要繁殖条件存在，就能以几何级数形式繁衍；其本身或代谢产物一般都具有毒性或高毒性。

药品污染传播方式 药品污染传播方式有三种：直接污染、二次（多次）污染和交叉污染。由于药品生产所涉及的环节较多，三种方式往往会同时发生。直接污染，由传播媒介直接将污染物带入生产环境所造成的污染；二次污染（也称多次污染），污染物进入生产环境后，在物理、化学或生物因素作用下生成新的污染物（二次污染物）而对生产环境产生的再次（多次）污染，也指非污染物（如生产所用的物料或介质等）造成的污染；交叉污染，不同原料、辅料及产品之间发生的相互污染。

药品污染原因 药品污染的原因主要有四种，分别是空气污染、人员污染、物料污染以及设备、厂房污染。①空气污染。空气并不产生污染，但是空气能将物理污染、化学污染和微生物污染带到制药企业各个角落。2010 年修订的 GMP 规定，药品生产厂房应按照生产工艺要求划分空气洁净级别，并定期检测洁净室内空气的微生物数和尘粒数，如果洁净室的微生物数和尘粒数超过规定的控制标准，就可能造成污染。②人员污染。人是洁净室中最重要的污染源，员工进入药品生产岗位，带入大量物理与微生物污染。人也是一个污染源，人的新陈代谢及言谈、咳嗽等都可能将大量皮屑及灰尘、细菌带入洁净室。③物料污染。药品生产使用的各类原料、辅料和包装材

料，由于大多由其他企业生产，并在生产之前经历运输、储存等一系列物流处理过程，如果处理不当，很容易会造成各类污染。④设备、厂房的污染。洁净区使用的设备、容器、管道表面沾染污垢，洁净区、一般生产区及仓库等地面不平整或有缝隙、积水、积尘、长霉等，均有可能引起药品污染。

药品生产过程中污染的防范 在药品生产过程中主要通过生产环境控制、员工的洁净控制以及物流的洁净控制等方式来实现污染的防范。①生产环境控制。包括药品生产企业的外部环境控制及药品生产活动的内部环境控制。②生产员工的洁净控制。2010 版 GMP 第三章第四节对人员卫生提出 9 条要求，要求对生产员工个人卫生、操作卫生以及洁净服装和所携带的生产工具卫生进行控制。③物料的洁净控制。包括物料使用前控制、物料传送洁净控制、物料配料洁净控制和空气通道洁净控制四部分。

作用及法律效力 药品污染影响药品质量，给企业造成经济损失，也对用药安全构成严重威胁。《药品管理法》规定，被污染的药品在载明药品检验机构质量检验结果后按假药论处，由药品监督管理部门按《中华人民共和国药品管理法》和 2002 年颁布的《中华人民共和国药品管理法实施条例》从重处罚。

（孙咸泽）

yàopǐn shēngchǎn quèrèn yǔ yànzhèng

药品生产确认与验证（qualification and validation of drug manufacturing） 证明药品的任何程序、生产过程、设备、物料、活动或系统确实能达到"预期效

果"的有"文件证明"的一系列活动。其中"预期效果"应为一个定量的概念，"文件证明"即指在预先设计并确认的验证方案基础上实施验证，验证的结果也以文件的形式表达出来。根据2010年修订的《药品生产质量管理规范》（good manufacturing practice，GMP），药品生产确认是指证明厂房、设施、设备能正确运行并可达到预期结果的一系列活动，而验证则是指证明任何操作规程或方法、生产工艺或系统能够达到预期结果的一系列活动。由此可知，确认和验证的内涵基本是一致的，确认是针对特定的，而验证是广义的。

基于验证的定义，在药品生产实际过程中，可根据不同的标准对其进行分类。按验证方式可分为：①前验证，又称预验证、初验证、首次验证，指在厂房设施、设备仪器、工艺规程等正式投入使用前进行的验证。②同步验证，在正式生产的同时，边生产边进行的某个项目的验证。③回顾性验证，以过去生产过程中记录的数据为基础，并对其进行统计分析，证实正式生产工艺条件实用性的验证。④再验证，又称复验证，指经过前验证的工艺、设施设备等在使用一定周期后进行的验证。若按照验证对象，验证又可分为：①厂房设施与设备验证，其包括厂房验证、公共设施验证（空气净化系统、工艺用水系统等）、单机设备验证和设备系统的验证。②药品生产工艺验证，即对某个产品工艺的整体，或是工艺中关键工序的验证。③分析方法验证，即对药品检测分析所使用的分析方法进行的验证。④清洁验证，是对和药品生产所用到的原料、辅料、包装材料、介质、水等发生直接接触的设备、管道、容器、器具等，洁净厂房的清洁效果的验证。

历史沿革 20世纪70年代败血症事件频发，调查结果显示，其原因是生产及质量控制过程明显没有达到GMP规定而导致输液被污染。于是，1976年6月1日，美国食品药品管理局的"大容量注射剂GMP规程（草案）"首次将"验证"以文件形式载入GMP，标志着药品质量管理从检验、检验合理性研究到工艺合理性研究的转变。同年食品药品管理局公布的《药品工艺检查验证标准》中又正式提出工艺验证的概念，使得验证工作扩展到药品生产的全部过程中。1987年食品药品管理局发布《药品生产工艺验证总则指南》，可以说，这是第一部验证管理规范，即药品验证管理的基本准则，它标志着验证工作将在生产过程中正式规范地开展。1989年，联邦法规21CRF211提出成品药品GMP有关验证的标准，把验证工作推向药品生产过程以外如检验过程等方面。20世纪90年代，世界上许多国家的GMP均对验证进行了规定，使验证活动走上了国际化发展道路。

中国从1988年版《药品生产质量管理规范》出现"验证"的概念，1992和1998年版《药品生产质量管理规范》分别将"验证管理"和"验证"单独列为一章，2011年1月17日发布的GMP则改为"确认和验证"，并在98版的基础上进一步细化了验证的要求内容。此外，2011年公布的《药品生产质量管理规范认证管理办法》和2007年发布的《药品GMP认证检查评定标准》也均对药品生产确认与验证进行

了规定。这充分说明中国国家药品监督管理部门对实施药品生产确认与验证工作的重视。

内容 药品生产企业确认与验证工作的基本内容为：厂房与设施的验证，设备的验证，检验及计量验证，工艺验证和产品验证。其目的为了保证药品的生产过程和质量管理以正确的方式进行，并证明这一生产过程是准确和可靠的，且具有重现性，能保证最后得到符合质量标准的药品。因此，药品生产企业是有计划、分步骤、按照验证管理规范的要求认真实施验证的，具体药品生产确认与验证工作程序为：制定验证总计划、验证实施管理、验证文件管理、验证工作回顾与检查。

制定验证总计划 2011年1月17日发布的GMP规定"企业应当制定验证总计划，以文件形式说明确认与验证工作的关键信息"。验证总计划是对公司的整个体系及用于建立性能保障性的方法进行综述的文件。一般由质量管理部门根据2011年1月17日发布的GMP及其他相关法规、规范对验证的要求，在企业整体验证工作开始之前，结合本公司的实际情况制定。其内容涵盖包括企业全部的验证活动，包括验证工作的总体原则、组织机构、验证项目、计划及相关程序等。

验证实施管理 验证的实施程序为：①建立验证组织，药品生产企业一般有专职和兼职两种验证组织，但在具体验证过程中，两种组织基本在一起完成工作。②提出验证项目，由成立的验证小组确定验证项目、范围及时间进程安排，并准备一份验证进行的顺序方案。③制定并审批验证方案，方案主要包括验证目的、

要求、标准、实施所需条件、测试方法和进度安排，其中标准应当进行量化，在验证方案实施过程中，若需要补充和修改，此时应起草补充性验证方案。制定的书面验证方案及补充性验证方案均由质量管理部门审查批准，主要审查内容是否完整，条理是否清晰，检验规程是否与质量标准和2011年1月17日发布的GMP要求一致以及相关人员是否具备相应地资质。④组织验证，验证小组按验证方案分工实施，具体负责成员及时对验证工作情况进行收集、整理和记录，并向小组负责人汇报，负责人则进行必要的监督与协调。⑤完成并审批验证报告，验证报告由小组负责人将小组成员汇报的结果汇总、审查后形成，内容汇集整个验证过程的记录、结果及评估的文件，验证报告由质量管理人员进行审查。⑥发放验证证书，验证报告审查合格后，由企业负责人发放表明验证对象"合法性"并标志验证对象可以合法投入使用的验证证书。

验证文件管理 验证文件包括：验证总计划、验证工作管理制度、验证方案、验证原始数据、验证报告等。有完整的验证文件并经过批准是质量管理部门决定产品是否准予投放市场的先决条件，因此，验证文件由验证专职组织归档保存，且要规定其保存期限，符合安全可靠及可追溯的要求。

验证工作回顾与检查 质量管理部门有必要对验证工作进行回顾，进一步完善验证工作，而在GMP认证过程中，验证工作的检查也是一个重要方面。具体要点有：①验证管理规程是否完善，验证组织工作是否规范。②验证方案是否科学，目的是否明确，方法是否可行，技术指标和验证周期是否预先设定，实施步骤是否具体详尽。③验证报告是否可靠完整，原始数据是否完整，指标是否量化，验证文件是否归档齐全。④根据生产制品特点确定验证检查的重点。

作用 药品质量是设计和制造出来的，GMP是药品设计、生产质量的基本保证，确认与验证则是GMP的理论基础。企业实施GMP往往经过设计、立标、验证、生产、监测和再验证六步循环运作，这是一个动态的过程，每次循环所得验证试验数据，都会为质量保证措施提供可靠的依据，使GMP实施更加扎实，GMP管理水平不断提高。尤其是对药品生产整个系统的工艺验证，通过活动和数理统计分析，可以发现薄弱环节，积极采取措施加以预防，使之处于受控状态。药品生产确认与验证活动也不断完善了企业的质量保证体系，减少了生产中返工和复检次数，特别是当检验手段出现问题时，可以依据工艺监控的参数来确定产品的质量状况，以减少不必要的损失，从而保证企业的经济效益。此外，随着GMP实施的不断深入，世界各国采用国际通用标准，GMP将成为医药贸易中质量证明的依据，开展药品生产确认与验证，提高产品质量，不仅使企业在国内拥有一定的市场，而且为产品打进国际市场创造了必要条件。

（邵 蓉）

yàopǐn shēngchǎn shèbèi quèrèn
药品生产设备确认（equipment qualification） 根据药品生产的工艺要求，对生产所用设备的设计与选型、安装与运行等的准确性以及对产品工艺的适应性做出评估的过程。

药品生产设备确认主要分为四种：设计确认、安装确认、运行确认以及性能确认。①设计确认是对药品生产设备的设计方案进行确认，证明设计方案可达到预期结果的一系列活动；一般从设备供应商资质、设备功能、材质和结构四方面考虑。②安装确认指在设备制造商的帮助下，对设备是否按设计进行制造，设备本身，包括技术资料完整性以及设备计量和性能参数准确性，安装环境及安装过程的符合性与正确性进行确认，并在设备安装后进行各种系统检查及技术资料（包括标准操作规程等）的文件化工作，以此来确保设备的规格、型号、安装质量、辅助设施配套的正确性与准确性。③运行确认是根据安装确认中形成的各类规程草案，对设备的每一部分及整体进行空载试验，确保设备在工作时正常运行，并且性能达到规定的技术指标，此过程中需确认设备各类规章草案的适用性、设备运行参数的波动性和设备（面板）仪表的可靠性，并对设备的各类规章草案进行再确认。④性能确认指在给定的具体工艺情况下，对设备实际生产过程中运行的稳定性、可靠性进行确认，确保设备在实际生产过程中能生产出合格产品。此阶段需考虑的因素是要模拟实际生产情况，一般先用空白料进行试车，确定设备的适用性；具体包括：第一，模拟实际生产，按给定生产工艺，连续进行3批以上产品生产，考察设备运行的稳定性和产品检测结果的重现性；第二，对产品质量情况进行全面检测，产品抽样范围进行扩大，甚至全数检查，来考察产品质量的稳定性；第三，进行挑战性试验，即在具体工艺条件下，设计出最苛刻的生产条件（工序允许条件的下限及上限），确认设备在此条件下能否正常运转，产品是否正常。此外，《药品生产质量管理规范》要求药品生产设备"保持持续的验证状态"，因此要进行设备的确认状态维护，即生产设备更新、重新启用、重大维修或技术改造后以及正常使用到规定期限后对设备重新组织确认。

药品生产的质量保证很大程度上依赖于所使用的生产设备情况，而药品生产设备确认是工艺验证的基础之一，因此，严格按照《药品生产质量管理规范》进行设备确认是保证药品生产质量的重要因素之一。

（邵蓉）

yàopǐn shēngchǎn gōngyì yànzhèng

药品生产工艺验证（drug manufacturing process validation） 证实某一工艺过程能否始终如一地生产出符合预定条件规定及质量标准的药品的过程。药品生产过程中会根据验证的结果制定、修改工艺规程。2010年修订的《药品生产质量管理规范》第一百五十一条第五款指出"工艺验证应当证明一个生产工艺按照规定的工艺参数能够持续生产出符合预定用途和注册要求的产品"。

药品生产工艺验证的要素主要包括以下几个方面：①工艺规程能生产出符合规定产品产量与质量的能力得到认定。②生产过程中所有参数的认定，包括温度、压力、时间等的所有限度，如生产合格产品的最低限度、生产合格产品的可接受限度等。③挑战试验，按照标准操作规程，确定试验的上限和下限的一个或一组测试条件，从而得出与理想的工

艺条件相比，造成工艺或产品事故最大可能的认定。

药品生产工艺验证过程主要包括五个步骤：①生产工艺研发阶段验证，主要是药品处方和生产方法的验证，及时对试验中表现出的问题和缺陷进行改动和优化，使生产工艺进入实施阶段。②预先验证，即在正式投入生产之前，检验生产工艺对于产品质量的影响及产品能否符合投产要求。③同步验证，主要是收集生产过程中的相关数据，并进行综合分析和比较，以检验所得的产品是否能够达到标准和质量保证。④回顾性验证，在产品进入市场以后，根据已有经验和数据进行验证，回顾整个生产过程全貌。⑤再验证，主要是生产设备的更新和生产工艺的修正。

无菌工艺验证是药品生产工艺验证的重要组成部分，是证明按照工艺规程使用的设备和包装材料能够始终如一地生产出符合要求的无菌产品，从而确认无菌生产工艺系统的可靠性和适应性。常用的验证方法是培养灌装试验，还有无物料模拟试验、空白物料模拟试验和产品物料模拟试验，验证条件与常规工艺验证条件基本相同。

药品生产工艺验证是规避药品质量风险的有效手段，确立控制生产过程的运行标准，通过对已验证状态的监控，控制整个工艺过程，以确保生产的稳定性，进一步规范企业的生产及质量管理实践，切实保证药品质量。

（邵蓉）

yàopǐn shēngchǎn qīngjié yànzhèng

药品生产清洁验证（drug cleaning validation） 对药品生产厂房设施、设备仪器和容器器具（清毒）所使用清洁规程的有效

性、稳定性进行的验证。也称清洁规程验证。2011年1月17日发布的《药品生产质量管理规范（2010年修订）》，第一百四十三条规定"清洁方法应当经过验证，证实其清洁的效果，以有效防止污染和交叉污染。清洁验证应当综合考虑设备使用情况、所使用的清洁剂和消毒剂、取样方法和位置以及相应的取样回收率、残留物的性质和限度、残留物检验方法的灵敏度等因素。"

一个科学、完整的清洁验证过程一般按照以下几个阶段实行：①开发阶段，根据产品性质、设备特点、生产工艺等因素拟定清洁方法并制定清洁规程，即书面的、确定的清洗方法，确定清洁原则和清洁参数，对清洁人员进行操作培训。②方案准备阶段，对厂房设施、仪器设备和容器器具进行详细考察，选择最不利清洁情形，即最差条件，确定有代表性、最难清洁的部位作为取样点；计算设备的内表面积；根据产品性质选定参照物，确定清洁后最大残留量以及清洁剂的残留量；根据验证共同要求制定并批准验证方案；开发验证有关取样方法和检测方法；在验证开始前对有关人员进行培训。③方案实施阶段，按照批准的方案开展试验，记录方案实施过程，获得数据，评价结果，得出结论。如果验证的结果表明清洁程序无法确保清洁达到预定标准，则需查找原因、修改程序并重新验证，直至结果合格。④监控及再验证阶段，对已验证并投入运行的清洁方法进行日常监控，对清洁方法的变更实行变更管理，根据检测的结果考察各种清洁方法的实际效果，以确定再验证的周期。清洁周期确定时一般需要考虑以

下几个因素：连续进行数批同品种产品或中间体生产后，更换不同品种产品或中间体生产时，设备经过重大检修后，突发事件的发生使厂房、设备受到污染，闲置超过一定时间且又需重新启用。

清洁是药品生产过程的重要组成部分，良好的清洁能够防止前批生产残留物、清洗剂以及微生物对本次生产的污染。清洁验证是确认清洁方法有效性的依据，也是确定清洁有效期的重要依据，是药品生产企业降低药品污染、提高药品质量的有效途径。

（邵 蓉）

yàopǐn zhìliàng qǐyè nèikòng biāozhǔn

药品质量企业内控标准（enterprise internal control standard of drug quality）

药品生产企业为保证药品在有效期内的质量，对产品某些关键特征所拟定的优于国家和行业的内部控制标准。企业内控标准与国家标准同属于药品标准，均是对药品的质量指标、生产工艺和检验方法所做的技术要求和规定，主要包括物料标准、中间体标准和成品放行标准、验证标准和外观标准。通常，企业内控标准的检验项目多于国家和行业标准或/和检验参数高于国家和行业标准。

企业内控标准的主要法源是《中华人民共和国标准化法》，该法对标准的制定、实施及法律责任进行说明，鼓励企业制定严于国家标准、行业标准或者地方标准要求的企业标准，在企业内部适用。企业按照《中华人民共和国药品管理法》《中华人民共和国药典》《药品生产质量管理规范》等法律规定，对构成药品质量的各因素进行科学的优化设计和验证后，确立药品的质量标准，作为该种药品的统一规定。

药品质量企业内控标准有利于生产企业把握药品生产全过程，使整个过程处于受控状态，具有较好的生产指导价值，可以提高生产效率，保证药品质量。

（邵 蓉）

yàopǐn shēngchǎn cāozuò guīchéng

药品生产操作规程（operation procedure of drug manufacturing）

经批准用来指导设备操作、维护与清洁、验证、环境控制、取样和检验等药品生产活动的通用性文件。又称生产操作指令，是为保证药品的生产能够安全、稳定、有效运转而制定的标准的书面操作规程文件。包括生产工艺规程（见药品生产工艺规程）、岗位操作法和标准操作规程（见药品生产标准操作规程）。三者的概念各不相同，其中，岗位操作法是对各具体生产操作岗位的生产操作、技术、质量管理等方面所做的进一步详细要求，是生产工艺规程的具体体现。

内容 凡是正式生产的药品，都必须制定各自的生产操作规程，制定程序一般为准备阶段、组织编写、讨论初审、专业审查、修改定稿和审定批准；对于同一剂型的药品，会有通用性的文件。生产操作规程不得任意更改，如需更改，应按制定时的程序办理修订、审批手续。生产操作规程一经批准实施，各级操作人员和管理人员都应严格执行，对不符合生产操作规则和无批准手续变更操作的指令，操作人员应拒绝执行。

在药品生产操作规程的编制要求方面，中国也有明确的规定，具体内容如下：①各种工艺技术参数和技术经济定额之计量单位均按国家规定采用国际计量单位。②成品名称按《中华人民共和国药典》或药品监督管理部门批准的法定名为准。③原辅料名称一律采用化学名，适当附注商品名或其他通用名。④成品、中间体、原料相对分子质量一律以最新国际原子量表计算，取两位小数。⑤规程和操作法用 16 开新闻纸单面印刷，于左侧装订。

作用 药品质量是设计和生产出来的，药品生产是以工序生产为基本单元，在生产过程中任何一个工序或是影响这些工序的因素出现波动，都必然会引起药品成品质量的波动。因此，要想保证有好的药品质量，就必须使药品生产过程符合质量管理要求。质量管理的基础是标准化，只有两者相结合才可以建立起有条理的生产秩序，这也是全面质量管理和《药品生产质量管理规范》的要求。药品生产操作规程作为标准化的成果，便成了药品生产管理文件的重要组成部分。药品生产企业只有制定并严格执行生产操作规程，才能保证所生产的每一批成品质量均尽可能地与原设计一致，以达到《药品生产质量管理规范》的最终目的。

（邵 蓉）

yàopǐn shēngchǎn gōngyì guīchéng

药品生产工艺规程（technical procedure of pharmaceutical production）

对药品的设计、生产、包装、规格标准及质量控制进行全面描述的基准性技术标准文件。每种药品的每个生产批次均应当有经企业批准的工艺规程，不同药品规格的每种包装形式均应当有各自的包装操作要求。

内容 根据《药品生产质量管理规范》和工业标准化管理的要求，生产工艺规程的内容包括概述、正文、补充三个部分。其中正文是其核心部分，至少包括品名、剂型、处方、生产工艺的操作要求、中间产品、产品的质量标准和技术参数及贮存的注意事项、理论收得率、计算收得率和实际收得率的计算方法、成品的容器、包装材料的要求等内容。

药品生产工艺规程可分为原料药工艺规程、制剂工艺规程和中成药工艺规程。原料药的工艺规程应按每个产品分别编制，制剂的工艺规程除可按产品编制外，也可按剂型（或单元操作）编制有关工艺操作的、阐明生产过程中的共性规定，再按具体品种的技术要求写成产品工艺规程或产品工艺卡片或按品种将工艺规程和岗位操作的内容结合，设计成工艺规程、操作要求和生产记录为一体的产品生产记录表，作为生产活动和原始记录的凭证。

在生产工艺规程的内容包括生产处方、生产操作要求和包装操作要求，规定原辅料和包装材料的数量、工艺参数和条件、加工说明（包括中间控制）、注意事项等。以制剂工艺规程为例，其内容至少应包括：①生产处方。包括产品名称和产品代码；产品剂型、规格和批量；所用原辅料清单（包括生产过程中使用，但不在成品中出现的物料），阐明每一物料的指定名称、代码和用量；如原辅料的用量需要折算时，还应当说明计算方法。②生产操作要求。包括对生产场所和所用设备的说明；关键设备的准备所采用的方法或相应操作规程编号；详细的生产步骤和工艺参数说明；所有中间控制方法及标准；预期的最终产量限度，必要时，还应当说明中间产品的产量限度，以及物料平衡的计算方法和限度；

待包装产品的贮存要求；需要说明的注意事项。③包装操作要求。包括以最终包装容器中产品的数量、重量或体积表示的包装形式；所需全部包装材料的完整清单；印刷包装材料的实样或复制品，并标明产品批号、有效期打印位置；需要说明的注意事项；包装操作步骤的说明；中间控制的详细操作，包括取样方法及标准；待包装产品、印刷包装材料的物料平衡计算方法和限度。

工艺规程的制定应当以注册批准的工艺为依据，程序一般为由车间技术主任组织编写，企业质量管理部门组织专业审查，经总工程师（或企业生产和质量负责人）批准后颁布执行，并应有车间技术主任、质量管理部门负责人和总工程师（或企业技术负责人）签字及批准执行日期。工艺规程每隔3~5年全面修订一次，修订程序与制定程序相同。工艺规程不得任意更改，如需更改，应当按照相关的操作规程修订、审核、批准。一般的工艺和设备改进项目，由有关部门提出书面报告，经试验在不影响产品质量情况下，经厂生产技术部门批准，质量管理部门备案，同时出具修改通知书，注明修改日期、实施日期、审批人签章后发至有关部门施行并在工艺规程附页上记载；重大的工艺改革项目需组织鉴定。工艺规程应当长期保存。所有药品的生产和包装均应当按照批准的工艺规程进行操作并有相关记录，以确保药品达到规定的质量标准，并符合药品生产许可和注册批准的要求。

作用 药品生产工艺规程是产品设计、质量标准和生产、技术、质量管理的汇总，是文件系统的核心，同时也是技术标准中

首先要制定的文件。可以为药品生产各部门提供必须共同遵守的技术准则，以保证生产的批与批之间，尽可能地与原设计吻合，保证每一药品在整个有效期内保持预定的质量。

与此同时，药品生产工艺规程是企业组织与指导生产的主要依据和技术管理工作的基础，是制定生产操作规程、质量监控规程、内控标准等其他生产管理文件（见药品生产标准操作规程）和质量管理文件的重要依据，其合理性和可行性直接影响所生产药品的质量以及生产效率。

(邵 蓉)

yàopǐn shēngchǎn zhōngjiān kòngzhì

药品生产中间控制 （in-process control of drug manufacturing）为实现在药品生产中对工艺过程有效监控而做的各项检查的总称。也称过程控制。中间控制包括管理性中间控制和检查性中间控制两大类。如复核配料，包装清场检查等属于管理性中间控制；测定空气中浮游菌、沉降菌等属于检查性中间控制。

药品生产中间控制的概念源于国外。由美国、日本、欧盟发起的人用药物注册技术要求国际协调会议在2000年9月完成《原料药的优良制造规范指南》（Q7A），得到国际社会普遍执行，其中指南对原料药生产中间控制做出具体要求。中国在国际原料药市场中影响越来越大，但1998年版《药品生产质量管理规范》附录中原料药部分却只有短短18条，并仅在总则中简单提到中间控制。为与国际接轨，2011年1月17日发布的《药品生产质量管理规范（2010年修订）》借鉴了Q7A的做法，明确了中间控制的概念，并在总则和附录原料药

部分明确药品生产中间控制的清晰要求；第二百条中规定"企业应当进行中间控制和必要的环境控制，并予以记录。"GMP 原料药附录部分第二十九条更加明确了"应当综合考虑所生产原料药的特性、反应类型、工艺步骤对产品质量影响的大小等因素来确定控制标准、检验类型和范围。前期生产的中间控制严格程度可较低，越接近最终工序（如分离和纯化）中间控制越严格。有资质的生产部门人员可进行中间控制，并可在质量管理部门事先批准的范围内对生产操作进行必要的调整。中间控制的目的是监控和调整工艺，在调整过程中发生的中间控制检验结果超标通常不需要进行调查。"

在具体操作过程中，药品生产中间控制的工作是由生产车间和质量管理部门共同负责的。质量保证检查员在批生产记录或中间体质量监控记录上记录结果和执行情况，并归入批档案，要及时了解并向上级主管反映生产中的异常情况，并将书面处理报告归入批档案。进行药品生产中间控制的重要意义在于可以及时排除工序中的安全隐患，确保产品符合有关标准。通过对药品生产进行中间控制，全面掌控药品生产全过程，实现了从管"结果"到管"因素"的转变，更加符合全面质量管理理念的要求，进一步保证了药品质量。

（邵 蓉）

yàopǐn shēngchǎn biāozhǔn cāozuò guīchéng

药品生产标准操作规程

（standard operation procedure of drug manufacturing） 药品生产企业员工执行每一个操作或程序所必须遵守的、经认真研究批准

的、正式的、用以指示操作的通用性文件或管理办法。又称标准操作程序（standard operation procedure，SOP），是组成岗位操作法的基础单元，具有指令性、系统性、规范性、可操作性、准确性和保密性等特点。这类文件以特定的操作员工、工作岗位或所要操作的设备等为对象，对其工作职责、工作具体内容做出规定，是各类技术标准与管理标准具体细化和实施的产物。

法源 中国 1998 年修订的《药品生产质量管理规范》首次将标准操作规程与生产工艺规程、岗位操作法等一起列为药品生产管理文件，并规定应建立文件的起草、修订、审查、批准、撤销、印制及保管的管理制度，分发、使用的文件应为批准的现行文本。已撤销和过时的文件除留档备查外，不应再在工作现场出现。

内容 药品生产标准操作规程主要包括：①操作名称。②所属产品、岗位、适用范围。③操作（工作）方法及程序。④采用原材料（中间体、包装材料）名称、规格。⑤采用的器具名称、规格。⑥操作人员。⑦附录。⑧附页。

药品生产标准操作规程的格式包括：题目、编号、制定人及制定日期、审核人及审核日期、批准人及批准日期、颁发部门、生效日期、分发部门、标题及正文。一份好的标准操作规程还应当做到指令明确且易于执行，要达到只要执行者经过适当的培训、能严格按其操作，就能准确无误地达到预定结果的效果。

制定原则 药品生产标准操作规程应按照一定的程序和系统制定，并根据药品生产企业的实际生产情况制定、修改和废除。

由于不同药厂、不同车间、不同岗位的实际情况千差万别，标准操作规程很难制定出一个统一的模式，因此制作时必须遵循以下原则：①合法原则。SOP 的制作应紧紧围绕着《中华人民共和国药品管理法》和配套的法律法规。②谁使用谁起草原则。SOP 的制作一定是由具体负责使用的组织来进行。③有事实根据原则。每制定一条 SOP 都应当有合适的证明数据，防止出现失误。④严密原则。SOP 覆盖了药品生产活动的方方面面，应根据"既无漏洞也无重叠"的原则进行周密的安排和部署。标准操作规程编写后由生产部门技术负责人审核，企业质量管理部门批准后执行，并应有编写、审核、批准人的签字及批准执行的日期。

作用 药品生产标准操作规程是药品生产企业最基本有效的技术资料和管理工具，同时也是各种标准化管理认证和产品认证的重要内容，是质量保证体系的重要组成部分，是实现生产管理规范化、生产流程条理化、标准化、简单化和确保《药品生产质量管理规范》有效实施的先决条件。因此，药品生产企业根据其实际情况制定完整、科学、实用的药品生产标准操作规程，可以保证药品生产全过程有序地、符合规定要求地运行，从而使生产的药品质量安全、有效、均一。

（邵 蓉）

yàopǐn shēngchǎn wùliào pínghéng

药品生产物料平衡

（material balance of pharmaceutical production） 产品或物料实际产量或实际用量及收集到的损耗之和与理论产量或理论用量之间的比较，并考虑可允许的偏差范围。计算物料平衡的方式为：物料平

衡＝［实际用量（实际产量）+收集的损耗］÷理论用量（理论产量）。一般通过计算收率来控制物料平衡。收率分为理论收率和实际收率。理论收率是假设实际生产过程没有任何损耗，计算应得产量。实际收率是实际获得产量。

对于一个稳定、良好的生产过程，实际收率与理论收率之间存在一定比值。药品生产企业应根据自身生产实际情况、损耗等确定适当百分比值范围。2011年1月17日发布的《药品生产质量管理规范（2010年修订）》第一百八十条规定"每批产品应当检查产量和物料平衡，确保物料平衡符合设定的限度。如有差异，必须查明原因，确认无潜在质量风险后，方可按照正常产品处理"。第一百八十七条规定"在物料平衡检查中，发现待包装产品、印刷包装材料以及成品数量有显著差异时，应当进行调查，未得出结论前，成品不得放行"。

物料平衡是生产管理过程中防止差错、混淆的一项重要措施。应对药品生产过程中的各个关键工序进行物料平衡管理，尤其注重对有物料损耗或数量变化的生产工序进行物料平衡检查，以确定生产过程是否正常或有无偏差，及时发现物料的误用和非正常流失，能够及时避免或发现药品混淆事故，保证药品质量。

（邵 蓉）

yàopǐn shēngchǎn pījìlù

药品生产批记录（batch record during drug manufacturing）

记述每批药品所有生产过程的书面文件。又称批档案（batch file），包括批生产记录、批包装记录、批检验记录和药品放行审核记录等与本批产品有关的记录。

在药品生产批记录的管理方面，批记录应当留有足够填写数据的空格。记录应当及时填写，内容真实，字迹清晰、易读，不易擦除。记录应当保持清洁，不得撕毁和任意涂改。记录填写的任何更改都应当签注姓名和日期，并使原有信息仍清晰可辨，必要时，应当说明更改的理由。记录如需重新誊写，则原有记录不得销毁，应当作为重新誊写记录的附件保存。如使用电子数据处理系统、照相技术或其他可靠方式记录数据资料，应当有所用系统的操作规程；记录的准确性应当经过核对。每批药品应当有批记录。批记录应当由质量管理部门负责管理，至少保存至药品有效期后一年。

药品生产批记录是药品生产管理文件和质量管理文件的重要组成部分。记载了每批药品生产的全过程对《药品生产质量管理规范》的遵循情况，完整、真实的记录不仅可以证明企业所生产的产品是否达到规定的的质量标准，并符合药品生产许可和注册批准的要求，还使得对缺陷产品的调查与追溯成为可能。同时，通过定期对批记录的回顾与审查，能够加强药品生产企业的生产管理和质量管理的力度。

（邵 蓉）

yàopǐn shēngchǎn pīshēngchǎn jìlù

药品生产批生产记录（batch processing record）

真实反映一个批次药品整个生产过程的生产记录。由配料、制造、成品入库等各工序生产记录组成。每批产品均应有相应的批生产记录。批生产记录分为批报和实报：批报是由专人根据各岗位生产实况记录进行整理填写的批生产记录，特点是记录简单明了；实报是由各部门分别填写其所属单元的记录，再由专人收集装订成册的批生产记录，特点是原始性、真实性较优。

在管理方面，批生产记录应当依据现行批准的工艺规程的相关内容制定。原版空白的批生产记录应经过生产管理负责人和质量管理负责人的审核和批准。批生产记录的复制和发放均应按照批准的书面程序进行控制并有记录，每批产品的生产只能发放一份空白批生产记录的复印件。

在内容方面，药品生产批生产记录包括产品名称、规格、批号；生产以及中间工序开始、结束的日期和时间；每一生产工序负责人签名；生产步骤操作人员签名；每一原辅料的批号与数量；相关操作与主要设备的编号；中间控制结果的记录以及操作人员的签名；不同生产工序所得产量；对特殊问题或异常事件的记录。

文件是质量保证的基本要素，运用文件控制生产既可以提高生产的科学性，又能加强对生产的控制。批生产记录是生产管理文件的重要组成部分，能够全面反映每批药品各个生产环节的实际执行情况，具有生产历史及质量情况的可追溯性。

（邵 蓉）

yàopǐn shēngchǎnpībāozhuāng jìlù

药品生产批包装记录（batch packaging record）

一个批次药品在整个包装操作过程中按批包装指令工作的记录。批包装指令准确地定义了具体包装作业的书面操作规程，属于标准的技术文件。每批产品或每批中部分产品的包装，都应有批包装记录。批包装记录应根据工艺规程中与包装相关的内容制定，记录的设计应注意避免抄录差错。批包装记录应当有待包装产品的批号、数量以及成品的批号和计划数量，原版空白的批包装记录的审核、批准、复制和发放的要求同原版空白的批生产记录。

从内容上看，药品生产批包装记录包括产品的名称、规格、包装形式、批号、生产日期和有效期；包装操作日期和时间；包装操作负责人签名；包装工序的操作人员签名；每一包装材料的名称、批号和实际使用的数量；根据工艺规程所进行的检查记录；包装操作的详细情况；所用印刷包装材料的实样，并印有批号、有效期及其他打印内容；对特殊问题或异常事件的记录；所有印刷包装材料和待包装产品的名称、代码，以及发放、使用、销毁或退库的数量、实际产量以及物料平衡检查。

批包装记录全面反映了产品批包装指令的实际执行情况，它不仅能够确保药品所用标签、标示物和其他包装材料的正确性，同时还为追溯该批产品包装操作以及与质量有关的情况提供了方便。

（邵 蓉）

yàopǐn shēngchǎnpījiǎnyàn jìlù

药品生产批检验记录（batch inspection record）

检验药品各种原料、辅料、包装材料、中间体、半成品、成品的质量管理文件。药品生产批检验记录由收料报告、留检报告、取样记录、取样单、增补取样申请单、检验记录、分析证书、物料处理证书、物料销毁证书、状态标识、批中间控制记录等组成。

批检验记录完整记载了该批产品检验的情况和对其质量控制的全过程，其内容主要包括：质量标准的依据、品名、规格、批号、数量、检品来源、检验项目、检测数据（测试数据、演算全过程、使用仪器编号、温度）、图谱和判定、取样日期、报告日期、检验人、复核人签字等。

批检验记录是药品生产质量控制过程中由质量管理部门负责管理的书面文件，完整、真实的记录不仅可以证明企业所生产的产品是否符合预定的质量要求，而且可以通过检验记录所记录的数据，了解企业的生产和质量控制情况。良好的批检验记录是产品能否出厂销售的依据之一，只有符合规定标准的成品才可放行销售；可用于对产品质量进行回顾性评价，通过检验记录对有质量问题的产品进行调查和溯源，以帮助改进药品生产工艺，提高产品质量。

（邵 蓉）

yàopǐn fàngxíng shěnhé jìlù

药品放行审核记录（review record for product release）

药品放行前由生产部门及质量管理部门对生产、包装及检验记录等相关材料进行审核的记录。药品放行审核记录由生产部门审核记录、质量管理部门审核记录及质量受权人审核记录三部分组成。生产部门审核内容包括：生产规程及主配方、起始物料、批生产记录、批包装记录、物料平衡、偏差与变更处理等。生产部门审核无误后，交由质量管理部门审核，审核内容包括：质量监督员现场监控记录、半成品报告单、成品取样情况记录、成品检验记录及检验报告等。审核记录经质量管理部经理审核签字后，交由质量受权人审核，审核内容包括：生产工艺和检验方法的验证、生产及检验等相关部门的签字确认、原始记录的复核、检验报告单的复核及检验偏差的处理结果等。质量受权人在对批生产、批检验、批包装记录及其他与该批产品质量有关的一切因素进行审核，符合要求后最终批准放行。药品放行审核记录是药品放行制度的必然要求，也是质量管理文件的重要组成部分，是强化药品生产企业内部质量管理机制，明确质量责任，提高企业质量管理水平的有效措施。

（邵 蓉）

yàopǐn shēngchǎn pīhào

药品生产批号（drug batch number）

用于识别药品一个特定批的具有唯一性的数字和（或）字母的组合。在药品生产过程中，一般将经一个或若干加工过程生产的、具有预期均一质量和特性的一定数量的原辅料、包装材料或成品称为一批。如：口服或外用的固体、半固体制剂在成型或分装前使用同一台混合设备一次混合所生产的均质产品为一批；口服或外用的液体制剂以灌装（封）前经最后混合的药液所生产的均质产品为一批。

所依法源 《药品管理法》规定，药品的标签和说明书必须注明产品批号；同时对于不注明或更改生产批号的按劣药论处。

内容 药品生产批号一般分为正常批号、返工批号和混合批号三种形式。正常批号的编制常用六位数字表示：年-月-日（流水号），前两位为年份，中间两位为月份，后两位为日期或流水号。对于该批产品部分返工的情况，批号编制的一般的做法为在原产品批号前或后加"R"以示区别。混合批号是针对多批药品混合加工时采用的批号形式，其编制方法与正常批号相同，只是在批号前或后加"H"代表混合。

作用及法律效力 药品生产批号涉及药品生产、流通、使用和监管等环节。在药品生产中，通过药品生产批号可以追溯和审查该批药品的生产历史。在药品流通环节，药品生产批号结合销售记录可以追溯药品市场去向。在药品使用环节，药品生产批号可以保障人体用药安全的可追溯性。药品生产批号也是药品监督管理部门实施药品质量监控的重要依据。

（邵 蓉）

yàopǐn shēngchǎn guòchéng mièjūn

药品生产过程灭菌（sterilization） 在药品生产过程中采用物理方法（如加热、辐射、过滤）或化学方法（如臭氧、环氧乙烷、灭菌剂、抗生素等）将所有致病和非致病的微生物和芽孢全部杀灭的过程。灭菌是达到无菌的过程，即经灭菌后产品中没有活的微生物存在的状态。

药品生产过程常用的灭菌方法有湿热灭菌法、干热灭菌法、辐射灭菌法、气体灭菌法、过滤除菌法或多种方法组合灭菌等。灭菌方法的选择取决于药品制剂特点、微生物情况和主成分性质（如化学稳定性、热稳定性等）。为证明所用方法的灭菌效果，药品必须经过无菌检查对该方法进行验证。

药品生产过程灭菌以"无菌保证水平（sterility assurance level，SAL）"作为产品"无菌"的相对标准。20 世纪 90 年代以前，以 F_0 值（标准灭菌时间）不低于 8 作为灭菌标准，但缺乏一定科学性，从而产生"无菌保证水平"这一概念。《英国药典》（1998 年版）强调"当灭菌程序按照 F_0 的概念来选定时，应采取特别措施来确保始终获得足够的无菌保证"。《欧洲药典》（1997 年版）定义 SAL 为一项灭菌工艺赋予产品保证的程度，灭菌工艺的无菌工艺保证水平用该灭菌批中非无菌品的概率表示。《美国药典》（USP24 版）指出"最终灭菌通常要求灭菌工艺赋予产品的无菌保证值达到 10^{-6}"。《中国药典》（2010 版）指出"实际生产过程中，灭菌将物品中污染的微生物残存概率下降至一定水平，以 SAL 表示。最终灭菌产品微生物存活率不高于 10^{-6}"。《中国药典》（2015 版）对 SAL 的规定依然维持了此标准。国际公认无菌标准为 SAL 低于 10^{-6}。

质量不合格药品不仅会造成企业经济损失和声誉贬损，也对消费者的生命健康造成威胁。因此，药品生产过程灭菌有效保障了企业和消费者合法利益。在无菌药品生产过程中，灭菌能有效防止微生物污染，充分保障无菌操作环境。而无菌保证水平则从定量角度确保无菌药品的安全性，将安全系数标准化，最终保证药品质量。

（邵 蓉）

Yàopǐn Shēngchǎn Zhìliàng Guǎnlǐ Guīfàn rènzhèng

《药品生产质量管理规范》认证（certification of good manufacturing practice） 国家依法对药品生产企业（车间）和药品品种实施《药品生产质量管理规范》（good manufacturing practice，GMP）监督检查并取得认可的制度。《中华人民共和国药品管理法》第九条规定"药品生产企业必须按照国务院药品监督管理部门依据本法制定的《药品生产质量管理规范》组织生产。药品监督管理部门按照规定对药品生产企业是否符合《药品生产质量管理规范》的要求进行认证；对认证合格的，发给药品生产质量管理认证证书。"中国自 1995 年 10 月 1 日开始实行该制度，凡具备条件的药品生产企业（车间）和药品品种（制剂），可按《中国药品认证委员会认证管理办法》申请认证。新开办药品生产企业、药品生产企业新建药品生产车间或者新增生产剂型的，应当自取得药品生产证明文件或者经批准正式生产之日起 30 日内，按照规定向药品监督管理部门申请 GMP 认证；GMP 证书有效期为五年，已取得药品 GMP 证书的药品生产企业应在证书有效期届满前 6 个月重新申请 GMP 认证；药品生产企业改建、扩建车间或生产线的，应重新申请药品 GMP 认证。GMP 认证的申请主体是药品生产企业，申请范围可以是企业全部或部分生产车间，按剂型申报。国家药品监督管理部门药品审核查验中心主管全国药品 GMP 认证工作，主要负责注射剂、放射性药品、生物制品的生产企业的药品 GMP 认证以及药品境外检查认证和国家或地区间药品 GMP 检查认证的协调工作。省级药品监督管理部门负责本辖区内除注射剂、放射性药品、国家药品监督管理部门规定的生物制品以外药品生产企业的药品 GMP 认证工作。省级以上药品监督管理部门设立的药品 GMP 检查认证机构，承担药品 GMP 认证的技术审核、组织现场检查、结果评估等技术监督工作。药品监督管理部门通过对企业 GMP 实施情况进行检查、审核与认证，确保企业严格执行 GMP，持续稳定地生产出符合预定用途和注册要求的药品。药品 GMP 认证制度是国家依法加强对药品生产监督管理的一种手段，也是确保药品安全、有效和质量可控的主要措施，能够促进中国制药企业的管理和技术创新，提高药品质量，增强国际竞争力。

（陈永法）

Zhōngyàocái Shēngchǎn Zhìliàng Guǎnlǐ Guīfàn

中药材生产质量管理规范

（good agricultural practice，GAP）　药用植物和药用动物的规范化种植和养殖等的管理规范。包括了基地选择、种质优选、栽种及饲养管理、病虫害防治、采收加工、包装运输和贮藏、质量控制、人员管理各个环节，均应严格执行标准生产操作规程。GAP 包括硬件设施和软件程序管理两方面内容。硬件设施是生产基地的物质基础，包括场地建设、农事机具、药材产地初加工设备及质检仪器等；软件程序管理是指管理程序部分，即生产企业根据自己的实际情况，制定出切实可行的、满足中药材 GAP 要求的标准操作规程，规范管理中药材的生产。

历史沿革　中药是中国传统药物的主要组成部分，在世界传统医药领域处于领先地位。中国是中药材资源大国，种类及数量均为世界之首。但由于诸多原因，中国中药材生产还存在许多问题：种植、加工技术不规范；中药材质量低劣；野生资源破坏严重等，严重影响中药疗效。为保证中药材质量，规范药材生产的各个环节乃至全过程，使药材达到"安全、有效、产量稳定、质量稳定、可控"的要求，1998 年 11 月，原国家药品监督管理局草拟了第一稿的 GAP。在此之前，中国自然资源学会天然药物资源专业委员会在学习欧盟"良好农业规范"的基础上，成立了 GAP 起草专家组，同时参考日本厚生省药物局于 1992 年修订的《药用植物栽培及质量评价》，结合中国国情，为

第一稿 GAP 提供了重要依据。2002 年 4 月 17 日，原国家药品监督管理局经过多次会议讨论研究，正式颁布了《中药材生产质量管理规范（试行）》，自 2002 年 6 月 1 日起施行。GAP 的实施，标志着中国将中药材生产纳入了规范化、法制化管理的轨道，是对中药材实施监管的里程碑。

内容　GAP 是中药材生产和质量管理的基本准则，适用于中药材生产企业生产中药材（含植物药及动物药）的全过程。核心原则是"道地药材"原则，保证中药材的优良品质。确保中药材生产企业运用规范化管理和质量监控手段，保护野生药材资源和生态环境，坚持"最大持续产量"即不危害环境，可持续生产（采收）的最大产量原则，实现资源可持续利用。其内容共十章五十七条，包括从产前（如种子品质标准化）、产中（如生产技术管理各个环节标准化）到产后（如加工、贮运等标准化）的全过程，都要遵循规范，从而形成一套完整而科学的管理体系。

具体要求包括以下几个方面：产地环境生态方面应因地制宜、合理布局；种质和繁殖材料方面应良种选育、良种繁殖；采收与产地加工方面应坚持"最大持续产量"原则；栽培方面应田间管理和病虫害防治；采收与产地加工方面应确定适宜采收期及产地加工技术、包装、运输、贮藏、质量管理等系统原理。此外，生产企业应设有质量管理部门，对其职责作出规定，建立全面质量保证体系。

作用及法律效力　从宏观角度看，实施 GAP，将中药材生产正式纳入药品监督管理体系，为国家药品监督管理部门实现中药

有效管理提供了法律保证。不同材质、不同产地、不同的栽培、采收、加工技术等都会影响中药材质量的稳定和可控。只有对药材生产的每个环节进行规范化管理，从源头上控制中药材的质量，才能保证中药药品研究、开发、生产、应用整个过程实现质量的稳定、均一、可控，促进中药饮片、中成药质量的提高。实施中药材 GAP 是中药标准化、现代化、集约化、国际化的根本保证。

从中观和微观角度看，中药材 GAP 的实施，在生产方面，推动了药材的规范生产，合理开发野生药材资源，走可持续发展道路；在发展方面，促进了企业投资中药材，建立良种繁育基地，创立名牌药材，为中药走向世界打下良好的基础；在科研方面，为研究提供优质、稳定的样品原料；在工业生产方面，为中药生产工业化提供了质量稳定可靠的原料，进一步实现了成品的稳定性。

（孙成泽）

zhōngyàocái shēngchǎn qǐyè

中药材生产企业

（producer of Chinese crude drugs）　具有一定规模、按一定程序进行药用植物栽培或动物养殖，药材初加工、包装、储存等生产过程的单位。根据 2002 年国家药品监督管理部门颁布《中药材生产质量管理规范》的规定，中药材生产企业必须通过质量管理规范的认证，并按相关规范进行中药材生产。

中药材是中成药、中药饮片的基础材料，中药材的生产包括中药材的种植、采集和饲养活动。《中药材生产质量管理规范》中明确提出中药材生产企业除了提供栽培或养殖的产品外，还应有初加工、包装、储存运输等生产过

程。因此，不同于一般药品的生产活动，中药材生产主要属于农业生产活动，与工业化生产相比，干扰因素更多，质量控制更为困难。因此，中药材生产企业与其他药品生产企业相比在生产工艺和要求上存在诸多差异，逐渐形成了以药用植物栽培，动物养殖，药材初加工、包装、储存为主的生产单位。中药材生产企业是完成田间操作的执行单位，也是多元化功能的生产单位，不只是进行种养中药材，还承担产品的初加工、包装、储存等功能。其最主要的作用是为下游的中成药、中药饮片生产企业生产、输送质量可靠的中药材。

（陈永法）

zhōngyàocái zhǒngzhì zīyuán
中药材种质资源 （germplasm resource of Chinese crude drugs）

可用于药物开发的中药材遗传资源。种质资源又称遗传资源、品种资源或基因资源，是农业上作物育种学经常使用的术语。优秀的种质和丰富的种质资源将意味着更高的产品质量，中药材种质资源对中药材质量的影响至关重要。"中药材种质资源"广义上泛指一切可用于药物开发的中药材遗传资源，是所有中药材物种的总和；而狭义的"中药材种质资源"通常是就某一具体物种而言，包括栽培品种（类型）、野生种、近缘野生种和特殊遗传材料在内的所有可利用的遗传资源。

中国非常关注中药材资源的可持续利用，特别是在中药材种质资源的保护方面。作为中药材生产的源头，中药材种质资源的选择极为重要，其优劣对中药材的外形、规格、颜色以及有效成分的含量和比例均有显著影响，这主要是由种质资源的遗传多样

性造成的。中国通过相关法律的完善以及多学科的合作，已经初步建立起了保护中药材种质资源制度体系，主要的保护方法有三种，分别是：①原地保护，即在植物原来的生态环境下就地保存与繁殖。建立自然保护区就是原地保护的最好方法之一，将药用植物种质资源种植在原产地，使它们在原来已适应的生态环境中生存。②迁地保护又称植物园保护，即在植物原产地以外的地方保存和繁育植物种质材料。③基因库保存或建立种质资源种子库，即将干燥的种子放在密闭容器中，存放在低温的冷藏室。这也属于一种异地保护的范畴，但更有利于种质资源的研究与分类及利用。

自 2005 年起，中国已经开始将中药材的种质资源优选和可持续发展作为中药现代化的一项重要工作内容，并已由国家立项进行重点品种的方法学研究，将为建立中国药用植物种质资源鉴定、保护、保存及其评价体系提供很好的基础。

（陈永法）

zhōngyàocái fánzhí cáiliào
中药材繁殖材料 （propagation material of Chinese crude drugs）

中药材生产中繁殖培育后代的种子、菌种和秧苗。培育后代的方式包括有性繁殖、无性繁殖等。有性繁殖可以大量繁殖新苗，并改良出更优的新品种；无性繁殖速度快，可以保持母本的优良特性。优良的品种具有高产、稳定、优质和适宜当地生育条件等特点，是中药材生产中重要的生产资料。

在中药材繁殖材料的管理方面，中国于 2002 年 4 月 17 日颁布实施了《中药材生产质量管理规范（试行）》。该规范明确指出种子、菌种和繁殖材料在生产、

储运过程中应实行检验和检疫制度以保证质量和防止病虫害及杂草的传播；防止伪劣种子、菌种和繁殖材料的交易与传播，并要求每种中药材的生产全过程均应详细记录种子、菌种和繁殖材料的来源，必要时可附照片或图像。与此同时，中国一直鼓励中药材生产企业加强中药材良种选育、配种工作，建立良种繁育基地，保护药用植物种质资源。并强调播种材料性能必须通过植物学鉴定，说明其植物变种、栽培品种、化学型及来源，并要求包括种子在内的无性繁殖的原材料应该符合有关纯度和发芽率的要求或标准。这一系列努力为规范中药材生产，保证中药材质量，促进中药标准化、现代化起到了积极的作用。

（陈永法）

yàoyòng zhíwù zāipéi
药用植物栽培 （cultivation of medicinal plants）

根据植物生长发育、产量和品质形成规律与环境条件的关系，采取技术措施获得稳产、优质和高效的含有生物活性成分，用于防病、治病的植物的生产活动。

中国《中药材生产质量管理规范（试行）》规定，在栽培过程中，应根据不同药用植物的特征特性及药用植物生长发育所需的环境条件，确定栽培区域和种植规程。具体的内容如下：①在施肥方面，应根据药用植物的营养特点及土壤的供肥能力，确定施肥种类、时间和数量，施用肥料的种类以有机肥为主，根据不同药用植物物种生长发育的需要有限度地使用化学肥料。允许施用经充分腐熟达到无害化卫生标准的农家肥，严格禁止施用城市生活垃圾、工业垃圾及医院垃圾

和粪便。②在灌溉方面，应根据药用植物不同生长发育时期的需水规律及气候条件、土壤水分状况，适时、合理灌溉和排水，保持土壤的良好通气条件。③在田间管理方面，应根据药用植物生长发育特性和不同的药用部位，加强田间管理，及时采取打顶、摘蕾、整枝修剪、覆盖遮阴等栽培措施，调控植株生长发育，提高药材产量，保持质量稳定。④在药用植物病虫害的防治应采取综合防治方面，如必须施用农药时，应按照《中华人民共和国农药管理条例》的规定，采用最小有效剂量并选用高效、低毒、低残留农药，以降低农药残留和重金属污染，保护生态环境。

（陈永法）

zhōngyàocái zhòngzhí guīchéng

中药材种植规程 （standard operation procedure of cultivation for Chinese crude drugs）　中药材种植时实施的用于调控可能影响药材质量的内、外因素而制定的标准和规定。其基本内容包括：①种植环境质量现状和动态变化的监测与评价，种植栽培技术如植物遗传育种、植物栽培、药材贮藏与加工、病虫害防治等的标准操作规程，肥料施用管理和农家肥无害化处理的操作规程（相关人员工作时必须遵循的程序和操作），药材生产专用肥研制与推广使用规程及病虫害发生种类调查与防治。②药材生长发育的生物学特性说明，种质资源鉴定和种子种苗的质量标准（即其质量特性达到技术要求），药材质量监控、采收加工、包装、运输、储藏的操作规程。③良种繁育基地建设的技术标准和作业人员技术培训的作业计划。④文件档案的建立与管理及田间操作原

始记录的标准规格。中药材不同于一般药品，其种植规程是保障中药材质量可控、规范管理的重要文件。依据种植规程，实现规范化种植有助于保证中药材的生产质量。

（陈永法）

zhōngyàocái bìng-chónghài zōnghé fángzhì

中药材病虫害综合防治 （integrated pest management of Chinese crude drugs）　在中药材栽培或贮藏过程中，根据生物与环境的整体观念，合理运用农业、生物、化学、物理等方法及其他有效的生态手段，把病虫害的危害控制在经济阈值以下的措施。

在栽培或贮藏过程中，中药材受到病原生物的侵染或不良环境条件的影响，从生理功能到形态构造上发生一系列反常的病变现象称为病害；而虫害包括有昆虫、螨类、蜗牛、鼠类等，但部分昆虫对人类有益（如蜜蜂、蚕）。病虫害综合防治应从多方面开展：消灭病虫害的来源；切断病虫的传播途径；利用和提高药用植物的抗病、抗虫性，保护药用植物不受侵害；控制田间环境条件，使它有利于药用植物的生长发育，而不利于病虫的发生发展；直接消灭病原和害虫，或直接给药用植物进行治疗。其操作途径有农业防治、生物防治、化学防治、物理机械防治、遗传防治、法规防治以及预测预报、植物检疫等，既要控制病虫危害，又要保障中药材的品质，避免农药残留及其他污染物对中药材的污染。

中药材病虫害综合防治以预防为主的，为改善中药材生长的外界环境条件起到了重要的作用。

（陈永法）

yàoyòng dòngwù yǎngzhí

药用动物养殖 （rearing of medicinal animals）　通过人工驯化、繁殖等现代技术，将野生药用动物进行人工养殖的活动。其管理应遵循《中药材生产质量管理规范》。身体全部或局部可以入药的动物称为药用动物，其产生的药物则为动物药。根据药用动物生存环境、食性和对环境的适应能力确定养殖方式和方法，并在引种驯化、优良品种选育、养殖地选择及仿野生养殖基地建设、专用饲料研制、动物疫病预防和动物药质量控制上，执行严格的养殖规程和管理制度。药用动物养殖如：人工养麝、活体取香等，既可满足人们对动物药的需求，又能减少药用动物资源的不合理开发利用和对自然环境的破坏，从而达到保护濒危野生物种和生态环境的目的。

（陈永法）

yàoyòng dòngwù yǎngzhí guīchéng

药用动物养殖规程 （standard operating procedures for medicinal animal rearing）　规范药用动物养殖过程，保证动物药生产和药材质量的重要准则和规定。内容包含饲料配制、场所设施建造要求，定期消毒、人员管理和疫病防治等管理制度。生产企业根据药用动物的生存特点等确定养殖方式和方法，制定相应的养殖规程和管理制度，内容涵盖野生变家养及引种驯化、优良品种选育、养殖地选择及仿野生养殖基地建设、病虫害防治、药材质量控制和评价等。掌握动物药质量管理的关键技术有利于实现药用动物规范化养殖，即建立药用动物标准化养殖规程进行药用动物的人工培育和繁殖，减少药用动物在流通环节中的质量问题，从

而保证药材质量，实现药用动物资源的可持续利用。

(陈永法)

zhōngyào cǎishōu

中药采收 （collection of Chinese crude drugs）

当生药入药部位达到药用要求时，在一定时间范围内采取相应的技术进行合理采收的总称。中药多取自生药的某一药用部位即入药部位，如植物的根茎、果实等，或动物的角、骨等。中药质量的优劣取决于其有效成分含量的高低，故常以入药部位成熟度和有效成分含量作为是否采收的依据。根据生药种类、入药部位、采收季节的不同，在药用部分及有效成分含量最高的时节进行采收，有助于获得高产优质的中药并保证生药资源的可持续利用。

(陈永法)

zhōngyàocái zuìdà chíxù chǎnliàng

中药材最大持续产量 （maximum sustainable yield of Chinese crude drugs）

不危害生态环境，中药材可持续生产（采收）的最大产量。《中药材生产质量管理规范（试行）》指出生产企业应运用规范化管理和质量监控手段，保护野生药材资源和生态环境，坚持"最大持续产量"原则，实现资源的可持续利用；特别是在野生或半野生药用动植物的采集方面，应坚持该原则，有计划地进行野生抚育，通过轮采与封育，以利生物的繁衍与资源的更新。中国中药资源虽丰富，但并非取之不尽，野生药材的情况更不容乐观。因此，要对中药材野生资源的保护、抚育与可持续利用高度重视，同时注意将当前利益与长远利益有机结合，科学管理有计划的合理采收。

(陈永法)

zhōngyàocái chūjiāgōng

中药材初加工 （primary processing of Chinese crude drugs）

为保证中药材质量，提高临床疗效，防止霉烂腐败，便于贮藏和运输而采取的剔除杂物和中药材质劣部分的加工方法。按药材和用药需要，对中药材进行分级和其他技术处理，以便于进一步加工炮制和充分发挥药用功效。中药材初加工的基本内容包括：①清洗。包括清除泥土、污垢后采用喷淋、涮洗、淘洗、刷洗等方法。②修整。包括除去非药用部分，依粗细或大小分等，刮去外皮、粗皮、去木心、龟板、除去残肉等。③蒸、煮、烫。即将鲜药在蒸汽或热水中加热处理以灭活。④浸漂。目的是减除药材的毒性和不良气味。⑤消毒。用硫磺熏以防霉、防虫。⑥发汗。目的是使药材逐步干透，兼使药材色泽好、气味纯正。⑦干燥。中药材采收后内部含水量高，若不及时加工处理，很容易霉烂变质，其药用有效成分亦随之分解散失，影响药材质量和疗效。除了少数要求鲜用或保持原状外，大部分药材须在产地进行初加工，以保证药材质量，提高药材的临床疗效。中药材初加工的目的包括：①除去非药用部分、杂质及泥沙等。②按法定标准和商品规格进行加工修制。③消除毒性或不良气味。④干燥、打包，方便贮运。

(陈永法)

zhōngyàocái shēngchǎn wénjiàn

中药材生产文件 （processing documents of Chinese crude drugs）

涉及中药材生产与质量管理的标准、程序、规程与制度的总称。按照功能分类，中药材生产文件可分为：①操作技术规程，包括生产技术或工艺及其操作方法，及质检工作的取样及测定方法等。②技术标准，包括生产活动的技术标准或生产过程检验标准，以及不同阶段产品的质量标准。③管理文件，包括生产技术管理、岗位职责和组织管理等，依据该类文件对整个生产过程实施监督和管理，保证操作技术规程和技术标准的落实。中药材生产文件有利于保证中药材的规范化生产，避免语言差错或误解造成事故，便于追究责任和改进工作，对保障中药材的生产与质量管理起到了重要的作用。

(陈永法)

zhōngyàocái shēngchǎn guǎnlǐ biāozhǔn cāozuò guīchéng

中药材生产管理标准操作规程 （standard operation procedure for Chinese crude drugs production management）

经批准用于中药材生产管理操作的通用性文件或管理办法。与生产工艺规程、岗位操作法的文件共同组成中药材生产管理文件。中药材生产质量管理规范化是一项复杂的系统工程，国内外均未建立明确的概念和标准。《中药材生产质量管理规范（试行）》中要求，对每种中药材的生产全过程均应详细记录，必要时可附图片、图像，另外对记录的内容也做了具体规定。所有原始记录、生产计划及执行情况、合同及协议书均应存档，至少保存5年。档案资料应有专人保管。

(陈永法)

zhōngyàocái zhìliàng guǎnlǐ biāozhǔn cāozuò guīchéng

中药材质量管理标准操作规程 （standard operation procedure for Chinese crude drugs production management）

中药材生产企业为保障中药材质量而制定并实施

的质量管理操作通用性文件或管理办法。其内容涉及药用植物栽培或动物养殖，药材初加工、包装、储存等多个中药材的生产环节，是中药材质量管理具体细化和实施的产物。中药材质量管理标准操作规程与申请和审批文件、质量稳定性考察、批检验记录等一起构成中药材质量管理文件体系的基本单元。在标准操作规程的制定与使用方面，质量管理标准操作规程应当保证标题清楚明晰；有便于识别其文本、类别的系统编码和日期；制定的语言应准确易懂；制定、审查和批准的责任明确，并有责任人签名。

（陈永法）

Zhōngyàocái Shēngchǎn Zhìliàng Guǎnlǐ Guīfànrènzhèng

《中药材生产质量管理规范》认证（certification of good agricultural practice for Chinese crude drug）

国家药品监督管理部门依法对中药材生产企业（车间）实施《中药材生产质量管理规范》（good agricultural practice for Chinese crude drug，GAP）监督检查并进行认证的制度。根据《中华人民共和国药品管理法》及《中华人民共和国药品管理法实施条例》的有关规定，为加强中药材生产的监督管理，2003年9月，国家药品监督管理部门制定了《中药材生产质量管理规范认证管理办法（试行）》和《中药材生产质量管理规范认证管理办法（试行）》，于2003年11月正式受理中药材GAP的认证申请。

国家药品监督管理部门负责全国中药材GAP认证工作，检查评定标准及相关文件的制定、修订并负责检查员的培训、考核和聘任等。国家药品监督管理部门药品审核查验中心承担中药材

GAP认证中现场检查等具体工作。现场检查是指监管人员直接深入到企业进行制度、业务检查和风险判断分析，通过核实和查清非现场监管中发现的问题和疑点，达到全面深入了解和判断企业和经营和风险情况的一种实地检查方式，是监管的重要手段和方式。省级药品监督管理部门负责本行政区域内中药材生产企业的GAP认证申报资料初审和已认证企业的日常监督管理工作。

申请办理中药材GAP认证的中药材生产企业，其申报的品种至少完成一个生产周期，按照规定的程序向国家药品监督管理部门申请GAP认证；中药材GAP证书有效期一般为5年。生产企业应在中药材GAP证书有限期满前6个月，重新申请认证。国家药品监督管理部门负责组织对取得中药材GAP证书的企业，根据中药材品种生长特点确定检查频次和重点进行跟踪检查。在中药材GAP证书有效期内，省级药品监督管理部门负责每年对中药材生产企业进行跟踪检查一次，检查情况上报国家药品监督管理部门。

中药材生产企业中药材GAP证书登记事项发生变更的，应在事项发生变更之日起30日内，向国家药品监督管理部门申请办理变更手续，国家药品监督管理部门应在15个工作日内做出相应变更。中药材生产企业种植生产中药材或者关闭的，由国家药品监督管理部门收回中药材GAP证书。申请中药材GAP认证的中药材生产企业应按照有关规定缴纳认证费用。未按规定缴纳认证费用的，中止认证或收回中药材GAP证书。2016年2月国务院印发《关于取消13项国务院部门行

政许可事项的决定》，取消中药材生产质量管理规范认证。

（陈永法）

wújūn yàopǐn shēngchǎn zhìliàng guǎnlǐ

无菌药品生产质量管理（quality management of sterile drug manufacturing）

对无菌药品生产质量全面保证而进行的管理活动。无菌药品即法定药品标准中列有无菌检查项目的制剂和原料药。

内容　在无菌药品生产质量管理过程中，生产人员的技能、所接受的培训及其工作态度是关键因素，生产过程必须严格按照精心设计并经验证的方法和规程进行。无菌药品生产质量管理一般包括七个方面：标准操作规程（standard operation procedure，SOP）与工艺管理、人员管理、物料管理、设备管理、设施管理、消毒剂管理和清洁清洗管理。

SOP与工艺管理　指无菌药品生产过程的标准操作程序，包含最优化的概念，是经过不断实践总结，结合特定企业可实现的最优化的操作程序设计。SOP与工艺管理覆盖整个生产过程，包括：控制异物引入措施规范、生产操作洁净区级别要求、工艺验证管理、生产时限管理、产品密封性检查管理、防尘管理、清洁卫生管理、关键工艺参数范围规范等。

洁净区级别　无菌药品生产所需洁净区的4个区分级别。A级指高风险操作区，如灌装区、放置胶塞桶和与无菌制剂直接接触的敞口包装容器的区域及无菌装配或连接操作的区域；B级指无菌配制和灌装等A级高风险操作洁净区所处的背景区域；C级和D级指无菌药品生产过程中重要程度较低操作步骤的洁净区。

人员管理 对于无菌药品生产过程中生产人员和设备维护维修人员的管理要求。一般包括人员培训管理、人员体检管理、洁净区人员数量控制规范、洁净区人员资质确认要求、无菌操作要求、更衣程序管理、着装微生物检测管理、外来人员管理等。

物料管理 一般包括：物料质量控制（供应商审计规范、包装完好性检查、取样、检验与贮存管理）、洁净区物料控制（消毒、灭菌）、洁净区物料管理（数量控制、物料转移、物料存放位置、效期规定）、清洗灭菌（清洗灭菌效果试验、处理参数试验、灭菌装载方式管理）、剩余物料处理、无菌传递管理（气闸、灭菌设备）、物料使用管理（完好性检查规范、状态确认）等。

设备管理 对于无菌药品生产过程中使用的所有设备的管理要求，一般的使用设备包括灭菌设备、冻干机、分装机等。设备管理一般包括：设备状态验证管理、设备在离线清洗灭菌管理、真空泄漏率检测及频率管理、日常指示探头的布点位置管理、设备外观质量控制、设备传送带跨级别规范、设备自动密闭控制系统管理、辅助设备管理、过滤系统设备管理等。

设施管理 一般包括：洁净厂房管理（布局合理性、厂房密封性、厂房表面完好性、人物出入口的管理、温湿度、地漏设置、厂房材质要求、洁净室灯具安装要求等）、环境洁净度管理（换气次数和风速、动态粒子数和微生物数、高效检漏、环境消毒、产品和设备内表面保护、消毒残留检测、压差控制、恢复性试验、流型测试等）、工艺用水气管理（系统验证、除菌过滤、质量检

测、质量指标趋势分析、取样方式检测频率、水系统紫外灯使用、水系统消毒灭菌等）、洁净服管理（清洗灭菌贮存规定、材质要求、清洗灭菌次数、清洗效果确认、清洗用水的要求、清洗剂使用要求、洁净服检查等）。

消毒剂管理 一般包括：保存方式管理、消毒效果验证试验、消毒剂相容性试验、使用消毒剂管理（轮换、使用后残留处理）、消毒剂配制的 SOP、消毒剂使用频率要求、消毒剂检测频率要求、消毒程序的培训、消毒剂供应商评估管理、消毒剂种类管理、环境分离菌周期性挑战性试验等。无菌药品生产常用的消毒剂包括醇类、季铵盐类、过氧化物类、酚类四种。

清洁清洗管理 一般包括：清洗灭菌 SOP 规定、贮存管理、材质要求、完好性检查、清洁方式（顺方向、擦拭面积、清洁剂用量控制等）、清洁剂的使用管理、清洁频率位置要求、清洗验证试验、清洗效果评估（产品残留、清洁或消毒剂残留、微生物和内毒素残留）等。

作用 无菌药品一旦受到混入微生物、微粒、细菌内毒素和热源的污染，将会对药品使用者造成伤害，甚至有死亡的可能。因此，生产企业必须在无菌药品生产质量管理的指导下，通过严格管理和专业技术进行全过程的质量控制和质量保证，控制生产过程按照验证过的方法和程序进行，保证药品的安全。

(孙咸泽)

yuánliàoyào shēngchǎn zhìliàng guǎnlǐ

原料药生产质量管理 （quality management of drug substance manufacturing） 对原料药生产体系进行的质量管理活动。原料

药是指通过化学合成、半合成以及微生物发酵或天然产物分离获得的，经过一个或多个化学单元反应及其操作制成的，用于制造药物制剂的活性成分，病人无法直接服用。原料药生产质量管理包括各级药品监督管理部门依照国务院制定的与原料药生产相关的法规、规章进行的监督管理，以及原料药生产企业按照国家批准的生产工艺与规范来组织生产过程的管理。原料药生产质量管理的目的是生产质量符合标准的原料药，进一步制造合格的药物制剂。

1982 年中国化学制药行业制定了《药品生产管理规范（试行稿）》，提出在原料药生产管理方面，需要重视原料药质量标准的制定及生产过程的监控，并且需要注重仓储管理，建立原料药生产原始记录和批生产记录。1988 年中国第一次颁布《药品生产质量管理规范》（good manufacturing practice，GMP），后又经过 1992 年、1998 年和 2010 年 3 次修订，每次修订均提出了与原料药生产质量管理直接相关的条款，主要包括：药品生产企业从事原料药生产的人员应接受原料药生产特定操作有关知识培训；生产以及储存厂房严格按照相关要求建造；生产设备需要严格的质量检验；原料药生产批次的划分需要重视并且建立可追踪的原料药生产记录体系；原料药包装容器的制作也应达到药品要求的标准、建立原料药杂质档案等。

2010 年修订的 GMP 附录关于原料药生产的规定，共有 56 条，分别从范围、厂房与设施、设备、物料、验证、文件、生产管理、不合格中间产品或原料药的处理、

质量管理以及采用传统发酵工艺生产原料药的特殊要求等方面对原料药生产质量管理提出要求。

2010 年修订的 GMP 首先强调原料药的生产起始点必须符合注册批准要求，对于厂房的选址、内部环境以及需要达到的洁净标准也提出更高的要求，同时也提出了完整的原料药生产检验方法和标准，对原料药的生产工艺和生产流程做出严格的规范，对原料药中杂质的鉴别、控制以及药品的持续稳定性问题也都做出相应的要求。

原料药生产质量管理保证了原料药质量安全有效，从而保障药物制剂的安全性和有效性。

（邵 蓉）

yàoyòng fǔliào guǎnlǐ

药用辅料管理（excipients management）

针对生产药品和调配处方中除主药以外的处方中非活性成分的注册、生产、进口、使用等方面的质量控制过程。药用辅料通常是指制剂生产中人为添加的赋形剂和附加剂。根据《中华人民共和国药品管理法》第十一条规定：生产药品所需的原料、辅料，必须符合药用要求。药用辅料管理涉及各级药品监督管理部门、药品制剂生产企业、药用辅料生产企业、行业协会等多个主体。

传统药用辅料在中国出现较早，其使用远在希波克拉底（公元前 460～前 377 年）和格林（公元前 201～前 131 年）之前，但中国现代药用辅料起步和发展较晚，20 世纪 70 年代以前，基本没有开发和应用新的药用辅料，改革开放以来，药用辅料得以较快发展，药用辅料管理也逐步加强、逐步规范。

内容 药用辅料的管理主要涉及药品制剂生产企业、药用辅料生产企业以及药品监管部门三方面，其中药品制剂生产企业是监管重点，通过对药品制剂生产企业的检查延伸到对药用辅料生产企业的检查，实现药品生产供应链的全过程监管。

药品制剂生产企业必须保证购入药用辅料的质量 药品制剂生产企业必须严格规范药用辅料使用的管理，按照药品监督管理部门核准的处方工艺，使用符合要求的药用辅料生产药品。凡因违法违规使用药用辅料引发的药品质量问题，药品制剂生产企业必须承担主要责任。

药品制剂生产企业应与主要药用辅料供应商签订质量协议。确定药用辅料供应商应进行审计并经企业质量管理部门批准。对药用辅料生产企业定期进行质量评估，对药用辅料生产企业的质量体系进行质量审计和回顾分析，并建立所有购入药用辅料及供应商的质量档案。

药品制剂生产企业必须对所使用的药用辅料质量严格把关。凡购入的药用辅料，都必须按照药品批准注册时核准的质量标准进行检验，确保符合药用要求。对已颁布国家药品标准的药用辅料，必须符合国家药品标准的要求。

药用辅料生产企业必须保证产品的质量 药用辅料生产企业应严格执行《药用辅料生产质量管理规范》，健全企业质量管理体系，加强对生产所用原材料的供应商审计，严格原材料质量控制，按照产品注册核准的处方工艺组织生产，规范产品批号的编制，保证产品质量稳定。对未取得批准文号但历史沿用的药用辅料，应按照与药品制剂生产企业合同约定的质量协议组织生产。

药用辅料生产企业应按注册批准的或与药品制剂生产企业合同约定的质量标准，对每批产品进行全项检验，合格后方可入库、销售。对已颁布国家药品标准的药用辅料，必须符合国家药品标准的有关要求。产品放行前，所有生产文件和记录，包括检验数据均应经质量管理部门审查并符合要求，不符合要求不得放行出厂。

药品监督管理部门对药用辅料实施分类 管理对新的药用辅料和安全风险较高的药用辅料实行许可管理，即对生产企业应取得药品生产许可证，品种必须获得注册许可；对其他辅料实行备案管理，即对生产企业及其产品进行备案。

对实施许可管理的药用辅料，生产企业应按要求提交相关资料。经省级药品监督管理部门按照《药用辅料生产质量管理规范》的要求进行生产现场检查，动态抽样检验，并经国家药品监督管理部门审核合格后，予以注册。国家药品监督管理部门对辅料注册申请的审核应与相应的药物制剂进行关联。

对实施备案管理的药用辅料，由生产企业提交相关资料，报所在地省级药品监督管理部门备案。省级药品监督管理部门可根据需要进行现场检查和抽样检验。

药品制剂生产企业申报药品注册时，应提交所使用的药用辅料种类、供应商、质量标准及供应商审计结果等资料；对变更药用辅料种类的补充申请，应进行相应的研究，提交研究资料和供应商审计结果，报国家药品监督管理部门审批后方可使用；对不改变辅料种类仅变更供应商的，需提交相应研究资料及供应商审计结果，向省级药品监督管理部门备案后方可使用。

国家药品监督管理部门组织国家药典委员会开展药用辅料质量标准制修订工作，发布药用辅料国家药品标准，研究制定药用辅料推荐标准。各级药品监督管理部门依据国家药品标准进行监督检查。

药品监督管理部门必须加强药用辅料生产使用全过程监管。地方各级药品监督管理部门要加强对本行政区域内药品制剂生产企业的日常监管，重点检查药品制剂生产企业是否按核准的工艺处方生产；是否按供应商审计的要求对药用辅料生产企业进行审计；是否按要求对所使用的药用辅料按相应质量标准进行检验；是否未经批准擅自变更药用辅料；供应商发生变化时是否按要求进行了备案等。

地方各级药品监督管理部门对本行政区域内药用辅料生产企业开展日常监督，或根据在药品制剂生产企业监督检查中发现的问题，对药用辅料生产企业进行延伸检查。重点检查药用辅料的生产是否符合《药用辅料生产质量管理规范》；是否严格控制原材料质量；是否按照核准或备案的工艺进行生产；是否建立完善的批号管理制度和出厂检验制度。对不接受检查的，药品制剂生产企业不得使用其生产的药用辅料。

根据监督检查的情况，明确抽验重点，细化抽验范围和要求。抽验范围应涵盖药用辅料生产企业和药品制剂生产企业等药用辅料的使用单位。对以往监督检查和抽验中发现问题的企业和机构，要加大抽验频次和检查力度。

各级药品监督管理部门发现药品制剂生产企业、药用辅料生产企业在药用辅料生产、使用方面违法违规的，应按《中华人民共和国药品管理法》《国务院关于加强食品等产品安全监督管理的特别规定》等有关规定对相关企业和责任人进行查处，情节严重的，依法从严从重处理。构成犯罪的，移送公安机关，依法追究刑事责任。

作用及法律效力　药用辅料是药品的重要组成部分，直接影响药品的质量。为进一步加强药用辅料生产、使用的监管，确保药品质量安全，中国最早对药用辅料管理规定见于 1988 年《卫生部关于新药审批管理的若干补充规定》；2001 年，《中华人民共和国药品管理法》对药用辅料的管理提出明确要求；2004 年《国务院对确需保留的行政审批项目设定行政许可的决定》明确药用辅料的审批项目；2006 年，国家药品监督管理部门发布《药用辅料生产质量管理规范》，作为推荐性标准供企业参照执行；2012 年，国家药品监督管理部门发布《加强药用辅料监督管理的有关规定》，是推行药用辅料管理的新举措，此前中国没有针对药用辅料管理的专门规定。《加强药用辅料监督管理的有关规定》作为规范性文件，明确药品生产企业、药用辅料生产企业、监管部门各自的职责，规定药用辅料的监管模式，建立信息公开、延伸监管、社会监督等工作机制，加大对违法违规行为的打击力度，一方面有利于药品质量的提高；另一方面亦起到了行业整顿的作用。

(邵　蓉)

shēngwù zhìpǐn shēngchǎn zhìliàng guǎnlǐ

生物制品生产质量管理　（quality management of biological products manufacturing）　对生物制品生产

质量全面保证而进行的管理活动。包括各级药品监督管理部门依照国家制定的与生物制品生产相关的法律、法规、规章进行的监督管理，以及药品生产企业按照国家批准的生产工艺与规范来组织生产的过程的管理。相较于其他药品，生物制品的生产质量管理存在其特殊要求。

内容　由于生物制品的生产过程、分析技术和成品均存在可变性，其生产的质量管理活动存在特殊性。除了普通药品生产所需遵守的各项政策法规标准，各级政府部门为生物制品而设的特别规定包括国家药典委员会编制的《中华人民共和国药典（2010年版）》第三部的相关标准、国家药品监督管理部门批准颁布执行的《中国生物制品规程（2000年版）》的法定标准，以及卫生部颁布的《药品生产质量管理规范（2010 年修订）》附录中关于"生物制品"的要求等。

生物制品生产过程中涉及的人员应当具备相应的专业知识且接受特定培训，并根据相关规定进行生产和管理的操作；厂房与设备应符合规定的空气洁净度、格局分布，并且配备合格的密封系统、空气净化系统、清洁灭菌系统及隔离措施等，防止污染和交叉污染；动物房按类划分，需监控并详细记录动物情况。

生物制品的生产过程需要进行特殊控制。生产和检定用细胞需建立完善的细胞库系统，分为原始细胞库、主代细胞库和工作细胞库三类；生产和检定用菌毒种需建立完善的种子批系统，分为原始种子批、主代种子批和工作种子批三类。细胞库系统和菌毒种种子批系统的建立、维护和检定都应符合《中华人民共和国药典（2010 年版）》的要求。此外，应根据《中华人民共和国药典（2010 年版）》中的"生物制品分批规程"对生物制品进行分批和编号；生产过程中做好清洁灭菌消毒操作，尽可能避免污染或交叉污染。

生物制品的质量管理也要符合特殊制定的标准。生物制品的原辅料、中间产品、原液及成品应根据《中华人民共和国药典（2010 年版）》或国家药品监督管理部门批准的质量保证进行检定；当原辅料的检验周期较长时，允许在检验完成前投入使用，但只有全部检验结果符合标准才可放行成品；中间产品的检验时间，留样需要及储存条件也有明确规定；对于某些生产工艺也应当连续监控并记录监控数据。生产工艺、程序、设备、试验操作、清洁可靠性及系统等都应定期验证，以确保它们能达到预期的结果。

作用　生物制品的生产所涉及的生物过程和生物材料均不稳定，质量控制所使用的生物学分析技术也具有较大的可变性，其成品也存在特殊活性，这就使得生物制品的生产质量管理不同于一般的药品生产管理。对生物制品的质量控制实行生产全过程监控，能够针对生产各环节的特殊性采取特定的管理措施，保证生物制品质量管理体系的良好运行，从而确保生物制品的安全有效和质量稳定。

（邵 蓉）

xuèyè zhìpǐn shēngchǎn zhìliàng guǎnlǐ

血液制品生产质量管理 （quality management of blood products manufacturing）　对血液制品生产质量进行全面保证的管理活动。由于生产血液制品用的原料血浆可能含有经血液传播疾病的病原体，为确保产品的安全性，需要保证原料血浆及其来源的合法性，对生产工序进行严格控制，特别是病毒的去除或灭活工序，对原辅料和产品也需进行严格的质量控制。

内容　血液制品生产质量管理包括了单采血浆站管理和血液制品生产企业的管理。

单采血浆站的管理　血液制品是特指各种人血浆蛋白制品，其原料来源于单采血浆站采集的健康人血浆，原料血浆的质量应当符合《中华人民共和国药典（2010 年版）》中"血液制品生产用人血浆"的要求。血液制品的原料血浆采集、分离和检测、血浆组分分离及制备、半成品及成品生产和检定，除须严格按现行《中国生物制品规程（2000 年版）》所规定的工艺及质量标准进行外，还必须严格按照《血液制品管理条例（1996 年版）》来执行。

单采血浆站在采集血浆过程中的质量管理工作直接影响着血液制品的安全；国家颁布了《血液制品管理条例（1996 年版）》《单采血浆站质量管理规范（2006 年版）》《单采血浆站管理办法（2007 年版）》和《单采血浆站技术操作规程（2011 年版）》等一系列法律法规办法来规范单采血浆站的质量管理工作。质量管理部门应定期对单采血浆站进行现场质量审计，并生成质量审计报告。

血液制品生产企业的管理　血液制品生产企业必须符合 2001 年修订的《中华人民共和国药品管理法》对药品管理的规定以及《血液制品管理条例（1996 年版）》的规定；其血液制品的生产质量管理体系需根据国家药品监督管理部门颁布的《药品生产质量管理规范（2010 年修订）》而建立。

从事血液制品生产、质量管理及其他相关工作的人员应具有相应的专业知识和法律知识，定期接受培训，并应当接种相关疫苗。血液制品的生产厂房和检验实验室应专门独立，防止交叉污染。血液制品生产企业在接收原料血浆时应检查其来源、运输、包装、标签和检测报告等，确保原料的合格性，并在投料生产前进行全面复检和质量评价；企业应建立原料血浆的追溯系统，确保可追溯至供血浆者；企业也应与单采血浆站建立信息交换系统，在出现特殊情况时进行必要的信息沟通；应对原料血浆、血浆分离组分、中间产品、成品的贮存、运输条件进行检查并验证；用于特殊检查的体外诊断试剂应检查合格后才可使用，并验证检验方法；原料血浆的生产操作过程应采取适当的方法避免污染、混淆或交叉污染。

血液制品的放行应符合《生物制品批签发管理办法（2004 年版）》的要求。国家药品监督管理部门对血液制品生产企业的《药品生产质量管理规范》认证执行专门的《血液制品〈药品生产质量管理规范〉认证检查评定标准》，对血液制品生产企业实施重点监管，建立监管责任制、企业信用信息档案，实施专门的巡查及报告制度，每年进行监督检查。

作用　血液制品生产包括从原料血浆接受、入库贮存、附件、血浆分离、血液制品制备、检定到成品入库的全过程。对单采血浆站采用规范化的全面质量管理，能有效地从源头上保证生产用人血浆的质量；此外，对血液制品的生产过程和原辅料及产品进行严格的控制，保证血液制品质量管理体系运作良好，从而确保血液制品的安全疗效和质量。

（邵 荃）

zhōngyào yǐnpiàn shēngchǎn zhìliàng guǎnlǐ

中药饮片生产质量管理（quality management of prepared slices of traditional Chinese medicine manufacturing）

对中药饮片生产质量全过程保证进行的管理活动。包括从药材采购、验收入库、加工生产到质量审批、储存、发运、市场使用的全过程。中药饮片指在中医药理论指导下，按照传统加工方法将中药材经炮制后制成一定规格供中医临床配方和中成药制剂使用的制成品。中药饮片是中药产业的三大支柱之一，而且还处于承上启下的关键位置，是中医临床方剂的基本组成部分，也是中成药的基本原料，其质量的优劣直接影响中医药的疗效，关系到饮用者的身体健康。

所依法源 在中药饮片质量管理制度方面，国家药品监督管理部门于 2003 年 1 月印发了中药饮片《药品生产质量管理规范》补充规定，并于同年 6 月开始实施认证试点。随后，国家药品监督管理部门规定从 2008 年 1 月 1 日起，所有中药饮片生产企业必须在符合《药品生产质量管理规范》的条件下生产，并进一步补充制定了《中药饮片认证检查项目》。2010 年修订的《药品生产质量管理规范》附录 5 也对中药饮片的生产质量管理制定了更加明确的规定。这些规定主要从以下方面进行了规定。

中药饮片生产的质量标准 2001 年修订的《中华人民共和国药品管理法》第十条规定：中药饮片必须按照国家药品标准炮制；国家药品标准没有规定的，必须按照省级药品监督管理部门制定的炮制规范炮制。省级药品监督管理部门指定的炮制规范应当报国家药品监督管理部门备案。各省卫生主管部门根据各地的社会、文化差异和用药习惯，制定了各自辖区内的《中药饮片炮制规范》。这些措施对中国中药饮片的规范起到了一定的作用。

中药饮片生产的审批 《中华人民共和国药品管理法》第三十一条：生产新药或者已有国家标准的药品的，须经国家药品监督管理部门批准，并发给药品批准文号；但是，生产没有批准文号管理的中药材和中药饮片除外。实施批准文号管理的中药材、中药饮片品种目录由国家药品监督管理部门会同国家中医药管理部门制定。

中药饮片的生产规范 1992 年国家中医药管理局发布了《中药饮片生产企业质量管理办法（试行）》指导中药饮片规范生产。2011 年 1 月国家食品药品监督管理局、卫生部、国家中医药管理局发出《关于加强中药饮片监督管理的通知》进一步加强中药饮片监督管理。该通知要求：“生产企业生产中药饮片必须持有《药品生产许可证》《药品 GMP 证书》；必须以中药材为起实原料，使用符合药用标准的中药材，并应尽量固定药材产地；必须严格执行国家药品标准和地方中药饮片炮制规范、工艺规程；必须在符合药品 GMP 条件下组织生产，出厂的中药饮片应检验合格”。

内容 生产质量管理可以分为厂房设施和人员的管理，生产文件的管理，生产流程的管理以

及标签说明书管理。

厂房设施和人员管理 中药饮片生产和其他药品生产相同，需要生产环境整洁，总体布局合理，有足够的储存用房及适合生产规模的各种功能间。中药饮片生产企业还应根据自身生产品种及炮制方法的不同，选择合适的生产检验设备，避免在取样、筛选、称重、粉碎、混合等操作中可能产生的污染和交叉污染。饮片生产企业应在企业内建立饮片生产质量管理部门，配备具有相应资质的人员，明确其职能。

文件管理 中药饮片生产工艺规程、岗位操作法或标准操作规程、批生产记录和其他标准文件的管理。中药饮片生产过程既是管理文件的传递过程，也是生产物料的流转过程，在实际生产过程中是通过对文件的控制来实现对物料流转的控制。生产文件的管理要求所有的物料、中间产品、成品都要有质量标准、内控标准和检验方法，关键的生产工序有明确的技术参数；要求生产操作全过程有章可循；要求批生产记录完整、真实、可靠，能对生产全过程进行有效追踪，保证饮片质量。

生产流程管理 对中药饮片生产前、生产中、生产后的管理。①生产前的管理。中药饮片生产前最重要的是原辅料的管理。中药饮片的质量很大程度上取决于中药材的质量。中药材的来源应当相对稳定，按照产地、采收时间、采集部位、药材等级、药材外形（如全株或切断）、包装形式等分类保存并定期对储存的药材进行养护管理。按照规定的方法进行拣选、整理、剪切、洗涤、浸润或其他方法炮制加工。生产前的管理还包括对生产现场的检

查，确认生产现场无上次生产的遗留物，已清场合格。并准备好本次生产所必需的文件、记录和物料。通过验证，保证设备的生产条件和工艺参数已达到最佳的生产状况。②生产中的管理。生产中的管理应做到严格执行生产操作规程，不擅自改变操作内容。严格按照 SOP 规定的各项指标和条件进行饮片的生产操作。采取相应措施防止生产过程中可能产生的微生物污染、污染和交叉污染。对关键岗位进行严格监督，不允许不合格产品进入下一生产环节。生产中各状态标识要正确，不允许出现无状态标识的设备和物料，防止混淆和污染。对成品按照质量标准进行检验，检验合格方能放行。做好物料平衡和偏差管理工作。③生产后的管理。生产结束后，主要是做好生产现场的清洁及场地、设备、容器具、物料等的清场工作；半成品、中间产品的流传、核对、存放、记录等工作；成品的入库和储存工作。根据饮片的不同特性，规定其贮存条件、期限和复验期。④包装和标签。生产中药饮片，应当选用与药品质量相适应的包装材料和容器；包装不符合规定的中药饮片，不得销售。中药饮片包装必须印有或贴有标签。中药饮片的标签必须注明品名、规格、产地、生产企业、产品批号、生产日期、实施批准文号管理的中药饮片还必须注明药品批准文号。

作用 中药饮片作为药品列入《中华人民共和国药品管理法》，但长期以来中药饮片的管理却有别于其他药品。实践中，对中药饮片生产完全放开，使得中药饮片质量不合格率远高于其他药品，在一定程度上损害了人民健康，并阻碍中国中医药事业的

发展。中药饮片生产质量管理的核心在于规范饮片生产的全过程，包括原药材、辅料的前处理，炮制、包装、储存，养护等过程，防止生产过程中可能产生的污染和交叉污染，提高饮片质量。饮片的质量不是检验出来的，而是设计和生产出来的。但再好的设计方案也需要生产来实施，企业只有使生产全过程处于全面可控状态，才能生产出符合标准的安全、有效、质量可控的中药饮片。中药饮片的生产质量管理，对于规范中药饮片的生产，实现中药产业的现代化具有重要作用。

（邵 蓉）

zhōngyào zhìjì shēngchǎn zhìliàng guǎnlǐ

中药制剂生产质量管理（quality management of traditional Chinese medicine manufacturing） 对中药制剂生产质量全面保证而进行的管理活动。目的是使生产的中药制剂适用于预定用途，符合中药制剂注册批准的要求和质量标准，避免患者承担安全、疗效和质量的风险。

内容 中药制剂生产质量管理的工作程序包括计划、实施、检查、处理四个阶段。围绕这四个方面，可以从一般要求和特殊要求两方面来理解中药制剂生产质量管理的内涵。

一般要求 中药制剂属于药品，其生产质量管理要符合一般药品生产质量管理的要求。首先，以《药品生产质量管理规范》为准则对企业现状全面分析、设计文件系统，文件层次包括质量方针和目标类文件，标准类文件和记录类文件以及文件管理控制程序、明确界定职责、建立质量体系；其次，中药制剂生产企业必须严格实施《药品生产质量管理

规范》来生产中药制剂；再次，要对人员、质量体系运作和各项措施等进行检查；最后，对检查环节出现的问题进行处理，找到应对措施，评审应对措施并对措施的实施进行验证。

特殊要求 由于中药制剂的质量与中药材和中药饮片的质量、中药材前处理和中药提取工艺密切相关，因此其生产质量管理要符合特殊的管理要求，应对中药材和中药饮片的质量以及中药材前处理、中药提取工艺严格控制。首先，要建立符合中药制剂特点的质量管理计划，关键点是在中药材前处理以及中药提取、贮存和运输过程中，要采取措施控制微生物污染，防止变质。在文件设计中，应包括中药材养护和中药饮片养护记录，中药材前处理、中药提取、中药制剂的生产工艺和工序操作规程以及从中药材的前处理到中药提取物整个生产过程中的生产、卫生和质量管理情况的符合相关要求的记录等文件。在实施阶段，要保证有具备一定能力和经验的人员负责中药材和中药饮片的质量管理；对中药材和中药饮片进行操作易产生粉尘的，应采取有效措施控制粉尘扩散，避免污染和交叉污染；中药材和中药饮片的接收、运输和贮存都要严格按照要求进行，贮存的中药材和中药饮片要定期养护。在检查和处理阶段，应实施各项质量控制项目以保证中药材和中药饮片的质量符合国家药品标准及省（自治区、直辖市）中药材标准和中药炮制规范。

作用 中药制剂是一类特殊的药品，中药材和中药饮片的特殊性以及其成分的复杂性直接影响着中药制剂的质量，因此在生产过程中，只有通过具有中药制

剂特点的质量计划、控制、保证和改进达到中药制剂生产过程中的全面受控状态，保证中药制剂质量管理体系的建立和良好运行，确保持续稳定地生产出符合质量标准和注册要求的中药制剂。

(邵 蓉)

fàngshèxìng yàopǐnshēngchǎn zhìliàng guǎnlǐ

放射性药品生产质量管理

(quality management of radioactive pharmaceuticals manufacturing) 对放射性药品生产质量全面保证而进行的管理活动。其目的是使生产的放射性药品适用于临床诊断或者治疗，符合放射性药品注册批准的要求和质量标准，避免患者承担疗效、质量和辐射的安全风险。

内容 放射性药品质量管理包含一般要求和特殊要求两方面。

一般要求 放射性药品属于药品，其生产质量管理要符合一般药品生产质量管理的要求。首先，以《药品生产质量管理规范》为准则对企业现状全面分析、设计文件系统，文件层次包括质量方针和目标类文件，标准类文件和记录类文件以及文件管理控制程序、明确界定职责、建立质量体系；其次，放射性药品生产企业生产药品时必须严格实施《药品生产质量管理规范》；再次，要对人员、质量体系运作和各项措施等进行检查，放射性药品生产企业要建立质量检验机构，所生产的放射性药品必须经质量检验，符合国家药品标准的方可出厂；最后，对检查环节出现的问题进行处理，找到应对措施，评审应对措施并对措施的实施进行验证。

特殊要求 由于放射性药品具有以下特点：①放射性核素遵循特定规律衰变。②化学量少。③个性化给药。因此其生产质量管理要符合放射性药品生产质量管理规范。首先要建立符合放射性药品特点的质量管理计划，关键点是辐射防护、防止核素的污染和交叉污染，设计的文件应包括放射性核素的贮存、领取、使用、归还记录、辐射防护监督检查记录、放射性废液、废气、固体废物处理记录、运输放射性药品或核素的空容器的包装、剂量监测记录等。在实施阶段，要规范化药房管理，保证关键人员具有核医学、核药学专业知识及放射性药品生产和质量管理经验，制备正电子类放射性药品的医疗机构要有专人负责药品制备全过程的质量管理和检验，也要指定辐射防护和安全运行的负责人员；放射性药品的外包装应贴有标签和放射性药品标志。在检查阶段，质量控制关键点是放射性活度、放射性核素纯度、放射化学纯度，含有短半衰期放射性核素的药品可以边检验边出厂；在处理阶段，应特别关注短半衰期放射性药品的召回管理，若发现短半衰期核素质量不符合国家药品标准时，该药品的生产企业应当立即停止生产、销售，并立即通知使用单位停止使用，同时报告卫生部和能源部。

作用 放射性药品辐射给人和环境造成一定的影响，因此在生产过程中，只有通过具有放射性药品特点的质量计划、控制、保证和改进达到放射性药品生产过程中的全面受控状态，保证放射性药品质量管理体系的建立和良好运行，确保持续稳定地生产出符合质量标准和注册要求的放射性药品。

(邵 蓉)

yàowù zhǔwénjiàn zhìdù

药物主文件制度 (drug master files system) 关于生产厂商提供的反映化学原料药、中间体、辅料、医药包材等药品生产和质量管理方面的一套完整的文件资料的系统规定。主要包括生产厂商简介、具体质量规格和检验方法、生产工艺和设备描述、质量控制和质量管理等方面的内容。

在世界范围内，根据对药物主文件注册程序规定和编写要求的不同，药物主文件制度大致分为两种，一种是美国食品药品管理局所要求的药物主文件 (drug master files，DMF)；另一种是欧盟国家所要求的欧洲药品主文件 (European drug master file，EDMF)，也称作活性物质主文件 (active substance master file，ASMF)。美国食品药品管理局的DMF涵盖药品生产的全过程化学、生产和控制信息 (chemistry，manufacturing and control，CMC)；而欧洲DMF则主要强调第一个C，即chemistry，主要内容包括药物及其相关杂质的化学，包括化学结构及结构解析、化学性质、杂质及其限度、杂质检查等。欧盟EDMF要求重点介绍产品的工艺质量控制、杂质和稳定性研究等方面的资料和数据；而美国DMF被细分为五类，在EDMF基础上，尚需介绍人员、GMP管理、机构和职责等方面的内容。

具体而言，美国食品药品管理局没在正式文件中规定出口到美国的原料厂家必须上报DMF资料，但在实践操作中存在此类做法，而且美国食品药品管理局也发表了编写DMF文件的指南。若该原料药被用做处方药的成分时，则美国食品药品管理局将派员对生产厂家进行检查，以确定该厂的生产是否与所上报的资料相符，是否是按美国药品生产质量管理规范的要求进行。

EDMF 与美国 DMF 一样，也是一种文件形式，是在欧洲境内使用的用于原料药生产及质量控制信息提交的文件。它是当原料药物的生产厂家不是药品制剂上市许可证的申请人时，也就是说当制剂生产厂家使用其他厂家生产的原料药物生产制剂时，为了保护原料药物的生产及质量管理等方面有价值的技术机密而由原料药物的生产厂家提交给欧洲官方机构的文件，分为申请人部分和保密部分。

沿革与发展 在美国，"药物主文件"这一法律概念最早出现在 1987 年版的《原料药生产企业为支持药品制剂申请的资料指南》中；1989 年 9 月版的《DMF 指南》中，美国食品药品管理局对 DMF 行政管理类信息、食品药品管理局审评、DMF 持有者义务以及授权书等文件做了进一步说明和要求；2001 年 9 月，美国食品药品管理局正式启用了人用药品注册技术规范的国际协调会议的指导文件 Q7A，使药物主文件更加科学、规范；《原料药物：化学、生产和控制信息》试行文件于 2004 年 1 月发布，该指导文件在 Q7A 的基础上对第二类药物主控制文件进行进一步细化。近几年，美国食品药品管理局和人用药品注册技术规范的国际协调会议的指导文件发布很多关于药品安全性、有效性、申报内容及格式要求的指导文件，构成了一个相对完整的法律法规体系，对 DMF 进行全面规范。

欧盟的 65/65/EEC 指令颁布于 1965 年欧共体成立之初，是其第一个药品指令，对欧共体内药品的生产和流通进行了一系列规定，首次确立了药品上市许可制度；1975 年，75/318/EEC 指令正式颁布实施，以此为法律基础，1993 年发布欧洲原料药 EDMF 指南，欧洲原料药 EDMF 备案管理进入规范化发展阶段；1993 年 11 月 11 日，《马斯特里赫条约》正式生效，欧共体更名为欧盟，欧洲政治经济一体化进程快速发展；1995 年《阿姆斯特丹条约》生效后，欧盟成立了专门的药物审评机构——欧盟药品管理局，原料药管理继续沿用 EDMF 的管理形式；2004 年根据药品法律法规新的发展情况，局部修订 1993 年颁布的《原料药 EDMF 指南》，但 EDMF 的基本程序和管理思想未变，该份指南沿用至今；为了消除欧盟内部各国评审差异、促进欧盟内部药品统一市场的建立，原欧洲药典委员会于 1994 年起针对《欧洲药典》品种推行适用性认证程序。

管理要点 药物主文件的管理要点主要包括文件类别的设定、格式和装订要求、申报流程、审批授权流程、文件的变更和终止等方面。在全球范围内，美国和欧盟是实施药物主文件制度最具代表性的国家，可以从药物主文件的类别、药物主文件的审批流程与授权以及药物主文件的变更和终止几方面将美国 DMF 和欧盟 EDMF 进行对比介绍。

药物主文件的类别 美国 DMF 根据申请内容不同划分为：Ⅰ型，生产地点和厂房设施、人员（现已不使用）；Ⅱ型，中间体、原料药；Ⅲ型，包装材料；Ⅳ型，辅料、赋形剂、着色剂、香料、香精及其他添加剂；Ⅴ型，非临床数据资料和临床数据资料。而欧盟 EDMF 程序只适用于原料药的管理（生物活性物质除外），具体包括：仍有专利保护的新原料药；已过专利保护期的原料药，且这种原料药没有包括在欧洲药典或任何一个成员国的药典之中；包括在欧洲药典或任何一个成员国的药典之中的原料药。

药物主文件的审批流程与授权 在美国，DMF 持有人将材料上交食品药品管理局后，当新药临床研究申请发起人、新药上市申请、仿制药申请或出口申请的申请人，或其他 DMF 的持有人参考引用 DMF 时，食品药品管理局中心档案室的工作人员将按照药物主文件审查标准对申报材料进行形式审核，确定在格式和内容上是否符合规定的要求。如有信息缺漏，DMF 管理人员将向持有人发出形式欠缺通知，说明资料缺陷情况，同时会通知引用该 DMF 的相关人员，该 DMF 需补充资料，但只告知资料缺陷的一般性目录，具体细节则仅向药物主文件的持有人说明，责令其补充材料或改正；如果申报资料在形式和管理要求上有极大的不完整和不合适，管理人员会将申报材料退回给 DMF 持有人，并附函件解释原因，退回的 DMF 不授予药物主控文件登记号；如果申报材料通过审查，被接受的 DMF 被纳入食品药品管理局的 DMF 数据库，并指定药物主控文件登记号，向持有人发出接收通知。DMF 持有人可将药品主控文件授权给另一药品申请者，将 DMF 部分或全部内容以参阅形式纳入其药品申请资料中，以支持其药品申请有关材料的质量保证（见药物主文件授权书）。

EDMF 持有人向药品监管部门提交 EDMF，主要用于支持药品上市许可申请或上市许可变更申请，因而 EDMF 的提交时间应与药品上市许可申请或上市许可变更申请的时间大致同步。监管部门在审批药品上市许可申请或上市许可变更申请的过程中，根据 EDMF 持有人提供的授权信，对 EDMF 中的数据进行评价，对原料药的质量及其与药品制剂的适用性进行论证。另外，由于欧盟地区存在多种药品上市许可申请程序，涉及不同国家，为最大程度方便调阅，欧盟要求 EDMF 持有人所提交的 EDMF 内容上具备高度一致性。而根据欧洲药物管理档案程序的要求，EDMF 的内容应该包括欧盟各成员国对于药品上市许可申请人的各种公告中指明的详细科学信息，已采用国际通用的文件编写格式（通用技术文件）。完整的 EDMF 由申请人部分和保密部分两个互相独立的部分组成。如果经欧洲药品评审机构验证，证明递交的 EDMF 申请文件是真实有效的，则给予申请人相应的 EDMF 登记号。

药物主文件的变更和终止 如果 DMF 有任何内容的改变，持有人必须通知每个引用该 DMF 相关申请人或发起人，提醒他们注意相关变更；在年度更新中持有人应该对授权可参考引用 DMF 信息的全部人员名单进行更新。在首次申报后的一整年，持有人应向美国食品药品管理局提供一份年度报告，包括上述名单以及所有 DMF 变更内容和补充信息；如果要转移 DMF 所有权给另一方，持有人应该书面通知美国食品药品管理局和所有授权人；如发生重大重组，应该向美国食品药品管理局提交一份详细的拟修改计划，并要求美国食品药品管理局的 DMF 部门审查；如希望终止 DMF，持有人应向 DMF 部门提交

申请，陈述终止理由；如持有人未对授权参考引用 DMF 人员进行年度更新，以及自上一年年度报告后没有变更列表的，美国食品药品管理局可以终止 DMF。

如果 EDMF 持有人需要对 EDMF 的公开部分和保密部分做出变动，则任何变动均要向主管当局或欧盟药品审评局上报，并通知所有申请人。若仅是修改 EDMF 的保密部分，并且生产采用的质量标准和杂质范围均没有发生改变，修改信息只需提供给主管当局；如果需要修改 EDMF 的公开部分，此信息必须提供给其他申请人和使用此 EDMF 的药品上市许可证的持有人，所有涉及的申请人将通过适当的变更程序修改他们的上市许可证申请文档。EDMF 持有人应对 EDMF 文件在现行的生产工艺、质量控制、技术发展法规和科研要求方面保持内容更新。如果没有任何改变，在欧盟内使用此 EDMF 的第一个五年后，EDMF 持有人应正式声明 EDMF 文件的内容仍然是不变和适用的，并提交一份更新的申请人或制剂生产厂家的名单。

EDMF 和欧洲药典适用性证书的区别 按照欧盟共同体的相关法律法规要求，欧盟成员国以外的国家生产的原料药，如想要进入欧洲市场，用于欧洲药物制剂生产，需要提交和登记欧洲药物管理档案或欧洲药典适用性证书。EDMF 与欧洲药典适用性证书都是进入欧洲市场有效而必需的支持性材料，用于证明制剂产品中所使用的原料药质量的文件，用以支持使用该原料药的制剂产品在欧洲的上市申请。两者的区别主要体现在：①评审方式上不同。EDMF 是由单个国家的机构评审的，是作为制剂上市许可申

请文件的一部分而与整个制剂的上市许可的申请文件一起进行评审的；欧洲药典适用性申请文件是由有关当局组成的专家委员会集中评审的，评审结果将决定是否发给欧洲药典适用性证书。一个原料药一旦取得欧洲药典适用性证书，就可以用于欧洲药典委员会的 31 个成员国内的所有制剂生产厂家的制剂生产。②针对的情况不同。EDMF 与使用该原料药的制剂药物的上市许可申请不可分离，必须由使用该原料药的欧洲终端用户申请；欧洲药典适用性证书则是直接将证书颁发给原料药的生产厂家，因此可由原料药生产厂家独立申请。③适用范围不同。EDMF 程序适用于所有的原料药品，只要是原料药，无论是否已收载入欧洲药典，都可以通过 EDMF 文件的方式进入欧洲市场；欧洲药典适用性证书只能处理欧洲药典已收载的物质，当然不仅是原料药，也包括生产制剂所用的辅料。④所要求提供资料不同。EDMF 文件必须包括药物的稳定性研究资料；欧洲药典适用性证书的申请文件并不强求。⑤申请结果不同。EDMF 文件登记的结果是一个 EDMF 文件的登记号；申请欧洲药典适用性证书的结果是直接颁发给原料药的生产厂家一个证书。

作用 药物主文件是化学原料药中间体、辅料、医药包材等非直接药品进入市场或者药物制剂进行上市申请的第一步，是药品质量安全的前置性规范。提交 DMF 的主要目的是可以用于支持制剂企业提交的各种药品申请，同时又不将涉及化学、生产流程的保密资料抄报制剂企业。它可以保证文件的秘密性，保证生产企业的利润空间，有力地推动了

医药产业的发展。其主要目的在于保证药物制剂所使用的原料药的质量，保护药物的安全性、有效性、可控性。

（陈永法）

yàowù dàng'àn zhǐdǎo wénjiàn

药物档案指导文件（guideline for drug master files） 向药物档案持有者（见药物主文件制度）或其他药品申请者提供有关准备和提交药物档案方面美国食品药品管理局认可的内容和步骤等信息的指南性文件。主要讨论药物主文件（drug master files，DMF）的类型与内容、DMF 申报文书的格式、指导 DMF 审查的行政步骤以及 DMF 持有者的义务。DMF 指导文件主要包括美国食品药品管理局指导文件和人用药品国际协调会议（International Conference on Harmonization of Technical Requirements for Registration of Pharmaceuticals for Human Use，ICH）指导文件。

FDA 指导文件 主导 DMF 的法规文件是美国联邦法规第 21 卷第 314.420 部分的 "Drug Master Files"。相关指导文件有：①1987 年 2 月版《原料药生产企业为支持药品制剂申请的资料指南》。②1989 年 9 月版《DMF 指南》。列举了应包括在 DMF 中的行政管理类信息、FDA 评审、DMF 持有者义务以及授权书等文件要求；③《政策和程序准则》第 5015.4 和 5015.3 节。说明如何评审 DMF 制定的大纲，并向 DMF 持有者提供美国食品药品管理局期望在二类 DMF 中获得的信息内容。④《原料药物良好操作准则》，美国食品药品管理局自 2001 年 9 月起正式启用 ICH 的指导文件 Q7A。⑤2001 年 2 月版《原料药物合成的中间体；批准后变更；化学、

生产和控制的文件记录》。⑥《人用药品和生物制品的安全性资料申报》。⑦2004 年 1 月美国食品药品管理局发布的试行文件《原料药物：化学、生产和控制信息》。⑧1999 年 11 月版《大批量抗生素原料药的 DMF》。⑨1998 年 6 月版《原料药物和药品制剂的稳定性试验》。⑩1999 年 11 月版《简化新药申请或仿制药申请：原料药物中的杂质》。

ICH 指导文件 截至 2013 年，ICH 在质量领域共发布了 11 大项重要指南，分别是 ICHQ1 ~ ICHQ11，具体的内容涵盖了稳定性试验与评估、分析验证内容与方法学、杂质、药典内容、生物技术制品质量评估、质量规格、GMP 指南、药物研发及附录、质量风险管理、药物质量体系以及原料药开发与制作等。

DMF 的内容千变万化，为了确保 DMF 中与药品安全有效性的申报等内容及格式符合要求，美国食品药品管理局发表 DMF 指导文件对 DMF 编写格式和内容提出原则性的要求和希望，同时，ICH 质量部分（Q 类）指导文件中与化工和医药质量保证方面相关的论题也为 DMF 的撰写提供参考。

（陈永法）

yàowù zhǔwénjiàn shòuquánshū

药物主文件授权书（letter of authorization for drug master files） 由药物主文件（drug master files，DMF）持有者授权药品申请者将 DMF 部分或全部内容以参阅形式纳入其药品申请资料中，并允许美国食品药品管理局审查时查阅 DMF 的书面授权声明。

药物主文件授权书在 DMF 中必须一式两份，其内容应包括：①日期。②DMF 持有者名称。

③DMF 登记号。④授权参阅 DMF 的人员名称（可多个）。⑤DMF 涉及的特定产品名称（可多个）。⑥上述 5 的提交日期（可多个）。⑦参阅的 DMF 章节与页码数。⑧声明 DMF 是最新的且承诺遵循 DMF 中的各项陈述。⑨授权人的签名。⑩授权查阅 DMF 的美国食品药品管理局官员的姓名和头衔（打印体）。如果 DMF 持有者交叉引用自己的 DMF，则应该在授权书中提供上述第 3、5、6、7 和 8 条款委任的信息。

与此同时，DMF 持有者应将授权书副本呈交用户（即药品申请者、开发商或其他 DMF 持有者），允许他们参阅 DMF 中的特定信息。DMF 用户的药品申请资料必须包括授权书副本，否则无法通过资格审核。如果 DMF 和药品申请同时处于申报阶段而导致授权书上无法提供 DMF 登记号，那么先在申报 DMF 时递交没有 DMF 登记号的授权书，注明主题、持有者名称和 DMF 申报日期，当获得登记号后再递交更新的授权书。如果药品申请者拥有药品主文件知识产权，即自己是 DMF 持有者，也应该在 DMF 中递交授权书，其内容与第三 DMF 持有者的授权书无区别。为了保护核心技术秘密，防止保密资料泄露，只有在 DMF 持有者或授权代表出具药物主文件授权书时，美国食品药品管理局才能向 DMF 档案室提取资料进行审查。

（陈永法）

yàowù dàng'àn biàngēng

药物档案变更（amendment to drug master files） 药品申请获得批准后，药物主文件（drug master files，DMF）中参数的修正和变更。又称批准后变更，包括持有者自发的和美国食品药品管理局

（Food and Drug Administration, FDA）要求的 DMF 变更。DMF 变更具有不同的申报级别，根据 DMF 中参数变化对药品潜在的影响程度，可将"批准后变更"划分为：主要变更、适当变更和微小变更。主要变更是对药品进行较大的改进，属于"预批准级补充"申报级别。它必须事先作补充申报，并有数据证明改变前后药品质量没有受到显著影响，经美国食品药品管理局批准后才可施行。

适当变更是对药品有潜在影响的一般改进，具有两种申报级别。①30 天后施行预报期：从申报日起 30 天内如果用户（药品申报者）没有接到 FDA 异议，改变即可施行。若 30 天内 FDA 通知申报不属于 30 天后施行预报期，而属于主要变更，企业便不能施行改变，应等待 FDA 批准。有时 FDA 不对申报类别有异议，而是要求申报资料补充或解释，这种情况下的施行日不以申报日后 30 天为准，企业应当回复 FDA 所提要求，待 FDA 满意后才可施行改变。②立即施行：企业可以在申报的当天施行改变。如果 FDA 在评审中发现问题，企业应立即停止上市改变后药品的销售。微小变更是对药品质量不存在潜在影响的改进，可立即施行。属于年报级别的改进，应包括在 DMF 年报里或申报修正，并通知用户年报性变化。DMF 变更可按照《原料药合成的中间体；原料药的批准后变更；化学、生产和控制的文件记录》《原料药物：化学、生产和控制信息》《大批量抗生素原料药的 DMF》确定变更申报级别，若无法确定则按 FDA 最严格的预批准级补充级别申报。若接到 FDA 的欠缺通知，应按指示逐条改正并及时回复 FDA。同时，

DMF 持有者应当尽早、及时通知 DMF 用户相关的变更情况，以便让其做出相应的申报决策和生产计划。

（陈永法）

yàowù zhǔwénjiàn shěnchá biāozhǔn

药物主文件审查标准（standard of review for drug master files） 对收到的药物主文件（drug master files，DMF）进行检查时，用以判断其是否符合格式和内容方面要求的规范性文件。美国食品药品管理局药物评价和研究中心于 1989 年颁布的《政策和程序手册》第 5015 章第 3 节《药物主文件制度技术审查标准》，规范了药物主文件制度的审查过程。

药物主文件审查标准包含了对格式与内容审查的详细要求，其中格式要求主要包括：①DMF 必须使用英文，若含其他语言信息则必须附加经过公证的准确英文翻译。②每份 DMF 必须注明页数和日期，并包括详细内容表。③所有提交的 DMF 必须一式两份，正本和副本。④每份 DMF 应只含有单一类材料，不可混杂内容。⑤所有正本和副本必须经过校对、装订，每卷厚度不超过两英寸并注明卷数。⑥所有纸张应是标准尺寸，个别图示必须用超尺寸纸张时应折叠并入标准卷。

内容要求主要包括：①确认提交类型（原始或补充修正申报、DMF 类别等）。②确认所支持的药品申报者名单，包括申报者名称、地址等。③行政管理信息（DMF 持有者名称和地址、加工/制造设备场地、公司联系人等）。④DMF 所有者署名声明，保证该 DMF 是现行的且将遵守申报中各项规程。

药物主文件审查标准有效加强了美国食品药品管理局对药物

主文件制度的管理，保障了文书的一致性与规范性，利于美国食品药品管理局对信息的收集分析与整理。若 DMF 按审查标准要求存在较大的不完整或不合适，美国食品药品管理局将退回资料，并附审查报告解释原因，且不授予登记号；若存在微小缺漏，美国食品药品管理局的审查报告将以缺陷（不足）通知的形式向 DMF 持有者发出；审查合格后，赋予登记号并纳入美国食品药品管理局的数据库管理。

（陈永法）

yàowù shēngchǎn dàng'àn

药物生产档案（drug production documents for drug master files） 药物主文件（drug master files，DMF）中描述生产制造的相关资料信息。包括药物生产的制造商、流程、设备、场地等。药物生产档案主要包括以下方面：①药物生产制造商详细的行政管理信息，以及所有参加药物制备、测试、包装和储存的各单位名称、地址及其各自承担的职责范围。②药物生产流程图，包括原材料、人员设置、废料和中间体的进出入生产区的情况，以及生产临近区域的信息。③所有与药物有直接接触的设备及其使用情况，以及聚集设备和材料的预备、清洁、消毒和存放信息。④药物生产和检验场地联系人的相关信息，包括姓名、电话号码、传真号码及邮箱地址。

药物生产档案直接关系到申报者将来生产该药物的具体商业计划，是 DMF 审核中应当被确认的重要内容。药物生产档案中生产商的详细信息为美国食品药品管理局进行审查提供备案；各生产检验场地联系人的信息可协助美国食品药品管理局进行现场检

查,为随时接受检查做好准备;药物生产制程以流程图和完整文字进行描述,直观展现整个生产加工过程;药物生产设备的清洗计划向食品药品管理局提供防污染设计等使用情况。此外,食品药品管理局审查支持新药临床研究申请、新药上市申请、仿制药申请的 DMF 资料时,药物生产档案作为主要的生产制造材料,可为申报者提供证明。

(陈永法)

yàowù héchéng lùxiàn liúchéngtú

药物合成路线流程图(flow chart of synthesis in drug master files)明确标示药物合成路径和生产过程中关键控制步骤,以及各步骤对应使用的原辅料的工艺过程。是药品主文件必不可少的资料之一。药品合成路线流程图在药品主文件公开部分表现为药品合成路径概要,在药品主文件保密部分则表现为详细的流程图。流程图需要完整表示全部合成过程,必要情况下为进行更详尽的描述还需要伴随表格以补充说明。合成路线流程图需要包括反应物以及各中间产品的化学结构(有立体化学结构的需提供立体化学构型);各种形式的中间体,及其在进入下一工序前该中间体的状态;各步骤所需溶剂、触媒、反应剂、其他辅料等。药物合成详细流程图包含的信息更为广泛,除了上述的内容外还包括:①各项关键步骤如化学反应、分离、提纯、加工、检验所需条件以及相应控制手段。②反应中各化学物质的化学名称与数量。③各步骤相应操作参数和预计收率范围。④反应所产生的产品与副产品混合比率。⑤反应所使用的典型设备。⑥明显不良反应,影响分析或有毒的杂质。合成路线图中详尽标

出的操作参数、环境条件以及制程检验可以保证关键控制步骤的正常运作,从而保证整个生产过程的有序进行,保证最终产物的质量。

(陈永法)

yàowù shēngchǎn zhìchéng kòngzhì

药物生产制程控制(production quality control,PQC)用于药物生产过程中的监视和调整工序,以确切保障所生产的药物中间体、合成中间物质以及半成品药品符合已设立的规范指标。制程控制的基础在于工艺规程,控制过程中生产部门、生产工艺部门、质量控制部门、质量保证部门各司其职,保证生产有序进行。在人员方面,由于非固体制造、固体造粒、灭菌等工艺为封闭性生产,其中每一道工序的制造结果无法及时通过随后的检验来确认,而只有在整个设备过程结束后方能进行检验,因此这些特殊过程必须由具备相应资格的操作者来完成。在设备方面,控制整个制备工艺的设备及计算机系统必须经过验证,同时需要配备处理异常情况的标准操作规程。

制程控制的意义在于可以控制和检验生产过程中的一些项目,监测评价生产运作是否正常从而达到质量控制的目的。制程控制可有效控制生产程序的温度、pH 值、时间、搅拌速度等,可调整相关参数以及室温、室内清洁级别、湿度等环境条件。另外,对只在生产过程中出现的中间体、半成品的物质进行检验后可以评价出是否适合下一步生产加工。规程不是一成不变的,要根据具体情况做出适当调整;即便是细微调整,也要做出反复验证。

(陈永法)

yàowù shēngchǎn qǐshǐ wùliào

药物生产起始物料(starting material for drug manufacturing)最初进入药品生产工艺的物质。根据《药品生产质量管理规范》,药品生产所用物料应符合的物料质量标准包括药品标准、包装材料标准、生物制品规程或其他有关标准。进口原辅料应当符合国家相关的进口管理规定。在制药行业当中,起始物料控制的好坏直接会影响药品的质量安全。有组织计划地运用起始物料来降低危害和成本,使其恰当合理的用药十分重要。

分类 按照生产类型的不同,起始物料可以分为化学合成原料药的起始物料、半合成原料药的起始物料、生物技术/生物制品起始物料。①化学合成原料药的起始物料:一种原料、中间体或原料药,用来生产一种原料药,并且以主要结构片段的形式被结合进原料药结构中。原料药的起始物料可能是在市场上有售、能够通过合同或商业协议从一个或多个供应商处购得,或由生产厂家自制。原料药的起始物料一般来说有特定的化学特性和结构,一般来说起始物料至少有下面几个关键特点:构成原料药的显著片断;有确定的化学结构和特征;有可控的质量标准。②半合成原料药的起始物料:通过化学合成的组成及生物来源的组分被引入结构组成的物质,如果合成工艺中一个分离中间体符合上述合成原料药的起始物料选择原则,该分离中间体可被看作起始物料。③生物技术/生物制品起始物料源:任何物质或者生物来源如微生物,动植物组织或器官、细胞,人类或动物液体(包括血浆及血液)以及生物技术细胞。

筛选 2010 年修订的《药品生产质量管理规范》虽在第六章物料与产品和第九章生产管理对物料的供应商选择、原辅料的验收、仓储管理和物料平衡管理方面对物料有部分规定，但并未对药品生产起始物料做出详细规定。国际上一般参照人用药物注册技术要求国际协调会议（International Conference on Harmonization of Technical Requirements for Registration of Pharmaceuticals for Human Use，ICH）颁布的指导文件 ICH Q11 以及 Q7 等相关文件，由申报人向药政部门申报。申请人应当辨识所有提出的起始物料，对物料来源以及生物源信息进行审查，并提供合适的质量标准，解释合成及半合成原料药的起始物料的合理性。

化学原料药起始物料的筛选原则 ①改变制造工艺开始时的物料属性或者操作条件对原料药质量的潜在影响较小。②树型原料药制造工艺的每个分支开始于一个或者多个起始物料，原料药生产质量管理规范适用于每一个分支，在起始物料第一次使用时就开始应用。③起始物料应当是具备明确的化学特性及结构的物质，不能被分离的中间体通常不被当作合适的起始物料。④起始物料是原料药的重要结构部分，此处的重要结构部分用于区分起始物料与试剂、溶剂及其他原料。用来制备盐、酯或其他简单衍生物的常用化学品属于试剂范畴。

化学原料药起始物料的筛选过程 若原料药是经化学合成或半合成，且有足够证据证明最终中间体在鉴别、含量和杂质分析方面充分受控，则该中间体为原料药的起始物料；若原料药是经发酵直接生产而成，则应详细描述生产操作、菌种和培养组成及标准，找出已将主要结构单元被结合进原料药的组分作为起始物料；若原料药是经天然源提取而来或由矿石提炼而出，则应描述纯化操作和/或给予科学原理确定原料药起始物料的过程。

化学原料药起始物料的注意点 ①有适宜的方法可以检测起始物料中的杂质。②能够追踪起始物料中的杂质及衍生物的去向并且可以消除。③有严格的质量控制标准控制起始物料质量。④对半合成原料药的起始物料进行筛选时应当对可能的起始物料进行特性分析，包括其杂质概况及发酵、植物和提取工艺是否影响原料药的杂质概况，注意可能存在的微生物风险和其他污染。

生物技术/生物制品起始物料源筛选与原料药起始物料筛选的不同点：前者更加注重对细胞库及细胞质基质进行检测。对建库细胞基质的鉴定和检测是生物技术产品及生物制品质量控制的重要组成部分，生产商可以通过主细胞库鉴定来评估是否存在来自其他细胞系的细胞、外来和内在因子以及其他污染物（如来自于宿主的毒素或抗生素）。对某一细胞基质选择何种检测方案要根据细胞的生物学特性（如生长的需求）、培养历史（如人源和动物源性的生物试剂的使用）以及可应用的试验方法而定。对于含有外源构建的表达载体的细胞系，应参照 ICH 指导原则中有关 rDNA 表达载体方面的内容，作为核苷酸和氨基序列鉴定指南。

作用 药品生产起始物料是药品生产工艺的开端，对起始物料进行筛选和检测是药品质量的前置性规范，可以极大减少药品质量风险。

（陈永法）

yàowù shēngchǎn guānjiàn gōngxù
药物生产关键工序（critical processes in drug manufacturing）

原料药生产过程中对成品的质量、安全、收率成本等有直接重大影响的生产环节。关键工序的确定一般是根据合成反应的流程，在合成路线中选定几个关键的中间体和工序进行检测控制，并选择和确定控制参数。药物生产的关键工序包括精制、烘干、包装及成品管理四道，其验证情况可列表叙述，列表栏目可设验证内容、验证方法、验证次数、验证结果等。严格按照批准的工艺进行生产是保证药品质量的必要条件，而控制生产过程的关键工序，则是药品制造过程质量控制的有效措施。通过控制生产过程关键工序的温度、压力、湿度、洁净度、pH 值以及黏度等工艺参数，确保生产工序处于稳定的控制状态，从而生产出符合工艺要求的药品。

（陈永法）

yuánliàoyào tèxìng dàng'àn
原料药特性档案（charicterization）

描述原料药的药物结构和其他特性以及杂质检查情况的一套完整的文件资料。"特性档案"这一概念起源于美国食品药品管理局对药物档案的要求。药物档案中有关原料药特性部分主要是按照药品注册标准申请文件格式的第三部分第3.2.S节的形式提交，授权美国食品药品管理局审查。

原料药特性档案主要包括原料药的化学结构、物化特征以及杂质情况三大部分。

在化学结构方面，原料药的化学结构确证情况应结合合成路线以及各种结构确证手段对原料药的结构进行解析，如可能含有立体结构、结晶水/结晶溶剂或者多晶型问题要详细说明。如果原料药物含有不止一种分子，应提供确证各分子结构的信息资料。同时，应提供结构确证用样品的精制办法、纯度、批号，如用到对照品，应说明对照品来源、纯度及批号，提供具体的研究数据和图谱进行解析。

在物化特性方面，原料药特性档案中对物化特性的描述应包括详细的物化性质信息，如性状、熔沸点、比旋度、溶解性、吸湿性等，并包括更复杂的物化特征信息，如源于自然物的蛋白质特异性。与此同时，原料药特性档案中还应提供用于确证物化特征的各种分析方法，如热分析、粒度分析、X射线衍射等。物化特征信息的种类和详细程度依据原料药物的种类、形成一种或多种固态形式的可能性、不同固态形式的不同物理特性对原料药稳定性、溶出度或生物利用度影响的重要程度等因素而确定。

在杂质方面，原料药特性档案中还应简述原料药合成、提纯和储存中实际发现和潜在可能出现的杂质、杂质的来源、杂质检查信息、杂质控制限度。对于已知杂质需提供结构确证资料。原料药的性质特点和合成方法不同，杂质检查的内容也不同。原料药特性档案中应简述各类杂质的检查信息。

由于原料药对药品的质量和安全具有重要意义，原料药特性档案的建立有利于加强制剂生产企业对原辅料的审计责任，提高对原料药技术审评的水平和效率。此外，作为药物档案的一部分，原料药特性档案的建立还为现场检查和《药品生产质量管理规范》检查服务，注重原料药生产过程

的监管，从源头上保证化学原料药的质量，提高了检查的可控性和可追溯性。

（陈永法）

yuánliàoyào zázhì jiǎnyàn

原料药杂质检验（impurity test of drug substance） 为保障药品安全有效，在原料药生产过程中，对影响原料药纯度的各种杂质项目进行检查分析的过程。杂质检验这一概念起源于人用药物注册技术要求国际协调会议中关于药品杂质检验的相关规定，包括《新原料药中的杂质》（Q3A）、《新药制剂中的杂质》（Q3B）以及《杂质：残留溶剂指南》（Q3C）。美国药典通则<1086>对原料药和药物制剂中的杂质做出了相应规定。中国1995年发布的《药品检验操作规程》的第三部分规定了化学原料药的杂质检查规则和检查方法。中国《药品注册管理办法》（2007版）附件二《化学药品注册分类及申报资料要求》中的项目8规定原料药生产工艺的研究资料中应注明工艺过程中可能产生或引入的杂质或其他中间产物。《中国药典》也明确了各种杂质检查项目的概念。

原料药从合成、提纯和储存过程中均可能出现多种杂质，如残留的起始原料、试剂、溶剂、中间体、副产物，降解产物以及其他有机和无机杂质等。杂质类型按化学特性和类别可分为：有机杂质、无机杂质、有机挥发性杂质。按杂质的来源可分为：有关物质（包括化学反应的前体、中间体、副产物和降解产物），其他杂质和外来物质等。在实际杂质检验过程中，药物的性质特征和合成的方法不同，杂质检验的内容也会不同。国家药典对杂质的种类、检验方法以及杂质含量

限度等做出了规定。药品生产过程中，应当按照药典中规定的杂质项目对原料药杂质进行检验。

原料药杂质检验是药品研究、生产、经营、使用中的重要问题，其核心在于确保每种原料药的杂质都在规定的杂质含量限度内，即保持在不影响药物疗效和不发生与杂质相关的毒副反应前提下杂质可存在的安全合理范围内。原料药杂质检验是控制药物质量的一项重要指标。原料药作为制剂中的有效成分，原料药中的所有杂质都会不同程度地影响其稳定性和安全性，因此对原料药开展杂质检验，严格控制原料药中的杂质含量，有利于提高原料药的纯度，保障药品的安全性、有效性，提高药品的质量，减少药品不良反应的发生，最终保障人民群众的用药安全。

（陈永法）

yuánliàoyào kòngzhì dàng'àn

原料药控制档案（control profile of drug substance） 呈交药品监督管理部门存档待审、免费备案的一整套与原料药的质量控制相关的材料。内容涵盖了原料药物，原料药中间体，药品制备中所用材料、制剂、化学原理、合成工序，以及中间和最终产品质量控制等详细信息。"原料药控制档案"起源于欧、美、日、加拿大等发达国家和地区，这些国家在药品申报时均使用人用药物注册技术要求国际协调会议的《通用技术文件》，而原料药控制档案是药品申报的一个重要部分。为了适应药品申请者《通用技术文件》申报格式的要求，加快药品审批速度，原料药供应商也尽可能地采用《通用技术文件》格式和要求撰写原料药控制档案。

原料药控制档案的主要内容

包括产品规范、分析方法和原料药的批检验信息。其中，产品规范即产品出厂附带的产品质量检验证书是必须提供的，内容包括检测项目的确认、验收标准、检测程序。在分析方法方面，原料药档案应包括产品规范所列所有除药典以外的各种分析方法及其验证报告，证明所用分析方法的灵敏度、精确度、准确度及专属性等适合预期检测目的。此外，档案还应提供几批原料药物生产批号的批检验证书，描述批产品的产品批号和规模、批产品的生产日期、生产程序、生产场地、产品的检验发放日期、再检验日期、有效期。与此同时，原料药控制档案还必须提供批产品检验所必须使用的参照标样以及用于所有杂质和中间体检验的参照标样清单。

原料药控制档案能够加强对原料药质量的管理，有利于提高原料药的质量控制能力，进而保证使用该原料药生产的药品具有正确的特征、规格、质量和纯度，并保持各批量产品间质量的一致性，最终保障药品的质量和安全。

(陈永法)

yuánliàoyào chǎnpǐn zhìliàng zhǐbiāo

原料药产品质量指标 (specification of drug substance)

原料药控制档案必须提供的，原料药产品出厂附带的质量检验证书内所涉及的内容。其相关文件是药物主文件档案的组成部分之一。质量检验证书是原料药已通过性状、鉴别、检查项、含量测定等定性及定量检查，符合该原料药产品的质量标准要求的证明文件。已列入国家药典的原料药产品的质量应符合国家药典标准；未列入国家药典的原料药产品的质量应符合西方发达国家药典标准，

如美国药典、英国药典、欧盟药典、人用药物注册技术要求国际协调会议等。可参照产品规范样板阐释原料药产品质量指标，但该样板仅为规范例子，不代表典型检测项目。

原料药产品质量指标主要包括以下方面：①检测项目，如产品外观描述、物理性质（熔点、比旋度、折光率、晶型、粒径等）、专一性鉴别分析、含量测定、杂质等。②检验标准，已列入国家药典的产品可采用同于或优于国家药典方法的检验标准，但当两种标准检验结果有分歧时以国家药典方法为评判标准；未列入国家药典的产品必须提供所有的检测规范，便于国家药品监督管理部门全面的评价产品质量指标。③分析方法，使用国家药典或其他国家药品监督管理部门认可的方法，且使用中无任何改变，则仅需引证；否则应在原料药控制档案中提供分析方法的全步骤。严格、规范地执行原料药产品质量指标有利于保证每批产品具有正确的特征、规格、质量和纯度，并保持产品质量一致性。

(陈永法)

yàowù bāozhuāngmìfēng xìtǒng

药物包装密封系统 (drug container closure system)

为避免储存、运输和销售过程中受到污染，共同盛装和保护制剂的所有包装组件的总和。其相关文件是药物主文件档案的组成部分之一。完整的药物包装密封系统，应包含与药物直接接触或可能直接接触的主包装组件和不与药物直接接触但为药品的包装密封提供额外保护功能的次级包装组件。药物包装密封系统这一概念，来自美国食品药品管理局于1999年5月发布的《人用药品和生物制

品包装用容器密封系统指导原则》中对于容器密封系统的定义。药品的质量很大程度上需要依靠包装进行维护，采用药物包装密封系统对药品进行封装是防止药品在储存、运输和销售过程中，与外界环境发生物理、化学反应而造成损失或污染，保障药品的质量以及安全性、有效性、稳定性、均一性的重要措施。此外，药物包装密封系统还具有方便药品使用、介绍药品信息、便于药品流通等功能。

(陈永法)

dēngjì bèi'àn yàowù wěndìngxìng yánjiū

登记备案药物稳定性研究 (filed for record of stability studies)

关于原料药及制剂保持其物理、化学、生物学和微生物学性质的能力的研究。其相关文件是药物主文件档案的组成部分之一。是为支撑药品补充申请中涉及"改变国内生产药品的有效期"事项的审评提交的作为药学研究部分的证明性文件。该证明文件经省级药品监督管理部门受理并审批，符合规定的报送国家药品监督管理部门备案。

2007年6月18日经国家药品监督管理部门审议通过，并于2007年10月1日起正式施行的《药品注册管理办法》第一百一十条明确规定，变更研制新药、生产药品和进口药品已获批准证明文件及其附件中载明事项的，应当提出补充申请；第一百一十四条规定，改变国内药品生产企业名称、改变国内生产药品的有效期等的补充申请，由省级药品监督管理部门受理并审批，符合规定的，发给药品补充申请批件，并报送国家药品监督管理部门备案；同时该办法在附则部分的

《附件4：药品补充申请注册事项及申报资料要求》中，以申报资料项目表的形式提出"改变国内生产药品的有效期"需提供药品稳定性研究的试验资料和连续3个批号的样品检验报告书。

药物稳定性研究作为药品质量控制研究的主要内容之一，与药品质量研究和质量标准的建立紧密相关。根据研究目的不同，药物稳定性研究可分为影响因素试验、加速试验、长期试验。稳定性研究目的是考察原料药或制剂的性质在温度、湿度、光线等条件的影响下随时间变化的规律，为药品的生产、包装、贮存、运输条件和有效期的确定提供科学依据，以保障临床用药安全有效。国家药品监督管理部门还专门出台了药物稳定性研究技术指导原则，规范药物稳定性研究。《药品注册管理办法》的第八章对药品补充申请的申报与审批做出了详尽的规定，其中关于登记备案药物稳定性研究的规定，对考察有效期变更后药品的稳定性趋势、对比变更前的稳定性研究资料、评价变更的合理性具有重要意义。

（陈永法）

tèshū guǎnlǐ yàopǐn shēngchǎn guǎnlǐ
特殊管理药品生产管理（manufacturing management of special controlled drugs） 对麻醉药品、精神药品、医疗用毒性药品、放射性药品等的生产体系进行的管理活动。根据《中华人民共和国药品管理法》规定，国家对这些药品严格管理，对其研究、生产、供应和使用过程严格控制，以确保合法、安全、合理使用，防止这些药品滥用或流入非法渠道。

对特殊药品实施严格的监督管理是中国政府的一贯政策，1985年中国加入联合国《修正的1961年麻醉品单一公约》和《1971年精神药物公约》。现行的主要法律依据有1988年12月27日颁布的《医疗毒性药品管理办法》、1989年1月13日颁布的《放射性药品管理办法》、1997年《中华人民共和国刑法》、2001年修订的《中华人民共和国药品管理法》、2005年8月3日颁布的《麻醉药品和精神药品管理条例》等一系列法律法规。

内容 特殊管理药品生产管理包括麻醉药品和精神药品的生产管理、医疗毒性药品的生产管理和放射性药品的生产管理。

麻醉药品和精神药品的生产管理 国家对麻醉药品和精神药品实行定点生产制度。国家药品监督管理部门根据麻醉药品和精神药品的需求总量，确定麻醉药品和精神药品定点生产企业的数量和布局，并根据年度需求总量对数量和布局进行调整、公布。从事麻醉药品、第一类精神药品和第二类精神药品原料药生产的企业，须经所在地省级药品监督管理部门初审，报经国家药品监督管理部门批准，并取得《麻醉药品和精神药品定点生产批件》，方可从事麻醉药品、第一类精神药品和第二类精神药品原料药的生产；从事第二类精神药品制剂生产的企业须经省级药品监督管理部门审查批准，并在《药品生产许可证》上注明类别或药品名称后，方可从事第二类精神药品制剂的生产。定点生产企业生产麻醉药品和精神药品，应依照《中华人民共和国药品管理法》的规定取得药品批准文号；未取得药品批准文号的，一律不得生产麻醉药品和精神药品。

发生重大突发事件，定点生产企业无法正常生产或者不能保证供应麻醉药品和精神药品时，国家药品监督管理部门可以决定其他药品生产企业生产麻醉药品和精神药品。重大突发事件结束后，国家药品监督管理部门应当及时决定相应企业停止麻醉药品和精神药品的生产。

医疗毒性用品的生产管理 毒性药品年度生产、收购、供应和配制计划，由省级药品监督管理部门根据医疗需要制定，下达给指定的毒性药品生产、收购、供应单位，并抄报国家药品监督管理部门。生产单位不得擅自改变生产计划自行销售。药品生产企业必须由医药专业人员负责生产、配制和质量检验，并建立严格的质量管理制度，严防与其他药品混杂。

放射性药品的生产管理 国家对放射性药品实行合理布局定点生产。开办放射性药品生产企业必须具备《药品管理法》规定的生产条件，符合国家的放射卫生防护基本标准，履行环境影响报告的审批手续，并取得《放射性药品生产许可证》。无许可证的放射性药品生产企业，一律不得从事放射性药品的生产。

作用 当特殊药品作为药品时与其他一般的药品一样，具有医疗价值，在诊断、治疗和预防疾病等过程中必不可少。但是，由于这四类药品具有特殊的生理、药理作用，若管理或使用不当，则会引发诸如公共卫生、社会治安和经济等方面的严重问题。特殊药品生产管理制度是国家依法加强对特殊药品生产监督管理的一种手段，也是确保特殊药品合法、安全和合理使用的主要措施，对保护人民身心健康，维护社会公共秩序起到了重要作用。

（邵 蓉）

mázuì yàopǐn shēngchǎn guǎnlǐ

麻醉药品生产管理 （manufacturing management of narcotic drugs）

对麻醉药品生产体系进行的管理活动。管理范围涵盖麻醉药品药用原植物的种植、生产管理方式、标识管理等。

内容 为加强麻醉药品和精神药品生产管理，确保安全，2005 年 10 月 31 日，国家食品药品监督管理局根据《麻醉药品和精神药品管理条例》，制定了《麻醉药品和精神药品生产管理办法（试行）》。该办法详细规定了中国对麻醉药品生产管理的要求。

种植管理 在麻醉药品药用原植物的种植方面，国家根据麻醉药品的医疗、国家储备和企业生产所需原料的需要确定需求总量，对麻醉药品药用原植物的种植实行总量控制。麻醉药品药用原植物种植企业应当根据年度麻醉药品药用原植物的种植计划，种植麻醉药品药用原植物。麻醉药品药用原植物种植企业应当向国家药品监督管理部门和国家农业主管部门定期报告种植情况。麻醉药品药用原植物种植企业由国家药品监督管理部门和国家农业主管部门共同确定，同时规定，其他单位和个人不得种植麻醉药品药用原植物。

生产管理方式 在麻醉药品的生产管理方式方面，为既满足临床需要，又不流入非法渠道，国家对麻醉药品的生产采取总量控制、计划生产、定点生产。

总量控制、计划生产 国家根据麻醉药品医疗、国家储备和企业生产所需原料的需要确定需求总量，麻醉药品生产实行总量控制。国家药品监督管理部门根据麻醉药品的需求总量制定年度生产计划。国家药品监督管理部门应当根据麻醉药品的需求总量，确定麻醉药品定点生产企业的数量和布局，并根据年度需求总量对数量和布局进行调整、公布。

定点生产 国家对麻醉药品实行定点生产制度。定点生产麻醉药品的企业应当具备下列条件：有药品生产许可证；有麻醉药品实验研究批准文件；有符合规定的麻醉药品生产设施、储存条件和相应的安全管理设施；有通过网络实施企业安全生产管理和药品监督管理部门报告生产信息的能力；有保证麻醉药品安全生产的管理制度；有与麻醉药品安全生产相适应的管理水平和经营规模；麻醉药品生产管理、质量管理部门的人员应当熟悉麻醉药品管理以及有关禁毒的法律、行政法规；没有生产、销售假药、劣药或者违反有关禁毒的法律、行政法规的规定的行为；符合国家药品监督管理部门公布的麻醉药品定点生产企业的数量和布局的要求。

企业生产麻醉药品，应当依照药品管理法的规定取得药品批准文号。国家药品监督管理部门应当组织医学、药学、社会学、伦理学和禁毒等方面的专家成立专家组，由专家组对申请首次上市的麻醉药品的社会危害性和被滥用的可能性进行评价，并提出是否批准的建议。未取得药品批准文号的，不得生产麻醉药品。从事麻醉药品原料药生产的企业，应当经所在地省级药品监督管理部门初步审查，由国家药品监督管理部门批准。

发生重大突发事件，定点生产企业无法正常生产或者不能保证供应麻醉药品时，国家药品监督管理部门可以决定其他药品生产企业生产麻醉药品。重大突发事件结束后，国家药品监督管理部门应当及时决定前款规定的企业停止麻醉药品的生产。

标识管理 在标识管理方面，麻醉药品应当具有更醒目的特殊标志，《中华人民共和国药品管理法》第五十四条规定，麻醉药品、精神药品、医疗用毒性药品、放射性药品的标签，必须印有规定的标志，其说明书和标签必须印有规定的标识（见药品专用标识）。

作用 麻醉药品和精神药品主要用于镇痛和镇静、催眠等，临床治疗中具有不可替代的作用。但是，麻醉药品和精神药品又具有较强的药物依赖性，不合格使用或者滥用会产生生理依赖性或精神依赖，流入非法渠道会产生严重的公共卫生及社会问题。鉴于麻醉药品和精神药品的双重性质，一方面要对麻醉药品和精神药品实行严格管理，防止其流入非法渠道；另一方面又要保证人民群众能够合法、安全、合理用药。

（邵 蓉）

jīngshén yàopǐn shēngchǎn guǎnlǐ

精神药品生产管理 （manufacturing management of psychotropic drugs）

对精神药品生产体系进行的管理活动。精神药品（psychotropic drugs）是指直接作用于中枢神经系统，使之产生兴奋或抑制，连续使用能产生依赖性的药品，根据使人体产生的依赖性和危害人体健康的程度，分为第一类精神药品和第二类精神药品。各类精神药品目录由国家药品监督管理部门会同国家公安部、国家卫生主管部门制定、调整并公布。

中国历来重视麻醉药品和精

神药品的管理。1985 年中国加入联合国《修正的 1971 年精神药物公约》，1988 年重新制定了《精神药品管理办法》，对精神药品依法加强管理，采取严格审批、定点控制等多项管制措施。2005 年国务院发布了新的《麻醉药品和精神药品管理条例》（原国务院《精神药品管理办法》同时废止），2007 年国家药品监督管理部门会同公安部、卫生主管部门制定公布了《精神药品品种目录（2007 年版）》。2013 年 11 月，对其进行了调整，发布了《精神药品品种目录（2013 版）》。这一系列的法规为中国精神药品的管理提供了执法依据，严格规定了国家对精神药品实行管制。

内容 为既满足临床需要，又不流入非法渠道，国家对精神药的生产数量，生产地点、产品准入、产品标识等方面均进行了严格的规定。

生产数量管理 国家根据精神药品的医疗、国家储备和企业生产所需原料的需要确定需求总量，精神药品的生产实行总量控制。国家药品监督管理部门根据精神药品的需求总量制定年度生产计划。国家药品监督管理部门应当根据精神药品的需求总量，确定精神药品定点生产企业的数量和布局，并根据年度需求总量对数量和布局进行调整、公布。

生产地点管理 国家对精神药品实行定点生产制度。定点生产精神药品的企业应当具备下列条件：有药品生产许可证；有精神药品实验研究批准文件；有符合规定的精神药品生产设施、储存条件和相应的安全管理设施；有通过网络实施企业安全生产管理和药品监督管理部门报告生产信息的能力；有保证精神药品安全生产的管理制度；有与精神药品安全生产相适应的管理水平和经营规模；精神药品生产管理、质量管理部门的人员应当熟悉精神药品管理以及有关禁毒的法律、行政法规；没有生产、销售假药、劣药或者违反有关禁毒的法律、行政法规的规定的行为；符合国家药品监督管理部门公布的精神药品定点生产企业的数量和布局的要求。

从事第一类精神药品生产以及第二类精神药品原料药生产的企业，应当经所在地省级药品监督管理部门初步审查，由国家药品监督管理部门批准；从事第二类精神药品制剂生产的企业，应当经所在地省级药品监督管理部门批准。

发生重大突发事件，定点生产企业无法正常生产或者不能保证供应精神药品时，国家药品监督管理部门可以决定其他药品生产企业生产精神药品。重大突发事件结束后，国家药品监督管理部门应当及时决定前款规定的企业停止精神药品的生产。

产品准入管理 定点生产企业生产精神药品，应当依照药品管理法的规定取得药品批准文号。国家药品监督管理部门应当组织医学、药学、社会学、伦理学和禁毒等方面的专家成立专家组，由专家组对申请首次上市的精神药品的社会危害性和被滥用的可能性进行评价，并提出是否批准的建议。没有获得药品批准文号的，不得生产精神药品。

产品标识管理 《中华人民共和国药品管理法》第五十四条规定，麻醉药品、精神药品、医疗用毒性药品、放射性药品的标签，必须印有规定的标志，其说明书和标签必须印有规定的标识。精神药品专用标识上有"精神药品"四个字，标识的颜色是绿白两种颜色相间（见药品专用标识）。

作用 麻醉药品和精神药品主要用于镇痛和镇静、催眠等，临床治疗中具有不可替代的作用。但是，麻醉药品和精神药品又具有较强的药物依赖性，不合格使用或者滥用会产生生理依赖或精神依赖，流入非法渠道会产生严重的公共卫生及社会问题。鉴于麻醉药品和精神药品的双重性质，一方面要对麻醉药品和精神药品实行严格管理，防止其流入非法渠道；另一方面又要保证人民群众能够合法、安全、合理用药。

（邵 蓉）

yīliáoyòng dúxìng yàopǐn shēngchǎn guǎnlǐ

医疗用毒性药品生产管理

（manufacturing management of medicinal toxic drugs） 对医疗用毒性药品生产体系进行的管理活动。医疗用毒性药品（medicinal toxic drugs）是指毒性剧烈、治疗剂量与中毒剂量相近、使用不当会致人中毒或死亡的药品。医疗用毒性药品生产管理包括各级药品监督管理部门依照国务院制定的与医疗用毒性药品生产相关的法规、规章进行的监督管理，以及医疗用毒性药品生产企业按照国家批准的生产工艺与规范来组织生产的过程的管理。

1964 年 4 月卫生部、商业部、化工部发布了《管理毒性、限制性剧药暂行规定》；1964 年 12 月卫生部、商业部发布了《管理毒性中药的暂行规定》；1979 年 6 月卫生部原国家医药管理总局发布了《医疗用毒药、限制性剧药管理规定》。为了进一步加强毒性药品的管理，确保人民用药安全，国家于 1988 年 12 月发布了《医疗用毒性药品管理办法》，对毒性药品的定义、生产、供应和使用作了规定。2002年10月14日国家发布《关于切实加强医疗用毒性药品监管的通知》。规定毒性药品年度生产计划，由省级药品监督管理部门根据医疗需要制定并下达。药品生产企业（含医疗机构制剂室）涉及毒性药品的，要建立严格的管理制度。

医疗用毒性药品生产管理包括了生产计划管理、管理制度要求以及废弃物管理。①计划生产管理。在计划生产方面，毒性药品年度生产、收购、供应和配制计划，由省级药品监督管理部门根据医疗需要制定，下达给指定的毒性药品生产、收购、供应单位。生产单位不得擅自改变生产计划自行销售。②管理制度管理。在管理制度方面，医疗用毒性药品需由医药专业人员负责生产、配制和质量检验，并建立严格的管理制度，严防与其他药品混杂。每次配料，必须经两人以上复核无误，并详细记录每次生产所用原材料和成品数，经手人签字备查。所用工具、容器要处理干净，以防污染其他药品。标示量要准确无误，包装容器要有毒药标志。生产毒性药品及其制剂，必须严格执行生产工艺操作规格，在本单位要拍检验人员的监督下准确投料，并建立完整的生产记录，保存5年备查。③废弃物管理。在废弃物管理方面，在生产毒性药品过程中生产的废弃物，必须妥善处理，不得污染环境。

医疗用毒性药品生产管理的目的是生产符合标准的医疗用毒性药品，保证人民用药安全有效，并防止发生中毒等严重事件，维护社会稳定。

（邵 蓉）

fàngshèxìng yàopǐn shēngchǎn guǎnlǐ
放射性药品生产管理（manufacturing management of radioactive pharmaceuticals） 对放射性药品生产体系进行的管理活动。放射性药品（radioactive pharmaceuticals）是指用于临床诊断或者治疗的放射性核素制剂或者其标记药物。放射性药品生产管理包括各级药品监督管理部门依照国务院制定的与放射性药品生产相关的法规、规章进行的监督管理，以及放射性药品生产企业取得《放射性药品生产许可证》后按照国家批准的生产工艺与规范来组织生产的过程的管理。

中国于20世纪60年代初期开始研制放射性药品。随着对放射性药品需求增加，放射性药品先后被各国纳入药政管理轨道，中国于1974年对放射性药品实施监督管理。《中华人民共和国药品管理法》颁布以后，放射性药品被该法定为特殊管理的药品。1987年3月起，凡未取得许可证的企业单位，不得生产和销售放射性药品，违者按《中华人民共和国药品管理法》有关规定处理。1989年1月13日国务院发布《放射性药品管理办法》，对放射性药品的定义、品种范围、生产、经营、运输、使用等作了规定。

国家根据需要，对放射性药品实行合理布局、定点生产。规定开办放射性药品生产企业，必须具备《中华人民共和国药品管理法》第五条规定的条件，符合国家的放射卫生防护基本标准，并履行环境影响报告的审批手续，经能源部审查同意，卫生部审核批准后，由所在省级卫生主管部门发给《放射性药品生产企业许可证》，有效期为5年，期满前6个月，放射性药品生产应当向原发证的卫生主管部门重新提出申请，审批程序批准后，换发新证。2001年国家药品监督管理部门、国防科学技术工业委员会对全国放射性药品生产企（事）业单位重新进行审核和换发《放射性药品生产许可证》。2006年2月22号国家药品监督管理部门对《放射性药品生产许可证》的核发做出了更为详细的规定，包括申请材料的目录和详细要求，申办的流程和许可程序以及实施行政许可的机关和许可证件的有效时限。

放射性药品生产企业必须向能源部报送年度生产、经营计划，并抄报卫生部。放射性药品生产必须配备与生产放射性药品相适应的专业技术人员，具有安全、防护和废气、废物、废水处理等设施，建立严格的质量管理制度，并建立质量检验机构，严格实行生产全过程的质量控制和检验。产品出厂前，须经质量检验。符合国家药品标准的产品方可出厂，不符合标准的产品一律不准出厂。经卫生部审核批准的含有短半衰期放射性核素的药品，可以边检验边出厂，但发现质量不符合国家药品标准时，该药品的生产企业应当立即停止生产、销售，并立即通知使用单位停止使用，同时报告卫生部和能源部。

国家对放射性药品的生产单位实行全面的监督和管理，不仅进一步保证放射性药品的质量，保障群众用药的安全有效，而且可以促进中国核医学科和医用放射性核素的发展。

（邵 蓉）

yàopǐn shēngchǎn fǎlǜ zérèn
药品生产法律责任（liabilities of drug manufacturing） 药品生产过程中，药事法律关系的主体由于违反与药品生产有关的法律规范而应承担的带有强制性的法律后果。法律责任的设立旨在保障法律上的权利、义务、自由得以生效，并当法律所保护的利益受到侵害时，得以通过适当的救济，使对侵害发生有责任的人承担责任，消除侵害并尽量减少未来发生侵害的可能性。生产环节对药品质量至关重要。药品生产企业对药品本身的合法性及其固有质量，包括药品的内在质量（是否符合国家药品标准等）和外在质量（是否符合药品包装、标签或说明书等的有关规定）负有完全的责任。因而，为了规范各个主体生产药品的行为，保障药品质量，以及维护人们用药的合法权益，中国药事法律规范制定了一系列的法律责任。

所依法源　药品生产法律责任的形成与药品生产法律规范的发展密不可分。1963 年 10 月 15 日，卫生部、化工部、商业部联合发布了《关于药政管理的若干规定》，这是中国药政管理领域的第一个综合性法规文件。该规定全文除总则外，共列九章五十五条，其中对药品生产有关事项进行了规定，突出强调药品的质量安全。该规定在处罚方面则涉及较少，更没有细化。1978 年 7 月 30 日国务院批转卫生部《关于药政管理条例（试行）》的报告。该条例十一章共四十四条，对药品的生产、新药的临床等做出了规定。相关法律责任的规定融合在部分法条之中。如第九条规定"中西药品生产单位，必须符合下列条件……如违反本条例规定，省、市、自治区卫生局、医药局报经省、市、自治区革命委员会批准，吊销凭照，停止其生产药品并追查责任"等。这一时期大

多数药事法规仅规定了权利和义务，没有明确法律责任和执法主体。1984 年，第一部《中华人民共和国药品管理法》出台，并于 1985 年 7 月 1 日起正式施行。1984 年《中华人民共和国药品管理法》设第十章"法律责任"，以专章的形式对药品法律责任予以规定。其中第五十一条、五十二条、五十三条分别规定了生产、销售假药、劣药以及无证生产、经营药品等行为所应承担的法律责任。

随着中国改革开放的深入、医药产业的发展以及诸如《中华人民共和国行政处罚法》《中华人民共和国立法法》等法律法规的先后出台，国家对 1984 年《中华人民共和国药品管理法》进行了修改，并于 2001 年通过《中华人民共和国药品管理法（修正草案）》。修改后的《中华人民共和国药品管理法》进一步完善了药品法律责任，其中第九章共计二十九条分别规定了药品的生产、经营等法律责任。2002 年生效的《中华人民共和国药品管理法实施条例》对《中华人民共和国药品管理法》中规定的法律责任做出了进一步的细化。此外，其他相关法律如民事法律、刑事法律、商法、经济法等法律规范中有关药品的规定也是药品生产法律责任的重要组成部分。

内容　根据行为人违反药事法律规范的性质和社会危害程度的不同，药品生产法律责任可以分为药品生产民事责任、药品生产行政责任和药品生产刑事责任三种。

药品生产民事责任　药品生产民事责任是指药品生产过程中相关单位及个人因违反与药品生产相关的法律规定，侵犯他人民

事权利所应承担的民事法律后果。《中华人民共和国药品管理法》第九十三条规定"药品的生产企业、经营企业、医疗机构违反本法规定，给药品使用者造成损害的，依法承担赔偿责任"。药品生产民事责任作为民法保护民事主体权利的重要手段，是对民事主体的违法行为所采取的一种以恢复被损害的权利为目的、并与一定的民事制裁措施相联系的国家强制措施。

药品生产民事责任多为侵权责任，可以分为一般侵权责任和特殊侵权责任两种。一般侵权责任的构成必须满足以下四个条件：①药品生产行为具有违法性。②损害事实客观存在。③违法行为与损害后果之间有因果关系，即当损害事实是由于行为人的违法行为造成的。④行为人主观上有过错。

特殊侵权责任，是指当事人基于自己有关的行为、物件、事件或者其他特别原因致人损害，依照民法上的特别责任条款或者民事特别法的规定应对他人的人身、财产损失所承担的民事责任。特殊侵权责任不像一般侵权责任那样具有侵权责任的全部构成要件，并不以行为人具有主观过错为前提。它是基于法律规定而归责于行为人或第三人责任的一种行为。

确定行为人承担民事责任的一般根据和标准，即归责原则是药事生产法律责任的核心问题之一。药品生产民事法律责任中常用的归责原则有：①过错责任原则，是指以行为人主观上的过错为承担民事责任认定条件的准则。②过错推定原则，是指如果受害人能证明其所受的损害是加害人所致，而加害人不能证明自己没

有过错，则应推定加害人有过错并应负民事责任。③无过错责任原则，是指无论行为人主观上有无过错，只要造成他人损害的都须依照法律的特别规定承担责任的一种归责原则。④公平责任原则，是指对于损害的发生双方当事人都没有过错，而且不能够适用无过错责任原则，但受害人遭受的重大损失得不到赔偿又显失公平的情况下，法院可根据具体情况，要求双方当事人公平分担损失的原则。

药品质量责任是药品生产法律责任的重要内容之一。药品质量责任是指药品质量上存在缺陷给受害人造成人身伤害或药品以外的财产损失所产生的法律后果。药品缺陷可从狭义和广义两个角度理解。狭义的药品缺陷主要是指不符合法定标准的药品。广义的药品缺陷还包括药品潜在缺陷，即药品在研发、生产的过程中，由于当时的科学技术水平限制而导致药品存在的设计缺陷。根据中国有关法律的规定，药品质量责任是一种特殊侵权责任。因此，在药品质量责任的归责中，对生产者采取严格责任。即在药品质量责任中，不以药品生产者是否存在过错为构成要件，只需考虑是否存在药品缺陷、损害事实和因果关系。对销售者，采取过错推定责任，即无论药品销售者主观上是故意或过失，行为上是作为还是不作为，只要造成了患者的损害，销售者必须要为自己的无过错进行举证，如果不能举证就应承担相应的赔偿责任。

药品生产行政责任　行政法律责任是指因违反行政法律或因行政法规定的事由而应承担的法定的不利后果。药品生产行政责任是指在药品生产过程中，相关行政法律关系主体违反了药品生产的法律规范时所应承担的法律责任。行政责任主体包括行政主体和行政相对人。在药品生产的行政法律关系中，各级食品药品监督管理部门为主的包括其他相关监督管理部门是行政主体，而药品生产企业等是行政相对人。中国《中华人民共和国药品管理法》及其实施条例中规定的法律责任大多为行政责任。

药品生产行政责任分为行政处罚和行政处分两种。行政处罚，是指药事行政主体在职权范围内对违反药事法但尚未构成犯罪的行政相对人所实施的行政制裁，是一种外部行政行为。种类主要有：警告、罚款、没收非法财物、没收违法所得、责令停产停业、暂扣或吊销有关许可证等。行政处分，指药事行政主体及行政相对人依据行政隶属关系对违法失职人员给予的一种行政制裁，是内部行政行为。其种类主要有警告、记过、记大过、降级、降职、撤职、留用察看、开除八种。

根据《中华人民共和国药品管理法》，药品生产行政责任主要有：①未取得药品生产许可证生产药品的，依据《中华人民共和国药品管理法》第七十三条《药品生产监督管理办法》第五十二条，可依法予以取缔，没收违法生产、销售的药品和违法所得，并处违法生产、销售的药品（包括已售出的和未售出的药品）货值金额2倍以上5倍以下的罚款。②生产假药的，依据《中华人民共和国药品管理法》第七十四条、第七十六条，可没收违法生产、销售的药品和违法所得，并处违法生产、销售药品货值金额2倍以上5倍以下的罚款；有药品批准证明文件的予以撤销，并责令停产、停业整顿；情节严重的，吊销药品生产许可证。③擅自委托或者接受委托生产药品的，依据《中华人民共和国药品管理法》第七十四条及《中华人民共和国药品管理法实施条例》第六十四条，可没收违法生产、销售的药品和违法所得，并处违法生产、销售的药品和违法所得药品货值金额2倍以上5倍以下的罚款；有药品批准证明文件的予以撤销，并责令停产、停业整顿；情节严重的，吊销药品生产许可证。④生产（包括配制）劣药的，依据《中华人民共和国药品管理法》第七十五条、第七十六条，以及《医疗机构制剂注册管理办法（试行）》第四十条，可处没收违法生产、销售的药品和违法所得，并处违法生产、销售药品货值金额1倍以上3倍以下的罚款；情节严重的，责令停产、停业整顿或者撤销药品批准证明文件、吊销药品生产许可证。⑤未按照规定实施《药品生产质量管理规范》的，依据《中华人民共和国药品管理法》第七十九条，可处给予警告，责令限期改正；逾期不改的，责令停产、停业整顿，并处5000元以上2万元以下罚款；情节严重的，吊销药品生产许可证。⑥药品标识（包装、标签或说明书）不符合规定的，依据《中华人民共和国药品管理法》第八十六条，可处责令改正，给予警告情节严重的，撤销该药品的批准证明文件。

药品生产刑事责任　刑事责任是犯罪人因实施刑法规定的犯罪行为所产生的法律后果。药品生产刑事责任是指在药品的生产过程中，药品的生产单位及其工作人员，以及药品监督管理部门的工作人员等违反了药事法律、法规，严重地侵犯了国家的药品监管秩序或者公民的生命健康，构成犯罪时承担的法律后果。相比于药品生产民事责任、药品生产行政责任而言，药品生产刑事责任是最严厉的一种法律责任。其承担方式主要是通过剥夺犯罪人的自由、财产、甚至生命等刑罚来实现的。

刑罚是实现刑事责任最基本、最主要的方式。根据《中华人民共和国刑法》的相关规定，药品生产刑事责任的刑罚可以分为主刑和附加刑两种。主刑以剥夺或限制犯罪分子人身权利为内容，包括管制、拘役、有期徒刑、无期徒刑和死刑五种刑罚。附加刑指以人身权利以外的其他权利（如财产权、资格等）为惩罚对象和刑罚内容的刑种，包括罚金、剥夺政治权利与没收财产三种，但对犯罪的外国人还可以独立适用或附加适用驱逐出境。

根据《中华人民共和国药品管理法》《中华人民共和国刑法》《修法修正案》（八）等法律法规的相关规定，中国药品生产刑事责任主要有：①生产、销售假药的，依据《中华人民共和国刑法》第一百四十一条规定，处3年以下有期徒刑或者拘役，并处罚金；对人体健康造成严重危害或者其他严重情节的，处3年以上10年以下有期徒刑，并处罚金；致人死亡或者有其他特别严重情节的，处10年以上有期徒刑、无期徒刑或者死刑，并处罚金或者没收财产。②生产、销售劣药的，依据《中华人民共和国刑法》第一百四十二条规定，对人体健康造成严重危害的，处3年以上10年以下有期徒刑，并处罚金；后果特别严重的，处10年以上有期徒刑或者无期徒刑，并处罚金或者没收

财产。③按照生产、销售伪劣产品罪定罪量刑。药品作为一种特殊的商品，其本质上仍具有一般商品的属性。《中华人民共和国刑法》第一百四十九条规定，生产、销售假药、劣药的，若行为不构成第一百四十一条、第一百四十二条规定的犯罪，但销售金额在5万元以上的，依照第一百四十条的规定，即按生产、销售伪劣产品罪处罚。生产、销售假药、劣药的，其行为既符合第一百四十一条、第一百四十二条规定的犯罪，同时又构成第一百四十条规定之罪，但依照第一百四十条规定处罚较重的，则定生产、销售伪劣产品罪。

作用　同一般法律责任一样，药品生产法律责任具有惩罚、救济、预防功能。首先，药品生产责任具有惩罚功能，通过对药品生产中违反药事法律规范的相关单位及个人予以惩罚，进而维护社会安全与正常药品生产秩序。药品生产法律责任的救济功能，是指通过设定一定的财产责任，赔偿或补偿在药品生产法律关系中受到侵犯的权利或者受到的损失。这也是药品生产民事责任的重要功能。药品生产法律责任的预防功能，是指通过设定法律责任，并使违反药品生产法律规范的违法者承担相应的法律责任，进而教育违法者和其他社会成员，预防违法犯罪行为的再次发生。总之，药品生产法律责任分别通过民事、行政、刑事三方面的法律责任，对违反药品生产法律规范的违法者予以惩罚；对权利受到损害的一方予以救济；对违法者和其他社会成员予以教育；最终规范药品生产行为，确保药品质量，保障人民用药安全。

（邵　蓉）

yàopǐn jīngyíng guǎnlǐ

药品经营管理（administration of drug supply）　对药品从生产到使用的流通过程所进行的一系列管理活动的总称。通常包括三层含义，一是政府相关部门和企业按照法律法规的要求，对药品的经营活动进行监督和管理；二是药品经营企业对药品的供应、销售、市场调查与预测，对用户的服务以及经营中所需设备、劳动力调整与补充等活动的管理；三是政府和社会有关部门对药品的社会流通、分配、消费等过程的调节和管理。其目的都是为了保证药品质量，使进入流通领域的药品保持原有的安全性、有效性和稳定性，满足公众防病治病的需要，保护药品消费者的合法权益。

药品从生产者到消费者手中，必然要经过采购、验收、养护、保管、配送等各流通环节的过程，这个过程称为药品经营过程。药品经营管理包括了药品经营过程的质量管理，即要确保合格的药品才能进入流通环节，进入流通的药品不因时间、空间的变化而发生质量变化，到达消费者手上的药品必须是符合法定标准，能够满足预防、医疗和康复的需要。还包括了药品经营的发展管理，即要确保经营活动能够获得利润或收益。在药品市场竞争加剧的情况下，药品经营管理的重要性愈益突出。因此，国家出台了一系列的法律法规，加强对药品经营的管理。

现代药品经营管理包括了以下几方面的内容：其一，要获得经营许可。药品与其他商品不同，具有两重性：用之得当，可以治病救人；用之不当，会伤人害命。因此，经营药品的企业必须具备

法律规定的条件，并经一个国家或地区的行政当局审批通过，获得经营许可权。否则，即为违法经营。其二，要筹划营谋。药品经营本质上是一项经济事业，必然要在合法、合理的前提下，谋取最大的经济利益。因此，就需要统筹计划和决策，决定企业经销什么药品，经营什么样的产品品种结构，如何确定药品价格以及如何组织药品营销等。其三，要规范经营。法律规定药品经营企业必须按照《药品经营质量管理规范》组织经营。药品经营企业应履行其在药品采购、验收、仓储、保管和销售等方面的职责，特别是在药品质量方面的责任，始终确保经营药品的质量。其四，要面向市场，着眼于市场，着眼于消费者，以扩大市场份额和市场占有率。在药品市场竞争的环境下，要实现药品经营目标，就必须做到优质的药品、合理的价格和优良的服务，不断提升药品经营水平。

沿革与发展 所谓经营古而有之，据古籍记载，中国古代春秋战国就有经营药品的药铺。那时，医药不分，经营药铺的主人往往是行脉拟方的中医。东汉时期，著名中医张仲景官至长沙太守，还不时在官衙大堂为平民百姓切脉看病，深得民众赞赏。有人用"坐堂行医惠天涯"来称赞他，后人则把"堂"作为药铺的一大招牌。随着社会经济和文化的发展，药物需要量不断增加，药品经营活动逐渐发达。东汉人韩康在京城经营药材，被视为中药商业的先驱。唐宋时期，药业兴旺，京城都市广设药铺，官商民商竞相发展。明朝，官营药铺逐渐衰弱。清朝，官营药铺废止，民间药业蓬勃发展。1896年，广东佛山"李众胜堂"中药店开业，著名的产品是"保济丸"。19世纪末，华侨胡子钦在缅甸首都开设"永安堂"中药行，因创制"万金油""八卦丹"等成药，生意兴隆。1922年迁移新加坡，1927年发展到上海、天津等地，改名"虎标永安堂大药坊"。素以药价低，疗效快，携带方便的经营特点，深受顾客欢迎。出生医药世家的黄楚九，曾在上海南市开设颐寿堂药铺，1890年移至法租界，改名"中法大药房"。1905年研制成功滋补药方，"艾罗补脑汁"，1911年研制成功"人丹"，通过赊销、价格优惠的方法使得零售商获利匪浅，生意十分畅销。清朝末期，国外西药开始涌进中国各大商埠，药品市场的竞争愈益激烈，药品经营问题愈益受到药商的重视。

尽管药品经营管理的历史很短，但是，随着药物发现和发明的不断进步，药品市场经济的快速发展，经营管理的思想和理念愈益进步和丰富，主要体现在四个方面。①药品质量观念。19世纪末和20世纪初，欧美资本主义国家生产力快速发展，整个社会都热衷于赚钱，狂热的商业行为渗入了食品和药品行业，由于药品市场没有任何监管，药品造假和掺假行为迅速泛滥。劣质的药品不仅危害了人们的健康，也损害了药品信誉，影响药品的正常销售。于是，社会改革开始兴起，1906年，美国国会通过了《纯净食品和药品法案》，严令禁止州间贸易中对食品或药品的掺假和贴假商标行为，并建立了美国的食品药品监管机构。1938年，美国国会通过了《食品、药品和化妆品法》，明确要求药品在销售前，必须证明其安全性和有效性。1962年，美国国会通过了食品、药品和化妆品法的修正案，强制性要求制药企业实施药品生产质量管理规范。此后，产品质量观念从生产领域扩大到经营领域，因为谁都明白，要保证药品经营质量，首先是保证不合格的药品不进入药品流通领域，质量合格的药品在流通领域不发生质量变化。产品质量观念催生了"药品经营质量管理规范"的诞生。②药品营销观念。20世纪可以称为药物世纪，当今的绝大多数药品都是在20世纪研制开发，投入市场的。由于工业革命的成功，20世纪后，资本主义国家商品出现供过于求的情况，市场竞争日益剧烈，推销逐步成为经营的关键。药品是防病治病的重要武器，但是，由于药品供应网络的缺陷，城市和农村、发达地区和落后地区的药品可及性差别很大。药品经营管理是以药品营销活动为中心，推动药品生产和药品经营，满足人民对药物医疗保健的需要。③药品市场观念。20世纪末，国际跨国制药企业和新兴国家制药企业快速发展，药品市场的竞争更加激烈。为了获得更大的市场份额和长期的利润，国际制药企业间不断进行资本重组，开展跨国兼并，并投入巨资，研制开发新药，以追求拥有更多的消费者和拥有更大的市场。这种以消费为中心，推动医药企业发展的经营思想，称为市场观念。

管理要点 ①药品经营许可管理。对从事药品交易机构的许可管理，如药品批发企业、药品零售企业的注册审批，目的是建立符合药品市场需要的销售网络，丰富药品市场供应，实现药品的可及性。同时，严格规范药品经营资质和经营行为，从供应源头上把住经营药品的质量。②药品流通监督管理。对药品从生产厂家到消费者的各个供应环节，实施监督管理。目的是规范药品流通秩序，保证药品质量，明确要求药品生产企业和经营企业对药品购销行为负责。监督管理的重点是防止假药、劣质药品进入药品供应渠道；推行药品流通质量管理规范，确保药品流通过程，即药品采购、药品验收、药品贮藏、药品搬运和运输过程的产品质量；促使药品物流、商流、信息流协调、稳定、可靠，满足医疗卫生工作的需要，适应医药经济的发展。③药品经营质量管理。促进药品经营企业建立有效、可靠的药品经营质量体系，通过规范企业全体员工的行为，杜绝假药、劣药进入流通领域；控制进入流通领域的合格药品的安全性、有效性、稳定性不发生变化；确保药品流通秩序井然。④药品营销管理。把有关药品的产品信息和服务信息向医务人员和消费者传播，促进消费者的购买欲望和行为，把潜在的药品市场变为真实的市场。研究对营销的监督管理，包括药品广告管理、医药代表推销管理等。

作用 根据药品经营的范围，可分为专营和兼营。前者只经营药品；后者除药品外，还经营其他商品，如医疗器械、卫生用品、小日用品等等。根据药品经营的方式，可分为药品批发和药品零售。药品批发是将购进的药品销售给药品经营机构或医疗机构；药品零售是将购进药品直接销售给消费者。可以说，药品经营是沟通药品生产与药品使用的桥梁，是实现基本药物可及、可负担、合理使用的重要环节。

由于现代药品经营面临着更为复杂的经营环境和药品监督管理环境，因此，药品经营管理的好坏就非常重要。从内部来看，一是经营企业的组织管理，就是要在企业的个人利益、部门利益与企业利益之间找出有效的平衡，把企业的各个部门、各个成员结合为一个整体，齐心协力为实现企业的目标而努力；二是经营质量管理，始终把药品的质量看作企业的生命，时时处处从我做起、从小事做起。从外部来看，经营管理要在激烈的市场竞争环境下，准确把握经营方向和经营策略。随着药品管理法律法规的进一步完善，处理好药品经营效益和社会效益的关系，处理好药品商业行为和保护消费者权益的关系，承担起药品经营的社会责任和道德义务将成为经营者成功与否的重要标志。

（陈盛新）

yàopǐn jīngyíng xǔkě

药品经营许可（certificating for drug supply）

准予符合法定条件的公民、法人或者其他组织申请从事药品经营活动的行政管理事项。鉴于药品的特殊性，为了保障人体用药安全，维护公众身体健康和用药的合法权益，根据《中华人民共和国药品管理法》（简称《药品管理法》）和《药品经营许可证管理办法》等有关规定，对药品经营活动实行许可管理，任何未经获得许可的公民、法人或者其他组织不得从事药品的经营活动。欲开办药品经营企业的公民、法人或者其他组织需向所在地的具有管辖权的药品监督管理部门提出开办申请，药品监督管理部门经依法审查，认为其符合开办药品经营企业条件的，发给《药品经营许可证》。

沿革与发展 中华人民共和国成立后，国家组建了中国医药公司，建立了各级医药商业机构，完善了药品的采购供应（销售）体系。当时，由于药品的经营活动实行政府统一集中管理，政企合一，因此，不需要设置专门的行政许可。20世纪80年代初，随着社会主义市场经济体制改革的推进，药品流通领域出现了由各种经济成分组成的多渠道的药品经营模式，根据《关于集体和个体经营医药商品的意见》等文件的规定，城乡集体和个体开业经营医药商品必须经市、县、旗医药、卫生管理部门审查同意，工商行政管理部门核准，发给营业执照方准经营。同时，还要求从事集体和个体经营医药商品者必须具有熟悉所经营药品的专业知识，并取得市、县、旗医药、卫生管理部门的合格证明。在此基础上，逐步形成了药品经营必须取得专门许可的制度。1985年起根据《药品管理法》规定，开办药品经营企业必须经所在地药品生产经营主管部门审查同意，由县级以上卫生主管部门审核批准，并发给药品经营企业许可证。无药品经营企业许可证的，工商行政管理部门不得发给营业执照。此外，相关的规范性文件还规定，集体、私营企业和个体工商户只准从事药品零售业务，不得经营药品的批发业务。从此，药品经营活动得到了进一步的规范。现行的药品经营许可制度，是根据2015年修订后的《药品管理法》执行的。

管理要点 药品经营许可分为药品批发许可和药品零售许可。申请药品经营许可的步骤有：①欲开办药品经营企业的申请者按照要求提交开办申请以及相应的证明文件。②药品监督管理部门依法对其开办的条件进行审查。这些开办条件包括：药品经营企业必须配备依法经过资格认定的药学技术人员；具备与所经营药品相适应的营业场所、设备、仓储设施、卫生环境；拥有与所经营药品相适应的质量管理机构或者人员；具有保证所经营药品质量的规章制度。开办药品批发企业应当符合该省药品批发企业合理布局的要求；开办药品零售企业应当符合当地常住人口数量、地域、交通状况和实际需要的要求，符合方便群众购药的原则。③在通过审查与验收之后，认为合格的，药品批发企业由企业所在地省级药品监督管理部门批准并发给药品经营许可证；药品零售企业由企业所在地设区的市级药品监督管理部门或者县级药品监督管理部门批准并发给药品经营许可证。

药品经营企业在获得许可之后，不论是药品批发企业，或是药品零售企业还必须按照规定，向相应的药品监督管理部门申请《药品经营质量管理规范》认证，药品经营企业在通过认证检查，并取得《药品经营质量管理规范》认证证书之后，方能合法从事药品经营活动。根据 2013 年 3 月 26 日发布的《国家食品药品监督管理总局主要职责内设机构和人员编制规定》，要求将药品经营行政许可与《药品经营质量管理规范》认证两项行政许可逐步整合为一项行政许可。

作用与法律效力　药品经营许可制度的实施，对于严格药品经营活动的准入程序、标准和条件，引导企业通过合理、有序的竞争，促进药品流通企业结构的优化，提高企业管理水平；有效地促进了药品经营企业结构的调整和整体水平的提高，为进一步加强药品经营企业监督管理奠定了良好的基础和依据。它的主要作用在于：①发挥药品监督管理的政策导向，通过鼓励发展集中配送、连锁经营等现代药品流通管理模式，促进药品经营企业健康发展。②促进优势企业采取兼并、重组等方式，提高企业集约化、规范化水平，以适应加入世界贸易组织后，药品经营企业面临的挑战。③完善市场准入制度和退出机制，严把药品经营准入关。对于严重违反国家有关法律法规，以及经营条件达不到规定要求的企业，要通过强化《药品经营许可证》管理、加大实施《药品经营质量管理规范》力度等措施，使它们退出市场。④净化药品流通市场，打击与取缔无证经营药品的违法活动。

在国际上，发达国家对药品的经营活动都有着严格的限制，与普通商品不同。在药品批发方面，美国随着 1987 年《处方药销售法案》的出台，开始实施授权批发企业制度。所谓授权批发企业制度是指：为了确保处方药在流通的全过程可以被追溯，政府通过验收，将那些符合标准，具有完备追溯能力的大型药品批发企业视为"授权批发企业"，未通过验收的企业则是"未授权批发企业"。药品生产企业选择批发商时，应当首先在"授权批发企业"当中挑选。如果选择"未授权批发企业"，那么该批发企业必须首先提供全面的药品可追溯的证明材料，经审核通过后方可承担相应的批发业务。为此，美国管理当局还专门颁布了许可指南。英国的药品批发商必须持有药品管理局核发有效的批发商许可证，以及经销特殊管理药品、工业用甲醇、乙醇的许可证，方能批发

药品。日本除了药品生产和销售进口药品由日本厚生劳动省批准之外，一般的药品销售（含药材销售）则由相应的都道府县的长官批准，日常的管理则由日本药品批发协会联合会负责。在药品零售方面，美国认为开办药品零售企业属于各州的州内事务，由各州的药房理事会在国家药房理事会联合会制定的《标准州药房法》的基础上，规定本州药房的开办条件，并实施管理。英国的零售药店由基层保健联合体管理，由于英国是全民"医保"的国家，这个联合体同时也负责医院药房的设置与管理。在瑞典，全国只有一个药店连锁公司独家经营药品，即瑞典药局。它在瑞典全国有约 950 家门店，是瑞典医药产品销售的唯一指定单位。药局的市场垄断性在瑞典加入欧盟时，曾经成为辩论的焦点，但瑞典政府坚持认为国有制的药局垄断市场，可以保障人民健康和安全经济用药。

（叶　桦）

yàopǐn pīfā xǔkě

药品批发许可（certificating for drug wholesale）　准予符合法定条件的法人或者其他组织申请从事药品批发经营活动的行政管理事项。属于药品监督管理部门依法审查，准予其从事药品批发的行政行为。药品批发许可的实施机构是省级药品监督管理部门，欲开办药品批发企业的法人或者其他组织需向所在地省级药品监督管理部门提出开办申请，药品监督管理部门依法审查其开办药品批发企业的条件，认为符合《中华人民共和国药品管理法》（简称《药品管理法》）和《药品经营许可证管理办法》等有关规定的，发给药品经营许可证。

任何未经获得许可的法人或者其他组织都不得从事药品批发活动。

管理要点 根据《药品管理法》和《药品经营许可证管理办法》，开办药品批发企业，应符合所在省药品批发企业合理布局的要求，并符合相关的设置规定，包括：①具有保证所经营药品质量的规章制度。②企业、企业法定代表人或企业负责人、质量管理负责人无因从事生产、销售假药及生产、销售劣药情节严重，被禁止十年内不得从事药品经营活动的情形，以及无五年内因提供虚假证明、文件资料或者采取其他欺骗手段取得药品经营许可证，而收到处罚的情形。③具有与经营规模相适应的一定数量的执业药师。质量管理负责人具有大学以上学历，且必须是执业药师。④具有能够保证药品储存质量要求的、与经营品种和规模相适应的常温库、阴凉库、冷库。仓库中具有适合药品储存的专用货架和实现药品入库、传送、分拣、上架、出库等现代物流系统的装置和设备。⑤具有独立的计算机管理信息系统，能覆盖企业内药品的购进、储存、销售以及经营和质量控制的全过程；能全面记录企业经营管理及实施《药品经营质量管理规范》方面的信息；符合对药品经营各环节的管理要求，并具备接受当地药品监管部门监督管理的条件。⑥具有符合《药品经营质量管理规范》对药品营业场所及辅助、办公用房以及仓库管理、仓库内药品质量安全保障和进出库、在库储存与养护方面的条件。

开办药品批发企业许可的申请程序为：①申办人向拟办企业所在地的省级药品监督管理部门提出筹建申请，并提交规定的人员资质（包括相关负责人的学历证明和执业药师的证件）和拟经营批发的范围，以及拟设营业场所、设备、仓储设施及周边卫生环境等情况。②药品监督管理部门对申办人提出的申请，认为属于本部门职权范围的，申办人材料齐全、符合法定形式，或者申办人按要求提交全部补正材料的，发给申办人受理通知书。受理通知书中注明的日期为受理日期，如果认为不属于本部门职权范围的，或者申请材料不齐，以及不符合法定形式的，药品监督管理部门将发出不予受理的通知，并说明理由。③药品监督管理部门自受理申请之日起 30 个工作日内，依据法定的开办规定对申报材料进行审查，做出是否同意筹建的决定，并书面通知申办人。不同意筹建的，应当说明理由，并告知申办人享有依法申请行政复议或者提起行政诉讼的权利。④申办人完成筹建后，向受理申请的药品监督管理部门提出验收申请，并提交药品经营许可证申请表、拟办企业组织机构情况、营业场所、仓库平面布置图及房屋产权或使用权证明、依法经过资格认定的药学技术人员资格证书及聘书、拟办企业的质量管理文件及仓储设施、设备目录。⑤受理申请的药品监督管理部门在收到验收申请之日起 30 个工作日内，依据开办药品批发企业验收实施标准组织验收，做出是否发给药品经营许可证的决定。符合条件的，发给药品经营许可证；不符合条件的，应当书面通知申办人并说明理由，同时告知申办人享有依法申请行政复议或提起行政诉讼的权利。开办药品批发企业验收实施标准由国家药品监督管理部门制定。

在获得许可之后，药品批发企业必须在规定时间内，向相应的药品监督管理部门申请《药品经营质量管理规范》认证，在通过认证并取得认证证书之后，方能依法从事药品经营活动。根据 2013 年 3 月 26 日发布的《国家食品药品监督管理总局主要职责内设机构和人员编制规定》，要求将药品经营行政许可与药品经营质量管理规范认证两项行政许可逐步整合为一项行政许可。

作用及法律效力 药品批发许可制度规范了药品批发企业准入程序、标准和条件，引导企业规范经营，通过合理、公平、有序的竞争，促进药品流通企业结构的优化，提高企业管理水平。同时，还可以促进优势企业采取兼并、重组等方式，提高企业集约化水平，以适应中国药品经营现代化的挑战。

(叶 桦)

yàopǐn língshòu xǔkě

药品零售许可（certificating for drug retail） 准予符合法定条件的公民、法人或者其他组织申请从事药品零售经营活动的行政管理事项。属于药品监督管理部门依法审查，准予其从事药品零售的行政行为。药品零售许可的实施机构是设区的市级或县级以上药品监督管理部门，欲开办药品零售企业的公民、法人或者其他组织向所在地设区的市级或县级以上地方药品监督管理部门提出开办申请，药品监督管理部门依法审查其开办药品零售企业的条件，认为符合《中华人民共和国药品管理法》（简称《药品管理法》）和《药品经营许可证管理办法》等有关规定的，发给《药品经营许可证》。任何未经获得许可的法人或者其他组织都不得从事药品零售活动。

沿革与发展 1949 年后，在组建了中国医药公司的基础上，各级医药商业机构设置了相应的药品零售门店，加上私营药品零售企业的社会主义改造，初步形成了药品零售的网络。由于药品经营活动由政府统一、集中管理，政企合一，因此，不需要通过专门的行政许可。20 世纪 80 年代初，随着社会主义市场经济体制改革的推进，药品流通领域出现了由各种经济成分组成的多渠道的药品经营模式，根据《关于集体和个体经营医药商品的意见》等文件规定，城乡集体和个体开业经营医药商品必须经市、县、旗医药、卫生管理部门审查同意，工商行政管理部门核准，发给营业执照方准经营。同时，还要求从事集体和个体经营医药商品者必须具有熟悉所经营的药品的专业知识，并取得市、县、旗医药、卫生管理部门的合格证明。在此基础上，逐步建立了药品经营必须取得专门许可的制度。根据原《药品管理法》规定，开办药品经营企业必须由所在地药品生产经营主管部门审查同意，经县级以上卫生主管部门审核批准，并发给药品经营企业许可证。无药品经营企业许可证的，工商行政管理部门不得发给营业执照。此外，相关的规范性文件还规定，集体、私营企业和个体工商户只准从事药品零售，不得经营药品批发业务。从此，药品经营活动得到了进一步的规范。现行的药品经营许可制度，是根据现行的《药品管理法》施行的。

管理要点 根据《药品管理法》和《药品经营许可证管理办法》，开办药品零售企业，应符合当地常住人口数量、地域、交通状况和实际需要的要求，符合方便群众购药的原则，并符合相关的设置规定，包括：①具有保证所经营药品质量的规章制度。②具有依法经过资格认定的药学技术人员。经营处方药、甲类非处方药的药品零售企业，必须配有执业药师。质量负责人应有 1 年以上（含 1 年）药品经营质量管理工作经验。经营乙类非处方药的药品零售企业，以及农村乡镇以下地区设立药品零售企业的，也应当配备合格的业务人员，有条件的应当配备执业药师。③企业、企业法定代表人或企业负责人、质量管理负责人没有因从事生产、销售假药及生产、销售劣药情节严重，被禁止 10 年内不得从事药品经营活动的情形，以及没有 5 年内因提供虚假证明、文件资料或者采取其他欺骗手段取得药品经营许可证，而受到处罚的情形。④具有与所经营药品相适应的营业场所、设备、仓储设施以及卫生环境。在超市等其他商业企业内设立零售药店的，必须具有独立的区域。⑤具有能够配备满足当地消费者所需药品的能力，并能保证 24 小时供应。根据国家的有关规定，新开办药品零售企业的法人或主要管理者必须具备执业药师资格。

开办药品零售企业验收的实施标准由省级药品监督管理部门依据《药品管理法》和《药品经营质量管理规范》的有关内容组织制定，并报国家药品监督管理部门备案。

开办药品零售企业许可的申请程序依次为：①申办人向拟办企业所在地设区的市级药品监督管理机构或县级药品监督管理机构提出筹建申请，并提交规定的人员资质（包括相关负责人等的学历证明和执业药师的证件）和拟零售药品的范围，以及拟设营业场所、仓储设施、设备情况。②药品监督管理部门对申办人提出的申请，认为属于本部门职权范围的，申办人材料齐全、符合法定形式，或者申办人按要求提交全部补正材料的，发给申办人受理通知书。受理通知书中注明的日期为受理日期，如果认为不属于本部门职权范围的，或者申请材料不齐，以及不符合法定形式的，药品监督管理部门将发出不予受理的通知，并说明理由。③药品监督管理机构自受理申请之日起 30 个工作日内，依据规定对申报材料进行审查，做出是否同意筹建的决定，并书面通知申办人。不同意筹建的，应当说明理由，并告知申办人依法享有申请行政复议或者提起行政诉讼的权利。④申办人完成筹建后，向受理申请的药品监督管理部门提出验收申请，并提交药品经营许可证申请表、拟办企业的营业场所、仓库平面布置图及房屋产权或使用权证明、执业药师资格证书及聘书、拟办企业质量管理文件及仓储设施、设备目录。⑤受理申请的药品监督管理部门在收到验收申请之日起 15 个工作日内，依据开办药品零售企业验收实施标准组织验收，做出是否发给药品经营许可证的决定。符合条件的，发给药品经营许可证；不符合条件的，应当书面通知申办人并说明理由，同时告知申办人享有依法申请行政复议或提起行政诉讼的权利。

药品监督管理部门将已经颁发的药品经营许可证的有关信息予以公开，公众有权进行查阅。对公开信息后发现企业在申领药品经营许可证过程中，有提供虚假文件、数据或其他欺骗行为的，应依法予以处理。

药品零售企业在获得了许可之后，必须在规定时间内，向相应的药品监督管理部门申请《药品经营质量管理规范》认证，药品经营企业在通过认证，并取得《药品经营质量管理规范认证证书》之后，方能依法从事药品经营活动。根据 2013 年 3 月 26 日发布的《国家食品药品监督管理总局主要职责内设机构和人员编制规定》，要求将药品经营行政许可与药品经营质量管理规范认证两项行政许可逐步整合为一项行政许可。

作用及法律效力 药品零售许可制度规范了药品零售企业的设置标准和最低的准入条件，审批的法定程序，以及发给准予零售药品的法律许可凭证。这一制度规范了药品经营质量，方便公众购药，确保消费者的用药安全；控制了药品零售企业过多过滥的状况，引导企业通过合理、有序的竞争，提高经营水平；提供了各地药品监督管理部门监督管理的依据，对于严重违反国家有关法律法规，以及经营条件达不到规定要求的企业，通过强化药品经营许可证管理、加大实施《药品经营质量管理规范》力度等措施，净化药品零售市场，为进一步加强药品经营企业监督管理奠定了良好的基础。

(叶桦)

yàopǐn língshòu liánsuǒ jīngyíng xǔkě
药品零售连锁经营许可（certificating for drug retail chain） 准予符合法定条件的公民、法人或者其他组织申请从事药品零售连锁经营活动的行政管理事项。属于药品监督管理部门经过依法审查，准予其从事药品零售连锁经营活动的行政行为。尽管连锁企

业的药品零售具有一定的特殊性，但仍然依法按照药品零售的许可办理。在法律未对药品零售连锁企业的开办做出新的规定之前，欲开办药品零售连锁企业的法人应当根据所在地省级药品监督管理部门的规定，向药品零售连锁经营许可的实施机关提出开办申请，实施许可的药品监督管理部门依法审查其开办药品零售连锁企业的条件，认为符合《药品管理法》和《药品经营许可证管理办法》（简称《管理办法》）等有关规定的，发给药品经营许可证；药品零售连锁企业的每个门店均应依法向有管辖权的设区的市级或县级药品监督管理部门申请药品零售许可，分别获得药品经营许可证，任何未经获得许可的门店不得从事药品零售活动。

沿革与发展 20 世纪 90 年代，中国的药品零售连锁企业开始兴起，国家药品监督管理部门为加强药品零售连锁企业的监督管理，规范药品零售连锁经营行为，于 2000 年 4 月制定并发布了《药品零售连锁企业有关规定》。2004 年 9 月，国家药品监督管理部门发布《关于废止国药管市〔2000〕166 号文件的通知》，通知认为"根据《药品管理法》的规定，药品经营的方式分为药品批发和药品零售。药品零售连锁经营仍然是一种药品零售方式，应按药品零售经营和药品零售企业的有关规定依法予以监管"。国家药品监督管理部门已发布《管理办法》，并于 2004 年 4 月 1 日起施行。"原国家药品监督管理局《关于印发药品零售连锁企业有关规定的通知》已不再适用，现予以废止。"

基于此，关于药品零售连锁企业包括许可在内的管理规定由

各省药品监督管理部门自行制定。虽然，药品零售连锁企业视为药品零售企业，但在日常监督管理过程中，与单体的药品零售企业有所不同，例如，药品零售连锁企业总部向药品零售连锁的加盟门店供应（批发）药品；又如，药品零售连锁直营门店需要达到一定数量之后，才能申请开办药品零售连锁企业等。各地的相关规定略有不同。

管理要点 各个省的药品监督管理部门对开办药品零售连锁企业的要求有所不同，开办药品零售连锁门店则仍应符合当地常住人口数量、地域、交通状况和实际需要的要求，符合方便群众购药的原则。药品零售连锁企业的开办条件包括：①具有保证所经营药品质量的规章制度。②企业、企业法定代表人或企业负责人、质量管理负责人没有因从事生产、销售假药及生产、销售劣药情节严重，被禁止 10 年内不得从事药品经营活动的情形，以及没有 5 年内因提供虚假证明、文件资料或者采取其他欺骗手段取得药品经营许可证，而受到处罚的情形。③药品零售连锁企业应是企业法人。④应由若干个以上门店组成，实行规范化管理，采购与销售分离，统一商号、统一标识、统一采购、统一配送、统一质量标准、统一定价。⑤门店的法人或主要管理者必须具备执业药师资格。经营处方药、甲类非处方药的药品零售企业，必须配有执业药师。质量负责人应有一年以上（含一年）药品经营质量管理工作经验。经营乙类非处方药的门店，以及农村乡镇以下地区设立门店的，也应当配备合格的业务人员，有条件的应当配备执业药师。⑥配送中心应具有

健全的质量保证体系和相关的技术人员及与经营规模相适应的仓储条件，设置常温库、阴凉库、冷库，仓库面积符合要求。⑦具有专用的计算机和服务器中央数据处理系统，有稳定、安全的网络环境，有固定接入互联网的方式和可靠的信息安全平台，有符合企业经营管理实际需要的应用软件和相关数据库，并能够运用该系统对在库药品的分类、存放和相关信息的检索以及对药品的购进、入库验收、在库养护、出库复核、销售等进行记录和管理，对质量情况进行及时准确的记录，并具有可以接受各级药品监督管理部门监管的条件。⑧开办药品零售连锁企业门店，门店的营业场所、设施设备、人员等要符合《药品经营质量管理规范》的要求。⑨具有能够配备满足当地消费者所需药品的能力，并能保证 24 小时供应。药品零售企业应备有规定的国家基本药物品种数量。开办药品零售连锁企业必须是法人。

开办药品零售连锁企业验收的实施标准由省级药品监督管理部门依据《药品管理法》和《药品经营质量管理规范》的有关内容组织制定，并报国家药品监督管理部门备案。

开办药品零售连锁企业许可的申请程序为：①申办人向拟办企业所在辖区药品监督管理部门提出筹建申请，说明拟办企业的基本情况、拟经营的模式、人员资质、拟设置组织机构、拟订各部门基本职责、拟设置营业场所、仓库设施、设备的基本情况、拟订规章制度情况等，并提交相应的材料，以及申报材料真实性的自我保证声明。②药品监督管理部门对申办人提出的申请，认为属于本部门职权范围的，申办人

材料齐全、符合法定形式，或者申办人按要求提交全部补正材料的，发给申办人受理通知书。受理通知书中注明的日期为受理日期。③药品监督管理机构自受理申请之日起 30 个工作日内，依据规定对申报材料进行审查，做出是否同意筹建的决定，并书面通知申办人。不同意筹建的，应当说明理由，并告知申办人依法享有申请行政复议或者提起行政诉讼的权利。④申办人完成筹建后，向受理申请的药品监督管理部门提出验收申请，并提交药品经营许可证申请表、拟办企业的营业场所、仓库平面布置图及房屋产权或使用权证明、执业药师资格证书及聘书、拟办企业质量管理文件及仓储设施、设备目录。⑤受理申请的药品监督管理部门在收到验收申请之日起 15 个工作日内，依据开办药品零售连锁企业验收实施标准组织验收，做出是否发给药品经营许可证的决定。符合条件的，发给药品经营许可证；不符合条件的，应当书面通知申办人并说明理由，同时告知申办人享有依法申请行政复议或提起行政诉讼的权利。如果拟开办药品零售连锁企业的申办人在辖区内已有符合规定数量的零售药店，则不需要筹建，直接核发新证，已有零售药店（门店）按变更名称办理。

开办药品零售连锁企业的门店，按照药品零售许可管理。

药品零售连锁企业在获得了许可之后，必须在规定时间内，向相应的药品监督管理部门申请《药品经营质量管理规范》的认证，药品零售连锁企业和一定比例的药品零售连锁门店在通过认证，并取得《药品经营质量管理规范》认证证书之后，方能依法

从事药品经营活动。根据《国家食品药品监督管理总局主要职责内设机构和人员编制规定》，要求将药品经营行政许可与药品经营质量管理规范认证两项行政许可逐步整合为一项行政许可。

作用与法律效力　药品零售连锁经营许可制度规范了药品零售连锁企业的设置标准和最低的准入条件，审批的法定程序，以及发给准予零售药品的法定证明。这一制度与药品零售许可制度一样，优化了药品经营质量，方便公众购药，确保消费者的用药安全；控制了药品零售企业过多过滥的状况，引导企业通过合理、有序的竞争，促进药品流通企业结构的优化，有效地促进了药品经营企业结构的调整和整体水平的提高；并强化了药品经营许可证管理、加大实施《药品经营质量管理规范》的力度等措施，为进一步加强药品经营企业监督管理奠定了良好的基础。同时，通过药品零售连锁企业的经营活动标准化（药品、服务、店名、店貌）、专业化（采购、配送、销售、管理等）、统一化（采购、配送、信息汇集、广告宣传和员工培训等）和单纯化（使各个环节、各个岗位的经营活动尽可能简单和规范，减少经验等因素对经营的影响），从而达到实现药品零售的集约化、规模化经营，更好地保证药品供应，确保公众的用药安全。

(叶桦)

yàopǐn jīngyíng xǔkězhèng

药品经营许可证（drug supply certificate）　准予法人或其他组织从事药品经营活动的法定凭证。国家药品监督管理部门统一印制，药品批发企业的药品经营许可证由省级药品监督管理部门颁发；药品零售企业的药品经营许可证

由设区的市级或者县级以上药品监督管理部门颁发。药品经营许可证源于药品经营许可制度，是国家准予企业从事药品经营活动的行政许可文件。鉴于药品的特殊性，为了保障人体用药安全，维护公众身体健康和用药的合法权益，中国的药品经营实行准入制度，任何未取得药品经营许可证的公民、法人或者其他组织都不得从事药品经营活动，任何单位和个人不得伪造、变造、买卖、出租和出借药品经营许可证。

法源 关于颁发和管理药品经营许可证的主要法律依据有：①《中华人民共和国行政许可法》第十二条第一款规定："直接涉及国家安全、公共安全、经济宏观调控、生态环境保护以及直接关系人身健康、生命财产安全等特定活动，需要按照法定条件予以批准的事项，"可以设定行政许可。②《中华人民共和国药品管理法》第十四条规定："开办药品批发企业，须经企业所在地省级药品监督管理部门批准并发给《药品经营许可证》；开办药品零售企业，须经企业所在地县级以上药品监督管理部门批准并发给《药品经营许可证》，无《药品经营许可证》的，不得经营药品。"还规定"《药品经营许可证》应当标明有效期和经营范围，到期重新审查发证。"③《中华人民共和国药品管理法实施条例》第十一条规定了药品批发企业申办人的开办申请程序和申请筹建后的验收程序，也规定了药品监督管理部门的受理与审查程序和时限；验收程序和时限，对符合条件的，发给药品经营许可证。第十二条规定了药品零售企业申办人的开办申请程序和申请筹建后的验收程序，也规定了药品监督管理部

门的受理与审查原则、程序和时限；验收程序和时限，对符合条件的，发给药品经营许可证。④《药品经营许可证管理办法》对药品经营许可证的申领条件和申领程序，以及发证、变更与换发和日常监督管理等一系列工作进行了详细规定；进一步明确了开办药品批发、零售企业的申请、受理、审查、发证程序，对申报材料的内容及以上各环节的工作时限和形式审查、现场验收所依据的标准等做出了具体规定。为接受社会监督，防止企业在申请药品经营许可证时提供虚假证明文件、数据，《药品经营许可证管理办法》专门规定了药品批发、零售企业领证前的公示制度。

内容及格式 药品经营许可证由国家药品监督管理部门统一印制，分为正本和副本（图1、2）。正本、副本具有同等法律效力，正本应当置于药品经营企业的醒目位置，副本用于记载药品经营企业相关内容的变更和监督检查情况。正本、副本的式样和编号方法，由国家药品监督管理部门统一制定。药品经营许可证应当载明企业名称、法定代表人（如有）姓名、企业负责人姓名、经营方式、经营范围、注册地址、仓库地址、药品经营许可证证号、发证机关、发证日期、有效期限等项目。

药品经营许可证经营方式可以是批发，也可以是零售；如是非法人的批发企业，则在批发后加括号注明非法人，如是药品零售连锁企业，则在零售后加括号注明连锁。药品经营许可证中的经营范围可以包括：麻醉药品、精神药品、医疗用毒性药品；生物制品；中药材、中药饮片、中成药、化学原料药及其制剂、抗生素原料药及其制剂、生化药品。

药品批发企业在经营范围内由药品监督管理部门从中核定。药品零售企业则先核定经营类别，确定申办人经营处方药或非处方药、乙类非处方药的资格，并在经营范围中予以明确，再核定具体经营范围。医疗用毒性药品、麻醉药品、精神药品、放射性药品和预防性生物制品的核定按照国家特殊药品管理和预防性生物制品管理的有关规定执行。

药品经营许可证证号的编号规则是：证号统一由各省（区、市）的汉字简称加2位英文字母加3位设区市代号加4位流水证号组成。具体编排如下：第1位为各省（区、市）的汉字简称；第2位为英文字母，用于区别批发、连锁、零售形式，A表示批发企业，B表示零售连锁企业，C表示零售连锁门店，D表示单体零售企业；第3位为英文字母，用于区别法人和非法人，A表示法人企业，B表示非法人企业；第4、5、6位为3个阿拉伯数字，为地（市、州）代码，用于区别企业所在地区（市、州），按照国内电话区号编写（区号为4位的去掉第一个0，区号为3位的全部保留）；第7、8、9、10位为4个阿拉伯数字，为发证机关自行编制的发放许可证流水号。

药品经营许可证的变更可分为许可事项变更和登记事项变更。前者是指经营范围（包括增减经营范围）、注册地址、仓库地址（包括增减仓库）、企业法定代表人或企业负责人以及质量负责人的变更；后者是指企业名称的变更；经营方式不得变更。药品经营企业变更许可事项应当在原许可事项发生变更30日前，向原发证机关申请药品经营许可证变更登记。未经批准，不得变更许可

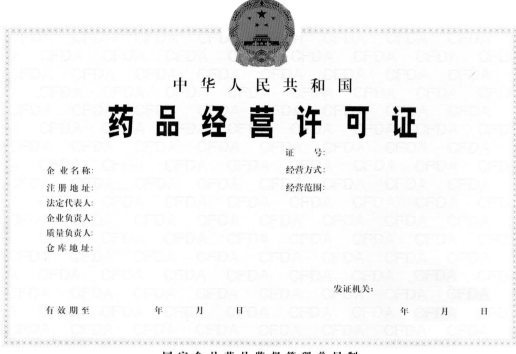

图1 药品经营许可证正本

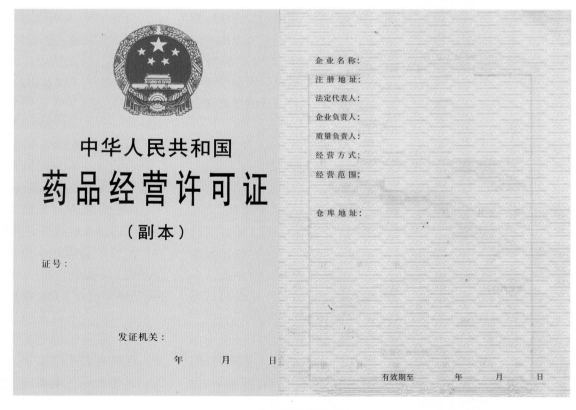

图2 药品经营许可证副本

事项。原发证机关自收到企业变更申请和变更申请资料之日起15个工作日内做出准予变更或不予变更的决定。申请许可事项变更的，由原发证部门按照规定的条件验收合格后，方可办理变更手续。企业分立、合并、改变经营方式、跨原管辖地迁移，应当重新办理药品经营许可证。

药品经营许可证有效期为5年。有效期届满，需要继续经营药品的，持证企业应在有效期届满前6个月内，向原发证机关申请换发药品经营许可证。原发证机关按规定的申办条件进行审查，符合条件的，收回原证，换发新证。不符合条件的，可限期3个月进行整改，整改后仍不符合条件的，注销原药品经营许可证。

药品经营许可证有效期届满未换证的；药品经营企业终止经营药品或者关闭的；药品经营许可证被依法撤销、撤回、吊销、收回、缴销或者宣布无效的；不可抗力导致药品经营许可证的许可事项无法实施等情形，将被注销药品经营许可证。

企业遗失药品经营许可证，应立即向发证机关报告，并在发证机关指定的媒体上登载遗失声明。发证机关在企业登载遗失声明之日起满1个月后，按原核准事项补发药品经营许可证。

作用及法律效力 药品经营许可证是证明药品经营企业从事药品经营活动合法性的法定凭证，也是药品经营企业完成企业登记注册的重要步骤。作为中国药品经营准入制度的重要组成部分，做好药品经营许可证的颁发、变更、换发、补发和缴销工作是药品监督管理部门把好药品经营监督管理的重要关口。

（叶　桦）

tèshū guǎnlǐ yàopǐn jīngyíng guǎnlǐ
特殊管理药品经营管理（operation management for special controlled medicine sales） 国家对麻醉药品和精神药品、医疗用毒性药品、放射药品实行定点经营并规定布局和规范销售渠道，依法加强管理的法定制度。《中华人民共和国药品管理法》第三十五条的规定："国家对麻醉药品、精神药品、医疗用毒性药品、放射性药品，实行特殊管理。管理办法由国务院制定。"麻醉药品、精神药品、医疗用毒性药品、放射药品是法律规定的特殊管理药品，简称"麻、精、毒、放"。对特殊管理药品经营管理主要依据国务院制定法规文件是《麻醉药品和精神药品管理条例》《医疗用毒性药品管理条例》《放射性药品管理办法》。另外，根据国务院《易制毒化学品管理条例》《反兴奋剂条例》的有关规定，对药品类易制毒化学品和兴奋剂也实行一定的特殊管理。前述六类药品均具有两重性，合理使用是医疗必需品，解除患者病痛，使用不当或滥用会影响到公众身心健康和生命安全。因此，必须对其经营流向和用途等实施特殊管理。药品监督管理部门负责对特殊管理的药品及其复方制剂的购进、储存、运输、销售和使用等各环节进行日常监管工作。

内容 ①对特殊管理药品经营设置了一系列管理制度。中国在麻醉药品药用原植物种植以及麻醉药品、精神药品、放射性药品、医疗用毒性药品、药品类易制毒化学品、兴奋剂以及相关复方制剂的研制、生产、经营、使用、运输、储存等环节，都设置了一系列管理制度，特殊管理药品监管法规体系逐步完善。特别

是麻醉药品和精神药品基本的管理制度包括：种植、生产实行总量控制、生产（种植）定点和计划管理制度；实行定点经营制度，并规定布局和销售渠道；进出口实行准许证制度；医疗机构使用麻醉药品和第一类精神药品实行购用印鉴管理制度；专用处方管理制度；运输或邮寄实行运输证明或邮寄证明管理制度；对已经发生滥用且造成严重社会危害的麻醉药品和精神药品，要采取一定期限内中止生产、经营、使用或者限定其使用范围和用途等措施。对不再作为药品使用的，应当撤销其药品批准文号和药品标准。对上市销售但尚未列入管制的药品发生滥用，已经造成或者可能造成严重社会危害的，要及时将其列入管理或调整管制类别。建立监控信息网络管理制度，对麻醉药品和精神药品生产、进货、销售、库存、使用量和流向实行实时监控。②强化特殊管理药品监管机制。2005年以来，国家药品监督管理部门不断创新监管手段，落实监管责任，强化特殊管理药品监管，建立起一套较为完善的特殊药品监管机制，确保特殊药品"管得住，用得上"。国家药品监督管理部门根据《麻醉药品和精神药品管理条例》等规定，于2006年对麻醉药品和精神药品的经营体制做出了重大调整，建立全国性批发企业和区域性批发企业的二级经营体制，初步形成了严格管理、有序流通、供应快捷、适度竞争的麻醉药品和第一类精神药品流通新格局，使特殊管理药品医疗需求得到保障，并有效促进了行业的健康、可持续发展。国家药品监督管理部门对特殊管理药品企业实行分类管理，确定37家高风险企业为

重点监管企业，实行质量受权人制度，强化外部监督和企业内部质量安全管理。国家药品监督管理部门适时组织开展专项治理，及时会同相关部门调整管制品种的范围、提升管制级别，有效遏制新出现的滥用和流失问题。建立全国统一的特殊管理药品监控信息网络，为利用现代化的信息技术手段强化监管创造了条件。③多部门综合治理，加强对麻醉药品和精神药品等特殊管理药品的监管。2008 年，国家禁毒委员会成立了 8 个工作小组，加强对麻醉药品和精神药品等特殊管理药品的监管。国家药品监管部门参与了其中 4 个小组，积极建立多部门沟通协调工作机制。如，与农业部加强麻醉药品原植物以及兽用麻黄碱类药品的监管；与卫生部门配合，加强了麻精药品从经营企业至医疗机构过程的监管；与交通运输部、铁道部和国家邮政局加强对麻醉药品和精神药品运输、邮寄的监管；与海关部门联合调整进出口麻醉药品和精神药品管理目录，加强麻精药品进出口的监管；与公安、司法部门密切合作，共同推进药物滥用监测工作的顺利开展等。各部门的密切配合，增强了特殊管理药品监管合力，多部门共同治理、齐抓共管的工作格局初步形成。与此同时，药品监督管理部门还与公安部门配合，破获了一批非法买卖制毒物品、制造毒品的大案和要案。例如 2009 年破获的"4·08"特大案件，是一起从制毒物品入手，顺线侦查捣毁制毒加工厂的经典案例，也成为部门联合打击新型毒品犯罪活动的典型案件。④加强对辖区内药品类易制毒化学品的监督管理，规范企业经营、购买、运输行为，防止药品类易制毒化学品非法流入市场。要加强对兴奋剂复方制剂的管理，继续开展药源性兴奋剂经营治理工作。对取得蛋白同化制剂、肽类激素经营资格的药品经营企业要定期不定期进行检查，规范经营秩序。未取得资格的药品批发企业不得经营蛋白同化制剂、肽类激素，坚决杜绝零售药店经营胰岛素以外的蛋白同化制剂、肽类激素。⑤进一步规范含特殊管理药品复方制剂的购销行为。国家药品监督管理部门 2009 年发布《关于切实加强部分含特殊管理药品复方制剂销售管理的通知》，此类药品包括含麻黄碱类复方制剂、含可待因复方口服溶液、复方地芬诺酯片和复方甘草片（统称含特殊药品复方制剂）。通知的主要内容有：进一步规范含特殊管理药品复方制剂的购销行为。具有药品经营许可证的企业均可经营含特殊管理药品复方制剂。药品生产企业和药品批发企业可以将含特殊管理药品复方制剂销售给药品批发企业、药品零售企业和医疗机构。药品零售企业销售含特殊管理药品复方制剂时，处方药应当严格执行处方药与非处方药分类管理有关规定，非处方药一次销售不得超过 5 个最小包装。药品批发企业经营含特殊管理药品复方制剂时，应当按照药品《药品经营质量管理规范》的要求建立客户档案，核实并留存购销方资质证明复印件、采购人员（销售人员）法人委托书和身份证明复印件、核实记录等；指定专人负责采购（销售）、出（入）库验收、签订买卖合同等。药品零售企业销售含特殊管理药品复方制剂时，如发现购买方资质可疑的，应立即报请所在地设区的市级药品监管部门协助核实；发现采购人员身份可疑的，应立即报请所在地县级以上（含县级）公安机关协助核实。

作用　加强特殊管理药品的经营管理，是因为该类药品均具有使用的两重性，合理使用是医疗必需品，可以解除患者病痛，达到治疗疾病的目的。流通、使用不当或滥用会影响到公众身心健康和生命安全。因此，国家通过立法对六大类药品的经营流向和用途等实施特殊管理，有利于保证合法、安全、合理使用，防止流入非法渠道导致使用不当或滥用。特别是已经发现从药用渠道流失，被滥用或提取制毒的现象，在国内外造成不良影响，且危害公众健康安全。加强此类药品的监管，严厉打击违法违规行为，可以有效遏制此类药品从药用渠道流失和滥用。

（刘新社）

mázuì yàopǐn jīngyíng guǎnlǐ

麻醉药品经营管理（operation management for narcotic drugs）

国家药品监督管理部门和省级药品监督管理部门根据药品管理法和其他有关法律的规定，对麻醉药品实行定点经营制度，并规定布局和销售渠道的监督管理活动。目的是为保证麻醉药品的合法、安全、合理使用，防止流入非法渠道。《中华人民共和国药品管理法》第三十五条的规定："国家对麻醉药品、精神药品、医疗用毒性药品、放射性药品，实行特殊管理。管理办法由国务院制定。"国务院制定发布了《麻醉药品和精神药品管理条例》。

内容　麻醉药品管理的环节依法对麻醉药品药用原植物的种植及麻醉药品的实验研究、生产、经营、使用、储存、运输等活动实施监督管理。国家对麻醉药品药用原植物以及麻醉药品实行管制。除本条例另有规定的外，未经批准，任何单位、个人不得进行麻醉药品药用原植物的种植以及麻醉药品的实验研究、生产、经营、使用、储存、运输等活动。

国家对麻醉药品实行定点经营制度　国家药品监督管理部门应当根据麻醉药品的需求总量，确定麻醉药品的定点批发企业布局，并应当根据年度需求总量对布局进行调整、公布。药品经营企业不得经营麻醉药品原料药。

麻醉药品批发业务管理　跨省、自治区、直辖市从事麻醉药品批发业务的企业（以下称全国性批发企业），应当经国家药品监督管理部门批准；在本省、自治区、直辖市行政区域内从事麻醉药品批发业务的企业，即区域性批发企业，应当经所在地省级药品监督管理部门批准。全国性批发企业可以向区域性批发企业，或者经批准可以向取得麻醉药品使用资格的医疗机构以及依照本条例规定批准的其他单位销售麻醉药品。全国性批发企业向取得麻醉药品使用资格的医疗机构销售麻醉药品，应当经医疗机构所在地省级药品监督管理部门批准。区域性批发企业可以向本省、自治区、直辖市行政区域内取得麻醉药品使用资格的医疗机构销售麻醉药品；由于特殊地理位置的原因，需要就近向其他省、自治区、直辖市行政区域内取得麻醉药品使用资格的医疗机构销售的，应当经国家药品监督管理部门批准。全国性批发企业应当从定点生产企业购进麻醉药品。区域性批发企业可以从全国性批发企业购进麻醉药品；经所在地省级药品监督管理部门批准，也可以从定点生产企业购进麻醉药品。全

国性批发企业和区域性批发企业向医疗机构销售麻醉药品，应当将药品送至医疗机构。医疗机构不得自行提货。

麻醉药品不得零售　2005 年12 月1 日，国家药品监督管理部门整理并公布了药品零售企业不得经营的药品名单。药品零售企业不得经营的麻醉药品药品名单：可卡因、二氢埃托啡、地芬诺酯、芬太尼、美沙酮、吗啡、阿片、羟考酮、哌替啶、瑞芬太尼、舒芬太尼、布桂嗪、可待因、复方樟脑酊、右丙氧芬、双氢可待因、乙基吗啡、福尔可定。（注：上述品种包括其可能存在的盐和单方制剂）

对部分含特殊管理药品复方制剂实施电子监管　国家药品监督管理部门《关于对部分含特殊药品复方制剂实施电子监管工作的通知》已明确要求，对含麻黄碱类复方制剂（不包括含麻黄的中成药）、含可待因复方口服溶液和含地芬诺酯复方制剂等含特殊管理药品复方制剂实施电子监管，自 2012 年 1 月 1 日起生产的上述含特殊管理药品复方制剂，必须赋码并核注核销，未赋码的一律不得销售。要切实加强监督管理，药品生产企业对所生产的上述含特殊管理药品复方制剂进行赋码，药品经营企业对所经营的赋码产品进行核注核销，并通过电子监管网实现数据上传。发现药品销售流向异常时，应当立即暂停销售，并向所在地药品监督管理部门报告。药品监督管理部门应当立即进行核查，并请药品流入地药品监督管理部门进行协查，药品流入地药品监督管理部门应积极予以配合。核查中发现涉嫌流入非法渠道的，还应立即通报同级公安机关。

禁止使用现金进行麻醉药品交易　但是个人合法购买麻醉药品的除外。药品生产企业和药品批发企业禁止使用现金进行含特殊管理药品复方制剂交易。对直接导致此类药品流入非法渠道的药品生产、药品批发企业，将吊销药品生产许可证或药品经营许可证。此类药品包括含麻黄碱类复方制剂、含可待因复方口服溶液、复方地芬诺酯片和复方甘草片。通知明确，药品生产、批发企业经营含特殊管理药品复方制剂时，必须严格按有关规定开具、索要销售票据。药品监督管理部门核查发现可疑的，应立即通报同级公安机关。

另外，国家对麻醉药品和精神药品实行政府定价管理。

作用　由于麻醉药品连续使用后易产生生理依赖性，能成瘾癖，即成瘾性，合理使用可以解除患者病痛，达到治疗疾病的目的。但是连续使用会使人形成强烈的病态的生理依赖和精神依赖。如果流通、使用不当或滥用即成为毒品。影响公众身心健康和生命安全，危害社会。一些瘾君子往往不择手段获取钱财来购买毒品，造成严重的人身、环境及社会危害。加强麻醉药品经营监管，严厉打击违法违规行为，可以有效遏制此类药品从药用渠道流失和滥用。

（刘新社）

jīngshén yàopǐn jīngyíng guǎnlǐ

精神药品经营管理　（operation management for psychotropic drugs）

国家药品监督管理部门和省级药品监督管理部门根据药品管理法和有关法律的规定，对精神药品实行定点经营制度，并规定布局和销售渠道的监督管理活动。目的是为保证精神药品的合法、

安全、合理使用，防止流入非法渠道。《中华人民共和国药品管理法》第三十五条规定："国家对麻醉药品、精神药品、医疗用毒性药品、放射性药品，实行特殊管理。管理办法由国务院制定。"国务院制定发布了《麻醉药品和精神药品管理条例》。

内容 ①国家对精神药品实行管制。管制的药品是列入《精神药品品种目录》（简称目录）的药品和其他物质。目录由国家药品监督管理部门会同国务院公安部门、国家卫生主管部门制定、调整并公布。精神药品分为第一类精神药品和第二类精神药品。上市销售但尚未列入目录的药品和其他物质或者第二类精神药品发生滥用，已经造成或者可能造成严重社会危害的，国家药品监督管理部门会同国家公安部门、国家卫生主管部门应当及时将该药品和该物质列入目录或者将该第二类精神药品调整为第一类精神药品。②精神药品批发企业经营管理制度。国家对精神药品实行定点经营制度。国家药品监督管理部门应当根据第一类精神药品的需求总量，确定第一类精神药品的定点批发企业布局，并应当根据年度需求总量对布局进行调整、公布。药品经营企业不得经营第一类精神药品原料药。全国性批发企业和区域性批发企业向医疗机构销售第一类精神药品，应当将药品送至医疗机构。医疗机构不得自行提货。第二类精神药品定点批发企业可以向医疗机构、定点批发企业和符合条例规定的药品零售企业以及依照本条例规定批准的其他单位销售第二类精神药品。③精神药品零售管理。第一类精神药品不得零售。第一类精神药品包括：丁丙诺啡、

氯胺酮、马吲哚、哌甲酯、司可巴比妥、三唑仑，包括其可能存在的盐和单方制剂，除非另有规定。禁止使用现金进行精神药品交易，但是个人合法购买精神药品的除外。经所在地设区的市级药品监督管理部门批准，实行统一进货、统一配送、统一管理的药品零售连锁企业可以从事第二类精神药品零售业务。第二类精神药品零售企业应当凭执业医师出具的处方，按规定剂量销售，并将处方保存 2 年备查；禁止超剂量或者无处方销售第二类精神药品；不得向未成年人销售第二类精神药品。

作用 精神药品能够直接作用于人体中枢神经系统，使之兴奋或抑制，连续使用能产生依赖性。与麻醉药品的危害一样，即成瘾性，如果流通、使用不当或滥用即成为毒品。危害社会。造成严重的人身及社会危害。加强精神药品经营管理，严厉打击违法违规行为，可有效遏制精神药品从药用渠道流失和滥用成为毒品。

（刘新社）

yīliáoyòng dúxìng yàopǐn jīngyíng guǎnlǐ

医疗用毒性药品经营管理

（operation management for medicinal toxic drugs） 国家药品监督管理部门和省级药品监督管理部门根据药品管理法和有关法律的规定，对医疗用毒性药品的收购、经营和配方业务进行的监督管理活动。目的是为保证医疗用毒性药品合法、安全、合理使用，防止中毒或死亡事故的发生。《中华人民共和国药品管理法》第三十五条规定："国家对麻醉药品、精神药品、医疗用毒性药品、放射性药品，实行特殊管理。管理办

法由国务院制定"。国务院制定发布了《医疗用毒性药品管理条例》。国家药品监督管理部门发布关于切实加强医疗用毒性药品监管的通知。国家对毒性药品品种实施目录管理。毒性药品的生产、收购、供应和配制实行计划管理；毒性药品的收购、经营以及配方用药由指定单位负责。

内容 ①国家对医疗用毒性药品的收购、经营管理单位设定行政许可批准。医疗用毒性药品的收购、经营，由各级医药管理部门指定的药品经营单位负责；配方用药由国营药店、医疗单位负责。其他任何单位或者个人均不得从事毒性药品的收购、经营和配方业务。②法定的管理制度。收购、经营、加工、使用毒性药品的单位必须建立健全保管、验收、领发、核对等制度；严防收假、发错，严禁与其他药品混杂，做到划定仓间或仓位，专柜加锁并由专人保管。毒性药品应专柜加锁并由专人保管，做到双人、双锁，专账记录。必须建立健全保管、验收、领发、核对等制度，严防收假、发错，严禁与其他药品混杂。③药品零售企业供应毒性药品的管理。药品零售企业供应毒性药品，须凭盖有医师所在医疗机构公章的处方。医疗机构供应和调配毒性药品，须凭医师签名的处方。每次处方剂量不得超过两日极量。调配处方时，必须认真负责，计量准确，按医嘱注明要求，并由配方人员及具有药师以上技术职称的复核人员签名盖章后方可发出。对处方未注明"生用"的毒性中药，应当付炮制品。如发现处方有疑问时，须经原处方医师重新审定后再行调配。处方一次有效，取药后处方保存两年备查。④群众自配民

间单、秘、验方需用毒性中药，购买时要持有本单位或者城市街道办事处、乡（镇）人民政府的证明信，供应部门方可发售。每次购用量不得超过两日极量。⑤药品监督管理部门监督检查的重点。各省级药品监督管理部门应组织开展对辖区内毒性药品监管的专项检查，切实消除各种安全隐患。检查主要以《中华人民共和国药品管理法》《中华人民共和国药品管理法实施条例》和《医疗用毒性药品管理办法》为依据，检查重点为进货和销售渠道，采购、运输、进库、在库、生产或销售是否按规定建立严格的规章制度及制度执行情况，有无完整准确的记录以及账物相符情况。

作用 医疗用毒性药品，简称毒性药品，是指毒性剧烈、治疗剂量与中毒剂量相近、使用不当会致人中毒或死亡的药品。如果对毒性药品管理不严而发生流失，将会对社会造成重大影响和危害。药品监督管理部门按照《医疗用毒性药品管理办法》的规定，对毒性药品的生产、经营、储运和使用进行严格监管。为做好毒性药品监管工作，保证人民用药安全有效，并防止发生中毒等严重事件，维护社会稳定，各省级药品监督管理部门要高度重视毒性药品监管工作，坚决杜绝毒性药品的流失。及时消除各种安全隐患，及时发现各种事故苗头，真正做到对毒性药品的全方位、全过程监控，特别要强化对毒性药品经营的零售环节的监管。

（刘新社）

fàngshèxìng yàopǐn jīngyíng guǎnlǐ

放射性药品经营管理 （opera-tion management for radio pharmaceuticals） 国家药品监督管理部门和省级药品监督管理部门以

及其他有关部门根据药品管理法和有关法律的规定，对从事放射性药品经营活动的准入、经营计划、包装和运输等具体操作等的管理活动。目的是为保证放射性药品在经营管理过程中合法、安全、合理使用，保障人体健康。放射性药品是指用于临床诊断或者治疗的放射性核素制剂或者其标记药物。主要包括裂变制品、推照制品、加速器制品、放射性同位素发生器及其配套药盒、放射免疫分析药盒等。《中华人民共和国药品管理法》第三十五条规定："国家对麻醉药品、精神药品、医疗用毒性药品、放射性药品，实行特殊管理。管理办法由国务院制定"。国务院制定发布《放射性药品管理办法》。

内容 ① 放射性药品管理实行特殊许可证制度。开办放射性药品生产企业和经营企业，必须具备《中华人民共和国药品管理法》规定的条件，符合国家的放射卫生防护基本标准，并履行环境影响报告的审批手续，经国家相关部门（公安、环保、能源、药监等部门）批准后，发给放射性药品生产企业许可证、放射性药品经营企业许可证。无许可证的生产、经营企业，一律不准生产、销售放射性药品。放射性药品经营中，医疗机构应当取得放射性药品使用许可证（由公安、环保、卫生管理部门审核批准）后方可申请订货和使用放射性药品，产品由生产企业直接销售给持有放射性药品使用许可证的医疗机构使用，不得经过任何中介单位和个人，没有中间环节。②药品零售企业不得经营放射性药品。国家药品监督管理部门明确规定，药品零售企业不得经营放射性药品。

作用 放射性药品是一类特殊管理药品，具有放射性，既可以发挥对于疾病的诊断和治疗作用，也可能危害患者和医师，管理不善尚可能对环境造成放射污染，乃至造成社会安全为题。国家对放射性药品的生产经营、使用单位实行全面的、封闭式监督管理，对于保证放射性药品的质量，保障公众用药的安全有效至关重要。

（刘新社）

Yàopǐn Jīngyíng Zhìliàng Guǎnlǐ Guīfàn

药品经营质量管理规范 （good supply practice，GSP） 药品经营活动中药品质量控制的基本行为准则。曾称"优良药品供应规范"或"医药商品质量管理规范"。药品经营质量管理规范要求在药品采购、储运、销售、运输等环节采取有效的质量控制措施，确保药品质量。药品经营企业应当严格执行药品经营质量管理规范，药品生产企业销售药品、药品流通过程中其他涉及药品储存与运输的企业或机构，也应当符合其中相关的要求。

药品经营过程的质量管理是药品生产质量管理的延伸，是对已形成药品质量的维持，也是药品使用质量管理的前提和保证。药品经营过程质量管理的目的是，控制和维持药品的安全性、有效性、稳定性，确保药品不变化，不变质；控制和杜绝假药、劣药等一切不合法的药品进入流通领域。《中华人民共和国药品管理法》第十六条规定，药品经营企业必须按照国家药品监督管理部门依据本法制定的《药品经营质量管理规范》经营药品。

历史沿革 1980 年，国际药学联合会在西班牙马德里召开的全体大会上，通过决议呼吁各成员国实施《药品分销质量管理规范》（good distribution practice, GDP）。近年来，世界卫生组织也向各国推荐《药品分销质量管理规范》标准，《药品分销质量管理规范》在系统性上，覆盖了整个药品供应链中的所有流通环节；在操作性上，对影响药品质量的重要过程都有详细的标准和要求；在指导思想上，更为重视软件，尤其是岗位操作文件；在质量管理上，不仅强调过程质量控制，也强调对管理结果或文件体系的验证和自检，保证了药品经营管理的实际效果。

1982 年，中国医药公司将中华人民共和国成立以来行之有效的医药商业质量管理制度和经验与国外先进的管理理念和方法结合起来，制定出了比较符合中国实际的《医药商品质量管理规范》。1984 年 6 月，经国家医药管理局批准，中国医药公司发布了《医药商品质量管理规范（试行）》，在医药行业内试行。经过几年试行后，1992 年 3 月，国家医药管理局正式发布了《医药商品质量管理规范》，其共 10 章 75 条，同年 10 月 1 日起施行，作为行业性的规范。

1995 年 5 月，国家医药管理局制定了《医药商品质量管理规范达标企业（批发）验收细则（试行）》，对药品批发企业的药品质量管理状况以评分的方法，量化企业实施《医药商品质量管理规范》的水平。同年，全国医药批发企业开展达标企业验收的试点工作。国家中医药管理局也于 1997 年发布了《中药经营企业质量管理规范》及《中药 GSP 合格企业验收细则》。

2000 年 4 月，国家药品监督管理部门发布《药品经营质量管理规范》，同年 7 月 1 日起施行。这部 GSP 增加了中药材、中药饮片的经营质量管理；删除了原来包括的医疗器械、化学试剂、玻璃仪器等非药品品种，对药品批发和零售的质量管理要求分别设章表述。2000 年 11 月，国家药品监督管理局又印发了《药品经营质量管理规范实施细则》，对 GSP 的有关条款做出具体的解释和说明，增加了可操作性。

随着中国经济与社会的快速发展，现代物流技术的普遍采用，药品流通方式的多样性，药品购销模式等发生了深刻地变化，在充分借鉴世界卫生组织以及一些发达国家和地区药品流通管理制度的基础上，结合中国药品流通行业的现状，新的 GSP 于 2015 年 7 月 1 日修订发布。它借鉴了国外药品流通管理的先进经验，引入供应链管理理念，结合中国国情，增加了计算机信息化管理、仓储温湿度自动检测、药品冷链管理等新的管理要求，同时引入质量风险管理、体系内审、验证等理念和管理方法，从药品经营企业人员、机构、设施设备、文件体系等质量管理要素的各个方面，对药品的采购、验收、储存、养护、销售、运输、售后管理等环节做出了许多新的规定。

内容 《药品经营质量管理规范》（2015）总共 4 章，包括总则、药品批发的质量管理、药品零售的质量管理、附则，共计 187 条。

在药品批发企业的经营质量管理方面，要求药品批发企业完善质量管理体系，制定质量管理体系文件，设立与药品经营和质量管理相适应的组织机构或岗位要求，明确规定其职责、权限及相互关系；规定药品经营和质量管理工作相关人员的资格和培训要求；具有与药品经营范围、经营规模相适应的经营场所和库房，并装有可靠的温度、湿度控制设备；开展计量器具和温湿度监测设备的校准和验证工作；建立能够符合经营全过程管理及质量控制要求的计算机系统；实施包括药品采购、收货与验收、储存与养护、销售、出库、运输与配送、售后管理在内的各个环节质量保障的管理规定。

在药品零售企业的经营质量管理方面，要求药品零售企业制定质量管理文件，明确管理职责；执行质量管理工作人员的上岗要求；建立符合企业实际的质量管理文件；具有与药品经营范围、经营规模相适应的营业设备和库房；实施包括采购与验收、储存与陈列、药品销售和售后管理在内的，各个环节质量保障的管理规定。

在软件方面明确要求企业建立质量管理体系，设立质量管理部门或者配备质量管理人员，对质量管理制度、岗位职责、操作规程、记录、凭证等一系列质量管理体系文件提出详细要求，并强调了文件的执行和实效；提高了企业负责人、质量负责人、质量管理部门负责人以及质管、验收、养护等岗位人员的资质要求。在硬件方面全面推行计算机信息化管理，着重规定计算机管理的设施、网络环境、数据库及应用软件功能要求；明确规定企业应对药品仓库采用温湿度自动监测系统，对仓储环境实施持续、有效的实时监测；对储存、运输冷藏、冷冻药品要求配备特定的设施设备。同时，要求执行药品可追溯的监管制度，以及规定了药品零售企业的法定代表人或企业负责人应当具备执业药师资格；企业应当按国家有关规定配备执业药师，负责处方审核，指导合理用药。

对于药品经营质量管理过程中的一些技术性、专业性较强的规定或者操作性要求需要更加详细、具体的内容，如计算机系统、仓储温湿度监测系统、药品收货和验收、冷藏和冷冻药品的储存、运输等管理规定，将由国家药品监督管理部门制定相应细化的管理文件，以附录的形式另行发布，作为药品经营质量管理规范的组成部分一并监督实施。

作用及法律效力 自从 GSP 颁布实施以来，经过十多年的实践，对提高药品经营企业素质，重视药品质量管理，规范药品经营行为，保障药品质量安全起到了十分重要的作用。

药品从生产企业完成生产过程之后，到进入消费者或患者手中会有一个较长的流通过程。药品的质量难免会受到各种自然因素（诸如空气、水分、日光、时间等）和人为因素的影响，且又难以通过感官识别。因此，在整个流通环节必须实施一套严格的管理程序，防止流通过程中可能出现的一切不利因素，保证药品的安全性、有效性和药品质量的稳定性。通过实施药品经营质量管理规范，药品经营企业以严格的管理制度约束企业行为，对药品经营的全过程实施质量控制，防止了质量事故的发生，确保了药品的安全性、有效性和稳定性。在购进环节，严格管理堵住了假劣药品进入零售环节的通道；在销售环节，为消费者开展专业化的药学服务，药学信息的全面覆盖减少了人为的差错；在保管养护环节，科学合理的操作使企业减少了不必要的损失；企业的药品经营质量和服务水平显著提升。

GSP 是一部纳入法律范畴、强制推行的行政规章，它的实施主体是国家药品监督管理部门，从而确保了药品经营质量管理规范在全社会药品经营企业中的实施。药品经营质量管理规范的实施，提升了药品经营企业市场准入的技术壁垒，规范了企业经营行为，促进了药品经营企业科学化、规范化、标准化的管理，对于提高企业经营管理水平和企业信誉，增强市场竞争能力，保证药品安全具有重要的意义。

（叶　桦）

Yàopǐn Jīngyíng Zhìliàng Guǎnlǐ Guīfànrènzhèng

《药品经营质量管理规范》认证（certification of good supply practice）

对药品经营企业实施《药品经营质量管理规范》状况的检查和评价过程。药品监督管理部门根据有关法律和认证检查评定标准，对药品经营企业药品经营质量管理进行现场检查，对检查合格的企业，由具有管辖权的药品监督管理部门向企业颁发《药品经营质量管理规范》认证证书。药品经营企业未通过认证检查的，可以要求限期整改，整改后仍未通过的，不发给认证证书。由于未通过《药品经营质量管理规范》认证的企业不得从事药品的经营活动，因此，药品经营质量管理规范认证具有行政许可的性质。

沿革与发展 自 1992 年 3 月，国家医药管理局正式颁布了《医药商品质量管理规范》，1995 年 5 月，又制定了《医药商品质量管理规范达标企业（批发）验收细则（试行）》，对药品经营

批发企业的药品质量管理状况以评分的方法，量化企业实施《医药商品质量管理规范》的水平。同年，全国医药批发企业开展达标企业验收的试点工作，推动了中国药品批发企业科学化、规范化管理的进程。国家中医药管理局也于 1997 年发布了《中药经营企业质量管理规范》及《中药 GSP 合格企业验收细则》。

随着中国医药管理体制的变化，2000 年 4 月，国家药品监督管理局正式颁布《药品经营质量管理规范》，同年 11 月印发《药品经营质量管理规范实施细则》和《药品经营质量管理规范（GSP）认证管理办法（试行）》，在全国范围内实施药品经营质量管理规范认证工作。最新版的《药品经营质量管理规范》是 2015 年 7 月 1 日发布施行。

管理要点 省级药品监督管理部门和设区的市级药品监督管理机构负责组织药品经营企业的认证工作。药品经营企业应当按照国家药品监督管理部门规定的实施办法和实施步骤，通过省级药品监督管理部门或者设区的市级药品监督管理机构组织的《药品经营质量管理规范》的认证，取得认证证书。《药品经营质量管理规范》认证证书的格式由国家药品监督管理部门统一规定。药品批发企业的认证工作由省级药品监督管理部门负责，药品零售企业的认证工作由设区的市级药品监督管理机构负责。

新开办药品批发企业和药品零售企业，应当自取得药品经营许可证之日起 30 日内，向发给其药品经营许可证的药品监督管理部门或者药品监督管理机构申请《药品经营质量管理规范》认证。受理申请的药品监督管理部门或

者药品监督管理机构应当自收到申请之日起 3 个月内，按照国家药品监督管理部门的规定，组织对申请认证的药品批发企业或者药品零售企业是否符合《药品经营质量管理规范》进行认证；认证合格的，发给《药品经营质量管理规范》认证证书。

《药品经营质量管理规范》认证的过程包括申报资料、现场检查和检查结论三个阶段，第一阶段是申报资料阶段，申请《药品经营质量管理规范》认证的药品经营企业填写药品经营质量管理规范认证申请书，整理《药品经营质量管理规范认证管理办法》规定的相关资料，报送相应的药品监督管理部门，并于受理当日完成形式审查。第二阶段是现场检查阶段，现场检查分为检查前准备、现场检查和递交报告三个环节。药品监督管理部门组织、派出检查人员，制定检查方案和预先告知；现场检查时，召开首次会议，再进行检查和取证，完成综合评定，最后召开末次会议；在递交检查报告环节中，由检查组将检查报告、相关资料及有关异议的记录资料等装袋贴封，上报省认证中心（批发企业的检查报告）或设区的市级药品监督管理部门（零售企业的检查报告）。检查组由 3 名检查员组成，实行组长负责制。第三阶段是认证检查结论阶段，按照认证检查评定标准，由药品监督管理部门进行审查，审查的结果可以有三种情况：批准，限期整改和不予批准。对批准认证的企业，颁发《药品经营质量管理规范》认证证书，并在省级药监部门的官方网站上予以公告，报国家药品监督管理部门备案。对限期整改的企业，应当书面通知企业。该企业必须

在 3 个月内提交整改报告和复查申请，申请复查。对于不予批准的或者超过整改期限未提出复查申请的或经再次检查仍不合格的企业，应当书面通知有关企业。企业可在收到通知书之日起的 6 个月后，重新申请认证。

对已开办的药品批发企业的分支机构和药品零售连锁企业的门店按一定的比例抽查；一个分支机构不合格，视为一个严重缺陷。

获得《药品经营质量管理规范》认证证书的药品经营企业除接受必要的日常监督检查外，在通过认证后的 2 年内，必须接受追踪检查。

《药品经营质量管理规范》认证证书有效期 5 年，有效期满前 3 个月内，由企业提出重新认证的申请，在检查和复审之后，对合格的企业换发认证证书。审查不合格的以及认证证书期满但未重新申请认证的，其证书将予以公告失效。

作用及法律效力　药品经营质量管理规范认证是对药品经营企业是否按照《药品经营质量管理规范》经营药品实际情况的检查，是企业是否在质量管理组织和制度；人员与培训；设施与设备；进货与验收；储存与养护；出库与运输；销售与售后服务；陈列与储存等方面符合规范要求的评价。

药品经营质量管理规范认证为药品监督管理部门对药品经营企业的监督管理提供了制度保障和稽查标准，有效地规范了药品经营行为，保证了流通领域药品质量，净化了药品市场秩序；也提高了药品经营企业的整体水平和竞争力。同时，使消费者在药品零售企业获得执业药师良好的

药学服务，为患者的合理用药提供保证。

（叶　桦）

yàopǐn cǎigòu guǎnlǐ

药品采购管理（purchasing management of drugs）　对药品采购过程进行计划、组织、执行、控制与监督的活动。药品采购是药品经营和流通过程中的重要环节，医疗机构和药品经营企业必须从药品生产企业或药品批发企业购得药品，以维持医疗卫生服务和药品经营活动的正常开展，确保消费者或患者获得质量合格、价格合理的药品。药品采购管理对于医疗机构和药品经营企业的发展具有战略意义。①对于保证药品质量，杜绝假劣药品进入流通领域具有首过作用。②药品购入和持有费用对于医疗机构和药品经营企业来说都占有很大的成本比重，控制采购费用，可以降低运营成本，增加医疗机构或经营企业的盈利，提高经济效益。③科学合理的药品采购决策有助于保证药品供应，降低药品储备，提高药品资金周转率。④通过药品采购活动可以促进医药市场信息的传递，加快新药、新技术和新材料的引进和推广应用。

药品采购计划管理　为了避免药品采购的盲目性和随意性，需要制定一个采购计划。采购计划是在采购管理目标的指导下，根据计划期内的药品需求分析，编制的拟采购药品的品种和数量，以及供应源的文书。药品采购计划的主要任务是明确采购什么药品，到哪里，找谁采购，如何采购，采购多少。具体内容包括：药品名称、规格、数量；供应商资质和药品质量要求；采购方式和程序；采购预算等。编制采购计划应事先做好市场调查，如一

个地区的人口数和人口结构；该地区的疾病谱和疾病发病率；药品市场需求和供应情况，新药上市动向；医疗机构医师用药习惯和用药趋势；药品供应商的产品结构，产品质量等。

药品采购组织管理　组织药品采购首先要有一个采购部门或采购小组，负责药品采购的具体事务。采购部门应配备专职采购人员，人数根据工作量大小而定。其次，要规定采购部门的职责范围和工作程序。药品采购程序包括如下：①提出药品请购单。一般来说，新药或新品种的采购，大多由医疗机构的临床科室或药品经营企业的销售部门提出药品请购单，普通药品由仓储部门根据库存变化情况，提出药品请购单。采购部门汇总请购单，形成采购清单。②寻找供货来源，选择供货商。首先寻找某一药品的供货来源，即查明有多少家供货商，然后，按照质量、服务和价格的优劣选择最优或次优供货商。③订货和监督交货。选择供货商后，双方应通过谈判达成供货协议。协议应明确规定药品名称、规格、单价、数量，以及包装要求、交货地点和交货日期、付款条件和违约责任。采购部门应按时催促供货方采取措施，保证在约定日期准时交货。④到货验收与核付货款。采购到货后，应督促仓储部门及时验收，验收合格即核付货款。

药品采购决策管理　购买者要做出准确的采购决策，须了解市场和主要的供应商。首先可以从国家药品监督管理部门批准的生产企业和经营企业名录中查找供应商。其次，可以通过互联网搜索所需的供应商；第三，通过各种宣传资料、产品展示会、学术会议等途径搜寻供应商。选择供应商除了考虑产品质量、价格和售后服务外，还应从战略层面进行考虑，即该供应商是否为一个长期合作伙伴。

药品采购控制与监督　首先是选择符合资质的药品供应商。由于供应同种药品的供应商很多，购买者需要对供应商的资格与相对优劣进行评估。《中华人民共和国药品管理法》（简称《药品管理法》）明确规定，生产药品必须经药品监督管理部门批准获得生产许可证，经营药品必须经药品监督管理部门批准获得经营许可证。因此，确认供应商的资格首先是查证是否具有二证一照（二证是指药品生产许可证、《药品生产质量管理规范》认证证书或药品经营许可证、《药品经营质量管理规范》认证证书，一照是指营业执照），并考察供应商是否具有保证药品质量的质量保证体系。其次，确保采购到合格的药品。为了防止假劣药品进入药品流通领域，《药品管理法》规定，药品经营企业或医疗机构购进药品，"必须建立并执行进货检查验收制度，验明药品合格证明和其他标识；不符合规定要求的，不得购进"。同时，为了了解供应商供应药品的质量和价格，应要求供应商提供相关文件和资料：如产品质量检测数据、无菌检验数据、生物利用度数据、生物等效性数据、检验方法的说明，以及药品交货时间、药品价格、供货服务条款等。第三，建立采购药品的追溯机制。《中华人民共和国药品管理法实施条例》（简称《药品管理法实施条例》）规定，医疗机构购进药品，必须有真实、完整的药品购进记录。药品购进记录必须注明药品的通用名称、

剂型、规格、批号、有效期、生产厂商、供货单位、购货数量、购进价格、购货日期等。

特殊管理药品采购管理　国家对特殊管理药品的采购进行严格管理。生产、经营企业和医疗机构采购特殊管理药品，均需经有关部门批准；个人购买特殊管理药品，须凭医疗机构医师处方，方可购买。例如，《麻醉药品和精神药品管理条例》规定，"国家对麻醉药品和精神药品实行定点经营制度""医疗机构需要使用麻醉药品和第一类精神药品的，应当经所在地设区的市级人民政府卫生主管部门批准，取得麻醉药品、第一类精神药品购用印鉴卡"，凭卡向指定的定点批发企业购买。

药品集中招标采购管理　自2000年起，全国开始试行医疗机构集中招标采购。这是在一定区域或一定范围内，多个医疗机构集中以招投标的形式采购药品的方式。药品集中招标采购要贯彻公开、公正、公平的原则，积极采用现代电子信息网络技术，提高效率，降低招标采购费用，药品集中招标采购有助于控制药品费用快速增长，遏制药品价格虚高现象，规范医疗机构购药行为。

作用　药品采购管理是药品流通管理和经营质量管理的重要环节。要确保药品使用的质量，必须把住药品采购关。由此，药品采购管理具有三方面的作用：其一，可以杜绝假劣药品进入卫生系统。由于建立了严格监控、相对封闭的药品流通渠道，假劣药品进入正规市场的可能性显著下降。其二，可以形成一个可追溯的药品流通环。药品采购记录，记录了药品的流通历程，一旦发现药品不良事件或者药品质量问题，可以及时追溯到相关企业和

使用单位，便于相关企业及时召回其产品。其三，可以促使药品生产企业和供应商不断提高产品质量和服务质量，因为低劣产品和低劣服务的供应商将很难找到市场。

（陈盛新）

yàopǐn cāngchǔ guǎnlǐ

药品仓储管理（warehousing management of drugs）

对药品仓库和仓库中存放药品进行科学、规范管理的活动。药品仓储是在特定的仓库或场所储存药品和维护药品质量的工作。药品仓储管理的目的是在保证药品质量的前提下，科学有序和高效地开展仓储活动。包括仓储经营管理、仓储作业管理、仓储安全管理、药品养护管理、药品存量控制等，是药品生产、经营、使用等企事业单位药品质量管理的一个重要环节。由于药品的特殊性，药品库房有不同的分类：如常温库、阴凉库、冷藏库；普通药品库、贵重药品库、特殊管理药品库、危险品库；原料药库、制剂库等。随着现代物流业的发展，还出现了大型自动化立体仓库。不同类型的药品仓库，仓储管理的要求也不同。

药品仓储条件　根据药品经营质量管理规范，做好药品仓储管理工作需要具备一些基本条件。

设施设备条件　单独设置的库房、货棚、货架等储存设施，库房应当符合药品储存的要求，防止药品的污染、交叉污染、混淆和差错。药品储存作业区、辅助作业区应当与办公区和生活区分开一定距离或者有隔离措施。库房的规模及条件应当满足药品的合理、安全储存，便于开展储存作业。库房应当配备药品的装卸搬运设备，计量检验设备，消

防设施和各种辅助设施等，包括：①药品与地面之间有效隔离的设备。②避光、通风、防潮、防虫、防鼠等设备。③有效调控温湿度及室内外空气交换的设备。④自动监测、记录库房温湿度的设备。⑤符合储存作业要求的照明设备。⑥用于零货拣选、拼箱发货操作及复核的作业区域和设备。⑦包装物料的存放场所。⑧验收、发货、退货的专用场所。⑨不合格药品专用存放场所。⑩经营特殊管理的药品有符合国家规定的储存设施。

规章制度条件　如仓储质量管理制度、仓储安全管理制度、仓储作业管理制度、仓储人事管理制度等。

人员条件　要培养一支具有药品仓储知识，懂得仓储管理业务的专业队伍。

发展条件　随着医药学技术的进步，药品的品种规格愈来愈复杂，同时，对药品供应的时间、方式的要求愈来愈高，这就要求改变传统的药品仓储作业方式，逐步地实现仓储作业机械化、自动化、智能化。

管理内容　药品仓储管理的基本任务是组织好药品的收、管、发、运等工作，遵循仓储安全原则、药品保管质量原则、仓储经营效率原则，把住入库、保管、出库三个关键环节，加快库存药品周转，减少药品积压，及时保障供应。

药品接收入库管理　药品接收入库包括药品接收、药品验收和药品入库。药品接收入库是药品仓储工作的首要环节，是从源头上保证药品仓储质量的重要工作。药品采购或直达到货后，由仓储业务员接货，核对票据和实物，符合要求的药品运到待验区，

按照一定程序和手续进行严格检查，以判断是否符合现行法律法规的要求和订货合同的规定。药品验收包括数量、品种、规格、质量的验收，验收工作应及时、准确。验收合格的药品办理正式入库手续，并搬入预先准备好的货位。

药品保管养护管理　根据药品的不同理化性质、剂型和性能特点，结合当地的自然条件，对仓储药品合理存放、科学养护。药品存放要便于收发、检查和盘点；有利于提高仓储利用率；有益于药品贮存质量。科学养护要贯彻"预防为主，防治结合"的方针，根据各种药品的理化性质和环境影响因素的变化规律，采取有效的防治措施。

企业应当根据药品的质量特性对药品进行合理储存，并符合以下要求：①按包装标示的温度要求储存药品，包装上没有标示具体温度的，按照《中华人民共和国药典》规定的贮藏要求进行储存。②储存药品相对湿度为$35\% \sim 75\%$。③在人工作业的库房储存药品，按质量状态实行色标管理：合格药品为绿色，不合格药品为红色，待确定药品为黄色。④储存药品应当按照要求采取避光、遮光、通风、防潮、防虫、防鼠等措施。⑤搬运和堆码药品应当严格按照外包装标示要求规范操作，堆码高度符合包装图示要求，避免损坏药品包装。⑥药品按批号堆码，不同批号的药品不得混垛，垛间距不小于$5cm$，与库房内墙、顶、温度调控设备及管道等设施间距不小于$30cm$，与地面间距不得小于$10cm$。⑦药品与非药品、外用药与其他药品分开存放，中药材和中药饮片分库存放。⑧特殊管理的药品应当

按照国家有关规定储存。⑨拆除外包装的零货药品应当集中存放。⑩储存药品的货架、托盘等设施设备应当保持清洁，无破损和杂物堆放。

药品发放出库 必须根据发货通知单或出库单，凭证发货。药品出库必须严格核对货单是否相符；发出药品质量是否正常；规格、包装是否合格。

清仓盘点 对库存药品进行定期或不定期的清查和盘点，既是准确掌握库存药品变动情况，及时发现药品储备过多或过少的主要手段，又是确保库存药品账、卡、物相符的重要措施。

装卸和搬运作业管理 根据仓储任务，编制作业计划和流程，组织人员和配备设备，确定合理的装卸方法和搬运路线，确保作业安全、药品安全，提高作业效率。

仓储信息化管理 建立符合药品经营质量管理规范要求的计算机网络系统，并将计算机网络、药品仓储管理软件、药品电子监管和自动化码垛机联合应用，提高药品仓储工作质量和效率，减少和杜绝仓储质量事故和配发货差错的发生。

作用及法律效力 药品仓储管理本身不具有约束性和强制性，但纳入药品经营质量管理规范的药品仓储管理相关内容具有法律约束性。药品仓储管理的作用体现在以下几方面：①保障供应。优良的药品仓储管理是实现药品保障供应的重要前提，仓储管理科学、合理，才能使库存药品丰富、充足，存量适宜，做到供应及时、保质保量。②确保质量。仓储质量不仅包括药品本身质量，还包括仓储工作质量和安全质量。③调节市场供求平衡。根据药品

市场情况，通过药品仓储管理的"蓄水和排洪"功能，平衡市场的余缺，维持药品价格稳定。④提高仓储效率。仓储管理有助于提高仓储作业效率，加快仓储药品周转。⑤降低仓储费用，提高企业经营效益。库区和仓位的设计，药品进入库的调度和运行，搬运作业的管理将对仓储费用产生重要影响。

（陈盛新）

yàopǐn yànshōu

药品验收（checking and acceptance of drugs） 按照一定标准对药品进行检查或检验，并决定是否可入库的活动。药品验收是药品经营活动的重要环节，是区分责任，确保入库药品的数量准确，质量合格，防止不合格药品和不符合包装规定要求的药品进入仓库的有效手段。因此，验收时，要检查药品的名称、规格、数量、质量和包装。首先，查看进货凭证与实物是否相符；其次，清点药品件数；第三，查看包装和药品质量，并按规定进行抽查检验。

内容 ①查验进货凭证和实物，对符合收货要求的药品，应当按品种特性要求，暂放于相应的待验区域，或者设置待验标志，通知验收。冷藏、冷冻药品应当在冷库内待验。②验收药品应当首先按照药品批号查验同批号的检验报告书。供货单位为批发企业的，检验报告书应当加盖该企业的质量管理专用章原印章。其次，对未按规定加印或者加贴中国药品电子监管码，或者监管码的印刷不符合规定要求的，应当拒收。监管码信息与药品包装信息不符的，应当及时向供货单位查询。③按照验收规定，对每次到货药品进行逐批抽样验收，抽取的样品应当具有代表性。同一

批号的药品应当至少检查一个最小包装，但生产企业有特殊质量控制要求或者打开最小包装可能影响药品质量的，可不打开最小包装；破损、污染、渗液、封条损坏等包装异常以及零货、拼箱的，应当开箱检查至最小包装；外包装及封签完整的原料药、实施批签发管理的生物制品，可不开箱检查。④开箱检查时，应对抽样药品的外观、包装、标签、说明书以及相关的证明文件等逐一进行检查、核对；验收结束后，应当将抽取的完好样品放回原包装箱，加封并标示。⑤特殊管理药品应当按照相关规定在专库或者专区内验收。⑥验收药品应当做好验收记录，包括药品的通用名称、剂型、规格、批准文号、批号、生产日期、有效期、生产厂商、供货单位、到货数量、到货日期、验收合格数量、验收结果等内容。验收人员应当在验收记录上签署姓名和验收日期。中药材验收记录应当包括品名、产地、供货单位、到货数量、验收合格数量等内容。中药饮片验收记录应当包括品名、规格、批号、产地、生产日期、生产厂商、供货单位、到货数量、验收合格数量等内容，实施批准文号管理的中药饮片，应当记录批准文号。验收不合格的应当注明不合格事项及处置措施。⑦应当建立库存记录，验收合格的应当及时入库登记；验收不合格的，不得入库，并由质量管理部门处理。

作用及法律效力 药品验收具有两大作用：①源头把关。通过药品验收，杜绝伪劣药品进入药品流通渠道，危害患者安全用药。②分清责任。当药品流通从一个企业进入另一个企业时，药品质量、数量和包装状况的责任

只能通过验收来区分。因为有了验收，整个药品流通过程的质量才能得以保持。药品验收受《药品经营质量管理规范》的约束。从事药品验收的人员应遵循该规范，实现药品验收的目的。

(陈盛新)

yàopǐn zhùcáng

药品贮藏 (drug storing)

药品在库房的存放或储存。又称药品储藏。药品流通中的重要环节，是消除药品生产与消费时间差异的主要手段。药品贮藏的基本要求是有利于储存药品的质量安全、人员作业安全和设备运行安全；有利于药品出入库和养护作业的高效率；有利于提高库房利用率和仓储效益。

药品贮藏条件 贮藏温度通常分为常温（30℃以下）、阴凉处（20℃以下）、冷处（2~8℃）；相对湿度35%~75%；遮光或避光，密闭、密封和严封。药品应按包装标示的温度要求储存药品，包装上没有标示具体温度的，按照《中华人民共和国药典》规定的贮藏要求进行储存。

药品贮藏方式 一般分为：①货架存放。有多种货架，小型货架的载重量在150kg以下，主要存放拆箱后的内包装药品或包装体积较小的药品；中型货架，载重量在150~500kg，主要存放整箱药品；重型货架，载重量在500kg以上，主要存放带有托盘的整箱药品；高层货架主要用于自动化立体库房，依靠码垛机存放药品。货架存放主要是便于药品分类存放，有利于收发和机械化作业。②码垛存放。也称堆码存放。是将整箱药品堆叠起来，一般有平放堆码、阶梯堆码、交叉堆码、五星排列堆码等形式。堆码存放整齐，便于清点，但稳定性差，不宜码高。现大多采用立柱式托盘堆码或货架式托盘堆码，因为使用货架和托盘等保管设备，可以保护库存药品安全，防止跌落损坏。药品应按批号堆码，不同批号的药品不得混垛，垛间距不得小于70cm，与库房内墙、顶、温度调控设备及管道等设施间距不小于30cm，与地面间距不小于10cm；照明灯具与货垛的水平间距不小于50cm，灯具垂直下方不得码放药品。搬运和堆码药品应当严格按照药品外包装标示要求规范操作，堆码高度符合包装图示要求，避免损坏药品包装。

药品贮藏位置 药品在库房的摆放位置对于快收、快发和缩短搬运货物总距离具有重要影响。摆放位置设计的总原则是批量进货，零星发货的药品，应尽量靠近发货区，以提高作业效率；面向通道存放，可以方便药品搬运入位或出位，也方便在仓库内移动；同一类药品、同一品种存放于同一货位，有利于查找和记忆，提高作业效率和保管效率；按批号、效期存放，有利于药品养护和促进库存周转；此外，药品与非药品、外用药与其他药品应分开存放，中药材和中药饮片分库存放，特殊管理药品专库或专柜储存，有利于确保药品安全，避免差错，防止串味。

药品储存标志 库房储存药品应有统一的标志系统，这是建立良好秩序的必要条件。例如，按定位有位置标志，有了标志即可一目了然，容易查找。按质量状态有颜色标志：合格药品为绿色，不合格药品为红色，待验药品为黄色。按车辆运动有通行标志或禁止标志，地面上标注通行箭头，表明通行方向。

作用及法律效力 药品贮藏在药品流通过程中发挥着至关重要的作用，它是衔接药品生产和消费的纽带，是平衡需求和供给的"蓄水池"，稳定药品价格的手段。《药品经营质量管理规范》对药品贮藏人员规定了基本条件，特别对从事特殊管理药品和冷藏冷冻药品的贮藏工作人员，要求接受相关法律法规和专业知识培训并经考核合格后方可上岗。还对库房建筑、设施和设备做出明确规定，如配备避光、通风、防潮、防虫、防鼠等设备。从事药品储藏工作人员有法律义务，根据药品的质量特性对药品进行合理储存，并符合相关要求。

(陈盛新)

yàopǐn yǎnghù

药品养护 (drug maintenance)

防止在库药品质量变异、维护药品质量的仓储活动。根据储存药品的物理、化学和生物学特性，以及质量变化规律，运用现代科学的药品储存技术与方法，防止药品变质，维护药品原有的质量。做好药品养护工作，必须掌握储存药品的理化特性，以及外界环境的影响因素，采取科学、合理、经济、有效的手段和方法，通过控制调节药品的储存条件，实现药品质量的维护。

影响药品养护质量的因素分为内在因素和外在因素。前者是指药品本身的化学结构、理化性质和稳定性；后者是指自然环境和储存条件，主要是指药品储存环境的温度、湿度、空气、光线、微生物和昆虫、时间等。药品养护涉及药品质量管理、仓储保管、业务经营等多方面的综合性工作，是药品仓储管理的一项重要内容。根据《药品经营质量管理规范》的要求，各相关部门及相应岗位必须相互协调与配合，保证药品养护工作的有效开展。

内容 药品养护的主要内容包括：①指导和督促仓库储存人员对药品进行合理储存与作业。②检查并改善库存药品的储存条件、防护措施和卫生环境。③对库房温湿度进行有效监测和管理，对不符合温湿度要求的，应及时采取通风、降温、除湿等调控措施。④按照养护计划对库存药品的外观、包装等质量状况进行检查，并建立养护记录；对储存条件有特殊要求的或者有效期较短的品种应当进行重点养护。对由于异常原因可能出现问题的药品、易变质药品、已发现质量问题药品的相邻批号药品、储存时间较长的药品，应进行抽样送检。⑤库存药品在养护中如发现质量问题，应悬挂黄色标志，暂停发货，或及时在计算机系统中锁定和记录，尽快通知质量管理机构予以处理。发现或发生药品因破损而导致液体、气体、粉末泄漏时，应当迅速采取安全处理措施，防止对储存环境和其他药品造成污染。⑥对中药材和中药饮片应当按其特性采取相应的方法进行养护并记录，所采取的养护方法不得对药品造成污染。⑦定期汇总、分析养护信息，建立药品养护档案。根据汇总和分析，确定重点养护品种，如拆零药品、近效期药品、质量不稳定的药品、有特殊储存要求的品种、储存时间较长的品种、近期内发生过质量问题的品种及药品监督管理部门重点监控的品种等。对重点品种开展留样观察，考察变化的原因及规律，采取有针对性的有效养护方法。

为了保证药品储存的质量，设置药品仓储的企业或者单位应当建立各种药品养护制度，如在库药品储存条件的检查制度、在库药品的定期质量送检制度、发现问题及时采取处理措施的制度、重点品种的养护制度等。

作用及法律效力 药品养护对于维护库存药品质量，避免药品变质和过期失效具有重要作用。《药品经营质量管理规范》对药品养护工作做出了明确规定，一是规定从事药品养护的人员应具有药学或者医学、生物、化学等相关专业中专以上学历或者具有药学初级以上专业技术职称，并经与其职责和工作内容相关的岗前培训和继续教育培训；二是应当进行岗前及年度健康检查，并建立健康档案；三是养护人员应当根据库房条件、外部环境、药品质量特性等对药品进行养护；四是对发现有问题的库存药品，包括过了有效期药品、质量可疑药品应立即标志、隔离、停售，并在计算机系统锁定和记录。药品养护工作若未按《药品经营质量管理规范》规定实施的，将承担2001年颁布的《中华人民共和国药品管理法》第七十八条的法律责任。

(陈盛新)

yàopǐn bǎoguǎn

药品保管（care of drugs in storage） 保管人按合同规定，保存与管理存货人所交付的药品，并在约定的期限或依存货人的请求，将药品返还存货人的行为。是对药品进行保存，对其数量、质量进行管理控制的活动。药品保管是药品仓储管理的中心内容。因此，药品保管人必须在药品入库验收时进行一次严格的检查，以核实药品现况；存放期间做好药品养护工作，确保药品质量不受影响，药品数量不致损失。由于药品本身性质的特殊性，以及自然条件的影响或人工作业的影响，药品损耗或药品质量变化难以完全避免。例如，由于温湿度的影响，一些原料药、粉剂、散剂、冲剂等药品可能吸收空气中的水分，受潮，或者失水风化。尤其是中药饮片由于脱失或吸收水分而致重量变化，造成账物不符。所以，从事药品保管的人员应掌握和运用所储存药品的性质，以及药品受到各种自然因素影响而发生的质量变化规律，根据库房环境条件，采取科学、合理的保管措施，达到防止药品质量下降、变质等不良后果。

一般药品保管 一是要具备药品保管的基本条件，如满足避光、防潮、通风、防鼠，以及阴凉、冷藏要求的建筑、药品贮藏设施和设备；具有调节和控制药品贮藏环境的技术条件；配备掌握药品保管知识和业务管理能力的保管人员。二是根据药品的种类、性质进行储存和保管。例如，中药饮片和西药分库存放；内用药和外用药分别存放；不同剂型药品分区或分柜储存保管。性质稳定的药品存放于常温库；受热易变质的药品存放于阴凉库或冷藏库（柜）。受光线照射易变质的药品应存放在阴凉干燥、光线不易直射到的地方。

特殊药品保管 特殊药品是指短效期药品（如生物制品、血液制品、生化药品、抗生素药品等）、特殊管理药品和危险性药品。这些药品的保管比较复杂，需要根据各类药品的特性来保管。例如，生物制品和血液制品应置于2~10℃的暗处保存；生化药品应存放于干燥、避光、阴凉处；抗生素应保存于干燥通风、阴凉或冷藏处。麻醉药品和第一类精神药品应存放于专库或专柜中，并装有铁门、铁窗、铁柜和报警器，按要求控制库内温湿度。危险性药品的保管应根据其危险性质、等级和不同防护、灭火方法，分类贮藏于有专门设施和设备的专用库房。化学性质互相抵触、消防方法不同的危险性药品要分库或分垛存放；堆垛要稳固，不宜过高、过密；一级危险性药品，一般是指闪点低于28℃的易燃液体，如乙醚、具有强氧化性或强腐蚀性的酸类，如硫酸、硝酸，其堆垛面积不得超过40m²，其他危险品堆垛面积不得超过80m²；库房要适时通风降温，防止温度过高；室内禁止用铁器开箱敲打，不得穿钉鞋出入库房。

药品保管制度 药品入库时要严格执行检查验收制度，对质量可疑的药品，须经检验合格后方可入库；库存药品要建账立卡，做到出入有据，账物相符，定期盘点；对药品要经常检查，防止过期失效和变质失效；中药材要根据其特点，采取妥善办法加强保管；对过期失效、霉烂、虫蛀、变质的药品，不得使用，并经有关部门核准后销毁处理。麻醉药品、一类精神药品、医疗用毒性药品、危险性药品等，严格落实双人双锁制度和收发双人复核的制度。

作用及法律效力 科学、合理的保管工作能有效地避免外界因素对药品的影响，维护药品的品质和储存安全。《中华人民共和国药品管理法》第二十条和第二十八条规定，药品经营企业和医疗机构必须制定和执行药品保管制度，采取必要的冷藏、防冻、防潮、防虫、防鼠等措施，保证药品质量。药品入库和出库必须执行检查制度。只有把好药品保

管安全关，才能为人民群众提供安全、有效的药品。

（陈盛新）

yàopǐn sèbiāo guǎnlǐ

药品色标管理（color marks management of drugs） 用特定的色标表示储存药品状态的管理方法。色标是用颜色表示特定含义的标志。用颜色来区分不同质量状态的药品既简单，又醒目，不容易造成差错。根据人眼对颜色的视觉和心理反应，"安全色"的概念和应用被大多数国家所采纳。所谓安全色是表示安全信息的颜色，最常用来表示交通信号，如红灯表示禁止；绿灯表示通行；黄灯表示警告、注意。实际上安全色可用于所有有关安全性方面的信息传递。如安全标志牌、交通标志牌、防护栏杆、消防设备、停止按钮和停车、刹车装置的操纵把手、仪表刻度盘上的极限位置刻度、机器转动部件的裸露部分、液化石油气槽车的条带及文字、危险信号旗等。为了使人们对周围存在不安全因素的环境、设备引起注意，需要涂以醒目的安全色，提高人们对不安全因素的警惕。由于药品的两重性，一方面药品具有预防、治疗和诊断疾病的功能，用之得当，治病救人；另一方面，药品本身具有一定的毒性和不良反应，用之不当，害人丧命。因此，也需要在药品生产和流通过程中提高生产者和经营者对可能的风险的警惕。

内容 药品色标分为红色、绿色和黄色。三色的标牌以底色为准，文字可以白色或黑色表示，避免出现色标混乱。①在库药品的色标管理：存放在仓库中的药品、制药用的物料等均按类别分区存放，不合格品、待检品、合格品分别以红、黄、绿三种颜色

标识。②药品储存区域的色标管理：待验药品库（区）、退货药品库（区）为黄色；合格药品库（区）、零货称取库（区）、待发药品库（区）为绿色；不合格药品库（区）为红色。

作用及法律效力 统一使用安全色，能使人们在紧急情况下，借助所熟悉的安全色含义，识别危险部位和危险情况，及时采取措施，提高自控能力，有助于防止发生事故。在库药品实行色标管理，有效区分在库药品的质量状况，对于有效控制药品储存、保管和养护工作质量，杜绝不同质量的库存药品出现混放或发放差错具有实际意义。中国《安全色》国家标准规定，安全色适用于工矿企业、交通运输、建筑业以及仓库、医院、剧场等公共场所。2015年6月25日发布的《药品经营质量管理规范》规定，在人工作业的库房储存药品，按质量状态实行色标管理。因而，药品色标管理对于防范药品经营过程中的差错，规范药品经营行为或活动具有约束力。

（陈盛新）

yàopǐn xiāoshòu guǎnlǐ

药品销售管理（sales management of drugs） 为实现企业的药品销售目标，而对企业的市场和营销资源进行计划、组织、执行和控制等的活动。从销售学的概念来看，药品销售是引导药品和服务从制药商到患者或使用者所进行的商业活动。从销售实践来看，药品销售是实现企业资金回笼和获取利润的关键，也是企业生存和发展的动力。药品销售管理是在遵守法律法规和服务社会的前提下，实现销售目标，提高销售额，增加销售收入。销售管理是企业管理的重要组成部分，

因此，必须符合企业管理的总体战略目标的要求，以市场为出发点，与企业其他职能部门保持协调关系，共同拓展目标市场的需求，完成企业的销售目标。因此，药品销售是联系制药企业生产与社会医疗卫生需要的纽带；是开拓药品市场，扩展市场份额，提升企业地位的重要途径；是加速资金周转，实现企业再生产过程的必要条件；是促进以需定产，提高企业竞争能力的重要手段和措施。

药品的销售管理在世界各国都有相似的发展历史。在药品短缺时期，药品销售并不需要太多的管理，因为，药品供不应求。进入市场经济后，医药经济快速发展，药品供过于求，市场竞争激烈，销售的作用和价值愈益突出，药品销售管理成为企业、学者和监管者共同面临的挑战。药品销售管理是通过销售计划、执行和控制等活动，达到企业的销售目标。

计划管理　主要是开展市场调查和需求预测，为企业提供药品市场信息，包括药品市场构成，药品供应和需求信息，市场竞争程度；选择目标市场和制定销售策略。包括销售渠道、营销组合、产品定价等；编制销售计划。根据市场需要，加强品类管理，调整品种结构，按品类制定销售量和销售收入指标，满足社会需要，保证产销衔接。

过程管理　按照销售计划，组织、管理和监控好销售人员的活动。销售人员的录用和培训符合《药品经营质量管理规范》的要求，努力提升销售人员的业务素质。抓好重点项目和有价值的项目，制定周、月行动计划，每日分析销售情况，及时提出工作要点，并予落实。

客户管理　收集客户信息，了解客户需求，处理好公共关系，提升企业信誉和客户的信任。按照客户需求，制定药品的销售策略，组织和管理订货合同，做好售后服务管理。包括配送到户、收集用户意见，满足用户要求，改进服务质量。

制度管理　建立合理、配套的销售管理制度是实现销售管理目标的重要条件。如绩效管理制度，将劳动报酬与销售业绩、工作表现及对企业的贡献挂钩，准确评价销售量、销售费用控制、市场目标等情况，不断激励销售人员的工作积极性和创造性。

随着社会人口老龄化、疾病谱的变化，以及医学的进步和科技的发展，加上促进医药经济发展的市场力量，药品无论是品种，还是数量都会有巨大增长，药品销售管理的内容也会发生变化，但是，药品销售管理促进生产，促进消费，满足人们日益增长的健康需要的功能不会改变。

（陈盛新）

yàopǐn pīfā

药品批发（drug wholesaling）

向药品生产企业、其他药品批发企业、药品零售企业、医疗机构销售药品的经营活动。药品批发是在药品生产者之间、生产者与经营者之间或者经营者之间进行的药品交易活动。药品批发是相对于药品零售而言，都是药品流通领域的经营活动。

药品批发的特点：一是每笔交易的数量比较大。通常会对交易数量或交易总额做出规定，凡高于某一数量或总额的为批发，否则即为零售。二是参与药品交易的是生产者或经营者，没有消费者。三是药品没有进入消费领域，仍处于流通领域。中华人民共和国成立以来的医药流通模式保持至今，即药品生产商—药品批发商—药品零售商—消费者。计划经济时期，药品批发常按地域划分，分为三级批发：全国总经销（全国批发）、区域经销（省、直辖市、自治区批发）、地方经销（县、市批发）。改革开放以后，三级批发的框架已被打破，药品批发已无级别区分，但有大、中、小型批发企业的差别，以及企业品牌的差别。

所依法源　经营药品批发，必须持有《药品经营许可证》。2001年颁布的《中华人民共和国药品管理法》规定，"开办药品批发企业，须经企业所在地省、自治区、直辖市人民政府药品监督管理部门批准，并发给《药品经营许可证》"。由于药品在流通过程中，可能会发生差错、污染和混淆事故，在储存和运输过程中，还会受到恶劣气候和其他不利环境因素影响，因此，为了控制和保证药品的安全性、有效性和稳定性在有效期内不发生变化，必须按照《药品经营质量管理规范》的规定组织经营。

作用及法律效力　药品批发的作用有：①大批购进，分批售出。发挥药品集聚和分散作用，满足市场需要。②储存和养护。批发商提供药品储存及养护服务，一方面疏通了上游产品的流通渠道；另一方面，为下游企业提供了库存支持和方便的购药条件。③运输服务。由于批发商比生产商距离零售商更近，因此，能更快地把药品运送给零售商。④提供药品市场信息。批发商可作为沟通生产商和零售商、消费者的纽带，为生产商提供有关市场需求的信息，市场竞争产品的信息。

同时，也可为零售商和消费者提供药品信息，指导药品选择和使用。⑤财政支持作用。批发商一方面可以通过赊销服务，为零售商或医疗机构购药提供资金支持。另一方面，通过计划订购，及时付款，减轻生产商的财政压力。⑥促进销售。批发商可以通过人员销售、广告销售等手段，为生产商的产品开发市场。⑦分担风险。批发商因为拥有药品实体和所有权而承担风险。这就分担了生产商的市场风险。药品批发行为受到《中华人民共和国药品管理法》等法律法规的约束。药品批发活动必须遵循药品经营管理和质量控制的基本准则，采取有效的质量控制措施，确保药品质量。

发达国家的药品批发业比较发达，市场集中度高。例如，2001年美国排名前3位的药品批发企业，占有95%的批发市场份额；日本排名前3位的药品批发企业，占有74%的药品批发市场份额；欧盟排名前3位的药品批发企业占据74%的批发市场份额。随着药品流通市场的竞争加剧，药品批发经营方式也在发生改变。一是"门对门"的配送服务，即批发商承担药品由生产企业到零售企业的运输服务。从药品生产商购得的药品直接送往零售药店或医疗机构药房。二是"直接运输"服务。批发商负责向生产企业下订单和付款，生产企业直接将药品送达零售商，形成了无仓储的批发销售模式。

（陈盛新）

yàopǐn chāilíng

药品拆零（drug detaching） 将药品最小包装拆分的过程或活动。药品拆零常见于药品零售企业的拆零销售，也见于医疗机构的病房发药。药品拆零满足了消费者的需要，不仅有效避免了药品资源的浪费，节约医疗费用开支，而且也减少剩余药品可能对环境污染的机会。如500片1瓶，甚至是1000片1瓶的药品分装成可供销售的形式。因此，零售药店的拆零销售相当普遍。随着医药制剂工业的进步和发展，特别是药品包装业的发展，改变了药品片剂包装的旧貌，泡罩包装等小包装纷纷入市，特别是单剂量包装的引用和推广，显著压缩了拆零销售的发展空间。但是，随着国家基本药物制度和药品分类管理制度的推行，人民群众购药日益方便，随用随买的购药方式逐渐形成，药品拆零销售迎合了部分消费者的需求，仍有一定生存空间。另一方面，在医疗机构病房，普遍采用中心摆药制，即将一次服用的药品摆入服药杯，送到患者手上。在这种情况下，药品拆零仍是一项必不可少的工作。为了确保消费者用药的安全、有效，必须加强药品拆零工作的管理。

所依法源 《药品经营质量管理规范》第一百三十八条，明确指出药品零售质量管理制度应当包括药品拆零的管理。第一百四十一条，指出药品零售操作规程应当包括药品拆零销售。第一百四十八条，要求药品零售的营业场所应配备药品拆零销售所需的调配工具、包装用品。第一百六十四条，对陈列拆零销售的药品，要求集中存放于拆零专柜或者专区。第一百六十五条，强调定期对陈列、存放的药品进行检查，重点检查拆零药品和易变质、近效期、摆放时间较长的药品等。第一百七十二条，对药品拆零销售做出了具体规定：①负责拆零销售的人员经过专门培训。②拆零的工作台及工具保持清洁、卫生，防止交叉污染。③做好拆零销售记录，内容包括拆零起始日期、药品的通用名称、规格、批号、生产厂商、有效期、销售数量、销售日期、分拆及复核人员等。④拆零销售应当使用洁净、卫生的包装，包装上注明药品名称、规格、数量、用法、用量、批号、有效期以及药店名称等内容。⑤提供药品说明书原件或者复印件。⑥拆零销售期间，保留原包装和说明书。

作用及法律效力 药品拆零管理制度规范了零售行业的药品拆零工作，杜绝了药品拆零销售可能产生的安全隐患。不仅维护药品质量安全，增强消费者安全用药的信心，而且，也保证了拆零药品的可追溯性。药品零售企业如违反《药品经营质量管理规范》有关药品拆零管理规定的，由药品监督管理部门按照《中华人民共和国药品管理法》第七十九条的规定给予处罚。

（陈盛新）

yàopǐn língshòu

药品零售（drug retailing） 向消费者出售药品并提供药学服务的活动。药品零售的特点是：经营规模小，每次零售药品的数量比较少，零售的次数比较多。零售网点分布广，经营方式灵活。药品零售商的数量很大，形式也各不相同。常见的药店类型有：①连锁零售药店。②单体零售药店。③专业药店。④平价药店。⑤网上药店。

所依法源 根据2001年颁布的《中华人民共和国药品管理法》和2004年发布的《药品经营许可证管理办法》的规定，从事药品零售必须经所在地县级以上地方药品监督管理部门批准，取得药品经营许可证，并按 2015 年 6 月 25 日发布的《药品经营质量管理规范》、2007 年发布的《药品流通监督管理办法》的有关规定进行经营活动。计划经济时期，零售药房大多为国有企业，由地方政府按照城市建设和发展需要设立。药品零售业相对薄弱，药店数量不多，药品经营范围无严格限制。20 世纪 80 年代后，随着改革开放的深入，药品零售经营逐步放开，产生多种所有制的药品零售企业。90 年代后，国家加强了对零售药店的管理，医药零售行业管理体制开始改革。1997 年，全国第一批 28 家零售药店和连锁药店获得"药品经营质量管理规范达标零售企业"称号。1999 年，国家发布《深化医药流通体制改革的指导意见》，加快了医药流通体制的改革。2000 年，《处方药和非处方药分类管理办法（试行）》出台，自 2000 年 8 月，国家推行 41 家全国连锁药店试点起，2001～2002 年，药品零售行业进入了快速发展期，在国内各大城市形成了一批区域连锁药店。医药零售市场的竞争激烈，催生了平价药品超市的零售模式。2004～2005 年，由于零售行业赢利大幅下降，药店扩展速度放缓。至 2011 年，全国零售药店数达到 423 788 家，每万人药店 3.14 家。随着国家对药品安全的监督管理力度增强，零售药店的竞争逐步由价格竞争转向品牌竞争、服务竞争、多元化竞争。

作用及法律效力 药品零售是药品流通过程的最终环节，对于保障药品供应，实现药物的可及性和可负担性具有重要意义。由于药品零售是与最终消费者发生联系的活动，它在药品销售渠道中起着重要作用。一是为顾客购买所需药品提供了方便。零售药店覆盖了城乡居民居住区，居民购药近在咫尺；二是成为消费者和药品制造商直接联系的纽带，通过零售活动向制药商传递消费者的需求信息，以及用药后反馈的产品疗效信息和质量信息；三是通过零售活动，特别是零售药店的缺药登记服务，免费送药服务，24 小时全天候服务等活动，使得药品的使用价值和价值得以最终实现。药品零售活动受《中华人民共和国药品管理法》《药品经营质量管理规范》《药品经营许可证管理办法》等法律法规的约束。

（陈盛新）

yàopǐn gòuxiāo

药品购销（drug purchasing and selling） 药品的购进和销售活动。是药品经营的两种主要活动，采购和销售。药品经营企业根据市场需要，从药品生产企业或上游供货商购进药品，然后，将药品销售给下游经营企业、零售企业、医疗机构或消费者。药品购销是药品经营企业的基本业务活动，也是经营企业赖以生存和发展的基础。

所依法源 药品购销是药品流通的关键环节，要保证药品流通质量，必须规范药品购销行为。2001 年 2 月 28 日颁布的《中华人民共和国药品管理法》规定，"药品经营企业购进药品，必须建立并执行进货检查验收制度，验明药品合格证明和其他标识；不符合规定要求的，不得购进"。"药品经营企业购销药品，必须有真实完整的购销记录。购销记录必须注明药品的通用名称、剂型、规格、有效期、生产厂商、购（销）货单位、购（销）货数量、购销价格、购（销）货日期及国务院药品监督管理部门规定的其他内容。" 2015 年 6 月 25 日发布的《药品经营质量管理规范》，针对药品流通领域普遍存在的经营行为不规范、购销渠道不清、票据管理混乱等问题，明确要求药品购销过程必须开具发票，出库运输药品必须有随货同行单（票）并在收货环节查验，物流活动要求做到票、账、货相符，以达到规范药品经营行为，维护药品市场秩序的目的。

作用及法律效力 药品购销本身不是一种法律行为，而是一种经济行为。由于药品的特殊性，药品购销活动承载了法律责任。一是药品采购必须向有合法资格的供货商采购，所购药品必须是有批准文号的，销售人员具有合法资格，并签署质量保证协议。采购首营企业的药品，或者采购首营品种，都必须经过企业质量管理部门的审核，确认相关证明文件真实有效。二是药品采购应当核实、留存供货单位销售人员的证明材料；签订质量保证协议；索取注明税票号码，加盖供货单位发票专用章的发票。三是采购药品应当建立采购记录。采购记录应当有药品的通用名称、剂型、规格、生产厂商、供货单位、数量、价格、购货日期等内容，采购中药材、中药饮片的还应当标明产地。四是销售药品应当向有合法资格的购货人销售，并核实相关证明文件，保证药品销售流向真实、合法。五是销售药品，应当如实开具发票，做到票、账、货、款一致。并做好药品销售记录。销售记录应当包括药品的通用名称、规格、剂型、批号、有效期、生产厂商、购货单位、销售数量、单价、金额、销售日期等内容。中药材销售记录应当包括品名、规格、产地、购货单位、销售数量、单价、金额、销售日期等内容；中药饮片销售记录应当包括品名、规格、批号、产地、生产厂商、购货单位、销售数量、单价、金额、销售日期等内容。药品购销记录和凭证的作用是保障药品质量的追溯性，便于查明药品的来源。同时，也有利于维护药品购销双方的合法权益。

(陈盛新)

yàopǐn dàilǐ

药品代理（drug agent） 在不拥有药品所有权的情况下，为药品生产企业办理销售业务的行为。药品代理属于药品批发的范畴，主要负责针对药品经营企业和医疗机构的药品销售。药品代理实质上是药品生产企业和代理商之间的委托代理关系，以及据以这种代理关系而发生的行为。代理职能主要由代理商行使，代理商的特点是不掌握药品所有权，不提供全部批发服务，只收取佣金。药品代理常见形式：①制药商代理人。根据合同销售制药商生产的产品，按实际出售产品的数量取得佣金。一般，制药商代理人不能改变药品售价，但在规定的期限和地域内有绝对的销售权。由于代理商的报酬是以佣金形式支付的，因此，如果药品未被销售出去，则制药商不必支付佣金，也不用支付工资。销售力量不强的制药企业采用药品代理制是有利的。②销售代理人。承担制药商的所有市场营销职能，不仅是产品销售，还对产品定价、广告、促销等活动具有自主权。从某种意义上说，销售代理人成了制药企业的营销负责人。销售代理人还为制药商提供必要的财政支持和市场营销技术帮助。

所依法源 药品代理实质上是一种委托代理，也是一种药品营销模式。20世纪50年代初期，中国的国营医药企业和私营零售药店之间，开始实行代销。按照代销合同，私营零售药店按国家的牌价出售药品，并得到一定的手续费。50年代末，中国完成了对资本主义工商业的社会主义改造，代销主要存在于国营制药企业和国营医药企业之间。改革开放前，在计划经济体制下，进口药品主要采用全国总代理，逐级批发、分销的经营模式，药品代理产销两旺。改革开放后，外资制药企业、合资制药企业、民营制药企业大量涌现，大型制药企业往往自建销售渠道进行终端营销。中小型制药企业为规避风险，越来越多地采用药品代理制。据2010年的调查统计，采取各种代理形式的企业、品种、品牌和销售量分别占整个医药市场的比重为67%、52%、48%、39%。

作用及法律效力 由于中小制药企业不具备足够的资金和实力去组建覆盖全国或区域的营销网络，因此，药品代理对于缓解制药企业资金压力，分担企业风险，迅速打开产品市场具有重要作用。在中国尚没有针对药品代理的权利和义务所做的法律约束，药品代理行为只是作为药品经营活动受到相关法律法规的约束，例如，《中华人民共和国药品管理法》规定，经营药品的企业必须取得药品经营许可证，并通过《药品经营质量管理规范》的认证。近年来，随着药品代理制在整个医药市场占有比重的不断增加，2010年12月，国务院出台的《建立和规范政府办基层医疗卫生机构基本药物采购机制指导意见》指出，采购机构可以向代理生产企业销售药品的批发企业采购，表明药品代理已得到政府和社会的认可。

(陈盛新)

yīyào dàibiǎo

医药代表（medical representative，MR） 代表药品生产企业从事药品信息传递、沟通、反馈的专业人员。2015年7月，医药代表作为新职业被正式纳入《中华人民共和国职业分类大典（2015版）》，同时也明确了其工作任务，具体包括制定医药产品推广计划和方案；向医务人员传递医药产品相关信息；协助医务人员合理用药；收集、反馈药品临床使用情况。

20世纪90年代，随着外资工业企业逐渐进入中国，医药代表作为重要的药品营销手段之一也被引入国内。医药代表作为联系生产企业和医疗机构之间的桥梁，一方面通过新药来宣讲疾病的发展过程和药物的作用原理，传播药物知识和信息，帮助临床医师不断获取和更新药品知识，准确选择药物，优化药物治疗方案，促进了医药学的进步和发展，也增进了制药企业和医疗机构之间的相互沟通，提高了为民众健康服务的水平和能力。同时，也能够将药品临床使用情况和出现的不良反应反馈给制药企业，从而促进药品质量的提高。

医药代表应当具备医学、药学或相关专业的教育背景，经过充分的职业培训，拥有基础的医药专业技术知识和药品临床知识，并经考试获得职业资格。可以通过建立有关制度来规范医药代表的资格：①准入制度。明文规定医药代表的学历、专业、获取资格的方式和标准。鼓励医药代表走专业化、学术化的药品营销之路。②培训制度。规范医药代表的职业培训时间、内容和方法，重点突出专业学术培训、法律法规培训和职业道德培训。③认证制度。设立专门的医药代表认证系统，定期对医药代表的职业资格进行考核和审查，一旦达不到规定的标准，即暂停其资格。

中国尚无直接针对医药代表的法律责任。但是，2001 年颁布的《中华人民共和国药品管理法》、1998 年颁布的《中华人民共和国执业医师法》、1993 年颁布的《中华人民共和国反不正当竞争法》、2007 年发布的《药品流通监督管理办法》等法律法规，对药品购销过程中的相关责任人的行为规定了法律责任。国际上对医药代表的行为有严格规定，例如，世界卫生组织规定，医药代表对医师和药师提供全面且不带任何偏见的药品信息；委托的医药企业对医药代表的陈述和行为负责；医药代表不得进行诱导性宣传；医药代表的主要薪酬不得与销售额挂钩。2006 年 6 月，美国马萨诸塞州参议院通过了《医药代表注册法》，通过专门的法规来约束医药代表的行为。

(陈盛新)

yàopǐn shòuhòu fúwù
药品售后服务 （after-sale service of drugs）

药品供应商在销售药品后，面向购买者提供的一系列相关服务活动。药品售后服务是药品销售的重要环节，由供应商提供包括药学专业咨询，接待并处理对药品质量或经营质量的投诉，消费者（使用者）的跟踪和回访，收集诸如药品不良反应在内的反馈信息，以及建立购买者记录（消费者药历）等在内的一系列配套服务，服务质量评价标准是客户满意度。1993 年发布的《中华人民共和国消费者权益保护法》规定，经营者提供商品或者服务，按照国家规定或者与消费者的约定，承担包修、包换、包退或者其他责任的，应当按照国家规定或者约定履行，不得故意拖延或者无理拒绝。

药品售后服务分为广义与狭义两个层面，广义的药品售后服务泛指所有的药品售后服务，包括药品生产企业向药品批发企业销售药品后的服务，药品批发企业向药品批发企业、医疗机构或药品零售企业药品销售后的服务，以及医疗机构调配药品后，或药品零售企业销售药品后向消费者（使用者）提供的售后服务；狭义的药品售后服务仅指医疗机构调配药品后，或药品零售企业销售药品后向消费者（使用者）提供的售后服务。

内容 通常意义上的产品售后服务的核心是质量保证和承诺兑现，售后服务的内容包括质量保证服务、运输服务、安装服务、客户培训、功能配套服务（维修与升级）、备品配件服务、接待投诉和回访、建立热线电话等；由于药品作为健康产品的特殊性，药品售后服务需要更加关注药品的使用安全和治疗功效，因此，有别于一般的产品售后服务。2015 年 6 月 25 日发布的《药品经营质量管理规范》在"药品批发的质量管理"的第一百八十条规定，"企业发现已售出药品有严重质量问题，应当及时采取措施追回药品并做好记录，同时向药品监督管理部门报告。"在"药品零售的质量管理"的第一百七十八条规定，"企业应当在营业场所公布食品药品监督管理部门的监督电话，设置顾客意见簿，及时处理顾客对药品质量的投诉。"因此，作为药品售后服务的提供者，医疗机构的药学部门和药品零售企业都应制定相关的制度，并遵照执行。

药品售后服务是医疗活动和药品销售活动的延续，它不仅要保证药品的质量，处理有关药品质量的反馈与投诉；还要向顾客提供合理用药的相关咨询和安全用药的知识教育，协助建立相应的药历；还要跟踪用药效果，指导和评估已上市药品的实际使用情况，及时收集药品不良反应并针对不良反应提供解决方案；如果出现因药品质量问题而导致的责任事故，更要主动联系患者，承担相应的责任，并向政府有关部门报告。医疗机构药学部门和药品零售企业可以设立售后服务的接待室（台、窗口），也可建立 24 小时的药学信息咨询热线。负责药品售后服务的人员需要具有扎实的医学、药学、流行病学及统计学等相关专业知识和实践经验，熟悉所调配和销售的药品性状、使用方法和注意事项；具备科学分析评价药品不良反应的能力，确保能及时应对药品不良反应，有效规避风险；以诚恳态度答复每位使用者（消费者）对质量的查询和投诉；对销售过程中发现的质量问题迅速查明原因，分清责任，并采取有效的处理措施，以及实施因质量投诉退回药品的接收、贮存、检查、处理的程序。

作用 药品的销售过程，包括售前、售中和售后三个阶段，而药品的售后服务对患者的最终用药安全提供了可靠的保证。为了能及时、有效控制药品风险，保障公众用药安全，加强药品售后服务具有十分重要的作用。

同时，搞好药品售后服务也

是医疗机构和药品零售企业对自身发展的迫切要求，在市场经济环境下，售后服务已经成为企业提高核心竞争力的重要部分。现代终端营销越来越重视售后环节，包括建立售后服务部或顾客投诉中心，实行会员制，实施跟踪回访等措施，专门处理售后服务的问题。因为要想赢得消费者（使用者）的信任，要想持续、稳定、快速发展，除了保证药品的供应及时、安全有效与价格合理之外，良好的售后服务，体现的是社会责任感，也是诚信经营的标志。

(叶 桦)

yàopǐn bāozhuāng guǎnlǐ

药品包装管理 (packaging management of pharmaceuticals)

国家药品监督管理部门为保障药品质量，方便药品储存、运输和医疗使用，而对药品包装所用的材料，包括与药品直接接触的包装材料和容器以及非直接接触药品的包装材料和容器、包装材料和容器上印刷标签（文字内容与图形）、药品说明书等进行审批、监督检查的管理制度与活动。药品包装是指药品生产过程中待包装产品变成成品所需的所有操作步骤，包括分装、贴签等，是药品生产中不可或缺的一部分。药品包装分为内包装和外包装。外包装由里向外可分为中包装和大包装。药品的标签是指药品包装上印有或者贴有的内容，分为内标签和外标签。药品内标签指直接接触药品的包装的标签，外标签指内标签以外的其他包装的标签。

药品包装材料和容器管理

《中华人民共和国药品管理法》规定，直接接触药品的包装材料和容器，必须符合药用要求，符合保障人体健康、安全的标准，并由药品监督管理部门在审批药品

时一并审批。药包材国家标准由国家药品监督管理部门制定和颁布，国家药品监督管理部门制定注册药包材产品目录，并对目录中的产品实行注册管理；药品生产企业不得使用未经批准的直接接触药品的包装材料和容器；对不合格的直接接触药品的包装材料和容器，由药品监督管理部门责令停止使用；药品包装必须适合药品质量的要求，方便储存、运输和医疗使用；药品包装必须按照规定印有或者贴有标签并附有说明书；标签或者说明书上必须注明药品的通用名称；成分、规格、生产企业、批准文号、产品批号、生产日期、有效期、适应证或者功能主治、用法、用量、禁忌、不良反应和注意事项；麻醉药品、精神药品、医疗用毒性药品、放射性药品、外用药品和非处方药的标签，必须印有规定的标志；发运中药材必须有包装。在每件包装上，必须注明品名；产地、日期、调出单位，并附有质量合格的标志。

药品说明书和标签管理

药品说明书应当包含药品安全性、有效性的重要科学数据、结论和信息，用以指导安全、合理使用药品；药品说明书的具体格式、内容和书写要求由国家药品监督管理部门制定并发布；药品说明书的内容一般包括药品通用名称、规格、生产企业、药品批准文号、产品批号、性状、主要成分、贮藏条件、有效期、药理作用、适应证或功能主治、用法、用量、禁忌、不良反应和注意事项、执行标准。药品包装必须按照规定印有或者贴有标签并附有说明书，不得夹带其他任何介绍或者宣传产品、企业的文字、音像及其他资料；药品生产企业生产供上市

销售的最小包装必须附有说明书；药品的内标签应当包含药品通用名称、适应证或者功能主治、规格、用法用量、生产日期、产品批号、有效期、生产企业等内容，包装尺寸过小无法全部标明上述内容的，至少应当标注药品通用名称、规格、产品批号、有效期等内容；药品外标签应当注明药品通用名称、成分、性状、适应证或者功能主治、规格、用法用量、不良反应、禁忌、注意事项、贮藏、生产日期、产品批号、有效期、批准文号、生产企业等内容，适应证或者功能主治、用法用量、不良反应、禁忌、注意事项不能全部注明的，应当标出主要内容并注明"详见说明书"字样；用于运输、储藏的包装的标签，至少应当注明药品通用名称、规格、贮藏、生产日期、产品批号、有效期、批准文号、生产企业，也可以根据需要注明包装数量、运输注意事项或者其他标记等必要内容。

作用

药品包装是药品作为商品的重要品质构成，没有包装不成为药品。药品包装管理，可以保障药品在保管、运输和销售、使用过程中，保持其内在质量和使用价值，维护药品的稳定性，保护药品本身的安全；良好药品包装，可以在销售、使用过程中提高效率，传递药品信息，指导合理用药，保障安全用药。

(刘新社)

yàopǐn zhuānyòng biāoshí

药品专用标识 (special markers of pharmaceuticals)

国家药品管理部门基于管理某些特别的药品的直观宣示的需要，而规定的特殊的标示符号或图形。药品专用标识通常印制在药品包装、药品标签、药品说明书上，是药品包

装的组成部分。

《药品说明书和标签管理规定》第二十八条规定："麻醉药品、精神药品、医疗用毒性药品、放射性药品、外用药品和非处方药等国家规定有专用标识的，其说明书和标签必须印有规定的标识。"根据中国药品管理的相关法律、法规的规定，药品说明书和标签上必须印有专用标识的药品包括：特殊管理药品，包含麻醉药品、精神药品、医疗用毒性药品、放射性药品；外用药品、非处方药和纳入国家免疫规划的疫苗制品（图）。外用药品标签中的外用药标识应当彩色印制，说明书中的外用药标识可以单色印制；非处方药专有标识图案分为红色和绿色，红色专有标识用于甲类非处方药药品，绿色专有标识用于乙类非处方药药品和用作指南性标志。凡纳入国家免疫规

划的疫苗制品的最小外包装上，须标明"免费"字样以及"免疫规划"专用标识，"免疫规划"专用标识应当印刷在疫苗最小外包装的顶面的正中处，"免费"字样应当标注在疫苗最小外包装的显著位置，字样颜色为红色，宋体字，大小可与疫苗的通用名称相同。

药品专用标识是药品生产、经营企业向医药卫生专业人员和患者介绍药品特性、指导合理用药和普及医药知识的重要的标识物品，是直接传递药品商品信息的媒介，对公众人体的用药安全具有重要的作用。

药品生产、经营企业在其生产、销售的麻醉药品、精神药品、医疗用毒性药品、放射性药品、外用药品和非处方药的标签、使用说明书、内包装、外包装上必须印有国家规定的药品专有标识。

未印有药品专有标识的药品一律不准出厂。

（刘新社）

yàopǐn jiàgé guǎnlǐ

药品价格管理（pharmaceutical sprice control） 关于药品价格的制定、监测等一系列管理活动。药品是与人民生活关系重大的商品，是一种特殊商品，为了保证药品市场的稳定，综合协调患者、药品生产企业、药品经营企业以及药品使用单位等多方面主体的行为，药品价格不能单独依赖市场调节，完全通过市场竞争形成，政府必须对药品价格进行监管。

所依法源 2015年《中华人民共和国药品管理法》修订，对药品价格管理做出了重要调整，国家药品价格管理部门不再负责对国家基本药物、国家基本医疗保险用药中的处方药的药品实施定价。《中华人民共和国药品管理

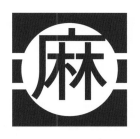

a 麻醉药品专用标识（蓝白色）

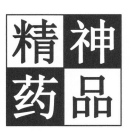

b 精神药品专用标识（绿白色）

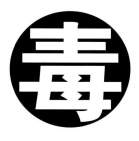

c 医疗用毒性药品专用标识（黑白色）

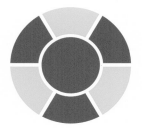

d 放射性药品专用标识（红黄色）

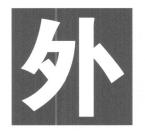

e 外用药品专用标识（红色方框底色内标注白色"外"字）

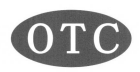

f 甲类非处方药专有标识

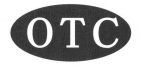

g 乙类非处方药品专有标识

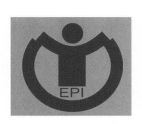

h 免疫规划专用标识（颜色为宝石蓝色）

图 药品专用标识

法》规定：依法实行市场调节价的药品，药品的生产企业、经营企业和医疗机构应当按照公平、合理和诚实信用、质价相符的原则制定价格，为用药者提供价格合理的药品；药品的生产企业、经营企业和医疗机构应当遵守国务院价格主管部门关于药价管理的规定，制定和标明药品零售价格，禁止暴利和损害用药者利益的价格欺诈行为；药品的生产企业、经营企业、医疗机构应当依法向政府价格主管部门提供其药品的实际购销价格和购销数量等资料；医疗机构应当向患者提供所用药品的价格清单；医疗保险定点医疗机构还应当按照规定的办法（具体办法由国务院卫生主管部门规定）如实公布其常用药品的价格，加强合理用药的管理；禁止药品的生产企业、经营企业和医疗机构在药品购销中账外暗中给予、收受回扣或者其他利益；禁止药品的生产企业、经营企业或者其代理人以任何名义给予使用其药品的医疗机构的负责人、药品采购人员、医师等有关人员以财物或者其他利益；禁止医疗机构的负责人、药品采购人员、医师等有关人员以任何名义收受药品的生产企业、经营企业或者其代理人给予的财物或者其他利益。

内容 在中国药品价格形成主要有两种方式：一是国家基本药物、国家基本医疗保险用药中的药品价格主要以集中招标采购的方式呈现；二是除国家基本药物、国家基本医疗保险用药中的药品以外的其他药品，企业自主定价，接受政府管理。

国家免疫规划制品和计划生育药具实行政府定价；麻醉药品和一类精神药品为政府指导价，

由国家价格管理部门制定最高出厂价格和最高零售价格。非营利性医疗机构自配的药物制剂价格，由各省、自治区、直辖市根据本地实际情况确定价格管理权限、形式和内容。

药品价格监测。药品价格监测法律框架下的药品价格监控行为，主要是为了了解医药经济实际运作过程中的药品价格水平。为适应药品价格管理需要，修正管理漏洞，及时跟踪了解药品市场实际价格，提高药品价格管理科学性和时效性，中国于 2000 年制定了《药品价格监测办法》，并开始通过对选择的单位进行监测，掌控市场上药品的购销价格。药品价格监测的法律依据主要有两点：第一，《中华人民共和国价格法》第二十八条规定"为适应价格调控和管理的需要，政府价格主管部门应当建立价格监测制度，对重要商品、服务价格的变动进行监测"。第二，药品管理法实施条例第五十二条规定"政府价格主管部门依照《中华人民共和国价格法》第二十八条的规定实行药品价格监测时，为掌握、分析药品价格变动和趋势，可以指定部分药品生产企业、药品经营企业和医疗机构作为价格监测定点单位"。

作用 药品市场是中国社会主义市场经济的重要组成部分。建立一套适合中国国情的社会主义市场经济管理体制，政府进行药品的价格监督与管理具有重要的意义。第一，从微观上，保护消费者和经营者合法的权益。国家建立药品价格管理制度通过综合平衡多方面的利益，可以保证患者能以可接收的价格获得其所需要的药品，满足其健康保障的基本需要；保证药品生产经营企

业获得合理收益，维持其持续生产经营的动力，促进整体市场的良性、持续发展；第二，从宏观上，医药卫生改革的目标之一是控制卫生费用开支。药品开支已成为医药费用过快增长，卫生费用上涨的主要因素之一。政府通过对药品价格的监督与管理，保证医药卫生改革的进行，减轻社会药费负担；第三，从实践操作上，可以规范药品价格行为，提高政府制定价格的科学性和透明度。

（刘新社）

yàopǐn jízhōng cǎigòu
药品集中采购（centralized procurement of drugs） 医疗机构从政府（或第三方）建立的药品采购平台上采购临床所需药品的活动。曾称药品集中招标采购或药品招标采购。中国公立医院药品采购当前通常采用的形式，集中采购主要是为便于政府、相关企业和社会的监督，以达到公开、公平、公正的目标。药品集中采购是中国医药卫生体制改革的一项配套性措施，目的是为了保证药品质量、控制虚高药价，保障药品供应，实现规范药品流通市场秩序和资源优化配置，推进城镇职工基本医疗保险制度的顺利实施，从源头上治理医药购销中的不正之风，规范医疗机构药品购销行为，减轻社会医药费用负担。

所依法源 中国的药品集中招标采购始于 20 世纪 90 年代后期，河南省、海南省和上海市等部分地方探索使用招标的方式采购药品，以降低药品价格，规范购销行为。2000 年 2 月 21 日，国务院体改办、国家计委、国家经贸委、财政部、劳动保障部、卫生部、药品监管局、中医药局发布《关于城镇医药卫生体制改革

的指导意见》，第一次正式提出"由卫生部牵头，国家经贸委、药品监管局参加，根据《中华人民共和国招投标法》开展药品集中招标采购工作试点，对招标、投标和开标、评标、中标以及相关的法律责任等进行探索，提出规范药品集中招标采购的具体办法。医疗机构是药品集中招标采购的行为主体，卫生、药品监管部门要加强对集中招标采购中介组织的监督，招标采购药品的实际价格应报当地物价部门备案"。为落实对医疗机构药品集中招标采购的监督管理，促进药品集中招标采购工作的规范有序，卫生部及有关部委连续发布了规范药品集中招标采购的一系列文件，并在河南省、海南省、厦门市和辽宁省省直单位等展开试点工作，文件规定县及县以上人民政府、国有企业（含国有控股企业）等举办的非营利性医疗机构适用药品集中招标采购，实行集中招标采购的药品原则上包括城镇职工基本医疗保险药品目录中的药品和医疗机构临床使用量比较大的药品。2004 年，卫生部等部委发布《关于进一步规范医疗机构药品集中招标采购的若干规定》，该规定指出药品集中招标采购工作中还存在一些不容忽视的问题，需要进一步完善药品集中招标采购政策，规范药品集中招标采购行为，使药品集中招标采购工作在整顿药品流通秩序、规范药品价格、纠正医药购销的不正之风、降低群众医药费用负担中，发挥更大的作用。该规定要求进一步规范药品集中招标采购活动，扩大药品集中招标采购范围，签订药品购销合同必须明确采购数量，合理确定中标药品零售价格，简化药品集中招标采购程序，规范药

品集中招标采购代理机构行为，加大对药品集中招标采购的监督管理力度，进一步强化政府对药品集中招标采购的组织领导。2006 年，国务院办公厅发布《关于 2006 年纠风工作实施意见的通知》，将原有的药品集中招标采购的实施目标从"转换医疗机构采购模式"调整为"降低虚高药价，治理医药购销中的商业贿赂，减轻患者的医药费用负担"；并把"医疗机构是招标采购的行为主体"规定改变为"以政府为主导，以省为单位的网上集中采购"。2009 年，随着医药卫生体制改革的进一步推进，为重新规范药品集中招标采购提供了条件，卫生部等部委发布《进一步规范医疗机构药品集中采购工作的意见》，2010 年，重新修订《药品集中采购监督管理办法》和《医疗机构药品集中采购工作规范》。

同时，2009 年卫生部颁发《关于建立国家基本药物制度的实施意见》，要求国家基本药物实行省级平台集中网上公开招标采购，由招标选择的药品生产企业供应基本药物，以及具有现代物流能力的药品经营企业或具备条件的其他企业统一配送。2010 年，国务院办公厅印发《建立和规范政府办基层医疗卫生机构基本药物采购机制指导意见》，要求政府办基层医疗卫生机构使用的基本药物（包括各省区市增补品种），实行以省（区、市）为单位集中采购、统一配送；坚持政府主导与市场机制相结合，发挥集中批量采购优势，招标和采购结合，签订购销合同，一次完成采购过程，最大限度地降低采购成本，促进基本药物生产和供应。2013 年，国务院办公厅印发《关于巩固完善基本药物制度和基层运行新机

制的意见》，提出坚持以省（区、市）为单位网上集中采购，落实招采合一、量价挂钩、双信封制、集中支付、全程监控等制度。其中的双信封制是指投标书分装入两个信封中，一封为"经济技术标"，另一封为"商务标"，评标时，先评经济技术标，后评商务标，最低价中标。

当时，在中国药品集中招标采购的平台上，同时存在两类药品的采购方式，一类是按照"基本药物采购机制指导意见"等规定，实施基本药物集中招标采购，另一类是按照"药品集中采购监督管理办法"等规定，实施基本药物以外的国家基本医疗保险、工伤保险和生育保险药品目录等临床常用药品的集中招标采购。两者虽然都实行"双信封"制，但是，在招标方式，评标标准，中标的药品生产企业的数量以及供应方法等方面均有所不同。

2015 年初，国务院办公厅发布《关于完善公立医院药品集中采购工作的指导意见》，以及国家卫生计生委发布《关于落实完善公立医院药品集中采购工作指导意见的通知》，在总结过去经验的基础上，按照市场在资源配置中起决定性作用和更好发挥政府作用的总要求，借鉴国际药品采购通行做法，充分吸收基本药物采购经验，坚持以省（区、市）为单位的网上药品集中采购方向，实行一个平台、上下联动、公开透明、分类采购，采取招生产企业、招采合一、量价挂钩、双信封制、全程监控等措施，加强药品采购全过程综合监管，切实保障药品质量和供应。鼓励地方结合实际探索创新，进一步提高医院在药品采购中的参与度。

医院使用的所有药品（不含

中药饮片）均应通过省级药品集中采购平台采购。省级药品采购机构应汇总医院上报的采购计划和预算，依据国家基本药物目录、医疗保险药品报销目录、基本药物临床应用指南和处方集等，合理地统一编制本行政区域医院药品采购目录，分类列明招标采购药品、谈判采购药品、医院直接采购药品、定点生产药品等。鼓励省际跨区域、专科医院等联合采购。采购周期原则上一年一次。对采购周期内新批准上市的药品，各地可根据疾病防治需要，经过药物经济学和循证医学评价，另行组织以省（区、市）为单位的集中采购。

内容 实行药品分类采购。

招标采购药品 对临床用量大、采购金额高、多家企业生产的基本药物和非专利药品，发挥省级集中批量采购优势，由省级药品采购机构采取双信封制公开招标采购，医院作为采购主体，按中标价格采购药品。①落实带量采购。医院按照不低于上年度药品实际使用量的80%制定采购计划和预算，并具体到品种、剂型和规格，每种药品采购的剂型原则上不超过3种，每种剂型对应的规格原则上不超过2种，兼顾成人和儿童用药需要。省级药品采购机构应根据医院用药需求汇总情况，编制公开招标采购的药品清单，合理确定每个竞价分组的药品采购数量，并向社会公布。②进一步完善双信封评价办法。投标的药品生产企业须同时编制经济技术标书和商务标书。经济技术标书主要对企业的药品生产质量管理规范资质认证、药品质量抽验抽查情况、生产规模、配送能力、销售额、市场信誉、电子监管能力等指标进行评审，

并将通过《药品生产质量管理规范（2010年修订）》认证情况，在欧盟、美国、日本等发达国家（地区）上市销售情况，标准化的剂型、规格、包装等作为重要指标。通过经济技术标书评审的企业方可进入商务标书评审。在商务标书评审中，同一个竞价分组按报价由低到高选择中标企业和候选中标企业。对竞标价格明显偏低、可能存在质量和供应风险的药品，必须进行综合评估，避免恶性竞争。优先采购达到国际水平的仿制药。③在公立医院改革试点城市，允许以市为单位在省级药品集中采购平台上自行采购。试点城市成交价格不得高于省级中标价格。试点城市成交价格明显低于省级中标价格的，省级中标价格应按试点城市成交价格进行调整，具体办法由各省（区、市）制定。

谈判采购药品 对部分专利药品、独家生产药品，建立公开透明、多方参与的价格谈判机制。谈判结果在国家药品供应保障综合管理信息平台上公布，医院按谈判结果采购药品。

直接挂网采购药品 对妇儿专科非专利药品、急（抢）救药品、基础输液、临床用量小的药品和常用低价药品，实行集中挂网，由医院直接采购。

国家定点生产药品 对临床必需、用量小、市场供应短缺的药品，由国家招标定点生产、议价采购。各地按照全国统一采购价格直接网上采购，不再议价。

麻醉药品和第一类精神药品仍暂时实行最高出厂价格和最高零售价格管理。对防治传染病和寄生虫病的免费用药、国家免疫规划疫苗、计划生育药品及中药饮片，按国家现行规定采购，

确保公开透明。

作用及法律效力 药品集中采购有利于破除"以药补医"机制，加快公立医院改革；有利于降低药品虚高价格，减轻人民群众用药负担；有利于预防和遏制药品购销领域腐败行为，抵制商业贿赂；有利于推动药品生产流通企业整合重组、公平竞争，促进医药产业健康发展。

改进药款结算方式 ①加强药品购销合同管理。医院签订药品采购合同时应当明确采购品种、剂型、规格、价格、数量、配送批量和时限、结算方式和结算时间等内容。②规范药品货款支付。医院应将药品收支纳入预算管理，严格按照合同约定的时间支付货款，从交货验收合格到付款不得超过30天。

加强药品配送管理 ①药品生产企业是保障药品质量和供应的第一责任人。药品可由中标生产企业直接配送或委托有配送能力的药品经营企业配送到指定医院。②对偏远、交通不便地区的药品配送，各级卫生计生部门要加强组织协调，按照远近结合、城乡联动的原则，提高采购、配送集中度，统筹做好医院与基层医疗卫生机构的药品供应配送管理工作。③对因配送不及时影响临床用药或拒绝提供偏远地区配送服务的企业，省级药品采购机构应及时纠正，并督促其限期整改。

规范采购平台建设 ①省级药品采购机构负责省级药品集中采购平台的使用、管理和维护，省（区、市）人民政府要给予必要的人力、财力、物力支持，保证其工作正常运行。②建立药品采购数据共享机制，统一省级药品集中采购平台规范化建设标准，推动药品采购编码标准化，实现

国家药品供应保障综合管理信息平台、省级药品集中采购平台、医院、医保经办机构、价格主管部门等信息数据互联互通、资源共享。③省级药品集中采购平台要面向各级医院和药品生产经营企业提供服务，提高药品招标采购、配送管理、评价、统计分析、动态监管等能力，及时收集分析医院药品采购价格、数量、回款时间及药品生产经营企业配送到位率、不良记录等情况，定期向社会公布。

强化综合监督管理 ①加强医务人员合理用药培训和考核，发挥药师的用药指导作用，规范医师处方行为，切实减少不合理用药。建立处方点评和医师约谈制度，重点跟踪监控辅助用药、医院超常使用的药品。②以省（区、市）为单位，选择若干医院和基层医疗卫生机构作为短缺药品监测点，及时收集分析药品供求信息，强化短缺药品监测和预警。③将药品集中采购情况作为医院及其负责人的重要考核内容，纳入目标管理及医院评审评价工作。对违规网下采购、拖延货款的医院，视情节轻重给予通报批评、限期整改、责令支付违约金、降低等级等处理。涉及商业贿赂等腐败行为的，依法严肃查处。④加强对药品价格执行情况的监督检查，强化药品成本调查和市场购销价格监测，规范价格行为，保护患者合法权益。依法严肃查处价格违法和垄断行为，以及伪造或虚开发票、挂靠经营、"走票"等违法行为。⑤严格执行诚信记录和市场清退制度。各省（区、市）要建立健全检查督导制度，建立药品生产经营企业诚信记录并及时向社会公布。对列入不良记录名单的企业，医院两年

内不得购入其药品。⑥全面推进信息公开，确保药品采购各环节在阳光下运行。建立有奖举报制度，自觉接受人大、政协和社会各界监督。坚持全国统一市场，维护公平竞争环境，反对各种形式的地方保护。

（叶 桦）

yàopǐn guǎnggào guǎnlǐ
药品广告管理（pharmaceuticals advertising management）

国家相关管理部门对药品广告活动进行审查、审批、发布、检查，对违法广告进行处理等的监督管理制度。从保证人民用药安全、有效的角度出发，为保证科学宣传，防止和杜绝某些药品广告夸大疗效、误导患者，药品广告的内容必须经过药品监督管理部门的审核批准，并取得药品广告批准文号后才能发布。

药品广告是指利用各种媒介或者形式发布的、含有药品名称、药品适应证（功能主治）或者与药品有关的其他内容的广告。广告活动是现代企业在市场经济环境下重要的商业行为，也是医药企业重要的营销手段，规范药品广告管理对于维护药品市场的整体环境具有重要的现实意义。

内容 ①药品广告的审批及相关管理部门。药品广告是医药企业的市场竞争手段，除了要遵守关于广告的一般性管理规定之外，还需符合医药行业管理的特殊要求。中国对药品广告实行审批管理制度。在具体操作中，主要由药品监督管理部门和工商行政管理部门共同配合完成。《中华人民共和国药品管理法》规定："省、自治区、直辖市药品监督管理部门是药品广告审查机关，负责本行政区域内药品广告的审查工作"，此外，"其应当对其批准

的药品广告进行检查"；"县级以上工商行政管理部门是药品广告的监督管理机关"。"国家食品药品监督管理部门对药品广告审查机关的药品广告审查工作进行指导和监督"。②药品广告相关主体的管理。主要是明确了药品广告的申请主体必须是具有合法资格的药品生产企业或者药品经营企业。且药品经营企业作为申请人的，必须征得药品生产企业的同意。③药品广告的内容管理。根据《中华人民共和国药品管理法》的规定"药品广告的内容必须真实、合法，以国家药品监督管理部门批准的说明书为准，不得含有虚假的内容。药品广告不得含有不科学的表示功效的断言或者保证；不得利用国家机关、医药科研单位、学术机构或者专家、学者、医师、患者的名义和形象作证明"。④药品广告的发布媒介管理。为了保证药品用药安全，提高合理用药水平，通过对药品广告发布媒介的管理限制了特定广告的受众对象，其中最典型的管理制度是明确了处方药不允许在大众传播媒介上发布广告。⑤药品广告的品种限制。并不是所有的药品都具备发布广告的资格，有些药品类别不允许进行广告宣传，主要包括：第一，麻醉药品、精神药品、医疗用毒性药品、放射性药品；第二，医疗机构配制的制剂；第三，军队特需药品；第四，国家药品监督管理部门依法明令停止或者禁止生产、销售和使用的药品；第五，批准试生产的药品；第六，所有的处方药不得在公共媒体上发布广告（只能在专业媒体上发布广告）。⑥违法药品广告的管理。为了防止违法药品广告危害人民群众的用药安全，国家药品监督管理部

门依法建立了违法药品广告公告制度。第一，上报程序。各省级药品监督管理部门在每月 15 日之前，将本辖区内发现的违法药品广告报国家药品监督管理部门的药品广告审查监督办公室汇总，由国家药品监督管理部门审核后发布违法药品广告公告。第二，上报内容。上报国家药品监督管理部门的违法药品广告包括：依法收回（撤销）药品广告批准文号的药品广告；未经审批刊播的药品广告；使用过期失效文号的药品广告；伪造、冒用批准文号的药品广告；禁止进行广告宣传的品种进行宣传。药品监督管理部门在检查中发现的违反《药品管理法》和《中华人民共和国广告法》的药品广告，应当向同级广告监督管理机关，即同级工商行政管理部门通报并提出处理建议。

作用 在中国的医药经济发展水平和用药环境下，对药品广告进行专门的规范管理具有重要的现实意义。①药品广告的内容必须真实、合法。依法管理，规范行业竞争行为，优化医药经济运营环境，防止和杜绝某些药品广告夸大疗效、误导患者的宣传。②保障用药安全，提高临床合理用药水平。广告的本质目的之一是带动消费，但药品的使用具有专属性，即每种药品都有特定的适应证和特定的适用对象，通过规范的广告管理，可以约束药品广告内容，对指导合理用药、安全用药起着至关重要的作用。

（刘新社）

yàopǐn guǎnggào shěnchá guǎnlǐ
药品广告审查管理 （management review of pharmaceuticals advertising）
对申请发布的药品广告进行的综合审查，以确定其是否满足药品广告的审查标准的发布要求而实施相关审查管理活动。药品广告的审查管理是药品广告管理制度的重要组成部分。

内容 ①药品广告审查部门。药品广告是否符合发布的具体要求，需由专门的管理部门审查确定。药品广告的审查机关是省级药品监督管理部门，负责本行政区域内药品广告的审查工作；药品广告审查工作的指导和监督部门是国家药品监督管理部门。②审查对象。凡符合《药品广告审查办法》中对药品广告定义的均应按照相关规定和程序进行审查后才可发布，即"利用各种媒介或者形式发布的广告含有药品名称、药品适应证（功能主治）或者与药品有关的其他内容的，为药品广告"。其中的例外情况为"非处方药仅宣传药品名称（含药品通用名称和药品商品名称）的，或者处方药在指定的医学药学专业刊物上仅宣传药品名称（含药品通用名称和药品商品名称）的"，该情况虽然也属药品广告，但无需审查即可发布。③不受理的药品广告申请。在某些情况下，作为一种惩戒措施，药品广告审查部门不受理某些药品的广告申请，具体情况主要有四种：撤销药品广告批准文号行政程序正在执行中的；篡改经批准的药品广告内容进行虚假宣传的，由药品监督管理部门撤销该品种药品广告批准文号，1 年内不受理该品种的广告审批申请；提供虚假材料申请药品广告审批，被药品广告审查机关在受理审查中发现的，1 年内不受理该企业该品种的广告审批申请；对提供虚假材料申请药品广告审批，取得药品广告批准文号的，药品广告审查机关在发现后应当撤销该药品广告批准文号，并 3 年内不受理该企业该品种的广告审批申请。④药品广告审查的申请资料。进行药品广告申请时，应当提交《药品广告审查表》、申请人的《营业执照》复印件、申请人的《药品生产许可证》或者《药品经营许可证》复印件等一系列真实、合法、有效的证明文件。⑤药品广告审查程序。根据《药品广告审查办法》的要求，药品广告的审查程序总体上分三个阶段：第一，形式审查。药品广告审查机关收到药品广告批准文号的申请后，对申请材料齐全并符合法定要求的，发给《药品广告受理通知书》；申请材料不齐全或者不符合法定要求的，应当当场或者在 5 个工作日内一次告知申请人需要补正的全部内容；逾期不告知的，自收到申请材料之日起即为受理。第二，实质审查。药品广告审查机关自受理之日起 10 个工作日内，对申请人提交的证明文件的真实性、合法性、有效性进行审查，并依法对广告内容进行审查。对审查合格的药品广告，发给药品广告批准文号；对审查不合格的药品广告，做出不予核发药品广告批准文号的决定，书面通知申请人并说明理由。第三，上报及公布。药品广告审查机关将通过审查的药品广告情况上报国家药品监督管理部门备案，将批准的《药品广告审查表》送同级广告监督管理机关备案，并及时向社会予以公布。⑥异地发布药品广告的审查。所谓异地发布药品广告是指在药品生产企业所在地和进口药品代理机构所在地以外的省、自治区、直辖市发布药品广告。异地发布药品广告除了要履行规定的审批程序外，其在发布前应当到发布地药品广告审查机关进行备案。

作用 药品广告审查管理是药品广告发布的准入管理，完善的审查制度可以从源头上规范药品广告活动，降低药品广告违法率，净化医药经济市场消费环境，提高药品广告监督管理水平。

（刘新社）

yàopǐn guǎnggào shěnchá biāozhǔn
药品广告审查标准（standard of review for pharmaceuticals advertising）

为了保证药品广告真实、合法、科学，针对药品广告审查的实践操作，制定的一系列规范性要求。药品广告审查标准是审批药品广告是否满足发布要求的主要依据，也是判定正在发布的药品广告合法性的基本准则。

内容 ①药品广告发布媒介管理。媒介管理的总体要求为"不得在未成年人出版物和广播电视频道、节目、栏目上发布药品广告"。此外，主要是对处方药的广告发布媒介有一定限制。处方药只能在医学、药学专业刊物上发布广告，该类期刊由卫生部和国家药品监督管理部门共同指定，不得在大众传播媒介发布广告或者以其他方式进行以公众为对象的广告宣传。不得以赠送医学、药学专业刊物等形式向公众发布处方药广告。处方药名称与该药品的商标、生产企业字号相同的，不得使用该商标、企业字号在医学、药学专业刊物以外的媒介变相发布广告。不得以处方药名称或者以处方药名称注册的商标以及企业字号为各种活动冠名。②药品广告的内容审查管理。根据《中华人民共和国药品管理法》的规定药品广告内容管理的核心要求主要强调"功效宣传的科学准确"和"保证合理用药"两个方面，根据《药品广告审查发布标准》，每个方面可以细化为一系

列具体要求。首先，药品广告中有关药品功能疗效的宣传应当科学准确，不得出现下列情形：第一，含有不科学地表示功效的断言或者保证的；第二，说明治愈率或者有效率的；第三，与其他药品的功效和安全性进行比较的；第四，违反科学规律，明示或者暗示包治百病、适应所有症状的；第五，含有"安全无毒副作用""毒副作用小"等内容的；含有明示或者暗示中成药为"天然"药品，因而安全性有保证等内容的；第六，含有明示或者暗示该药品为正常生活和治疗病症所必需等内容的；第七，含有明示或暗示服用该药能应付现代紧张生活和升学、考试等需要，能够帮助提高成绩、使精力旺盛、增强竞争力、增高、益智等内容的；第八，其他不科学的用语或者表示，如"最新技术""最高科学""最先进制法"等。其次，药品广告应当宣传和引导合理用药，不得直接或者间接怂恿任意、过量地购买和使用药品，不得含有以下内容：第一，含有不科学的表述或者使用不恰当的表现形式，引起公众对所处健康状况和所患疾病产生不必要的担忧和恐惧，或者使公众误解不使用该药品会患某种疾病或加重病情的；第二，含有免费治疗、免费赠送、有奖销售、以药品作为礼品或者奖品等促销药品内容的；第三，含有"家庭必备"或者类似内容的；第四，含有"无效退款""保险公司保险"等保证内容的；第五，含有评比、排序、推荐、指定、选用、获奖等综合性评价内容的。③对非处方药广告的专门性审查要求，主要强调如下几点，第一，非处方药广告必须同时标明非处方药专用标识；第二，不得利用

公众对于医药学知识的缺乏，使用公众难以理解和容易引起混淆的医学、药学术语，造成公众对药品功效与安全性的误解。④药品广告不得在未成年人出版物和广播电视频道、节目、栏目上发布。药品广告不得以儿童为诉求对象，不得以儿童名义介绍药品。

作用 药品广告审查标准的确立对于提高药品广告管理的规范性具有重要的现实意义。理论上，规范了合法药品广告的核心内涵，完善了政策制度体系；实践上，对广告制作单位、广告发布单位、广告的监督管理部门而言，依法建立制定相关药品广告管理的审查标准，可以使相关实践活动有法可依、有章可循，提高药品广告管理的可操作性、规范性和可执行性。

（刘新社）

yàopǐn guǎnggào pīzhǔn wénhào
药品广告批准文号（approved number of pharmaceuticals advertising）

由省级药品监督管理部门对经过其审批，针对药品广告申请人核发的许可发布药品广告的专有编码证明文件。药品广告批准文号发放给特定的申请人持有，是发布药品广告的准入性的标志文件，是药品广告的合法性标识。

内容 ①核发部门。药品广告批准文号的核发部门为所在地的省级药品监督管理部门。根据《中华人民共和国药品管理法实施条例》的规定"发布药品广告，应当向药品生产企业所在地省级药品监督管理部门报送有关材料。省级药品监督管理部门应当自收到有关材料之日起10个工作日内做出是否核发药品广告批准文号的决定；核发药品广告批准文号的，应当同时报国家药品监督管

理部门备案。发布进口药品广告，应当依照上述规定向进口药品代理机构所在地省级药品监督管理部门申请药品广告批准文号"。②申请主体。药品广告批准文号的申请人必须是具有合法资格的药品生产企业或者药品经营企业。药品经营企业作为申请人的，必须征得药品生产企业的同意。申请人可以委托代办人代办药品广告批准文号的申办事宜。③格式。药品广告批准文号为"X 药广审（视）第 0000000000 号""X 药广审（声）第 0000000000 号""X 药广审（文）第 0000000000 号"。其中"X"为各省、自治区、直辖市的简称。"0"为由 10 位数字组成，前 6 位代表审查年月，后 4 位代表广告批准序号。"视""声""文"代表用于广告媒介形式的分类代号。④有效期。药品广告批准文号的有效期为 1 年，到期作废。

作用 ①依法规范药品广告在各种媒介或者形式发布。为加强药品广告管理，保证药品广告的真实性和合法性，根据《中华人民共和国广告法》、《中华人民共和国药品管理法》及国家有关广告、药品监督管理的规定，凡利用各种媒介或者形式发布的广告含有药品名称、药品适应证（功能主治）或者与药品有关的其他内容的，为药品广告，应当按照本办法进行审查。②药品广告批准文号作为合法药品广告的专有证明文件，是制作、发布药品广告内容真实合法的标识。其主要作用包括：规范药品广告管理活动，提高管理的系统性；便于相关管理部门对药品广告的监管；有利于消费者识别违法发布的药品广告。

（刘新社）

yīyào wùliú guǎnlǐ

医药物流管理（logistics management of medicines） 对药品等医药物资在企业内外流动的全过程进行计划、组织、控制的活动。是对医药商品实体流转，包括医药商品运输、仓储、装卸、搬运、包装、流通加工、配送、信息处理等业务活动的管理。物流管理是随着大规模的物资流通而产生的，第二次世界大战期间，美国海军为了快速、合理地调配战略物资，首创后勤管理（logistics management）。战后，由于社会化大生产的需要，企业的物资流通规模越来越大，复杂性越来越高，后勤管理的理念、原理和方法被引用到企业界，促进了美国经济的发展。20 世纪 60 年代，后勤管理被引进日本。日本学者在对后勤管理作了深入分析后，把 logistics management 译为物流管理。80 年代，改革开放，物流管理被引入中国。随着医药经济快速发展，医药物流管理在国内逐步受到重视。最初的医药物流管理仍停留在医药销售管理范畴内，只是研究如何经济合理地把医药产品配送到批发商、零售商或医疗机构药房。进入 21 世纪，随着医药产品的同质化，医药企业的竞争愈益激烈。国内的一些大型医药批发企业，如北京医药、广州医药、上海医药股份、国药控股、九州通等企业，开始了现代医药物流的建设，并摸索中国市场的医药物流管理。2004 年 8 月，国家发展改革委员会等 9 部门联合印发了《关于促进我国现代物流业发展的意见》，要求各地区、各部门要加快促进现代物流的协调健康发展。2005 年 4 月，国家药品监督管理部门印发《关于加强药品监督管理，促

进药品现代物流发展的意见》，决定在全国进行药品现代物流试点。2009～2011 年，大型医药企业加快了现代医药物流建设，并开始在内陆和二线城市布点。2011 年 5 月，国家商务部印发了《全国药品流通行业发展规划纲要（2011～2015 年）》，明确要求进一步提高行业集中度，加速发展现代医药物流。2011 年 6 月，商务部在京启动医药物流服务延伸示范工程，大力推动现代医药物流发展。

内容 医药物流管理包括以下内容：①医药物流标准化管理。它是现代医药物流管理的基础，包括国家药品编码、医药物流工作操作规范、药品电子监管规范等的制定和实施。②医药物流采购管理。包括：协调与本企业的生产部门或销售部门的关系，根据预期需要和实际库存情况，提出所需医药商品的品种、规格、数量等信息；配合企业质量管理部门对进出企业的各种物料和产品进行检验，对影响医药商品质量的各种因素和原因进行分析，以提高药品质量。③医药物流装卸管理。确定恰当的装卸方式，选用合适的装卸装备，力求减少装卸次数，尽量使用自动化和机械化的装卸机具，做到优质、高效、节能，避免差错、减少损失。④医药物流库存管理。以保障供应、避免缺货和降低库存费用为目标，控制库存医药商品的品种和数量。⑤医药物流仓储管理。包括对各种物料和产品的堆垛、存放、保管、养护、收发、检查、盘点等活动的管理，做到保管好，不变质，损耗小；存取方便，进出库快；周转快，费用省；安全性高，不丢失、不损坏；进出仓库手续齐全，账目清楚、账物相

符。⑥医药物流输送管理。包括企业外的交通运输和企业内的车载、管道、传送带等方式的输送管理，做到高效、经济、及时、准确、安全。⑦医药物流包装管理。根据不同物料和产品的性质和特点，选择包装的方式、材料、规格和包装机械，确保包装牢固、美观、轻便、价廉，方便储运和适合销售。⑧医药物流信息管理。即对整个医药物流链的各环节信息进行监控、收集、处理、汇总、分析、统计的管理。它要配合企业的信息管理部门和质量管理部门一起工作，为企业决策提供资料和依据。

然而，现代医药物流管理已不限于完成上述的管理任务，更重要的是将上述管理活动整合成一体化的系统工程，依托物流设施设备、通信技术、信息技术、网络技术，应用物资管理和营销管理系统，有效整合医药物流的上、中、下游资源，整合物流系统的实物流、资金流和信息流，通过优化药品采购、仓储、配送等作业过程，增强订单处理能力，应急反应能力，快速配送能力，降低流通费用，提高服务水平。

作用及法律效力 医药物流管理的作用是在复杂的竞争环境下，保障药品供应，满足生产的连续性和市场供应的稳定性。有助于实现低成本、高周转、快流通的保障模式。有助于提高物流系统的灵敏性，快速反应，准确反应，实现客户满意的高服务水平。法律法规尚未对医药物流管理做出约束，但是，2015年6月25日发布的《药品经营质量管理规范》对药品流通的质量管理要求同样适用于医药物流管理。

发达国家医药物流管理有以下几个特点：一是医药流通企业的集中度非常高。1999年美国排名前5位的医药企业市场占有率高达94%左右；欧盟排名前3位的药品分销企业市场占有率为65%；日本排名前5位的分销企业市场占有率为80%。二是医药物流管理规范，执法严格。在美国、欧盟和日本等国家，药品必须实施《药品生产质量管理规范》生产，按《药品经营质量管理规范》经营，才能进入医药物流配送体系，只有进入了物流配送体系，才能进入市场，从而保证了药品流通的安全性。三是医药物流服务意识很强。医药物流服务效率和质量是客户满意的关键，如北美综合物流与服务提供商Mckesson，通过全国31个配送中心，向遍布全国的客户日夜配送药品，快递时间以小时计算。

（陈盛新）

yàopǐn pèisòng
药品配送（drug delivery） 供应方根据使用方的要求，通过对药品的分拣、配货、配装、装卸、运输等一系列工作，将药品运送到用户的活动或过程。物流的一种组织形式。把用户需要的各种药品搭配好，并负责运送，配货和送货合二为一。因此，配送是物流中一种特殊的、综合的运动形式。随着中国医疗改革的深入，减少医药流通环节，降低药品流通费用的压力日益增大。2009年1月17日，国务院有关部门联合印发《关于进一步规范医疗机构药品集中采购工作的意见》，其中规定，"列入国家基本药物目录的药品必须由具有现代物流能力的药品经营企业向医疗机构直接配送"。同年3月10日，《物流业调整和振兴规划》中提出，"实行医药集中采购和统一配送，推动医药物流发展"。8月18日，《关于建立国家基本药物制度的实施意见》中又明确提出，"基本药物由招标选择的药品生产企业、具有现代物流能力的药品经营企业或具备条件的其他企业统一配送"。表明药品配送已成为药品流通的一种主要形式。

内容 ①配送的组织方式。药品配送通常是由称作"药品配送中心"的机构来完成。这样的机构可以是专门成立的配送中心，也可以是医药经营企业的药品仓库，或者大型零售连锁药店。配送中心的优点：一是作为药品的集聚和分散基地，有利于药品生产厂家的产品，集中为大批量运送到配送中心，降低运输费用；二是作为药品的储备基地，不仅可以调节产销变化，保证临床使用需要，增强医疗机构对药品供应的信任和安全感，而且可以担当国家药品储备任务，满足灾情、疫情和突发事件救治的需要。三是作为药品的供应基地，以服务用户为宗旨，实施精准化供应服务，如1小时或2小时送达服务，有利于零售药店和医疗机构药房减少药品库存，降低社会药品储备总水平。四是有助于配送中心实现装卸作业机械化和仓库管理自动化，提高药品流通效率和质量。②主要业务活动。按计划从制药企业接收产成品，进行质量和数量验收；分类保管入库，便于保管和配发；按用户订货要求，分拣所需药品，并进行包装或配装；合理安排运输线路和时间表，按时组织送货；处理与配送活动有关的物流信息。③配送要素及优化。配送的要素包括集货、分拣、配货、配装、运输、送达。要提高配送效率和效益，可以采用以下方法：合理设置配送中心，配送中心应尽可能靠近终端用户，以使配送货物的总距离最小；充分利用信息化技术，实现智能化配送；发展配送技术，采用先进的集货、分拣、配货设备和设施。

作用　由于药品配送是药品流通的一种重要形式，它对药品的集聚、储备和分散作用，既为药品生产企业提供了服务，也为消费者就近、及时买到药品提供了方便。因而，它同样具有药品运输的空间效用和药品储备的时间效用。与药品经营企业一样，它是连接药品生产和消费的重要桥梁。药品配送本身行使的药品批发功能，降低了药品生产企业与零售企业、医疗机构药房的交易次数。药品配送模式的发展完善，将进一步降低社会流通成本，提高企业利润。

（陈盛新）

yàopǐn lěnglián guǎnlǐ

药品冷链管理（cold chain management of drugs）

对需要冷藏和冷冻药品在企业内外流动的全过程进行温度控制的活动。医药物流管理的一个分支。与一般的医药物流管理不同，药品冷链管理是一个全程的低温管理。冷藏药品要求在环境温度 0~10℃ 的条件下贮藏、搬运和运输；冷冻药品则要求在 0℃ 以下，最好在环境温度 -10~-25℃ 的条件下贮藏、搬运和运输。过去需要冷链管理的药品很少，主要是血液制品、生物制品和少数的其他药品。随着现代生物技术的进步和发展，需要冷链管理的药品与日俱增。因此，加强药品冷链管理刻不容缓。2005 年，国务院颁布《疫苗流通和预防接种管理条例》，规定了疫苗流通必须具有符合疫苗储存、运输管理规范的冷藏设施、设备和保管制度；2007 年，国家药品监督管理部门颁布《药品流

通监督管理办法》，规定需冷藏或冷冻药品必须使用低温、冷藏设施、设备运输和储存；2008 年 11 月，浙江省质量技术监督局发布《药品冷链物流技术与管理规范》，明确了冷链药品物流管理要求。2015 年 6 月 25 日，国家药品监督管理部门发布的新版《药品经营质量管理规范》，特别增加了计算机信息化管理、仓储温湿度自动监测、药品冷链管理等管理要求，有效增强了流通环节药品质量风险控制能力。

内容　①冷链物流标准化。即规范冷藏、冷冻药品在装卸、搬运、运输、保管和储存等方面的活动，确保冷链物流活动有法可依，有据可查。制定并不断提高冷链物流的相关国家和行业标准。②冷链物流检测管理。有了标准，必须实施标准。因此，药品监督管理部门要定期和不定期地抽样检测企业冷链物流设备和设施，检查冷链物流的质量保证体系，督促企业按照标准实施。③冷链物流技术与设备管理。冷链物流的主要设备有冷藏车、冷库、冰箱、疫苗冷藏箱、疫苗冷藏包、冰排等。重要的是把这些设备与监控技术、信息技术、网络技术整合成一个系统，做到全程监控，实时反馈，反应迅速，处理及时。④冷链物流运行管理。突出人员培训，增强冷链管理意识，熟练掌握专业技术，忠实负起责任；抓住标准化和制度化建设；健全装卸、搬运、储存等岗位操作规范；严格冷链设施和设备的运行质量验证，确保管理有效和可靠。

作用及法律效力　药品冷链问题曾经造成了多起严重的冷藏药品质量事故，如造成疫苗失效，引起社会各界的关注。药品冷链

管理对于确保冷藏药品质量具有重要作用，也有利于促进中国冷藏药品产业的发展。2015 年 6 月 25 日发布的《药品经营质量管理规范》，从人员、设施设备、验证、记录、装箱装车作业、运输途中冷藏、冷冻措施、实时监测与应急处理等方面做了规定。违反规定将按《中华人民共和国药品管理法》第七十九条予以处罚。

发达国家相当重视冷链物流管理。2002 年，美国冷链协会发布《冷链质量标准》，明确冷链物流必须达到的要求，并规定了测试运输、处理和储存冷链运输企业的可靠性、质量和熟练度的方法。美国食品药品管理局也制定了药品冷链标准，在美国药典的"储存与运输质量管理规范"中规定，"在运输和保存过程中，必须维持产品相应的储存环境，以保证产品的品质，直到产品最终到达用户。"美国食品药品管理局还要求冷藏和冷冻药品的生产商，除了承担产品本身的责任外，还要承担冷链运输中的管理职责，保证产品不会在运输过程中劣化。因此，美国药品制造商大多在产品出厂时就应用冷链物流温控监控技术，如装有温控探头的射频标签，实时通过网络传送监测数据，确保冷藏药品在物流过程中不脱离冷链。

（陈盛新）

yàopǐn chǔbèi zhìdù

药品储备制度（drug reserve system）

国家为保障药品供应不间断而建立的药品储存制度。药品是伤病救治、疾病预防、卫生防疫的重要物资。由于药品的生产供应与消费需求之间存在着时间差、地域差和数量差，生产的药品不能直接投入到卫生服务的消费中去，而需要通过交换、

运输和流通才能用到临床上。为了满足临床上对救治药品的持续需要，特别是发生灾害和事故时，能够保障急需药品的及时供应，在药品生产部门、经营部门和医疗机构都需要有一定品种和数量的药品储备。储备药品在救灾防疫、抢救人民生命及保持社会稳定等方面具有重要作用，因此，必须建立药品储备制度，确保药品储备的落实。

沿革与发展 20 世纪 70 年代起，为了满足战备、灾情、疫情、急救等重大事件的用药急需，中国建立了医药储备制度。1970 年，国家财政拨款 2 亿多元，购置了急救药品、血浆和外伤救治药品，在全国修建了 13 个药品储备库，实现静态管理，计划调拨。随后，国家财政为战备、救灾、防疫和应付突发事件，陆续增拨药品储备金。1979 年后，每年还组织进口部分国内不能生产和短缺的急救药品。截至 1994 年，国家用于医药储备的专款累计为 10 亿多元，主要用于支援各地救灾、防疫、事故抢救、战备与援外，以及支付仓储运输、管理费用和弥补储备损耗。80 年代后，国家财政未安排专项医药储备资金和补充资金，加之储备管理工作不完善，储备药品不能及时轮换，损耗加大。至 1997 年，国家医药储备折款不到 2 亿元。进入 90 年代后，中国各种自然灾害的发生进入了一个高峰期，而现有的医药储备体制越来越难以适应救灾药品的供应。1997 年 1 月 15 日，《中共中央国务院关于卫生改革与发展的决定》中，明确提出了要建立并完善中央与地方两级医药储备制度。1997 年 7 月 3 日，国务院下发了《国务院关于改革和加强医药储备管理工作的通知》，

决定建立 12 亿元的医药储备，中央落实 5.5 亿元，由国家财政专项拨款；地方落实 6.5 亿元，由各省地方财政解决。

管理要点 ①储备体制。建立中央、地方两级医药储备，实行中央统一领导、分级负责的管理体制。中央医药储备主要储存用于重大灾情、疫情及重大突发事件的伤病防治所需的药品及医疗器械；地方医药储备主要储存用于地区性或一般规模的灾、疫情及突发事件救治所需的药品和医疗器械。同时，明确在发生灾、疫情时，提倡地区间的互相支援。②储备形式。由国家医药管理部门指定大、中型药品经营企业，规定储备品种、数量，给企业一定资金和仓储管理经费，储备中央级的医药储备；由各省、自治区、直辖市指定各自药品经营企业，储备地方级的医药储备。③储备依据。根据中国水害、干旱、地震、火灾等灾害带来的伤情和疫情，储备解热镇痛类、抗感染类、消化系统类、呼吸系统类、心血管类和神经系统类药品，以及卫生防疫药品，小型手术器械、卫生材料和诊断试剂。储备药品选择临床疗效确切，效期长，包装轻便，运输方便，价格适当的品种，包括国内无法生产的进口药品。④储备原则和办法。统一政策，分级负责；动态储备，有偿调用；政企分开，加强管理。明确承担药品储备任务的企业必须按照储备目录储存药品，储备药品可以按规定的比例在市场上流动，更新库存。但在出现灾情、疫情和突发事件时，应按照规定的义务，及时足量地提供药品。⑤储备药品信息共享。国家和地方有关部门应建立灾害救治和储备药品共享机制，及时沟通信息，

充分、有效地利用药品储备资源。

作用及法律效力 药品储备制度对于保障重大自然灾害和突发事件卫生救援的药品及时、有效供应发挥着重要作用，对于做好救灾防病工作，保证社会安定起到积极作用。《中华人民共和国药品管理法》第四十三条规定，国家实行药品储备制度。国内发生重大灾情、疫情及其他突发事件时，国务院规定的部门可以紧急调用企业药品。因此，中央和地方政府应履行好自己的监督管理职责。承担储备任务的企业必须有效履行社会职能，确保药品储备应急效能的发挥。

（陈盛新）

yàopǐn diànzǐ jiānguǎn

药品电子监管 （drug electronic supervision）

应用信息电子技术和网络技术对药品流通全过程实施监督管理的活动。实施药品电子监管包括三大环节：①药品赋码。即对药品赋予一个唯一的标识码，药品监管码。中国药品电子监管码采用 20 位的一维条码。当企业准确登记了该药品电子监管码后，便构成了药品与监管码的对应关系。若企业把监管码和关联的药品信息上传到药品电子监管网，便激活了监管码，能查询该码对应药品的生产以及包装信息。②药品电子监管网。即电子监管的网络平台，主要由大型数据库和智能网络构成。前者可实现药品信息添加、修改、删除、储存等功能，后者可实现企业、消费者、药监部门等用户登录，记录、查询和发布相关信息的功能。③药品监管码验证。即通过对药品监管码进行扫描验证的方法来鉴别药品真伪，并反馈到国家药品监管中心，实现监管功能。

药品电子监管原理是对从生

产线下来的每一最小销售单元的药品，在其包装上贴上药品监管码，药品生产商将该码与该药品信息相关联，并上传到指定的数据库中。该药品进入流通环节后，经许可的批发或零售商可以扫描药品监管码进行验证，一旦发现不符，便可立即反馈到相关的监管部门。世界各国的药品电子监管原理基本相同，但应用技术和运行模式有所不同。例如，中国的药品标识码采用一维条码，运行模式采用"核注核销"的方式。欧盟的药品标识码采用二维矩阵码，运行模式采用"配药点验证"的方式。美国的药品标识码采用射频识别技术和二维矩阵码相结合的技术，运行模式采用"批发商和零售商验证"的方式。

所依法源 根据 2005 年 11 月 1 日施行的《麻醉药品和精神药品管理条例》的有关规定，麻醉药品和精神药品的定点生产企业和定点批发企业，均应具备通过网络实施企业安全管理和向药品监督管理部门报告生产、经营信息的能力；省级以上药品监督管理部门应根据实际情况建立监控信息网络，对麻醉药品生产、进货、销售、库存、使用的数量以及流向实行实时监控。为此，国家药品监督管理部门于 2006 年启动建设特殊药品电子监管网，2007 年 10 月 1 日，特殊药品监控系统正式开通，实现了对麻醉药品和第一类精神药品从生产、流通到储存的全过程动态监控。同年 12 月 4 日，国家质检总局在"关于贯彻《国务院关于加强食品等产品安全监督管理的特别规定》实施产品质量电子监管的通知"中，决定对纳入工业产品生产许可证和强制性产品认证管理的重点产品实施电子监管。鉴于特殊

药品电子监管网建设的成功经验，以及为贯彻落实《国务院关于加强食品等产品安全监督管理的特别规定》，国家药品监督管理部门发布了《关于实施药品电子监管工作有关问题的通知》，决定进一步加强药品电子监管，建立全国药品监督管理网络，逐步实施药品"电子身份证"监管制度。根据总体设计、分步实施的原则，国家药品监督管理部门将分类、分批对药品实施电子监管。自 2008 年 11 月 1 起，对血液制品、疫苗、中药注射剂、第二类精神药品等重点药品的生产、经营情况实施电子监管。根据国务院办公厅《关于印发医药卫生体制五项重点改革 2010 年度主要工作安排的通知》，2010 年 5 月 11 日，国家药品监督管理部门发布《关于基本药物进行全品种电子监管工作的通知》，要求加快国家药品电子监管网建设，对基本药物进行全品种电子监管。截至 2012 年底，国家药品电子监管平台已顺利建成，特殊管理药品、重点药品和基本药物分为三批相继纳入电子监管。

作用及法律效力 药品电子监管是药品监管方式和方法的革命，是政府为确保上市药品质量和安全所采取的强制性措施，凡是不注册进入药品电子监管网的企业，就无法使自己的产品进入市场。

药品电子监管网是一个统一的、覆盖全国的药品监督管理信息系统，其主要作用是：①实时监控。实时掌握监管药品在全国的流向情况，在药品急需情况下，合理组织、调度药品供应；在药品召回情况下，准确、及时召回。②识别假药。能将假劣药品杜绝在正规的销售渠道之外，并能发

现和查找制假、售假的相关责任人。③异常预警。药品生产企业超资质生产和经营预警；药品销售数量异常预警；药品发货与收货数量和品种核实预警，药品流失预警。④提高执法效率。由于药品电子监管网覆盖全国、实时监控、全程跟踪，及时准确地提供执法信息，提高了执法效率。⑤信息共享。药品监管部门可以查询药品的生产、流通信息；企业可以了解自己产品的市场销售情况；消费者可以查询药品的真伪和相关信息。

（陈盛新）

yàopǐn biānmǎ

药品编码（encoding of drugs）按某种规则将药品信息用规定的一组代码符号来表示的过程。是为适应药品信息化管理的要求，用计算机能识别，便于处理的代码符号来表示信息的一种方法，能提高信息处理的效率和可靠性。采用科学的药品编码技术，可以通过编码赋予药品这一客观存在物质及其属性的代表符号，也称为药品代码。可以唯一地表示一种药品，其作用与身份证相似。一个药品编码就是一个药品的身份证号码。对编码实施逆向工程，即为解码。通过解码得到任一药品的名称、剂型、规格等相关属性的信息。

国家药品编码是指国家在药品研制、生产、经营、使用和监督管理中，对由计算机使用的特定药品信息，统一赋予的编码标识，亦即符号或代码。国家药品编码适用于药品研究、生产、经营、使用和监督管理等各个领域以及电子政务和商务的信息化建设、信息处理和信息交换。已经规范了本位码和监管码的编制，尚未对分类码编制做出规定。

分类 药品编码实质上只是对药品进行身份标识，因此，标识的意图不同，编码的设计思路也不同。

药品本位码 国家药品监督管理部门负责编制，系由药品国别码、药品类别码、药品本体码和校验码依次连接而成。按照《国家药品编码本位码编制规则》，药品本位码为14位全数字编码。

药品监管码 该码由20位数字组成，并与14位药品本位码关联。前7位数字是关联药品本位码，接在后面的9位数字代表单件药品的随机码（可以容纳10亿个码），最后4位是加密码。

世界卫生组织解剖学－治疗学－化学代码（Anatomical Therapeutic Chemical code，ATC）ATC码中A代表解剖学，即药品作用的人体器官或系统；T代表治疗学，即药品的治疗学分类；C代表化学，即其化学分类。ATC编码由7位五层格式组成，不含剂型与规格。第1位为大类码（按解剖学分组），第2、3位为亚类码（按治疗学分组），第4位为一级次亚类码（按治疗学分亚组），第5位为二级次亚类码（按化学分组或按治疗学分亚组），第6、7位为品名码（化学物质）。ATC码的优点是：确定了一个药物产品，包括有效物质、用药途径和相关的剂量；既面向治疗、又面向产品；其分级结构允许逻辑分组；已作为世界卫生组织药物利用研究的国际标准。该编码的缺点，一是没有包括全部药品，如复方制剂和皮肤科制剂；二是唯一性差，一个药品若有两种以上的治疗用途，就可能有两个以上的编码。

中华人民共和国医药行业标准编码 即化学药品（原料、制剂）分类与代码。该分类代码采用了化学原料和制剂联合编码的原则，为层次代码结构，由化学药品代码、药品大类、小类、药品名称、药品结构衍生物、药品盐类衍生物和复方制剂、药品剂型、制剂规格共8层组成，每层均用两位阿拉伯数字，共16位表示。该编码是一个能满足国内药品生产、经营、使用、监督、管理、科研、教学等方面信息处理和信息交换需求的统一的标准代码。

军队卫生物资分类与代码 采用10位编码，前6位为分类码，后4位为规格码。第1、2位为全军物资分类标准大类码，第3、4位为物资分类的中类码，第5、6位为小类码，第7、8、9、10位根据不同大类码其含义不同，包括规格、型号、剂型、入药部位等。

国家药品标准编码 国家药品监督管理部门与质检总局联合编制的一套面向药厂和流通领域的药品编码体系，将现在的化学药品、中药和生化制品等纳入统一的编码系统。该编码由9位数字码组成，第1~4位为药品生产企业代码，第5~7位为产品代码，第8、9位为包装代码。其中，药品生产企业代码由国家药品监督管理部门指派，产品代码和包装代码由药品生产企业编制后报药品监督管理部门审定。该编码相当于药品识别码，每种药品都有不同的编码，不同生产厂家生产的同种药品也有不同的编码。

管理内容 主要从编码体系、编码原则和编码规则三方面进行管理。

编码体系 编码的框架结构、码长和编码方法。例如，ATC码为7位五层结构。化学药品（原料、制剂）分类与代码为16位八层结构。2009年国家药品监督管理部门发布的《关于实施国家药品编码管理的通知》，明确国家药品编码包括本位码、监管码和分类码。其中本位码由药品国别码、药品类别码、药品本体码、校验码依次连接而成。编码形式常为全数字码、字符码或数字字符混合码。编码方法有：流水码，按先后顺序赋码；分类码，按药品分类分成若干个层次，每一层次，按顺序编码。此外，在药品编码设计时，还需考虑药品代码与药品条形码、药品电子监管码的一致关联性、兼容性或覆盖性。

编码原则 应遵循科学性、实用性、规范性、完整性与可操作性的原则，同时兼顾扩展性与可维护性。①唯一性。同一种药品只能对应一个编码，同一编码只能代表一个药品。唯一性是药品编码存在的最重要的基础，失去了唯一性，编码就失去了存在的意义。②可持续性。编码的长度应该留有一定的冗余，不会因新药的增加而受到影响。也就是说，编码系统具有扩展性，留有足够的备用容量。③科学实用性。编码系统的结构应体现科学实用性，即满足药品产业链的上、下游在信息管理中的需要。例如，药品分类码有助于对药品市场销售的统计和对临床药物利用的分析，药品分类码还可以提高代码的可识别性。④统一性。药品编码应在一定级别、一定范围内予以统一，并尽可能在全国范围内统一。维持国家层面药品编码统一需要达到两个条件：一是有一个科学实用、操作性强并被广泛认可的编码体系；二是有一支权威性的药品编码维护机构。⑤稳定性。编码系统的结构应当合理，在相当长时期内能保持稳定。

编码规则　为使药品编码过程中对同一药品的赋码不因人而异，必须制定编码规则。例如，药品本位码中的国别码，中国为86，药品类别码为9，药品本体码由企业标识码和产品标识码组成，并由药品监督管理部门授权的维护管理机构统一编制赋码。

作用　药品编码的制定是实现医药行业信息化，提高运行和管理效率的基础性工作。国家药品编码系统的建立对于促进全行业的信息化管理将发挥积极作用。统一的药品编码便于实现计算机通信网络的信息传递和信息交换，满足各社会成员的应用需要。一是具有身份识别作用。通过扫描药品编码，能够鉴别药品真伪，适用于医药物流的管理。二是查询作用。由于一药一码，扫描药品编码便可获得该药品的相关信息。三是分类统计作用。借助于药品编码的分类码，可快速地了解各大类及各小类药品的市场和临床使用情况。

（陈盛新）

yàopǐn běnwèimǎ

药品本位码（identification code of drugs）

由药品国别码、药品类别码、药品本体码和校验码依次连接而成的药品注册信息管理的代码。国家药品编码的组成部分之一，以数字形式表现。药品生产上市的注册申请获得审批通过时，国家药品监督管理部门即对该药品赋予本位码，是国家批准注册药品的唯一身份标识。国家药品编码的本位码由国家药品监督管理部门授权的维护管理机构统一编制赋码。当药品注册信息发生变更时，本位码进行相应变更；当药品批准证明文件被注销时，本位码也被注销。本位码变更、注销后，原有国家药品编码不得再被使用。国家药品编码及变更信息在国家药品监督管理部门的网站上统一发布。

编制规则　①该码为四层14位全数字式结构。由药品国别码、药品类别码，药品本体码和校验码依次连接组成。②国别码2位数字，表示生产该药品的国家或地区。"中国"的编码为"86"，代表在中国大陆境内生产、销售的所有药品。③类别码1位数字，用以区分医药商品，编码"9"代表药品。④本体码10位数字，前5位为药品企业标识，后5位为药品产品标识。企业标识码是根据《企业法人营业执照》《药品生产许可证》，遵循一照一证的原则，按照流水的方式编制；产品标识码是根据该企业的药品批准文号，依据药品名称、剂型、规格，遵循一品一码的原则，按照流水的方式编制。⑤校验码1位，按照"GB 18937"规定的计算方法，通过特定的数学公式来检验本位码中前13位数字的正确性。

作用　用于国家药品注册的信息管理，虽然在药品包装上不体现，但却是每一药品产品的身份证号。身份证号不同，药品产品也不同。企业可登录药品监督管理部门的政府网站，在国产和进口药品数据库的数据查询栏目中，通过输入药品名称、批准文号、企业名称等关键信息查询药品本位码，也可通过输入药品本位码查询该药品的相关信息。

（陈盛新）

yàopǐn fēnlèimǎ

药品分类码（drug classification code）

表示药品分类属性的代码符号。药品编码的组成部分。自从电子计算机应用于药品管理起，药品编码就得到了广泛应用。最早的药品编码是顺序码，一药一码，顺序编码。如第二次世界大战后美军的药品编码，以及美国食品药品管理局的药品编码。顺序码的优点是编排简单、方便，缺点是"码"与"药"没有内在联系。20世纪80年代，中国开始推广应用微型电子计算机，医院药库是最早应用微机的领域，药品微机管理绕不过药品编码。

在国内，由于药品编码最早是用于医院的药品管理，所以，为了不丢失有用的药品信息，也为了让编码发挥更大的作用，药品编码大多包含了分类码。因为药品分类码是药品分类属性的反映，所以，首先要确定药品有哪些分类，然后，再对这些类别进行赋码。通常，药品分类有以下几种：①解剖学分类。即药品作用于人体的解剖部位或系统，每一部位或系统即为一类，如消化系统、呼吸系统、循环系统等。②治疗学或药理学分类。如抗感染药物、抗肿瘤药物、抗变态反应药物、调节水、电解质、酸碱平衡药等。③化学分类。如抗抑郁药的化学分类有：三环类、苯酰胺类衍生物、噁唑烷酮类衍生物等。④剂型分类。如片剂、注射剂、软膏剂等。

药品分类码版本很多，影响比较大的有：①世界卫生组织的解剖学、治疗学、化学分类码。②国家标准局的药品分类码。③中国人民解放军总后勤部的军队卫生物资分类与代码。④国家医药管理局的化学药品分类代码。实际上，药品分类码大多是结合两种或两种以上的分类，采用分组编码的方法设计而成。

作用　药品分类码是按照药品的类别属性分别赋码，以此将具有某种共同属性或特征的信息归并在一起，因此，根据分类码，人们可以通过计算机很快地检索出同类药物的所有品种。在药品市场分析和医院用药分析中，经常需要按照药品的类别进行统计分析，以便了解药品的市场构成和用药消费的构成，以及不同类别药物的消费比重，用药规模和趋势。显然，在这些应用方面，药品分类码起着十分关键的作用。

（陈盛新）

药品核注核销（drug check in and check out） 在药品电子监管中，通过扫描药品监管码，并上传到国家药品监管网进行药品注册和注销的过程。经过注册的医药企事业单位通过扫描药品监管码，并上传到国家药品监管网的过程，反映了药品流转的途径和所有权的转移。药品入库，企业扫描药监码，上传监管网，即为核注；药品出库，扫描出库药品的药监码，上传监管网，即为核销。药品在流通过程中，无论经过多少家企业，都需要进行相应的"核注"和"核销"。"核注"表示购进，"核销"表示售出，由此形成了药品流通的电子轨迹和药品追溯依据。如果药品"核注核销"得以严格落实，那么，就可形成生产、流通、使用的闭环监管，达到电子监管的目的。

所依法源 2008 年 4 月 10 日，中国国家药品监督管理部门印发《关于实施药品电子监管工作有关问题的通知》，决定建立全国统一的药品电子监督管理网络，分类分批对药品实施电子监管。2008 年，在全国范围内实现对血液制品、疫苗、中药注射剂及第

二类精神药品等重点药品的生产、经营情况实施电子监管。2011 年 6 月 30 日，国家药品监督管理部门《关于印发加强基本药物质量监管 2011 年度主要工作安排的通知》以及 2011 年 3 月国家药品监督管理部门与省级药品监督管理部门签署的《加强基本药物质量监管 2011 年度主要工作任务责任书》中已明确要求，2012 年 2 月底前，所有生产企业生产的基本药物品种必须赋码即药品监管码，未赋码的一律不得销售。所有基本药物配送企业必须通过电子监管网实现数据上传，不能开展基本药物"核注核销"的企业不得承担基本药物配送工作。

作用及法律效力 药品核注核销是中国药品电子监管的一个极其重要的环节，通过核注核销，中国药品电子监管网对药品的生产源头、流通消费的全程闭环信息采集监控，可以及时掌握药品假冒违法的信息，迅速采取执法行动；对质量问题全程追溯；对问题、缺陷药品进行及时准确的召回管理。根据国家推行药品电子监管的规划，2012 年 2 月底，实现基本药物全部品种（包括中标品种和非中标品种）电子监管。2015 年末，力争对所有药品实施电子监管，形成更加健全的信息网络和管理制度，实现上市药品生产、流通使用全过程的质量可追溯。2015 年发布的《药品经营质量管理规范》明确规定，"对实施电子监管的药品，企业应当按规定进行药品电子监管码扫码，并及时将数据上传至中国药品电子监管网系统平台"。"企业对未按规定加印或者加贴中国药品电子监管码，或者监管码的印刷不符合规定要求的，应当拒收。监管码信息与药品包装信

息不符的，应当及时向供货单位查询，未得到确认之前不得入库，必要时向当地药品监督管理部门报告。"因此，药品流通过程中的生产企业，经营企业，使用单位都需要进行药品的核注核销，并上传到电子监管网系统平台，电子监管网在此基础上为政府部门提供监管功能，以控制药品安全风险，杜绝假劣药品进入流通渠道，增强人民用药安全、有效的信心。

（陈盛新）

药品射频标签（drug radio frequency label） 应用射频识别（radio frequency identification，RFID）技术标识药品的标签。又称药品电子标签。是贴在或系在药品包装上的标识物，标明药品名称、规格、用途、价格等信息。RFID 是 20 世纪 80 年代兴起并逐步走向成熟的一项自动识别技术。它是一项利用射频信号通过空间耦合（交变磁场或电磁场），实现无接触信息传递，并通过所传递的信息达到识别目的的技术。2004 年 11 月，美国食品药品管理局研究了将 RFID 技术用于药品流通管理的可行性，通过在药品包装上加贴电子标签，可以鉴别和追溯药品在生产制造、经营流通和使用过程的真伪及流向。美国食品药品管理局指示全美制药公司必须将所有配送到医院的药品都贴上电子标签，用以识别药品和单服药剂的种类。

原理 完整的药品射频识别系统包括加贴在药品包装上的射频标签、射频阅读器和计算机数据库。射频标签实质上是一个含有射频天线的电子芯片，芯片上写入该药品的具体信息和唯一的序列号码或编码。当药品传送或

进入到射频阅读器的磁场范围时，电子芯片接收阅读器发出的射频信号，凭借感应电流所获得的能量发送出存储在芯片中的药品信息（称为无源电子标签），或者由电子标签主动发送某一频率的信号（称为有源电子标签），阅读器读取信息并解码后，送至计算机数据库进行数据比对和处理，能够核实该药品是否可靠，并可列出与该药品相关的所有交易，即该药品的电子履历。

应用 ①查处和打击假药。RFID 技术的使用，将及时发现进入销售渠道的可疑药品。由于药品在销售的每个环节都被跟踪，其电子履历被实时记录在电子数据库中，因此可确保特定包装中的是真正合法的药品。药师亦可确信所配发药品的安全、有效性。②用于提高药品库存作业效率。库存药品一旦使用药品射频标签，药品库存作业，如入库、出库，在库查验，以及配送时的分拣工作将会显著加快，因为射频标签可以省略人工的核查核对，提高作业进度，减少人工作业量。使用药品射频标签还可监测库房药品的异常移动，防止发生偷窃；监测药品有效期，药品到期提前发出预警；监测药品出库发放，药品发放差错及时警告等。③追踪药品的流向和流量。有利于掌握药品市场的动态，发现药品需求的变化情况；有利于实现对特殊管理药品、危险化学试剂的安全监管；有利于执行高效的药品召回。此外，药品电子跟踪和追查技术为药品经销商提供信心，不必在销售时为保证药品的安全有效而增加销售成本。

作用 射频识别技术是一种追踪技术，通过追踪电子标签流动的轨迹，发挥三方面的作用。一是

提高物流效率。采用电子收费或电子验收方式，加快业务流程，减少人员，节约成本。二是识别伪劣药品。通过与计算机数据库的比对、处理，鉴别药品的真伪、是否过期等。三是实时监控。射频技术结合全球定位技术和地理信息系统、环境探测技术、通信和网络技术等，可以把药品流通的具体情况实时显示在中央系统的显示屏上，动态监控药品储运环境、流向及销量，方便及时采取措施。

（陈盛新）

nóngcūn yàopǐn jiāndūwǎng

农村药品监督网（drug supervision network in countryside） 覆盖中国农村县、乡、村的药品监督管理网络。以药品监督管理部门为主，药品质量监督协管员、信息员为辅的农村药品监督管理体系。又称农村药品监督网络。农村是中国药品监督管理工作的薄弱环节，建立和完善农村药品监督网是保障农村居民用药安全、有效、经济、方便的重要措施，也是在农村施行《中华人民共和国药品管理法》等有关法律法规的有效途径。

农村药品监督网建设和农村药品供应网建设，通常可以合并简称为农村"两网"建设，或"两网"建设。

所依法源 为贯彻《中共中央、国务院关于进一步加强农村卫生工作的决定》的精神，2003 年全国药品监督管理工作会议和整顿规范药品市场秩序会议提出，以加强农村用药监督管理为重点，把整顿和规范药品市场秩序工作引向深入，国家食品药品监督管理局发布《关于开展加强农村药品监督促进农村药品供应网络建设试点工作的通知》，决定从 2003 年下半年起，开展加强农村药品

监督网络和促进农村药品供应网络建设试点工作。通过试点工作取得不同类型的农村药品监督、药品供应网络建设、规范农村药品流通渠道、整顿农村药品市场秩序的经验，为全国农村加强药品监督管理，促进药品供应网络建设提供多种形式的选择或借鉴。

2004 年 3 月，国家药品监督管理部门发布《关于全面开展加强农村药品监督网络建设促进农村药品供应网络建设工作的指导意见》，要求在各地试点工作的基础上，加强对农村药品的监督管理，从 2004 年起，在全国范围内开展"两网"建设工作。各地药品监督管理部门要以保证农村居民用药安全、有效、经济、方便为宗旨，正确处理"两网"建设工作中的各种关系。当月，国家药品监督管理部门、国家发展与改革委员会、卫生部、工商行政管理总局和国家中医药管理局联合发布《关于加强农村药品监督和管理工作的意见》，强调加强农村药品监督，规范农村药品供应，保证农村药品质量，是建立新型农村合作医疗制度的重要基础。

2005 年 4 月，国家药品监督管理部门又发布了《关于深入开展加强农村药品监督网络建设促进农村药品供应网络建设工作的通知》和《关于农村"两网"建设检查调研的通知》，通知要求各地进一步推进农村"两网"建设，继续巩固"两网"建设的成果，狠抓"两网"的运行质量；进一步研究落实"两网"建设相关政策，促进"两网"建设健康发展。

2009 年 3 月，《中共中央国务院关于深化医药卫生体制改革的意见》发布，在其第十二条"建立严格有效的医药卫生监管体制"中也提出，加强药品监管，

建立农村药品监督网。2012 年 1 月，国务院关于印发《国家药品安全"十二五"规划》，要求健全各级药品监管机构和农村药品监督网络，确保药品监管机构依法独立开展工作。

内容 农村药品监督网络建设是一项惠及广大农村群众的系统工程，为了确保农村居民的用药安全，各级政府发挥公共服务的职能，以为农村居民提供质优价廉的药品为目标。逐步建立起了覆盖县、乡、村的，以药品监督管理部门为主，以药品质量监督协管员、信息员为辅的农村药品质量监督网络，确保农村药品的监管到位。经过若干年的努力，最终实现 100% 乡（镇）有药品监督联络站和协管员、100% 村有药品监督信息员，形成县、乡、村三级药品质量监督网络。

农村药品监督网络的工作内容涵盖完善组织构架，明确工作职责，选拔合格人员与开展培训活动。在人员组成中，采取聘任与推选相结合的方式，重视药品质量监督协管员、信息员的遴选与教育。各级药品监督管理部门应当注重发挥整个药品监督管理队伍的作用，逐步形成行政监督、技术监督与社会监督相结合的监管体系，建立和完善专职队伍与兼职队伍相结合、日常监管与专项整治相结合、行政监督与技术监督相结合的监督管理机制；加强运行管理，注重运行质量，真正发挥监督的作用。

作用及法律效力 按照 2001 年颁布的《中华人民共和国药品管理法》等有关法律、法规的规定，建立农村药品监督网以及解决农村药品监督管理工作薄弱的问题，加强对农村药品经营企业和使用单位药品购销渠道的日常检查，确保农村药品购销渠道规范、合法和明晰；依法查处违法购销行为，严厉打击农村中制售假劣药品行为，取缔游医药贩兜售药品活动；加强对农村药品经营、使用单位药品储存条件和储存情况的检查，杜绝过期、失效药品、兽药当人药使用现象；加强对农村集贸市场销售中药材的管理，严禁在农村集贸市场销售中药材以外的药品；严禁将受国家保护的濒危动、植物品种作为中药材进入集贸市场销售；取缔各种非法的药品集贸市场，规范农村药品市场秩序。

政府其他的相关部门也应当按照有关法律、法规的规定，开展农村药品的监督管理工作，对各类违法违规行为依法予以查处。卫生、中医药、物价监管和工商部门开展了对农村中医疗、药品广告宣传行为的检查，工商部门对违法药品广告及时予以查处。物价监管部门加强了对农村药品价格的监督，严禁违反规定层层加价销售，损害农村居民利益。

（叶　桦）

nóngcūn yàopǐn gōngyìngwǎng

农村药品供应网（drug supply network in countryside）

覆盖中国农村，方便广大农村居民购药的药品销售网点。又称农村药品供应网络。农村药品供应网本着向农村居民提供安全、有效、经济、方便的药品为宗旨，以现代物流配送为基础，由乡镇卫生院、村卫生室、农村零售药店、药品供应点（柜）等终端共同构成。农村药品供应网的建设规范了农村药品供应渠道，保证了农村药品质量，保障了农村居民用药的权益；开拓了农村药品市场，促进了医药经济的发展；药品经营网点的增多，解决了农村居民购药难的问题，特别是边远山区农村居民对药品的需求，同时还降低了药品价格，减轻了农村居民的负担。农村药品供应网是从整体上提高农村居民健康水平和生活质量的一项基本措施。

农村药品监督网建设和农村药品供应网建设，通常合并简称为农村"两网"建设或"两网"建设。

所依法源 1999 年 11 月 1 日，当时的国家经济贸易委员会发布了《深化医药流通体制改革的指导意见》，提出"医药流通企业要重视农村市场的开发，根据因地制宜、形式多样、经济效率的原则选择下伸网点、直接供应、委托供应等方式，疏通农村药品供应渠道，消除药品供应死角，合理增加零售网点数量，建立完善的农村药品供应网络，提高农村药品供应系统的效率与效益"，以"基本解决'老、少、边、山、穷'地区的药品供应问题。"

为贯彻《中共中央、国务院关于进一步加强农村卫生工作的决定》的精神，国家药品监督管理部门发布《关于开展加强农村药品监督促进农村药品供应网络建设试点工作的通知》，决定从 2003 年下半年起，开展加强农村药品监督，促进农村药品供应网络建设的试点工作。

2004 年 3 月，国家药品监督管理部门发布《关于全面开展加强农村药品监督网络建设促进农村药品供应网络建设工作的指导意见》，提出药品监督管理部门在符合法律和政策规定的前提下，结合当地实际情况，制定鼓励药品连锁和集中配送向农村延伸和发展的政策措施。以连锁和集中配送手段统一和规范农村药品的购进渠道，对县、乡（镇）一级，实现药品连锁进县到乡卫生院；

倡导和鼓励药品批发企业对乡、村卫生室和药店实行集中配送药品，实现乡、村药品集中配送和规范农村药品购进渠道的工作目标。2005年4月，国家药品监督管理部门又发布了《关于深入开展加强农村药品监督网络建设促进农村药品供应网络建设工作的通知》和《关于农村"两网"建设检查调研的通知》，通知要求各地在调查研究的基础上，进一步推进农村"两网"建设，继续巩固"两网"建设的成果，狠抓"两网"的运行质量；进一步研究落实"两网"建设相关政策，促进"两网"建设健康发展。

在此基础上，全国各地各级政府部门先后多次制定了本地区实施农村"两网"建设工作的具体方案，采取适合当地实际、有利于加强药品监督管理和促进农村药品供应网络建设的方式、方法，指导本辖区开展农村"两网"建设，并逐年在全国范围内全面铺开，覆盖率不断提高。

内容 农村药品供应网主要具有两项功能，一是农村药品的配送，二是农村药品的销售。

向农村医疗机构和零售药店，以及药品供应点配送药品的形式主要有三种：一种是直配式，即由药品批发企业配送药品到乡镇卫生院、乡配送站、村卫生室、零售药店；其中乡配送站（或乡供应站）是由具有资质和一定实力的药品批发企业经县药品监督管理部门批准后建立的，负责对乡（镇）、村配送药品，农村药品配送站的库房及设施需要符合有关规定。二是连锁式，即药品连锁公司配送药品到所属的各个网点终端，即农村的药品零售门店；三是代购式，即由乡镇卫生院统一向药品批发公司代购药品，再

分发到各个村卫生室。国家倡导和鼓励具有批发资格的大型药品经营企业通过兼并和改造县（市、区）药品批发企业，建成基层药品配送中心，实行直接向农村乡、村医疗机构和药店集中配送药品；支持药品零售连锁企业向农村延伸，逐步推行农村医疗卫生机构药品集中采购或采取跟标等方式参加县级医疗机构的药品招标采购，也可由乡镇卫生院为村级卫生室统一代购药品（代购方除了收取合理费用外，不得营利）。通过农村药品供应网络的建设，实现乡、村药品集中配送和规范农村药品购进渠道清晰、规范，阻断了游医药贩非法经营假劣药品的渠道，保证人民群众用上放心药品。

作用及法律效力 国家促进农村药品供应网络的建设所遵循的原则是"市场运作，政府引导"，政府按照法律和政策的要求给予引导，指导药品经营企业按照市场经济发展的客观规律，因地制宜，促进农村药品供应网络的建设。

各地药品监督管理部门在依法进行农村"两网"建设的前提下，深入调查研究结合本地区实际情况，研究当地"两网"建设工作中存在的问题，提出解决问题的具体措施并抓紧落实促进"两网"建设健康发展。对愿意在乡、村开办药品零售、连锁企业、零售药店、村级药品零售点（柜）、乙类非处方药销售点（专柜）的企业和个体经营业主，大力支持，予以引导和鼓励。乡、村个体诊所、村卫生室具备药品经营条件的，可提交申请，药品监督管理部门按《中华人民共和国药品管理法》规定批准其经营药品。同时，国家药品监督管理部门还对

开办条件进行适当降低，如药品零售企业经营场所的面积，在做到经营场所宽敞和整洁的情况下，可不给予具体数量要求；县以下药品零售企业如果具备可靠的药品供应渠道，售出的药品能够得到及时的补充，可以不设置仓库。

(叶 桦)

yàopǐn shǐyòng guǎnlǐ
药品使用管理（control over drug using） 国家依法对医疗机构购进、储存、调配及应用药品等环节实施的管理。

沿革与发展 1984年颁布的《中华人民共和国药品管理法》（简称《药品管理法》）对医疗机构购进药品、储存药品、调配药品及应用药品等做出明确规定，2001年2月，修订后《药品管理法》规定：医疗机构购进药品，必须建立并执行进货检查验收制度，验明药品合格证明和其他标识；不符合规定要求的，不得购进和使用。医疗机构的药剂人员调配处方，必须经过核对，对处方所列药品不得擅自更改或者代用。对有配伍禁忌或者超剂量的处方，应当拒绝调配；必要时，经处方医师更正或者重新签字，方可调配。医疗机构必须制定和执行药品保管制度，采取必要的冷藏、防冻、防潮、防虫、防鼠等措施，保证药品质量。医疗机构审核和调配处方的药剂人员必须是依法经资格认定的药学技术人员。2002年颁布实施的《中华人民共和国药品管理法实施条例》（简称《药品管理法实施条例》）规定：医疗机构购进药品，必须有真实、完整的药品购进记录。药品购进记录必须注明药品的通用名称、剂型、规格、批号、有效期、生产厂商、供货单位、购货数量、购进价格、购货日期以

及国家药品监督管理部门规定的其他内容。医疗机构向患者提供的药品应当与诊疗范围相适应，并凭执业医师或者执业助理医师的处方调配。计划生育技术服务机构采购和向患者提供药品，其范围应当与经批准的服务范围相一致，并凭执业医师或者执业助理医师的处方调配。个人设置的门诊部、诊所等医疗机构不得配备常用药品和急救药品以外的其他药品。常用药品和急救药品的范围和品种，由所在地的省级卫生主管部门会同同级药品监督管理部门规定。2002年，卫生部会同国家中医药管理局发布了《医疗机构药事管理暂行规定》，对医疗机构药物临床应用管理、药品供应、调剂、制剂管理又作了具体规定。2011年1月30日，卫生部、国家中医药管理局和总后勤部卫生部共同对其进行了修订，发布了《医疗机构药事管理规定》，其中第三章药物临床应用管理、第四章药剂管理对药品使用管理均有明确规定。2011年10月11日，国家药品监督管理部门发布了《医疗机构药品监督管理办法（试行）》，该办法适用于中国境内医疗机构药品质量的监督管理，医疗机构购进、储存、调配及使用药品均应当遵守本办法。

药品购进和储存管理　医疗机构应当根据《国家基本药物目录》《处方管理办法》《国家处方集》《药品采购供应质量管理规范》等制定本机构《药品处方集》和《基本用药供应目录》，编制药品采购计划，按规定购入药品。医疗机构必须从具有药品生产、经营资格的企业购进药品。医疗机构使用的药品应当按照规定由专门部门统一采购，禁止医疗机构其他科室和医务人员自行

采购。医疗机构因临床急需进口少量药品的，应当按照《药品管理法》及其实施条例的有关规定办理。医疗机构购进药品，应当查验供货单位的《药品生产许可证》或者《药品经营许可证》和《营业执照》、所销售药品的批准证明文件等相关证明文件，并核实销售人员持有的授权书原件和身份证原件。医疗机构应当妥善保存首次购进药品加盖供货单位原印章的前述证明文件的复印件，保存期不得少于5年。

医疗机构购进药品时应当索取、留存供货单位的合法票据，并建立购进记录，做到票、账、货相符。合法票据包括税票及详细清单，清单上必须载明供货单位名称、药品名称、生产厂商、批号、数量、价格等内容，票据保存期不得少于3年。医疗机构必须建立和执行进货验收制度，购进药品应当逐批验收，并建立真实、完整的药品验收记录。药品验收记录应当包括药品通用名称、生产厂商、规格、剂型、批号、生产日期、有效期、批准文号、供货单位、数量、价格、购进日期、验收日期、验收结论等内容。验收记录必须保存至超过药品有效期1年，但不得少于3年。医疗机构应当建立健全中药饮片采购制度，按照国家有关规定购进中药饮片。医疗机构应当有专用的场所和设施、设备储存药品。药品的存放应当符合药品说明书标明的条件。医疗机构需要在急诊室、病区护士站等场所临时存放药品的，应当配备符合药品存放条件的专柜。有特殊存放要求的，应当配备相应设备。

医疗机构应当制定和执行药品保管、养护管理制度，并采取必要的控温、防潮、避光、通风、

防火、防虫、防鼠、防污染等措施，保证药品质量。医疗机构储存药品，应当按照药品属性和类别分库、分区、分垛存放，并实行色标管理。药品与非药品分开存放；中药饮片、中成药、化学药品分别储存、分类存放；过期、变质、被污染等药品应当放置在不合格库（区）。医疗机构应当配备药品养护人员，定期对储存药品进行检查和养护，监测和记录储存区域的温湿度，维护储存设施设备，并建立相应的养护档案。医疗机构应当建立药品效期管理制度。药品发放应当遵循"近效期先出"的原则。麻醉药品、精神药品、医疗用毒性药品、放射性药品应当严格按照相关行政法规的规定存放，并具有相应的安全保障措施。

药品调配管理　医疗机构应当配备与药品调配和使用相适应的、依法经资格认定的药学技术人员负责处方的调配工作。药学技术人员应当严格按照《药品管理法》《处方管理办法》等法律、法规、规章制度和技术操作规程，认真审核处方或者用药医嘱，经适宜性审核后调剂配发药品。发出药品时应当告知患者用法用量和注意事项，指导患者合理用药。

医疗机构门急诊药品调剂室应当实行大窗口或者柜台式发药。住院（病房）药品调剂室对注射剂按日剂量配发，对口服制剂药品实行单剂量调剂配发。肠外营养液、危害药品静脉用药应当实行集中调配供应。医疗机构根据临床需要建立静脉用药调配中心（室），实行集中调配供应。静脉用药调配中心（室）应当符合静脉用药集中调配质量管理规范，由所在地设区的市级以上卫生主管部门组织技术审核、验收，合

格后方可集中调配静脉用药。在静脉用药调配中心（室）以外调配静脉用药，参照静脉用药集中调配质量管理规范执行。医疗机构用于调配药品的工具、设施、包装用品以及调配药品的区域，应当符合卫生要求及相应的调配要求。医疗机构应当建立最小包装药品拆零调配管理制度，保证药品质量可追溯。

使用管理　医疗机构应当依据国家基本药物制度、抗菌药物临床应用指导原则和中成药临床应用指导原则，制定本机构基本药物临床应用管理办法，建立并落实抗菌药物临床应用分级管理制度；应当建立由医师、临床药师和护士组成的临床治疗团队，开展临床合理用药工作；应当遵循有关药物临床应用指导原则、临床路径、临床诊疗指南和药品说明书等合理使用药物；对医师处方、用药医嘱的适宜性进行审核；应当建立临床用药监测、评价和超常预警制度，对药物临床使用安全性、有效性和经济性进行监测、分析、评估，实施处方和用药医嘱点评与干预。医疗机构配制的制剂只能供本单位使用。未经省级以上药品监督管理部门批准，医疗机构不得使用其他医疗机构配制的制剂，也不得向其他医疗机构提供本单位配制的制剂。

医疗机构应当加强对使用药品的质量监测。发现假药、劣药的，应当立即停止使用、就地封存并妥善保管，及时向所在地药品监督管理部门报告。在药品监督管理部门做出决定之前，医疗机构不得擅自处理。医疗机构发现存在安全隐患的药品，应当立即停止使用，并通知药品生产企业或者供货商，及时向所在地药

品监督管理部门报告。需要召回的，医疗机构应当协助药品生产企业履行药品召回义务。医疗机构不得采用邮售、互联网交易、柜台开架自选等方式直接向公众销售处方药。医疗机构应当逐步建立覆盖药品购进、储存、调配、使用全过程质量控制的电子管理系统，实现药品来源可追溯、去向可查清，并与国家药品电子监管系统对接。

医疗机构应当建立药品不良反应、用药错误和药品损害事件监测报告制度。医疗机构临床科室发现药品不良反应、用药错误和药品损害事件后，应当积极救治患者，立即向药学部门报告，并做好观察与记录。医疗机构应当按照国家有关规定向相关部门报告药品不良反应，用药错误和药品损害事件应当立即向所在地县级卫生主管部门报告。医疗机构应当配备临床药师。临床药师应当全职参与临床药物治疗工作，对患者进行用药教育，指导患者安全用药。医疗机构应当每年组织直接接触药品人员进行健康检查，并建立健康档案。患有传染病或者其他可能污染药品的疾病的人员，不得从事直接接触药品的工作。

作用及法律效力　药品监督管理部门和卫生主管部门依照国家法律法规对药品使用管理做出的规定，其作用是加强药品使用单位的药品管理，健全药品质量保证体系，强化医疗机构药品质量意识，促进药物合理应用，保障人民群众用药安全和身体健康。《医疗机构药事管理规定》《医疗机构药品监督管理办法（试行）》是医疗机构和其他单位使用药品的依据。药品使用单位要依法购进药品、储存药品、调配

药品及应用药品。违反《医疗机构药事管理规定》《医疗机构药品监督管理办法（试行）》的规定，擅自购进、使用药品属于违法行为，要承担相应的法律责任。

(杨世民)

yīliáo jīgòu yàoshì guǎnlǐ

医疗机构药事管理（pharmacy administration in medical institution）　医疗机构以患者为中心，以临床药学为基础，对临床用药全过程进行有效的组织实施与管理，促进临床科学、合理用药的药学技术服务和相关的药品管理工作。

医疗机构药事管理是对医疗机构药事的综合管理，是应用管理科学的基本原理和方法对医疗机构药学事业的活动进行研究，总结其管理的规律，并用以指导医疗机构药学事业健康发展的实践活动。医疗机构药事管理具有专业性、实践性和服务性。专业性指医疗机构药事管理不同于一般行政管理工作，具有明显的药学专业特征。实践性指医疗机构药事管理是各种管理职能和方法在医疗机构药事活动中的实际运用。服务性突出了医疗机构药事管理的目的，即保障医疗机构药学服务工作的正常运行和不断发展，围绕医疗机构的总目标，高质高效地向患者和社会提供医疗卫生保健的综合服务。

历史沿革　1949 年前，医疗机构药房的规模、任务比较简单，主要是调配处方和简单制剂，医疗机构只有极少数药师，主要从业人员是药剂士和练习生。20 世纪 50 年代，医疗机构开展了处方核对和简单的药品检验工作，如简单的定性、定量检查，这一时期为了满足临床需要，医疗机构制剂有了较大的发展，普遍开展

了输液和其他制剂的制备。药学院校的大学毕业生被分配到了医疗机构，加强了技术力量。20世纪60年代，医疗机构药学的内容得到了发展，中草药进入了医疗机构，广泛开展了中西药结合制剂和中药制剂的制备。20世纪70年代末80年代初，临床药学兴起，使医疗机构药学取得了划时代的进展，药师的责任涉及药物应用领域，药师开始进入临床，尝试医药结合，促进了合理用药，拓展了医疗机构药学的领域。近30年来，医疗机构药事由传统的药品调剂配发向以临床药学、药学保健方向转变。药师的工作从"面对药物"转向"面对患者"。医疗机构药学的内容已不是简单的调配处方和制备制剂。三甲医院的药学部门承担了教学、科研任务，给本科生讲授大课，指导毕业生设计，招收培养研究生。药师开始走出药房，去临床参加会诊、查房、病历讨论等工作，有的医疗机构药学部承担了药品不良反应监测报告的工作，有的申请获得了新药临床试验基地，一些医疗机构药师开展了治疗药物监测，开展了生物利用度、药物相互作用、药动学、药效学的研究，提供个体化给药方案，一些医疗机构设立用药咨询室（台），药师为医、护及患者提供药学信息和药物咨询服务。三级医院的药师结合临床承担了一批科研课题的研究，发表了大量的科研论文，取得了一批研究成果。以上工作的开展，使临床用药更加安全、有效、经济，提高了医疗质量。

推动医疗机构药事管理工作发展的一个主要原因是政府的宏观管理，国家药品监督管理部门2001年3月13日发布了《医疗机

构制剂配制质量管理规范（试行）》，2005年4月14日发布了《医疗机构制剂配制监督管理办法》；2005年6月22日发布了《医疗机构制剂注册管理办法（试行）》；2002年，卫生部会同国家中医药管理局共同制定了《医疗机构药事管理暂行规定》。《医疗机构药事管理暂行规定》实施8年后，卫生部、国家中医药管理局和总后勤部卫生部共同对其进行了修订，制定了《医疗机构药事管理规定》，2011年1月30日发布，自2011年3月1日起实施。2010年12月3日，卫生部印发了《二、三级综合医院药学部门基本标准（试行）》，以上法规政策的实施对加强医疗机构药事管理，指导医院加强药学部门内涵建设，促进医院药学发展，提高药学服务质量和药物治疗水平，确保药品质量，保障医疗安全起到了积极的推动作用。

管理内容 医疗机构药事管理是一个相对完整的系统，包括医院药事的组织管理、法规制度管理、业务技术管理、质量管理、经济管理、信息管理等内容。

医疗机构药事组织管理 医疗机构药事组织是指为了实现医疗机构药学的社会任务，经由人为的分工形成的各种形式的药事组织机构，以及药事组织机构内部、外部相互协作的关系。医疗机构药事组织管理是研究医疗机构药学部门的结构和人员的管理，包括设计和建立药事组织机构，人员配制、岗位职责、培养教育，沟通医疗机构药学部门与各科室、各部门的关系，协调好药学人员与患者、医护人员、行政、后勤人员之间的关系。做好医疗机构药事的组织管理可以提高药学系统的整体功能，进而提高医疗服

务的质量。

医疗机构药事法规制度管理 国家和政府主管部门针对医疗机构药事工作制定颁布了一系列的法规政策，来规范医疗机构药事管理工作和药学人员的行为。如医疗机构的处方管理，调剂、制剂管理，药品质量的管理，合理用药管理，促进医疗机构药事管理工作有法可依，依法办事，贯彻执行法规政策是作好医疗机构药事管理工作的前提。此外，各医院结合本院实际情况，制定了一些规章制度。随着科学技术的发展，医疗机构药事工作也要与时俱进，适应时代的要求，有些法规政策还不够完善，有些内容已经陈旧，必须加以修订和完善。医疗机构药事法规建设是医疗机构药事管理的重要内容之一。

医疗机构药事业务技术管理 医疗机构药事管理的重点，其内容包括调剂、制剂管理、药库管理、药品检验管理、临床用药管理、药品信息管理等。近年来，临床药学和药学保健得到了发展，一些新的业务工作也随着出现，如药学咨询服务，单剂量调配处方，全肠道外营养和肿瘤化学治疗药物静脉液体配制，卫星药房的建立，药师深入病房参与查房和病历讨论等，使药学工作与临床学科的结合更加紧密。此外，电子计算机技术的应用和普及，使医疗机构药事管理工作发生了深刻变化，提高了服务质量和管理水平。以上新业务工作的开展及其管理也需要总结、研究，加以制度化、规范化。

医疗机构药学的质量管理 依据药品管理的法律、法规、标准、规程、监控等管理措施，对医疗机构所用药品的质量与药学工作质量实施管理。其内容包括

两个方面，一是对药品的质量管理；二是对药学工作质量实施的管理。药品的质量管理包括医疗机构药品目录的遴选，药品采购、供应、验收、库存、调剂、制剂、检验等的质量管理，以保证提供合格的药品。药学工作质量管理主要是指与药品质量有关的工作以及药学信息提供与咨询服务过程对药品质量和药学服务质量的保证程度。

医疗机构药品经济管理 医院经济管理工作的重要组成部分，医疗机构药品经济涉及预算，药品采购、供应、库存控制、价格，用药的经济分析评价，医疗机构制剂室的生产管理，药品作价，调剂室的配方发药，药品的分级管理等工作。医疗机构要遵守国家的法规规定，严格成本核算及药品账务管理，运用药物经济学的原理和方法，对医疗机构药物资源利用状况和用药情况进行调查与综合评估分析，提升药物资源利用的合理性，提高药物治疗水平。

医疗机构药物信息管理 药物信息对医疗机构加强管理，合理用药，正确决策，提高医疗质量和服务质量具有非常重要的意义和作用。医疗机构药事管理的一个重要内容就是加强对药品供应、调剂、制剂、药品质量监督管理过程以及药品使用信息的管理。药学部门要重视药品信息的收集，建立药学信息资料室，配备有关专业书籍、工具书、专业期刊、计算机及其软件、数据储存设备，进行计算机联网，建立药学信息资料检索系统，以便正确地向医护人员、患者提供药品信息，提供用药咨询服务，促进合理使用药品。

作用 医疗机构药事管理是

医疗机构的重要组成部分。医疗机构药事工作是医院工作的重要组成部分，具有很强的专业技术性和政策法规性，是维护人民身体健康，保障人民用药安全的重要环节。医疗机构药事工作，无论从参与临床用药，提高医疗质量以及为患者提供用药咨询服务的社会效益还是从加强经营管理，获取合理的经济效益来看，对医疗机构发展和管理都起到了很大的作用。医疗机构药事工作是医疗质量的重要保证，医疗机构药学部门根据医疗需要提供安全、有效、价格合理的药品和自配制剂，为医疗工作的质量提供了重要的保证。医疗机构的药事管理工作就是监督、指导本医疗机构科学管理药品和合理用药。临床药学、药学保健工作的开展、抗菌药物的合理使用，药物不良反应的监测和报告，药物经济学的研究，循证医（药）学的出现和发展以及对处方管理的加强，都是医疗机构药事管理关注的热点问题，而这些问题与医疗机构的整体医疗水平的提高密切相关。

（杨世民）

Yàoshì Guǎnlǐ Yǔ Yàowù Zhìliáoxué Wěiyuánhuì

药事管理与药物治疗学委员会 （pharmacy administration and drug therapy committee）

医疗机构科学管理药品和合理用药的监督、指导、咨询、参谋机构。是医疗机构内设的药事管理的组织。2011年1月30日，中国卫生部、国家中医药管理局、总后勤部卫生部联合颁发的《医疗机构药事管理规定》中明确指出：二级以上医院应当设立药事管理与药物治疗学委员会，其他医疗机构应当成立药事管理与药物治疗学组。建立该组织的目的是为

了协调、指导医院合理用药和科学管理药品，对医院药事各项重要问题做出专门决定，并使药品在使用环节上最大限度地发挥效益。

机构演变过程和发展 1981年卫生部修订公布的《医院药剂工作条例》，1989年卫生部颁布的《医院药剂管理办法》规定县级以上医疗机构应当建立"药事管理委员会"。2002年1月，卫生部、国家中医药管理局颁布的《医疗机构药事管理暂行规定》要求二级以上的医院应成立药事管理委员会，其他医疗机构可成立药事管理组。在总结各地对《医疗机构药事管理暂行规定》实施情况的基础上，结合国家药物政策以及医疗机构药事管理工作的新形势和新任务，卫生部、国家中医药管理局和总后勤部卫生部共同对《医疗机构药事管理暂行规定》进行了修订，制定并发布了《医疗机构药事管理规定》，自2011年3月1日起实施。《医疗机构药事管理规定》将二级以上医院应当设立药事管理委员会改为应当设立药事管理与药物治疗学委员会，将其他医疗机构应当成立药事管理组改为应当成立药事管理与药物治疗学组，对其委员任职的资质进行了修改，并对药事管理与药物治疗学委员会的职责进行了新的界定，以充分体现该组织的技术性，突出其技术作用兼有管理性的特点。

机构组成 《医疗机构药事管理规定》要求：二级以上医院药事管理与药物治疗学委员会委员由具有高级技术职务任职资格的药学、临床医学、护理和医院感染管理、医疗行政管理等人员组成。药事管理与药物治疗学组由药学、医务、护理、医院感染、

临床科室等部门负责人和具有药师、医师以上专业技术职务任职资格的人员组成。药事管理与药物治疗学委员会（组）主任委员由医疗机构负责人担任，药学和医务部门负责人任副主任委员。

职责 ①贯彻执行医疗卫生及药事管理等有关法律、法规、规章。审核制定本机构药事管理和药学工作规章制度，并监督实施。②制定本机构药品处方集和基本用药供应目录。③推动药物治疗相关临床诊疗指南和药物临床应用指导原则的制定与实施，监测、评估本机构药物使用情况，提出干预和改进措施，指导临床合理用药。④分析、评估用药风险和药品不良反应、药品损害事件，提供咨询与指导。⑤建立药品遴选制度，审核本机构临床科室申请的新购入药品、调整药品品种或者供应企业和申报医院制剂等事宜。⑥监督、指导麻醉药品、精神药品、医疗用毒性药品及放射性药品的临床使用与规范化管理。⑦对医务人员进行有关药事管理法律、法规、规章制度和合理用药知识教育培训；向公众宣传安全用药知识。

作用 药事管理与药物治疗学委员会对加强医疗机构的药品监督管理、提高药物治疗水平、推动合理用药具有以下作用：①宏观调控作用：根据医药卫生工作的有关法规和方针政策制定医院用药方针政策，统一认识，协商解决各种用药问题。②监督指导作用：组织监督检查全院药品的使用情况，审查和批准院内基本药品目录和处方集，对重大药疗事故组织调查和进行裁决，及时纠正药品管理失当和不合理用药现象。③信息反馈作用：该委员会集中了医院供药和用药科

室的负责人，医院内部许多重大的药事工作都要经过委员会研究讨论，从而形成了一条药物需求和使用的信息通路。药剂科可以通过该委员会向全院发布药品使用的最新消息，各用药部门反映的意见也能及时和比较准确地传达到药剂科，有利于及时发现问题和解决问题。④咨询教育作用：医院的药事管理与药物治疗学委员会是一个综合的智囊型团体，在药物治疗方面具有学术权威性。特别是这些专家熟知本院的临床用药情况和要求，不仅在遴选新药，审定新制剂，提出淘汰疗效不确切、毒副反应大的品种，审查药剂科提出的药品消耗预算方面是顾问，而且能解答临床用药过程中遇到的各种问题，对全院医务人员的用药行为可产生积极影响。

世界上许多国家的医院都有类似于中国医院药事管理与药物治疗学委员会的组织，美国和英国称为"药学与治疗学委员会"，德国称为"药品委员会"，日本称为"药事委员会"或"药品选用委员会"。主要职责是指导药品采购供应，确保进入医院的药品质量符合规定，保障民众用药的可及性；制定临床用药的规章制度和技术规范；制定"药品处方集"和遴选"基本用药供应目录"，制定遴选标准与遴选程序；分析与发布医疗机构抗菌药物耐药状况，干预不合理用药；管理药物不良反应；处理用药错误；对医务人员进行合理用药知识教育培训；提供技术咨询。

（杨世民）

chǔfāng tiáojì guǎnlǐ

处方调剂管理（control over prescription dispensing） 医疗机构依据国家药品管理法律法规的规定对处方调剂过程实施的管理。处方调剂系指配药、配方、发药，又称为调配处方。处方调剂包括：①收方，即从患者手中接受处方、从病房医护人员那里接受处方、请领单。②检查处方或其他药品调配单。③调配药剂或取出药品。④核对处方或调配单与药剂、药品。⑤发给患者或病房护士并进行交代与答复询问等全过程。药品调剂是专业性、技术性、管理性、法律性、事务性、经济性综合一体的活动，也是药师、医师、护士、患者或家属、会计协同活动，共同完成的过程。调剂工作大体可分为：门诊调剂（包括急诊调剂），住院部调剂，中药配方三个部分。处方调剂过程可分为六个步骤：收方；检查；调配处方；包装贴标签；复查处方；发药。

所依法源 《中华人民共和国药品管理法》对医疗机构调剂管理的规定：①医疗机构必须配备依法经过资格认定的药学技术人员。非药学技术人员不得直接从事药剂技术工作。②医疗机构的药剂人员调配处方，必须经过核对，对处方所列药品不得擅自更改或者代用，对有配伍禁忌或者超剂量的处方，应当拒绝调配；必要时，经处方医师更改或者重新签字，方可调配。

《中华人民共和国药品管理法实施条例》中涉及医疗机构调剂管理的规定：①强调医疗机构审核和调配处方的药剂人员必须是依法经过资格认定的药学技术人员。医疗机构向患者提供的药品应当与诊疗范围相适应，并凭执业医师或者执业助理医师的处方调配。②计划生育技术服务机构采购和向患者提供药品，其范围应当与经批准的服务范围相一致，

并凭执业医师或者执业助理医师的处方调配。个人设置的门诊部、诊所等医疗机构不得配备常用药品和急救药品以外的其他药品。常用药品和急救药品的范围和品种，由所在地的省级卫生主管部门会同同级药品监督管理部门规定。

2007年2月14日，卫生部发布了《处方管理办法》，自2007年5月1日起施行。

管理要点 取得药学技术职务任职资格的人员方可从事处方调剂工作。具有药师以上专业技术职务任职资格的人员负责处方审核、评估、核对、发药以及安全用药指导；药士从事处方调配工作。药师在执业的医疗机构取得处方调剂资格。药师签名或者专用签章式样应当在本机构留样备查。药师应当凭医师处方调剂处方药品，非经医师处方不得调剂。处方调剂工作的流程见图。

药师应当按照操作规程调剂处方药品：认真审核处方，准确调配药品；正确书写药袋或粘贴标签，注明患者姓名和药品名称、用法、用量、包装；向患者交付药品时，按照药品说明书或者处方用法，进行用药交代与指导，包括每种药品的用法、用量、注意事项等。

收方及审核处方 收方者应根据处方管理的规定，认真逐项检查处方前记、正文和后记书写是否清晰、完整，并确认处方的合法性，对于不规范处方或者不能判定其合法性的处方，不得调剂。药师应当对处方用药适宜性进行审核，审核内容包括：①规定必须做皮试的药品，处方医师是否注明过敏试验及结果的判定。②处方用药与临床诊断的相符性。③剂量、用法的正确性。④选用

剂型与给药途径的合理性。⑤是否有重复给药现象。⑥是否有潜在临床意义的药物相互作用和配伍禁忌。⑦其他用药不适宜情况。如发现有用量用法不当，配伍禁忌，或处方书写不清楚等情况，调剂人员不得自行改动，应及时与医师联系，经医师改正并签字确认后方可调配。

处方调配 必须遵循操作规程。如①仔细阅读处方，按照药品顺序逐一调配。②对贵重药品及麻醉药品等分别登记账卡。③药品配齐后，与处方逐条核对药名、剂型、规格、数量和用法，准确规范的书写标签。④调配好一张处方的所有药品后再调配下一张处方，以免发生差错。⑤对需要特殊保存的药品加贴醒目的标签提示患者注意，如"置10℃以下保存"。⑥核对后签名或盖章。特殊调剂，根据患者个体化用药的需要，药师应在药房中进行特殊剂型或剂量的临时调配，如稀释液体、磨碎片剂并分包、分装胶囊、制备临时合剂、调制软膏等，以上操作应在清洁环境中操作，并作记录。

包装与贴标签 要求如下：①包装袋与药瓶标签上应标示患者姓名、药品品名、规格、用法用量等。②应根据患者情况加贴个体化用药方法的标签，不能只依赖药品说明书。③服药标签用通俗的语言写明用法，如"每日

3次，每次2片"，不应写成每日2~3次，每次25mg"。④可加贴特殊提示的标签，特殊保存条件：如"每日不超过6片""服药后不宜驾驶机动车、船"。

核对处方 核对发药是保证配方质量、确保用药安全的重要步骤，是技术性、责任性很强的岗位，核对发药人承担复核、发药工作，必须由有经验的执业药师或药师来承担。药师在完成处方调剂后，应当在处方上签名或者加盖专用签章。《处方管理办法》规定：药师调剂处方时必须做到"四查十对"，即查处方，对科别、姓名、年龄；查药品，对药名、剂型、规格、数量；查配伍禁忌，对药品性状、用法用量；查用药合理性，对临床诊断。减少差错事故的发生率，提高药品调剂的质量。

发药 发药是调配工作的最后一个环节，要使差错不出门，必须把好这一关。发药时，应主动热情、态度和蔼，应详细交代药剂的用量、间隔时间和用法，解释使用注意事项。例如，发放外用药剂应说明用药部位及方法，且强调"不得内服"；混悬剂、乳剂发放时要交代"用时摇匀"；有的滴眼液（如白乃停滴眼液）将药片与溶剂均装在同一个包装内，临用前将其配成溶液才能使用，有的患者将此药片口服，仅用其溶剂滴眼，因此一定要将溶解方

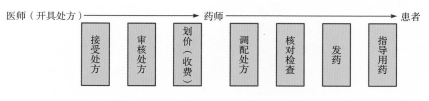

医师（开具处方）────────→ 药师 ──────────────────→ 患者

| 接受处方 | 审核处方 | 划价（收费） | 调配处方 | 核对检查 | 发药 | 指导用药 |

图 调剂工作流程

法和材料交代清楚；还有的药片瓶中装有干燥剂，也有被患者误服的；抗组胺药、镇静药和催眠药服用期间要嘱咐不得驾驶车辆等；有些药物与食物可产生相互作用，服用后引起尿黄色和大便变色的亦应向患者交代，以免引起患者的疑虑和不安。另外，还要答复患者或其家属的询问。注意尊重患者隐私。对于麻醉药品、精神药品和医疗用毒性药品，其用法用量特别要交代清楚。对于儿童、老人和精神不健全患者，应作重点交代、解释，既要说清楚，又要写明白，以免发生服用差错。

作用及法律效力　依据国家法律法规对医疗机构处方调剂过程实施管理，其作用一是保证配发给患者的药品准确无误，质量优良，使用合理；二是提高配方效率，缩短候药时间，改善服务态度，为患者提供优质服务。

（杨世民）

yīliáo jīgòu zhìjì guǎnlǐ

医疗机构制剂管理（control over pharmaceutical preparations in medical institution）　国家有关部门依据药品管理法律法规的规定，对医疗机构制剂配制和使用的监督管理。包括：医疗机构制剂许可证管理，医疗机构制剂注册管理，医疗机构制剂配制质量管理，医疗机构制剂使用管理。

沿革和发展　医疗机构制剂是医疗机构根据本单位临床需要经批准而配制、自用的固定处方制剂。医疗机构制剂按制剂来源可分为标准制剂和非标准制剂两类。标准制剂系指按国家药品标准及卫生主管部门批准的医院制剂规范收载的品种配制的制剂；非标准制剂系指除上述药品标准

以外的、按医疗机构自行制定的处方、工艺规程、质量标准等配制的协定处方、经验处方及研究的新制剂。按制备要求通常分为无菌制剂、普通制剂和中药制剂。无菌制剂：实际上又可分为两种，一种为在一定洁净条件下制备的制剂，在最后选用适宜的方法进行灭菌，如输液剂、小针剂等；另一种为某些药物由于受热不稳定，或制剂包装不耐热等原因，不能采取加热等方法灭菌，只能采用无菌操作技术制备，如眼膏剂、滴眼剂、冻干制品等。普通制剂：通常是指除无菌制剂以外的西药制剂，这类制剂一般不经灭菌处理，但对制剂的微生物含量有限度要求。如溶液剂、合剂、糖浆剂、酊剂、搽剂、洗剂、散剂、栓剂、软膏剂、片剂、胶囊剂、膜剂等。中药制剂：根据规定的处方，按照临床用药要求和中药材的性质，将中药材加工制成具有一定规格，可直接用于预防、治疗和诊断疾病的适宜制剂。除了西药的一些剂型以外，中药制剂还有其一些特殊的剂型如煎膏剂、硬膏剂、丸剂、搽剂、酒剂、露剂等。由于医疗机构配制制剂具有临床必需、使用量不定、规模小、储存时间短、周转快等特点，因此，医疗机构制剂无法被药厂生产的产品全部取代。它的问题解决了一些药品市场供应短缺，满足了临床需要，取得良好的社会效益和经济效益。

医疗机构制剂的质量直接关系到医疗质量和影响患者的身体健康，国家和政府历来对此十分重视，曾经发布了一系列政策法规对其进行规范管理。例如，1978 年经国务院批准由卫生部颁布的《药政管理条例》、1981 年《国务院关于加强医药管理的决

定》、1985 年实施的《中华人民共和国药品管理法》（简称《药品管理法》）及《中华人民共和国药品管理法实施办法》、1989 年卫生部《医院药剂管理办法》等都对医疗机构配制制剂的基本条件和要求做出了规定。但是由于当时中国经济基础的薄弱，尚处于药品供应短缺时期，政府对医疗机构配制制剂的准入条件较低。自进入 20 世纪 90 年代以来，随着中国经济体制的转变，国民经济得到了飞速发展，医药事业也得到了长足的进步，药品供应已由卖方市场转变为买方市场。人民群众的生活水平和用药水平都得到了很大的提高，对健康的要求越来越高。国家加快了药品生产企业实施 GMP 的步伐，对药品质量的管理越来越严格。在这样背景下，医疗机构配制制剂的门槛也在不断加高，制剂质量保证措施在不断强化。2001 年修订实施的现行《药品管理法》以及《中华人民共和国药品管理法实施条例》（简称《药品管理法实施条例》）对医疗机构配制制剂做出了更为全面和严格的规定。医疗机构配制制剂必须首先申请取得《医疗机构制剂许可证》，2005 年国家药品监督管理部门印发的《医疗机构制剂注册管理办法（试行）》要求配制的制剂必须经过批准，取得医疗机构制剂批准文号。配制制剂按照 2001 年国家药品监督管理部门发布的《医疗机构制剂配制质量管理规范（试行）》和 2005 年国家药品监督管理部门发布的《医疗机构制剂配制监督管理办法（试行）》进行。医疗机构制剂可以发挥自身在药品使用方面的优势，提供适合于临床使用的、安全有效的制剂，弥补市售品的缺失。

管理要点 中国药品管理的法律法规对医疗机构配制制剂的管理规定可以概括为六个方面。

医疗机构配制制剂必须取得《医疗机构制剂许可证》 医疗机构配制制剂先经所在地省级卫生主管部门审核同意，由省级药品监督管理部门批准，发给《医疗机构制剂许可证》。无《医疗机构制剂许可证》的，不得配制制剂。医疗机构在未取得许可证的情况下，擅自配制制剂并在临床使用的属于违法行为，要承担相应的法律责任。《医疗机构制剂许可证》的有效期为 5 年，期满前 6 个月按第一次申报程序申请重新审查发证。

配制制剂必须具备的条件 《药品管理法》规定："医疗机构配制制剂，必须具有能够保证制剂质量的设施、管理制度、检验仪器和卫生条件"。这里包括了作为硬件的"设施、检验仪器和卫生条件"以及作为软件的"管理制度"。医疗机构配制制剂作为一种特定的药品生产过程，必须符合国家药品监督管理局的《医疗机构制剂配制质量管理规范（试行）》的要求。该规范对医疗单位配制制剂作了详细、具体的规定，是制剂配制和质量管理的基本准则，适用于制剂配制全过程。

配制制剂的品种规定 《药品管理法》规定："医疗机构配制的制剂，应当是本单位临床需要而市场上没有供应的品种"。"市场无供应的品种"是指依照《药品管理法》及相关法规的规定，国内药品生产企业或者进口商尚未取得该品种的药品批准文号获得上市许可。自配制剂品种范围包括临床常用而疗效确切的协定处方制剂、某些性质不稳定或效期短的制剂、市场上不能满足的不同规格、容量的制剂、其他临床需要的以及科研用的制剂等。

配制制剂必须取得制剂批准文号 医疗机构配制制剂，必须按照国家药品监督管理部门的规定报送有关资料和样品，经所在地省级药品监督管理部门批准，并发给制剂批准文号后，方可配制。医疗机构制剂批准文号的格式为：X 药制字 H（Z）+4 位年号+4 位流水号。其中 X-省、自治区、直辖市简称，H-化学制剂，Z-中药制剂。医疗机构制剂批准文号的有效期为 3 年。有效期届满需要继续配制的，申请人应当在有效期届满前 3 个月按照原申请配制程序提出再注册申请。

配制制剂的检验和使用 配制的制剂必须按照药品标准进行检验，质量合格的，凭医师处方在本医疗机构内使用。国家药品监督管理部门 2011 年 10 月 11 日印发的《医疗机构药品监督管理办法（试行）》规定：医疗机构配制的制剂只能供本单位使用。未经省级以上药品监督管理部门批准，医疗机构不得使用其他医疗机构配制的制剂，也不得向其他医疗机构提供本单位配制的制剂。发生灾情、疫情、突发事件或者临床急需而市场没有供应时，经国家或者省级药品监督管理部门批准，在规定期限内，医疗机构配制的制剂可以在指定的医疗机构之间调剂使用。国家药品监督管理部门规定的特殊制剂的调剂使用以及省、自治区、直辖市之间医疗机构制剂的调剂使用，必须经国家药品监督管理部门批准。医疗机构之间的调剂使用必须遵守两个原则：一是要经过省级以上药品监督管理部门批准；二是在指定的医疗机构之间使用。

制剂的禁止性规定 《药品管理法》规定：医疗机构配制的制剂，不得在市场销售。《药品管理法实施条例》规定：医疗机构配制的制剂不得在市场上销售或者变相销售，不得发布医疗机构制剂广告。

作用及法律效力 医疗机构制剂管理的规定是医疗机构配制制剂、使用制剂的依据。医疗机构配制制剂和使用制剂必须遵守国家法律法规的规定，取得《医疗机构制剂许可证》和医疗机构制剂批准文号，配制制剂必须按照《医疗机构制剂配制质量管理规范（试行）》《医疗机构制剂配制监督管理办法（试行）》的规定进行。配制的制剂必须按照药品标准进行检验，质量合格的，凭医师处方在本医疗机构内使用，不得在市场销售。特殊情况下，经省级以上药品监督管理部门批准，医疗机构配制的制剂可以在指定的医疗机构之间调剂使用。擅自使用配制制剂以及在药品零售企业销售均属于违法行为，要承担相应的法律责任。国家对医疗机构制剂品种、范围，做出了管理规定，其作用是保证医疗机构制剂的质量和合理使用。

(杨世民)

yīliáo jīgòu zhìjì xǔkězhèng

医疗机构制剂许可证（pharmaceutical preparation certificate for medical institution）

准予医疗机构配制制剂的法定凭证。其格式由国家药品监督管理部门统一规定，省级药品监督管理部门颁发。

法源 实施医疗机构制剂许可证的主要法律依据有：①《中华人民共和国药品管理法》（简称《药品管理法》）。1984 年 9 月 20 日第六届全国人民代表大会常务委员会第七次会议通过的《药品管理法》第十七条规定：医疗单位配制制剂必须经所在省级卫生主管部门审查批准，并发给制剂许可证。2001 年 2 月 28 日第九届全国人民代表大会常务委员会第二十次会议修订的《药品管理法》第二十三条规定：医疗机构配制制剂，须经所在地省级卫生主管部门审核同意，由省级药品监督管理部门批准，发给医疗机构制剂许可证。无医疗机构制剂许可证的，不得配制制剂。②《中华人民共和国药品管理法实施条例》（简称《药品管理法实施条例》）。2002 年 8 月 4 日公布的《药品管理法实施条例》在《药品管理法》的基础上，对医疗机构制剂许可证的办理、变更、换发及有效期等事项做了详细的规定。③《医疗机构制剂配制监督管理办法》。2005 年 4 月 14 日，国家药品监督管理部门发布了《医疗机构制剂配制监督管理办法（试行）》，其中第三章专门对医疗机构制剂许可证的管理做出更为具体的规定。

内容及格式　医疗机构制剂许可证格式由国家药品监督管理部门统一规定，分正本和副本，正、副本具有同等法律效力，有效期为 5 年。医疗机构制剂许可证应当载明证号、医疗机构名称、医疗机构类别、法定代表人、制剂室负责人、配制范围、注册地址、配制地址、发证机关、发证日期、有效期限等项目。其中由药品监督管理部门核准的许可事项为：制剂室负责人、配制地址、配制范围、有效期限。证号和配制范围按国家药品监督管理部门规定的编号方法和制剂类别填写。医疗机构获得医疗机构制剂许可证后可以对许可事项和登记事项进行变更。许可事项变更是指制剂室负责人、配制地址、配制范

围的变更。登记事项变更是指医疗机构名称、医疗机构类别、法定代表人、注册地址等事项的变更。医疗机构变更医疗机构制剂许可证许可事项的，在许可事项发生变更前 30 日，向原审核、批准机关申请变更登记。原发证机关应当自收到变更申请之日起 15 个工作日内做出准予变更或者不予变更的决定。医疗机构变更登记事项的，应当在有关部门核准变更后 30 日内，向原发证机关申请医疗机构制剂许可证变更登记，原发证机关应当在收到变更申请之日起 15 个工作日内办理变更手续。医疗机构制剂许可证变更后，原发证机关应当在医疗机构制剂许可证副本上记录变更的内容和时间，并按变更后的内容重新核发医疗机构制剂许可证正本，收回原医疗机构制剂许可证正本。医疗机构制剂室的药检室负责人及质量管理组织负责人发生变更的，应当在变更之日起 30 日内将变更人员简历及学历证明等有关情况报所在地省级药品监督管理部门备案。医疗机构制剂室的关键配制设施等条件发生变化的，应当自发生变化之日起 30 日内报所在地省级药品监督管理部门备案，省级药品监督管理部门根据需要进行检查。

医疗机构制剂许可证有效期届满需要继续配制制剂的，医疗机构应当在有效期届满前 6 个月，向原发证机关申请换发医疗机构制剂许可证。原发证机关结合医疗机构遵守法律法规、《医疗机构制剂配制质量管理规范》和质量体系运行情况，按照设立医疗机构制剂室的条件和程序进行审查，在医疗机构制剂许可证有效期届满前做出是否准予换证的决定。符合规定准予换证的，收回原证，

换发新证；不符合规定的，做出不予换证的书面决定，并说明理由，同时告知申请人享有依法申请行政复议或者提起行政诉讼的权利；逾期未做出决定的，视为同意换证，并办理相应手续。医疗机构终止配制制剂或者关闭的，由原发证机关缴销医疗机构制剂许可证，同时报国家药品监督管理部门备案。

作用及法律效力　医疗机构制剂许可证是证明医疗机构依法取得制剂配制资格的法定凭证。无医疗机构制剂许可证的，不得配制制剂。医疗机构在未取得制剂许可证的情况下，擅自配制制剂属于违法行为，要承担相应的法律责任。医院制剂直接关系到人民用药安全、有效，配制制剂必须具有严格的条件，因此，国家对医疗机构配制制剂采取许可证管理的办法，严格了准入条件，是药品监督管理部门把好管理关，保证药品质量的重要举措。

（杨世民）

yīliáo jīgòu zhìjì zhùcè guǎnlǐ

医疗机构制剂注册管理（administration of pharmaceutical preparation registration in medical institution）　省级药品监督管理部门根据配制医疗机构制剂申请人的申请，依照法定程序，对医疗机构拟配制的制剂的安全性、有效性、质量可控性等进行审查，并决定是否同意其配制申请的审批过程。

医疗机构制剂的质量直接关系到医疗质量，影响患者的身体健康。1984 年 9 月 20 日，中华人民共和国第十八号主席令公布了《中华人民共和国药品管理法》（简称《药品管理法》），对医疗机构配制制剂做出了全面且严格的规定，要求医疗机构配制制剂

必须申请取得《制剂许可证》，必须具有能够保证制剂质量的设施、检验仪器和卫生条件。2001年修订的《药品管理法》规定：医疗机构配制的制剂，应当是本单位临床需要而市场上没有供应的品种，并须经所在地省级药品监督管理部门批准后方可配制。2002年修订的《中华人民共和国药品管理法实施条例》（简称《药品管理法实施条例》）规定：医疗机构配制制剂，必须按照国家药品监督管理部门的规定报送有关资料和样品，经所在地省级药品监督管理部门批准，并发给制剂批准文号后，方可配制。

2005年6月22日，国家药品监督管理部门印发了《医疗机构制剂注册管理办法（试行）》，对医疗机构制剂注册管理作了具体的规定，该管理办法自2005年8月1日起施行。

管理部门 国家药品监督管理部门负责全国医疗机构制剂的监督管理工作。省级食品药品监督管理局负责本辖区医疗机构制剂的审批和监督管理工作。

申报与审批 医疗机构制剂的申请人，应当是持有《医疗机构执业许可证》并取得《医疗机构制剂许可证》的医疗机构。申请医疗机构制剂，应当进行相应的临床前研究，包括处方筛选、配制工艺、质量指标、药理、毒理学研究等。申请医疗机构制剂注册所报送的资料应当真实、完整、规范。申请制剂所用的化学原料药及实施批准文号管理的中药材、中药饮片必须具有药品批准文号，并符合法定的药品标准。申请人应当对其申请注册的制剂或者使用的处方、工艺、用途等，提供申请人或者他人在中国的专利及其权属状态说明；他人在中

国存在专利的，申请人应当提交对他人的专利不构成侵权的声明。医疗机构制剂的名称，应当按照国家药品监督管理部门颁布的药品命名原则命名，不得使用商品名称。医疗机构配制制剂使用的辅料和直接接触制剂的包装材料、容器等，应当符合国家药品监督管理部门有关辅料、直接接触药品的包装材料和容器的管理规定。医疗机构制剂的说明书和包装标签由省级药品监督管理部门根据申请人申报的资料，在批准制剂申请时一并予以核准。医疗机构制剂的说明书和包装标签应当按照国家药品监督管理部门有关药品说明书和包装标签的管理规定印制，并需标注"本制剂仅限本医疗机构使用"字样。

申请配制医疗机构制剂，申请人应当填写《医疗机构制剂注册申请表》，向所在地省级（食品）药品监督管理部门或者其委托的设区的市级药品监督管理机构提出申请，报送有关资料和制剂实样。省级药品监督管理部门或者其委托的设区的市级药品监督管理机构收到医疗机构配制制剂的申请后，应对申报资料进行形式审查，符合要求的予以受理；不符合要求的，应当自收到申请材料之日起5日内书面通知申请人并说明理由，逾期未通知的自收到材料之日起即为受理。省级药品监督管理部门或者其委托的设区的市级药品监督管理机构在申请受理后10日内组织现场考察，抽取连续3批检验用样品，通知指定的药品检验所进行样品检验和质量标准技术复核，接到检验通知的药品检验所应当在40日内完成样品检验和质量标准技术复核，出具检验报告书及标准复核意见，报送省级药品监督

管理部门，并抄送申请人。省级药品监督管理部门在收到全部资料后40日内组织完成技术审评，符合规定的，发给《医疗机构制剂临床研究批件》。临床研究用的制剂，应当按照《医疗机构制剂配制质量管理规范》或者《药品生产质量管理规范》（2010年修订）的要求配制，配制的制剂应当符合经省级药品监督管理部门审定的质量标准。医疗机构制剂的临床研究，应当在获得《医疗机构制剂临床研究批件》后，取得受试者知情同意书以及伦理委员会的同意，按照《药品生产质量管理规范》的要求实施，受试例数不得少于60例。完成临床研究后，申请人向所在地省级药品监督管理部门或者其委托的设区的市级药品监督管理机构报送临床研究总结资料。省级药品监督管理部门收到全部申报资料后40日内组织完成技术审评，做出是否准予许可的决定。符合规定的，应当自做出准予许可决定之日起10日内向申请人核发《医疗机构制剂注册批件》及制剂批准文号，同时报国家品药品监督管理部门备案；不符合规定的，应当书面通知申请人并说明理由，同时告知申请人享有依法申请行政复议或者提起行政诉讼的权利。医疗机构制剂批准文号的格式为：X药制字H（Z）+4位年号+4位流水号。X为省、自治区、直辖市简称，H系化学制剂，Z系中药制剂。

有下列情形之一的，不得作为医疗机构制剂申报：①市场上已有供应的品种。②含有未经国家药品监督管理部门批准的活性成分的品种。③除变态反应原外的生物制品。④中药注射剂。⑤中药、化学药组成的复方制剂。⑥麻醉药品、精神药品、医疗用

毒性药品、放射性药品。⑦其他不符合国家有关规定的制剂。

补充申请与再注册 医疗机构配制制剂，应当严格执行经批准的质量标准，并不得擅自变更工艺、处方、配制地点和委托配制单位。需要变更的，申请人应当提出补充申请，报送相关资料，经批准后方可执行。医疗机构制剂批准文号的有效期为 3 年。有效期届满需要继续配制的，申请人应当在有效期届满前 3 个月按照原申请配制程序提出再注册申请，报送有关资料。省级药品监督管理部门应当在受理再注册申请后 30 日内，做出是否批准再注册的决定。准予再注册的，应当自决定做出之日起 10 日内通知申请人，予以换发《医疗机构制剂注册批件》，并报国家药品监督管理部门备案。决定不予再注册的，应当书面通知申请人并说明理由，同时告知申请人享有依法申请行政复议或者提起行政诉讼的权利。

有下列情形之一的，省级药品监督管理部门不予批准再注册，并注销制剂批准文号：①市场上已有供应的品种。②按照本办法应予撤销批准文号的。③未在规定时间内提出再注册申请的。④其他不符合规定的。

监督管理 省级药品监督管理部门对质量不稳定、疗效不确切、不良反应大或者其他原因危害人体健康的医疗机构制剂，应当责令医疗机构停止配制，并撤销其批准文号。已被撤销批准文号的医疗机构制剂，不得配制和使用；已经配制的，由当地药品监督管理部门监督销毁或者处理。医疗机构不再具有配制制剂的资格或者条件时，其取得的相应制剂批准文号自行废止，并由省级药品监督管理部门予以注销，但

允许委托配制的中药制剂批准文号除外。提供虚假的证明文件、申报资料、样品或者采取其他欺骗手段申请批准证明文件的，省级药品监督管理部门对该申请不予受理，对申请人给予警告，1 年内不受理其申请；已取得批准证明文件的，撤销其批准证明文件，5 年内不受理其申请，并处1 万元以上 3 万元以下罚款。

作用 对医疗机构制剂实行注册管理是为了保障医疗机构制剂的质量，规范医疗机构制剂的申报与审批程序。医疗机构申报的制剂经所在地省级药品监督管理部门批准，并发给制剂批准文号后，方可配制、使用。这是从源头上保证自配制剂质量，提高制剂配制水平的重要措施。

(杨世民)

Yīliáo Jīgòu Zhìjì Pèizhì Zhìliàng Guǎnlǐ Guīfàn

医疗机构制剂配制质量管理规范（good preparation practice in medical institution）

国家药品监督管理部门依法对医疗机构制剂配制条件和配制过程规定的基本准则和要求。是对医疗机构制剂进行监督检查的依据。医疗机构必须按照此规范配制制剂。

历史沿革 中国政府主管部门十分重视医疗机构制剂的质量管理，通过制定、发布法律、法规对医疗机构制剂进行规范管理。1978 年颁布的《药政管理条例》、1981 年的《国务院关于加强医药管理的决定》、1984 年的《中华人民共和国药品管理法》（简称《药品管理法》）以及《中华人民共和国药品管理法实施条例》（简称《药品管理法实施条例》），1989 年卫生部的《医院药剂管理办法》均对医疗机构配制制剂的基本条件和要求做出了

规定。《药品管理法》规定：医院制剂实行《制剂许可证》的管理制度。2000 年，国家药品监督管理局结合医疗机构的"换证"工作，专门出台"《医疗机构制剂许可证》验收标准"，对医疗机构制剂配制提出了严格要求；2001 年 3 月 13 日，国家药品监督管理局为了贯彻落实修订后的《药品管理法》，制定发布了《医疗机构制剂配制质量管理规范（试行）》，自公布之日起施行。

内容 包括以下七个方面。

人员要求 医疗机构制剂配制应在药剂部门设制剂室、药检室和质量管理组织。机构与岗位人员的职责应明确，并配备具有相应素质及相应数量的专业技术人员。制剂室和药检室的负责人应具有大专以上药学或相关专业学历，具有相应管理的实践经验，有对工作中出现的问题做出正确判断和处理的能力。制剂室和药检室的负责人不得互相兼任。从事制剂配制操作及药检人员，应经专业技术培训，具有基础理论知识和实际操作技能。

房屋、设施及设备的要求 为了保证医疗机构的制剂质量，配制制剂的制剂室应远离各种污染源。且周围的地面、路面、植被等不应对制剂配制全过程造成污染。制剂室应与所配制的制剂剂型和规模相适应，有防止污染及昆虫、其他动物进入的有效设施。制剂室内各工作间应按制剂工序和空气洁净度级别要求合理布局。工作人员更衣室单独设立，各种制剂应根据剂型的需要，合理衔接工序，设置不同的操作间，并按工序划分操作岗位。做到一般区和洁净区分开；配制、分装与贴签、包装分开；内服制剂与外用制剂分开；无菌制剂与其他

制剂分开。制剂室应具有与所配制剂相适应的物料、成品等库房，并有通风、防潮等设施。中药材的前处理、提取、浓缩等必须与其后续工序严格分开，并应有有效的除尘、排风设施。制剂室应便于清洁。洁净室的内表面应平整光滑，无裂缝、接口严密，无颗粒物脱落并能耐受清洗和消毒。墙壁与地面等交界处成弧形或采取其他措施，以减少积尘和便于清洁。洁净室的窗户、技术夹层及进入室内的管道、风口、灯具与墙壁或顶棚的连接部位均应密封，避免出现不易清洁的部位。其主要工作间的照明度应达到300勒克斯，并维持一定的正压。洁净室（区）内安装的水池、地漏的位置应适宜，不得对制剂造成污染。

设备的选型、安装应符合制剂配制要求，易于清洗、消毒或灭菌，便于操作、维修和保养，并能防止差错和减少污染。与药品直接接触的设备表面应光洁、平整、易清洗或消毒、耐腐蚀；不与药品发生化学变化和吸附药品。设备所用的润滑剂、冷却剂等不得对药品和容器造成污染。纯化水、注射用水的制备、储存和分配应能防止微生物的滋生和污染。储罐和输送管道所用材料应无毒、耐腐蚀，管道的设计和安装应避免死角、盲管。用于制剂配制及检验的仪器、仪表、量具、衡器等其适用范围和精密度应符合制剂配制和检验的要求，定期校验，并有合格标志。校验记录至少保存一年。

物料要求　制剂配制所用的物料应符合药用要求，不得对制剂质量产生不良影响。其购入、储存、发放与使用等应制定相应的管理制度。如合格物料、待验

物料及不合格物料应分别存放，并有易于识别的明显标志。不合格的物料，应及时处理。各种物料按照其性能与用途合理存放。对温度、湿度等有特殊要求的物料，应按规定条件储存。挥发性物料的存放，应注意避免污染其他物料。各种物料不得露天存放。特别是中药材，应按其质量标准购入并合理储存与保管。物料应按规定的使用期限储存，储存期内如有特殊情况应及时检验。制剂的标签、使用说明书必须与药品监督管理部门批准的内容、式样、文字相一致，不得随意更改；应专柜存放，专人保管，不得流失。

卫生要求　洁净室（区）应定期消毒。使用的消毒剂不得对设备、物料和成品产生污染。消毒剂品种应定期更换，防止产生耐药菌株。洁净室（区）仅限于在该室的配制人员和经批准的人员进入。进入洁净室（区）的人员不得化妆和佩戴饰物，也不得裸手直接接触药品。制剂室应有防止污染的卫生措施和卫生管理制度，并由专人负责。配制间和制剂设备、容器等应有清洁规程，内容包括：清洁方法、程序、间隔时间、使用清洁剂或消毒剂、清洁工具的清洁方法和存放地点等。配制间不得存放与配制无关的物品，配制中产生的废弃物应及时处理。配制人员应有健康档案，并每年至少体检一次。传染病、皮肤病患者和体表有伤口者不得从事制剂配制工作。

相关文件的管理要求　制剂室应有下列文件：医疗机构制剂许可证及申报文件、验收、整改记录；制剂品种申报及批准文件；制剂室年检、抽验及监督检查文件及记录。制剂配制管理文件主要有：①配制规程和标准操作规

程，配制规程包括制剂名称、剂型、处方、配制工艺的操作要求，原料、中间产品、成品的质量标准和技术参数及储存注意事项，成品容器、包装材料的要求等；标准操作规程包括配制过程中涉及的单元操作（如加热、搅拌、振摇、混合等）具体规定和应达到的要求。②配制记录（制剂单）应包括：编号、制剂名称、配制日期、制剂批号、有关设备名称与操作记录、原料用量、成品和半成品数量、配制过程的控制记录及特殊情况处理记录和各工序的操作者、复核者、清场者的签名等。配制制剂的质量管理文件主要有：物料、半成品、成品的质量标准和检验操作规程；制剂质量稳定性考察记录和检验记录。

配制管理要求　制剂的配制规程和标准操作规程不得任意修改。如需修改时必须按制定时的程序办理修订、审批手续。在同一配制周期中制备出来的一定数量常规配制的制剂为一批，一批制剂在规定限度内具有同一性质和质量。每批制剂均应编制制剂批号。每批制剂均应按投入和产出的物料平衡进行检查，如有显著差异，必须查明原因，在得出合理解释、确认无潜在质量事故后，方可按正常程序处理。每批制剂均应有一份能够反映配制各个环节的完整记录，操作人员及时填写记录，填写字迹清晰、内容真实、数据完整，并由操作人、复核人及清场人签字。此外，记录应保持整洁，不得撕毁和任意涂改。需要更改时，更改人应在更改处签字，并需使被更改部分可以辨认。为了防止制剂被污染和混淆，配制操作应采取下述措施：①每次配制后应清场，并填写清场记录。每次配制前应确认

无上次遗留物。②不同制剂（包括同一制剂的不同规格）的配制操作不得在同一操作间同时进行。如确实无法避免时，必须在不同的操作台配制，并应采取防止污染和混淆的措施。③在配制过程中应防止称量、过筛、粉碎等可能造成粉末飞散而引起的交叉污染。④在配制过程中使用的容器须有标明物料名称、批号、状态及数量等的标志。

质量管理的要求 为了保证医疗机构制剂的质量，药剂部门应设立质量管理组织和药检室，质量管理组织负责制剂配制全过程的质量管理，主要职责包括：①制定质量管理组织任务、职责。②决定物料和中间品能否使用。③研究处理制剂重大质量问题。④制剂经检验合格后，由质量管理组织负责人审查配制全过程记录并决定是否发放使用。⑤审核不合格品的处理程序及监督实施。药检室主要负责制剂配制全过程的检验。其职责有：①制定和修订物料、中间品和成品的内控标准和检验操作规程，制定取样和留样制度。②制定检验用设备、仪器、试剂、试液、标准品（或参考品）、滴定液与培养基及实验动物等管理办法。③对物料、中间品和成品进行取样、检验、留样，并出具检验报告。④监测洁净室（区）的微生物数和尘粒数。⑤评价原料、中间品及成品的质量稳定性，为确定物料储存期和制剂有效期提供数据。⑥制定药检室人员的职责。

作用及法律效力 《医疗机构制剂配制质量管理规范》是医疗机构制剂配制和质量管理的基本准则，适用于制剂配制的全过程。医疗机构必须按照该规范配制制剂。实施该规范，对加强医疗机构制剂配制的质量管理，保障医疗机构药品供应，满足临床需要有着非常重要的作用。

（杨世民）

yīliáo jīgòu zhìjìshǐyòng guǎnlǐ
医疗机构制剂使用管理 （control over pharmaceutical preparation using in medical institution）
医疗机构依据国家药品管理法律法规的规定，对本医疗机构配制制剂使用的管理，包括医疗机构制剂的使用和制剂调剂使用的管理。

1984年9月20日发布的《中华人民共和国药品管理法》（简称《药品管理法》）规定：医疗机构配制的制剂，必须根据临床需要并按照规定进行质量检验；合格的，凭医师处方使用。2001年2月28日修订的《药品管理法》规定：配制的制剂必须按照规定进行质量检验；合格的，凭医师处方在本医疗机构使用。特殊情况下，经国家或者省级药品监督管理部门批准，医疗机构配制的制剂可以在指定的医疗机构之间调剂使用。2002年8月4日发布的《中华人民共和国药品管理法实施条例》（简称《药品管理法实施条例》）规定：医疗机构配制的制剂不得在市场上销售或者变相销售，不得发布医疗机构制剂广告。发生灾情、疫情、突发事件或者临床急需而市场没有供应时，经国家或者省级药品监督管理部门批准，在规定期限内，医疗机构配制的制剂可以在指定的医疗机构之间调剂使用。2005年6月22日，国家药品监督管理部门发布的《医疗机构制剂注册管理办法》对医疗机构制剂的调剂使用作了具体的规定。

内容 ①配制的制剂必须按照规定进行质量检验；合格的，凭医师处方在本医疗机构使用。医疗机构制剂应按药品监督管理部门制定的原则并结合剂型特点、原料药的稳定性和制剂稳定性试验结果规定使用期限。②医疗机构配制的制剂不得在市场上销售或者变相销售，不得发布医疗机构制剂广告。③医疗机构制剂一般不得调剂使用。④发生灾情、疫情、突发事件或者临床急需而市场没有供应时，需要调剂使用的，省级辖区内申请医疗机构制剂调剂使用的，应当由使用单位向所在地省级药品监督管理部门提出申请，说明使用理由、期限、数量和范围，并报送有关资料，必须经所在地省级药品监督管理部门批准。省、自治区、直辖市之间医疗机构制剂的调剂使用以及国家药品监督管理部门规定的特殊制剂的调剂使用，应当由取得制剂批准文号的医疗机构向所在地省级药品监督管理部门提出申请，说明使用理由、期限、数量和范围，经所在地省级药品监督管理部门审查同意后，由使用单位将审查意见和相关资料一并报送使用单位所在地省级药品监督管理部门审核同意后，报国家药品监督管理部门审批。取得制剂批准文号的医疗机构应当对调剂使用的医疗机构制剂的质量负责。接受调剂的医疗机构应当严格按照制剂的说明书使用制剂，并对超范围使用或者使用不当造成的不良后果承担责任。医疗机构制剂的调剂使用，不得超出规定的期限、数量和范围。⑤制剂配发必须有完整的记录或凭据。内容包括：领用部门、制剂名称、批号、规格、数量等。制剂在使用过程中出现质量问题时，制剂质量管理组织应及时进行处理，出现质量问题的制剂应立即收回，并填写收回记录。收回记录应包括：制剂名称、批号、规格、数量、收回部门、收回原因、处理意见及日期等。⑥制剂使用过程中发现的不良反应，应按《药品不良反应报告和监测管理办法》的规定予以记录，填表上报。保留病历和有关检验、检查报告单等原始记录至少一年备查。

作用 国家规范医疗机构制剂使用，限定其调剂使用的范围、品种，其作用是保证医疗机构制剂的质量和合理使用。医疗机构配制制剂坚持自配自用的原则，医疗机构制剂一般不得在院外调剂使用，不得在市场上销售或者变相销售，特殊情况下，经省级以上药品监督管理部门批准，医疗机构配制的制剂可以在指定的医疗机构之间调剂使用。

（杨世民）

yīliáo jīgòu yàopǐn guǎnlǐ
医疗机构药品管理（drug management in medical institution）

对医疗机构药品购进、验收、储存、养护、调配及使用等环节的管理。

按照不同的分类方法，医疗机构药品管理又分为不同的种类。按照管理对象的不同可分为一般医疗用药管理、特殊药品（麻醉药品、精神药品、放射性药品和医疗用毒性药品）管理、科研用药品的管理、制剂用原料药品的管理以及中药材（饮片）的管理。按照管理类型的不同分为质量管理、经济管理和信息管理。

20世纪50年代中华人民共和国成立初期，医疗机构内药品管理的部门通称药局或药房，分为门诊药房和住院药房。药品管理的主要任务就是保证药品供应，调配医师开具的处方。50年代至60年代，中国市售药品品种少，

规格和剂型不齐全，不能满足医疗工作中对药品的需求，医疗机构制剂便应运而生。为了进一步满足临床诊治需求，20世纪60年代后期政府决定开展中西医结合工作，于是医药学界开始了中药复方制剂的研究开发工作。此时，医疗机构的药品管理的核心任务就是千方百计地保证药品供应和调剂处方，缓解缺医少药的问题。20世纪80年代，随着一系列药品管理法规的颁布，医疗机构制剂进一步发展。1981年卫生部颁布了《医院药剂工作条例》，1989年发布了《医院药剂管理办法》，以及医院制剂室实行了制剂许可证制度等，医疗机构的各项工作都得到了加强，逐步走向了规范化、法制化和科学化的管理。与此同时，制剂检验分析技术也有了很大的提高。此时医疗机构对药品的管理主要包括药品供应、处方调剂和药物制剂三个方面。随着中国医药市场经济的快速发展以及人民生活水平的提高，公众的需求已不仅仅满足于药品的安全性和有效性，更加要求药物治疗的经济性和良好的药品咨询服务，这样的需求促进了医疗机构药品管理活动的重新定位。20世纪90年代初期，国际医院药学界提出了"以患者为中心的实践"理念，使得医疗机构药品管理的方向指向了"以患者为中心"的药物临床实践。此时医疗机构药品管理最终目的是促进药物的合理使用，保障患者的用药权益。

一般要求 医疗机构药品管理是涉及面广泛的全院性工作，涉及医护人员，涉及医院领导和部分职能科室。《医疗机构药品监督管理办法（试行）》规定："医疗机构应当建立健全药品质量管理体系，完善药品购进、验收、

储存、养护、调配及使用等环节的质量管理制度，做好质量跟踪工作，并明确各环节中工作人员的岗位责任。"

具体要求 从药品质量、采购、贮藏、调剂、临床应用、信息和经济等七个方面进行管理。

药品质量管理 医疗机构药品质量管理是对医疗机构用药全过程的质量管理，加强药品质量管理应做到：①检查本医疗机构有关药品质量监督管理的各项规章制度执行情况。②检查处方调配中核对制度和技术操作规程执行情况，严防差错事故，保证配发的药品质量合格，安全有效。③检查毒、麻、精神药品及其他药品的使用、管理制度的执行情况。④检查配制制剂工艺及操作规程、成品质量检验执行情况。⑤检查库存药品的质量情况。⑥检查医疗机构药品流通各环节的药品管理、交接和使用管理。⑦其他有关医疗机构药品的执行情况。

药品采购管理 药品采购是医疗机构药品供应管理的重要环节，也是确保药品质量的关键一环。药品采购管理的主要目标就是依法、适时购进质量优良、价格适宜的药品。中国的《药品管理法》和国家药品监督管理部门、卫生部规章的有关条款，都对医疗机构的药品采购做了明确的规定。医疗机构药品的采购主要包括制定采购计划、采购、验收等环节。药品采购计划的制定，需要药学部门充分掌握新药动态和市场信息，加速周转，减少库存，保证药品供应。药品采购实行集中管理，要实行公开招标采购、议价采购或集中招标采购。医疗机构采购药品时，必须从具有药品生产、经营资格的企业购进，

必须建立并执行进货检查验收制度，验明药品合格证明和其他标识，不符合规定要求的，不得购进和使用。医疗机构药学部门对购入药品质量有异议时，医疗机构可委托国家认定资格的药检部门进行抽检。

药品贮藏管理　医疗机构药品的贮藏管理主要包括入库、保管、出库三个环节。①药品入库：药品购入后要办理药品入库业务，包括清点数量、检查质量、办理入库手续、药品入库等。药品入库验收的内容包括数量、包装和质量三个方面，对于不同种类的药品，药品的入库验收应遵循不同的要求。②药品贮藏：药品贮藏即药品的储存和养护，对于保证药品质量、降低成本具有重要的作用。做好药品的保管工作，不仅要充分了解各种药品的理化性质还要熟悉外界因素对于药品产生的各种影响。药品的储存既要考虑药品不同的保管特点，又要结合具体的仓储条件，采取科学合理的管理方法。③药品出库：药品出库是向各调剂部门发出药品的过程，包括备药、验发和销账等内容。药品出库应遵守发陈贮新的原则，即先产先出、先进先出、易变先出、近期先出的原则，保证药品质量。

药品调剂管理　药品的调剂工作是医疗机构中不可或缺的组成部分。世界卫生组织提出的药品调剂的原则：即正确的药品、正确的患者、正确的剂量、正确的给药途径以及正确的给药时间。医疗机构的调剂活动可分为六个步骤，即收方、检查处方、调配处方、包装贴标签、复查处方和发药。调配处方时，药师从患者或病房护理人员处接受处方或药品请领单后应当认真逐项检查，

确认处方的正确性、合理性以及合法性。药师经过处方审核后，认为存在用药不适宜时，应当告知处方医师，请其确认或者重新开具处方。药师发现严重不合理用药或者用药错误，应当拒绝调配，及时告知处方医师，并应当记录，按照有关规定报告。处方审查合格后应由取得药学技术职务任职资格的人员进行调配。调配处方时应严格执行"四查十对"的制度，即：查处方，对科别、姓名、年龄；查药品，对药名、剂型、规格、数量；查配伍禁忌，对药品性状、用法用量；查用药合理性，对临床诊断。调配好的处方，包装袋和药瓶标签上应标示患者姓名、药品品名、规格、用法用量等，并仔细检查所取药品与处方药品是否一致，防止差错。发药时，要确认患者无误后方可发给，按照药品说明书或者处方用法，进行用药交代与指导。

药品临床应用管理　药物临床应用管理是对医疗机构临床诊断、预防和治疗疾病用药全过程实施的监督管理。药品临床应用管理的基本出发点就是合理用药，医疗机构应当遵循安全、有效、经济的合理用药原则，尊重患者对药品使用的知情权和隐私权。药品临床应用管理的内容主要包括：①制定本机构基本药物临床应用管理办法，建立并落实抗菌药物临床应用分级管理制度。②建立临床药师制，配备临床药师，全职参与临床药物治疗工作，对患者进行用药教育，指导患者安全用药。③对医师处方、用药医嘱的适宜性进行审核，实施处方和用药医嘱点评与干预。④建立临床用药监测、评价和超常预警制度，对药物临床使用安全性、有效性和经济性进行监测、分析、

评估。⑤建立药品不良反应、用药错误和药品损害事件监测报告制度，发现药品不良反应、用药错误和药品损害事件后，应当积极救治患者，做好观察与记录，并按规定上报药品监督管理部门和卫生主管部门。

药品信息管理　药品信息是指有关药品和药品活动的特征和变化，也就是说所有与药品有关的信息都属于药品信息的范围。药品信息包含两方面的内容：一是有关药品的特征、特性和变化的信息，例如药品的理化性质、药品的安全性、有效性等方面的药品信息；二是有关药品活动方面的信息，例如新制剂的应用、药物流行病学研究等。做好药品信息管理工作，对促进安全、有效、经济的使用药物具有积极的作用。医疗机构药品信息管理的内容主要包括：药品信息的收集、整理、保管和评价；积极开展防止药源性危害的工作；编写合理用药简讯；向医护人员、患者提供药物咨询；开展药物经济学、药物评价和治疗结果分析，促进药物合理使用，提高药物治疗质量。

药品经济管理　药品的经济管理是医疗机构经济管理的重要内容。医疗机构对药品的管理实行"金额管理、重点统计、实耗实销"的管理办法。"金额管理"是指用金额控制药品在医疗机构流通的全过程；"重点统计"是指药剂科对各种医疗用毒性药品、麻醉药品、精神药品、贵重药品的领退、销售、结存都必须按数量进行统计；"实耗实销"是指药剂科和临床各科室销售、消耗的药品，按进价金额列报支出。根据药品的特点，医疗机构对药品还普遍实行三级管理制度。一级管理的范围是麻醉药品和医疗用

毒性药品的原料药，处方要求单独存放，每日清点。二级管理的范围是精神药品、贵重药品及自费药品，实行专柜存放，专账登记；贵重药品要每日清点，精神药品定期清点。三级管理的范围是普通药品，实行金额管理，季度盘点，以存定销。

（杨世民）

yīliáo jīgòu yàopǐn zhìliàng guǎnlǐ

医疗机构药品质量管理（drug quality management in medical institution）

医疗机构对本单位用药全过程的质量管理。包括药品的遴选、采购、保管等环节的质量管理。

遴选环节管理 为保持临床用药的科学性、经济性和公平性，医院药事管理组织应对药品品种进行遴选。医疗机构应当按照经药品监督管理部门批准并公布的药品通用名称购进药品。同一通用名称药品的品种，注射剂型和口服剂型各不得超过2种，处方组成类同的复方制剂1~2种（因特殊诊疗需要使用其他剂型和剂量规格药品的情况除外）。

采购环节管理 采购药品管理的主要目标是依法、适时购进质量优良、价格合理的药品。《中华人民共和国药品管理法》（简称《药品管理法》）和国家药品监督管理部门、卫生主管部门规章的有关条款，对医疗机构购药作了明确规定：①医疗机构必须从具有药品生产、经营资格的企业购进药品。②医疗机构购进药品，必须建立并执行进货检查验收制度，验明药品合格证明和其他标识。不符合规定要求的，不得购进和使用。③医疗机构购进药品，必须有真实、完整的药品购进记录。药品购进记录必须注明药品通用名称、生产厂商（中药材标

明产地）、剂型、规格、批号、生产日期、有效期、批准文号、供货单位、数量、价格、购进日期。药品购进记录必须保存至超过药品有效期1年，但不得少于3年。④个人设置的门诊部、诊所等医疗机构不得配备常用药品和急救药品以外的其他药品。⑤医疗机构临床使用的药品应当由药学部门统一采购供应。经药事管理与药物治疗学委员会（组）审核同意，核医学科可以购用、调剂本专业所需的放射性药品。其他科室或者部门不得从事药品的采购、调剂活动，不得在临床使用非药学部门采购供应的药品。

保管环节管理 医疗机构药学部门应制定和执行药品保管制度，定期对贮存药品质量进行抽检。药品仓库应具备冷藏、防冻、防潮、避光、通风、防火、防虫、防鼠等适宜的仓储条件，保证药品质量。药品保管的主要措施包括：①分类储存。按药品的自然属性分类，做到六分开、七专放。药库应进行区域划分，并设置相关的功能区，如药品待验区、合格区、不合格区。针对影响药品质量的因素采取有效措施如对易受光线影响变质的药品可在存放室门窗上悬挂黑色布、纸遮光，易受湿度影响变质的药品应控制药库湿度在35%~75%，易受温度影响变质的药品分库控制药库温度。定期检查、养护，发现问题及时处理。②建立并执行药品保管的制度。药剂科为保管好药品、制剂，应建立药库人员岗位责任制、入库验收与出库验发制度、在库药品检查养护制度、有效期药品管理制度、病区药柜管理制度、不合格药品处理制度、药品档案制度等。③有效期药品的管理。购进药品验收时应注意

药品入库要按批号堆放或上架，出库必须贯彻"先产先出、近期先出，按批号发货"的原则。若库存药品或病区小药柜药品过期，必须按制度单独存放、销毁，决不能发给患者使用。

某些特殊类别药品的质量管理 特殊类别药品包括特殊管理药品、进口药品、血液制品、静脉用药集中调配产品、捐赠药品、相似药品等。

特殊管理药品的质量管理 特殊管理药品入库时必须货到即验，合格后立即存放入专库。入库验收设有专用账簿，记录包括日期、凭证号、品名、剂型、规格、单位、质量情况等药品信息，并经验收和保管人员双人签字核实。验收中发现缺货、破损问题，经双人核查，报科室主任批准并加盖公章后向供货单位查询处理；特殊管理的药品一经发出，不允许退换。当患者不再使用麻醉药品和第一类精神药品时，应将剩余药品无偿交回，按规定销毁。

进口药品的质量管理 进口药品须核查药品监督管理部门核发的进口药品注册证书、该批次药品的口岸药品检验所进口药品检验报告书。同时医院药师要关注药品监督管理部门对已经批准生产或者进口的药品的警戒信息，已被撤销批准文号或者进口注册证书的药品，不得销售和使用。

血液制品的质量管理 国家对血液制品实行批签发制度。医院药师在验收产品时应核对生产企业的质检报告、盖有国家药品监督管理部门批签发专用章的"生物制品批签发合格证"，并关注药品监督管理部门的相关药物警戒信息，以保证产品的质量与临床用药的安全。

静脉用药集中调配产品的质

量管理 静脉用药集中调配，是指医疗机构药学部门根据医师处方或用药医嘱，经药师进行适宜性审核，由药学技术人员按照无菌操作要求，在洁净环境下对静脉用药物进行加药混合调配，使其成为可供临床直接静脉输注使用的成品输液操作过程。开展静脉注射液配置业务应具备相当于医疗机构注射剂配制的净化条件，具体操作应当按照《静脉用药集中调配质量管理规范》进行。临床医师开具静脉输液治疗处方或用药医嘱后，应按卫生部《静脉用药集中调配操作规程》进行。医疗机构应建立输液配置质量管理规范和相关文件，如质量管理文件、人员管理文件、药物领用流程、配药工作流程、设备管理文件、安全和环保措施、质量控制总则等。医疗机构静脉用药调配中心（室）建设应当符合《静脉用药集中调配质量管理规范》相关规定。

捐赠药品的质量管理 捐赠药品必须是经国家药品监督管理部门批准生产或进口、获得批准文号或进口许可且符合质量标准的品种，有效期应在 6 个月以上。捐赠人对捐赠药品的质量安全负责，每批捐赠药品均需提供药品的来源、生产厂家、药品品名、注册商标、剂型、规格、数量、有效期、捐赠单位、捐赠和接收时间、交接经手人等。捐赠药品的院内质量控制一般以核对质检部门报告为主，必要时由药检室或实验室抽样检测。对生物制品、血液制品、进口药品和注射剂等高风险品种更要谨慎处理。药剂科对捐赠药品、捐赠方药品的生产许可证、《药品生产质量管理规范》证书、药品注册证、企业法人营业执照、该批号捐助药品的

质检报告及捐赠明细表等相关质量文档验收和审核，并对样品进行登记。

相似药品质量管理 对相似药品的质量管理主要是加以区分，尽量减少因相似造成的差错，进而提升临床用药的安全性。具体措施包括：①药库及各药房对形似或音似药品应尽量分开摆放，并在货物显著位置贴上警示标志或注明文字提醒药师关注。②门急诊应严格按照科室制度的相应操作规程仔细审核、调配处方和发药。③病区药房在调配长期口服药时，对无法辨别最小包装或裸片的药品，应单独放在口服袋里，并在纸袋外标注药品信息，以便护士核对。④药剂科应每年更新音似、形似药品目录，不定期在医院网站上发布药品警示信息。

机构设置和组成管理 医疗机构应建立"药品质量监控网络"，沟通药品流通的各个环节，形成一个质量管理网络，实施药品质量信息传递与反馈，对所用的全部药品、制剂实施全面质量管理。该网络包括监督管理、药品供应、调剂、制剂、临床药学等子系统。

作用 医疗机构是药品供应链的终端环节，药品的质量直接影响到临床的治疗效果和患者安全性。医疗机构药品质量管理可通过科学的组织、计划与控制，使药品在医疗机构流通过程中的诸因素——药学人员、药学技术、仪器设备、药政法规、规章制度、药学信息等得到合理的整合和有序的实施，遴选、采购、贮藏、分发、使用合格的药品，监测用药，处理药品质量问题，保证患者用药安全。

（杨世民）

yīliáo jīgòu yàopǐn cǎigòu guǎnlǐ

医疗机构药品采购管理 （drug procurement management of medical institution） 医疗机构根据国家相关的规定，对本机构所用药品采购全过程实施的管理。通常，医疗机构采购的药品主要包括一般药品、特殊药品、中药材（饮片）等。医疗机构药品的采购主要包括制定采购计划、药品采购和药品验收三个方面的内容。

制定药品采购计划 《医疗机构药事管理规定》规定："医疗机构应当根据《国家基本药物目录》《处方管理办法》《国家处方集》《药品采购供应质量管理规范》等制定本机构《药品处方集》和《基本用药供应目录》，编制药品采购计划，按规定购入药品。"科学合理的药品采购计划是做好药品采购供应工作的关键，首先要保证临床供应，其次要防止积压，减免损失，还要合理分配资金，加速周转。药品采购计划的制定应根据医疗机构的实际用药情况进行认真分析，科学合理的采购计划应遵循以下几个原则：①以国家基本药物目录为基础，结合医院的性质、业务范围及实际需求制定计划。②参考一定时期内药品的使用及储存情况，再结合当前的情况，制定切实可行的计划。③保证常用药物的供应，做到基本药物优先考虑，贵重药物、新药等依据使用情况及患者需求适量采购。④依据药品市场形势，合理采购。⑤由于一些疾病具有季节性的特点，因此药品采购计划应根据季节变化来调整，保证药品供应。⑥留有一定的经费以应对突发事件等紧急情况和临床的特殊需要。药品的采购计划一般可分为定期性采购计划和临时性采购计划；定期性

采购计划又分为年度计划、季度计划、月计划、周计划；临时性采购计划又分为一般临时性采购计划和紧急临时性采购计划。

药品采购 药品采购工作包含接收采购单、审核、提交请购单、开单结算、提货、验收以及报账等环节。由于医疗机构使用药品具有品种多、数量小、批次频、周转快等特点，所以医疗机构采购药品时应遵循以下几个原则：①计划采购原则。有计划地进行药品采购，做到量入为出、精打细算、统筹兼顾、保证重点，及时供应临床用药。②质量第一原则。严格按照国家相关监管部门制定的法律法规，把好质量关，购进符合国家药品标准的药品。③价格合理原则。在保证药品质量的前提下，体现优质优价、价格合理的原则。④限量原则。药品的储备要符合实际需要，数量适中，不宜过多或过少。采购遵循限量原则，提高周转次数。医疗机构应分类采购：①基本用药供应目录中的药品属于常规计划，通常参加药品集中采购。②基本用药供应目录以外的药品，临床患者特殊需要的、新上市的以及本机构基本用药供应目录以外的药品采购，应由临床科室负责人提出申请，药品采购部门收集相关资料，然后提交医院药事管理组织进行讨论决定是否购入，然后由采购人员负责药品计划的具体执行。③特殊管理药品，严格执行有关特殊管理药品采购的规定，按照采购计划实施具体品种和数量的采购。④试剂，由使用科室提出需求计划，报药库备案后，由采购人员进行具体品种和数量的采购。医疗机构购进药品，应当查验供货单位的药品生产许可证或者药品经营许可证和营业执照、所销售药品的批准证明文件等相关证明文件，并核实销售人员持有的授权书原件和身份证原件。购进药品时应当索取、留存供货单位的合法票据，并建立购进记录，做到票、账、货相符。合法票据包括税票及详细清单，清单上必须载明供货单位名称、药品名称、生产厂商、批号、数量、价格等内容，票据保存期不得少于3年。对于首次购进药品，医疗机构应当妥善保存加盖供货单位原印章的证明文件的复印件，保存期不得少于5年。

药品验收 药品质量验收是保证药品质量，防止不合格药品进入临床使用的重要环节。对于采购的药品，药品保管人员应该根据"药品购进记录"和"随货同行单"进行验收，验收的内容主要包括数量、包装和质量三个方面。药品验收要严格按照国家法定标准和相关规定及药品购销合同中约定的其他质量要求的条款，对购进药品的品名、规格、数量、质量、包装以及有关要求的证明或文件进行逐一检查。验收时，验收人员应对入库药品按所列验收项目进行验收并做好相关记录。药品验收记录应当包括药品通用名称、生产厂商、规格、剂型、批号、生产日期、有效期、批准文号、供货单位、数量、价格、购进日期、验收日期、验收结论等内容。验收记录由验收人员按照日或月的顺序装订，保存至有效期后1年，但不得少于3年。药品验收后，及时入库、记账，验收不合格的，不准入库。

作用 医疗机构药品采购管理的作用主要有两方面：①保障药品正常供应，满足医疗需要。②保证药品质量。药品采购程序及严格的验收制度，防止不合格的药品以及其他不符合相关规定要求的药品进入临床使用过程，保障患者的用药安全。

（杨世民）

yīliáo jīgòu yàopǐn zhùcáng guǎnlǐ

医疗机构药品贮藏管理 （drug storage management of medical institution） 医疗机构根据国家相关规定，对本机构所使用的药品进行储存和养护的管理。《医疗机构药品监督管理办法（试行）》规定："医疗机构应当制定和执行药品保管、养护管理制度，并采取必要的控温、防潮、避光、通风、防火、防虫、防鼠、防污染等措施，保证药品质量。医疗机构储存药品，应当按照药品属性和类别分库、分区、分垛存放，并实行色标管理，即黄色代表待验品、绿色代表合格品、红色代表不合格品。麻醉药品、精神药品、医疗用毒性药品、放射性药品应当严格按照相关行政法规的规定存放，并具有相应的安全保障措施。"

建立并执行药品保管制度 医疗机构为保管好药品，应加强药品保管制度的建设，主要包括：①药库人员岗位责任制。②入库验收、出库验发制度。③在库药品检查养护制度。④有效期药品管理制度。⑤病区药柜管理制度。⑥不合格药品处理制度。⑦记录。⑧药品档案制度。

药品分类贮藏 药品储存的基本原则是分类储存。按药品的自然属性、管理规定、养护条件、剂型等因素进行分类，按区、排、号进行区别存放，科学储存。①处方药与非处方药分开；基本医疗保险药品目录的药品与其他药品分开；内用药与外用药分开；性能相互影响、容易串味的品种与其他的药品分开；新药、贵重药品与其他药品分开；配制的制剂与外购药品分开；养护条件（如温度、湿度等）差异较大的品种分开；化学药品、中成药和中药饮片分开；不同剂型的药品分开；不同的品种分开；同一品种中不同的规格、不同的批号分开等。②麻醉药品、一类精神药品、毒性药品、放射性药品专库或专柜存放。危险性药品、易燃、易爆物专库存放。③准备退货药品、过期失效药品、变质药品等不合格药品单独存放。

药品的贮藏条件应依据药品质量标准中"贮藏"项下规定的条件，并结合当地气候及药库所处环境等因素而具体实施。①对易受光线影响而变质的药品，应采取合适的、有效的避光措施。②对易受湿度影响而变质的药品，应相应控制药库相对湿度，一般保持在 35%～75%。③对易受温度影响而变质的药品，应分库控制温度。常温库温度范围控制在 0～30℃，阴凉库温度范围控制在 0～20℃，冷藏库温度范围控制在 2～10℃。④采取必要的防虫、防鼠及防霉措施。⑤采取必要的防火、防爆及通风措施。

特殊药品贮藏　《中华人民共和国药品管理法》（简称《药品管理法》）规定："国家对麻醉药品、精神药品、医疗用毒性药品、放射性药品，实行特殊管理"。医疗机构必须按照国务院颁发的有关法令、法规做好特殊药品的管理工作。①麻醉药品和一类精神药品：专人负责，专账统计，专库或专柜储存并实行双人双锁管理，药品出入由双人验收复核，专用账册保存期限应当自药品有效期满之日起不少于 5 年。②二类精神药品：专库或专柜保管、专账统计、专人负责，专用

账册保存期限应当自药品有效期满之日起不少于 5 年。③医疗用毒性药品：设有必要安全设施的独立仓间或专柜储存并印有毒药标志，专人保管，专账统计，定期盘点。④放射性药品：专库或专柜保管、双人双锁管理、专账登记。

危险药品贮藏　危险药品是指受光、热、空气、水分、撞击等外界因素的影响可引起燃烧、爆炸或具有腐蚀性、刺激性和放射性的药用物质。危险药品应储存于危险品库内，一般不得与其他药品同库储存，远离病房和其他建筑物，同时指派专人负责管理。危险品的库存管理应该注意以下方面：①保管人员应熟悉各种危险药品的性质。②危险品应分类储存，特别是一些性质相抵触的药品。③危险品存放要稳固。④严禁明火，并设有消防安全设备。⑤危险品的包装和封口必须严密，并应经常检查，发现问题立即处理。⑥易燃、自燃品应存放于避光、阴凉处，与热隔绝。⑦灭火方法不同的危险品，应该隔离存放。

高危药品贮藏　根据美国医疗安全协会的定义，高危药物亦称高警讯药物，是指使用不当会对患者造成严重伤害或死亡的药物。高危药品本身毒性大、不良反应严重，使用不当极易产生严重后果，因此在临床的使用中具有较高的风险性。高危药品的库存管理主要内容包括：①专柜存放，并标注醒目的警示标志。②实行严格的数量管理，做到每日账物相符。③高危药品购入后，库房应及时向相关使用部门介绍用药注意事项。④加强不良反应监测，及时将监测结果反馈给临床，促进合理用药。

贵重药品贮藏　贵重药品要专柜存放，专账统计，每日清点数量，定期检查有效期，防止过期失效。严格按照相关法律法规的要求，进行科学合理的保管，属于生物制品的均按要求冷藏保存，易潮解霉变的药品存放于干燥通风处等。

中草药贮藏　中草药种类繁多，性质各异，应根据特性加以保管。影响中草药变质的因素，除了温度、湿度、阳光、空气等因素外，还受到昆虫和微生物的侵蚀。因此，保管人员必须熟悉各种中草药的性能，做好中草药的保管工作，其中防霉和防虫蛀是两项极为重要的工作内容。防止中草药霉变，应严格控制中草药本身的水分以及储存场所的温度和湿度，使霉菌不易生长繁殖。易发霉的中草药应选择阴凉干燥通风的库房，垛堆应离地垫高，垛底垫入隔潮材料。地面上铺放防潮剂，使药材保持干燥。防止中草药虫蛀，在药材进库前，应把库内彻底清理。贮存期间，若是夏季或雨季，应选择晴朗的天气及时翻晒，并进行仓库通风，若天气湿度大，要紧闭门窗，防止潮气进入仓库。

有效期药品管理　库房的药品按照批号进行储存管理，根据药品的有效期存放、按效期远近依次堆码。通常，医疗机构不采购失效期在 6 个月内的药品。出库药品按"先进先出""近期先出"原则发药。对近期即将到期的药品应及时与有关部门联系，提前使用，以免造成浪费。超过有效期的药品，不能继续使用，应进行清点，并按规定手续报损、销毁。

作用　主要作用体现在四个方面：①保证药品的质量。做好

药品的贮藏管理可以满足不同种类药品的保管需求，确保药品的质量安全和疗效稳定，确保临床用药的质量。②合理购进药品。掌握药品动态库存量，在满足医疗机构需求的前提下，使药品的库存量经常保持在合理的水平上。有利于适时、适量的进行药品采购，避免药品超储，造成浪费以及药品缺货，影响临床使用。③提高仓库利用率。有效的开展仓储管理工作，能够合理安排仓库空间使用和基本保管设施的有效利用，提高仓库利用率。④提高资金利用率，加速资金周转。

（杨世民）

yàowù línchuáng yìngyòng guǎnlǐ

药物临床应用管理 （management of drug clinical application）

对医疗机构临床诊断、预防和治疗疾病用药全过程实施的管理。药物临床应用管理的根本目的就是保证患者的合理用药。药物临床应用管理包括制定药物临床应用规范、建立临床药师制、实施药品动态监测、药品使用安全管理、处方审核和处方点评等内容。

制定药物临床应用规范 制定科学、有效的药物临床应用规范有利于指导和规范医护人员的临床工作，保障患者药物临床应用的安全、有效和经济。医疗机构应当依据《国家基本药物制度》《抗菌药物临床应用指导原则（2015年版）》和《中成药临床应用指导原则（2010年版）》，制定本机构的基本药物临床应用管理办法，建立并落实抗菌药物临床应用分级管理制度。与此同时，医疗机构应当遵循有关药物临床应用指导原则、临床路径、临床诊疗指南和药品说明书等规范性文件合理使用药物，保障临床用药。

建立临床药师制 医疗机构应当配备临床药师，全职参与临床药物治疗工作，与医师、护士共同做好临床合理用药工作。临床药师应由具有药学专业本科以上学历并按《预防医学、全科医学、药学、护理、其他卫生技术等专业技术资格考试暂行规定》和《临床医学、预防医学、全科医学、药学、护理、其他卫生技术等专业技术资格考试实施办法》有关规定取得中级以上药学技术资格的人员担任。

实施药品动态监测 为了加强医疗机构药品临床应用管理，促进临床合理用药，减轻患者经济负担，预防过度使用药品，医疗机构应当建立临床用药监测和超常预警制度，对药物临床使用的安全性、有效性和经济性进行监测、分析和评估。医疗机构根据实际情况对本机构所使用药品进行动态监测，定期对药品的使用情况进行统计，依据相关的使用标准做出分析评价，对使用金额或使用数量超常增长等不合理用药情况及时进行调查和核实，积极采取相应的处理措施，提出预警。

药品使用安全管理 医疗机构应当建立药品不良反应、用药错误和药品损害事件监测报告制度。当医疗机构临床科室发现药品不良反应、用药错误和药品损害事件时，应当积极救治患者，立即向药学部门报告，并做好观察与记录。中国实行药品不良反应报告制度，医疗机构应当严格按照制度要求报告药品不良反应/事件。医疗机构还应经常对本单位所使用药品发生的不良反应进行分析、评价，并采取有效措施，以减少和防止药品不良反应的重复发生。

处方审核和处方点评 处方是患者的用药凭证，严格处方管理能够保证患者的合理用药。处方审核是调剂工作的核心，药师通过处方审核能够有效地避免发生实际存在或潜在的用药问题，因此药师应当认真检查处方的前记、正文和后记书写是否清晰、完整，并确认处方的合法性。按照《处方管理办法》的规定，药师应当对处方用药适宜性进行审核，审核内容包括：规定必须做皮试的药品，处方医师是否注明过敏试验及结果的判定；处方用药与临床诊断的相符性；剂量、用法的正确性；选用剂型与给药途径的合理性；是否有重复给药现象；是否有潜在临床意义的药物相互作用和配伍禁忌；其他用药不适宜情况。药师经处方审核后，认为存在用药不适宜时，应当告知处方医师，请其确认或者重新开具处方。药师发现严重不合理用药或用药错误，应当拒绝调配，及时告知处方医师，并应当记录，按照有关规定报告。

处方点评是根据相关法规、技术规范，对处方书写的规范性及药物临床使用的适宜性包括用药适应证、药物选择、给药途径、用法用量、药物相互作用、配伍禁忌等进行评价，发现存在或潜在的问题，制定并实施干预和改进措施，促进临床药物合理应用的过程。应坚持科学、公正、务实的原则，有完整、准确的书面记录，并通报临床科室和当事人。医疗机构应按照确定的处方抽样方法随机抽取处方，并按照《处方点评工作表》对门急诊处方进行点评；病房（区）用药医嘱的点评应以患者住院病历为依据，实施综合点评。处方点评结果分为合理处方和不合理处方，其中不合理处方包括不规范处方、用药不适宜处方及超常处方。根据处方点评结果，医院药学部门应会同医疗管理部门对医院在药事管理、处方管理和临床用药方面存在的问题，进行汇总和综合分析评价，提出质量改进建议，并向医疗机构药事管理与药物治疗委员会（组）和医疗质量管理委员会报告。医疗机构药事管理与药物治疗委员会（组）和医疗质量管理委员会根据提交的质量改进建议，研究制定有针对性的临床用药质量管理和药事管理改进措施，并责成相关部门和科室落实质量改进措施，提高合理用药水平，保证患者用药安全。

作用 加强药物临床应用管理充分体现了"以人为本"的现代药物治疗学思想，有利于规范和引导药物使用过程中各个环节的行为，及时发现和解决一些已经发生或潜在的不合理用药问题，有效降低患者用药安全的风险；有利于充分调动医护人员工作的积极性，充分发挥他们的专业知识与技能，尤其是能够鼓励药师积极参与临床和药物治疗活动，利用药学专业知识，协助医师指导临床合理用药；有利于促进药物科学合理的使用，充分发挥药物的疗效，提高了患者疾病治疗水平，增加了医疗机构在社会上的公信力；有利于药物的正确选择，体现药物使用的经济性，减轻患者以及国家的医保负担，促进医疗卫生资源的合理分配和高效利用。

（杨世民）

línchuáng yàoshīzhì

临床药师制（clinical pharmacist system） 医疗机构药师直接参与临床用药决策，提高临床药物治疗水平的一种医疗制度。该制度

要求医疗机构需配备专职临床药师，临床药师要直接参与临床用药，发现、解决、预防潜在的或实际存在的用药问题，促进药物合理应用，保护患者用药安全。

沿革与发展 20世纪50年代中后期美国卫生保健制度的改革，特别是医疗补助方案和医疗照顾方案的出台，推动了医院药学的发展。为了保证药物治疗的有效性和规范医院用药，医院建立了药品处方集制度，允许药师按通用名而不是商品名配发药品。1970年以后，美国加利福尼亚等州开始推广药师的部分处方权，并且颁布相关的法规性文件，推行医师与药师合作处方管理制度。至2002年，美国已有39个州实行有药师参加的合作处方管理制度。为了控制药费开支，美国把药师合作处方管理工作纳入老年医疗保险制度，有效地降低了医疗成本。美国临床药师在参与临床药物治疗之前，必须按规定取得临床药师资格，方可与治疗团队签署文件（医师、护士也须与医疗团队签署类似文件），该文件中包含有药剂师的临床权利、实践内容等，临床药师参与临床药物治疗对提高医疗质量、保障医疗安全做出的贡献得到充分的体现，临床药师已被视为临床专业科室的技术人员，具有相当的权利并担负着临床药物治疗的重大责任。临床药师在美国、澳大利亚、欧洲等国家和地区已成为医院临床药物治疗中不可缺少的重要药学技术人员。

中国重视医院药学的发展及药师作用的发挥，2002年发布的《医疗机构药事管理暂行规定》，第一次明确提出医疗机构要"逐步建立临床药师制"。卫生部于2007年10月19日在北京召开

"临床药师制试点工作会议"，动员、推动临床药师制的实施。继《临床药师培训试点工作的通知》及《临床药师培训试点工作方案》之后，卫生部于2007年12月26日发文《关于开展临床药师制试点工作的通知》，同时公布了《临床药师试点工作方案》及5个附件，并遴选、批准19个省、自治区、直辖市共44家医院为试点单位。通过试点探索临床药师职业定位、职责任务、工作模式和工作与管理制度，临床治疗新型团队建设正在日臻完善。卫生部于2010年4月22日在北京召开了"全国临床药师制工作会议"，全面总结了试点工作经验，部署了下一阶段临床药师制建设的主要内容。2011年1月30日卫生部、国家中医药管理局、总后勤部卫生部联合下发了《医疗机构药事管理规定》，规定三级医院设置药学部，并可根据实际情况设置二级科室，二级医院设置药剂科，其他医疗机构设置药房；三级医院配备临床药师不少于5名，二级医院不少于3名；临床药师必须是全职的且应当具有高等学校临床药学专业或者药学专业本科毕业以上学历，并应当经过规范化培训。二级以上医院药学部门负责人应当具有高等学校药学专业或者临床药学专业本科以上学历及本专业高级技术职务任职资格，除诊所、卫生所、医务室、卫生保健所、卫生站以外的其他医疗机构药学部门负责人应当具有高等学校药学专业专科以上或者中等学校药学专业毕业学历及药师以上专业技术职务任职资格。

临床药师资格认定、培训和管理 临床药师实行资格认定制度，临床药师资格认定由省级以上卫生主管部门负责组织实施。

医疗机构应当按照有关规定设置临床药师岗位，按床位比培养和配备足够数量的临床药师；医疗机构配备临床药师的数量不得低于卫生部规定的配备标准；医疗机构应将临床药师工作纳入医疗核心制度和医疗质量管理考核内容，并负责本机构临床药师制的组织和实施；医疗机构应为临床药师履行职责提供必要的工作场所、相关信息资料，配备有关仪器设备与设施等条件，实行临床药师规范化培训制度，临床药师规范化培训由省级以上卫生主管部门组织实施和监督管理。

临床药师参与临床药物治疗的工作内容 临床药师制要求临床药师需参与临床药物治疗的全过程，主要包括：①参加所在临床专科患者药物治疗相关医疗活动的全过程。②参与所在临床专科对患者的日常查房、会诊、病例讨论，提出对药物治疗的意见或建议，应特别关注患者在药物治疗过程中可能发生的与药学专业相关的已经存在或潜在的药物治疗问题。③根据患者实际治疗需要，对重点患者实施药学监护并书写药历。④根据患者药物治疗实际需要，开展治疗药物监测，设计个体化给药方案。⑤审核医师用药医嘱或处方的正确、合理性。⑥协助指导护士做好药品请领工作及病房（区）药品适宜、合理的保管，正确、适当地给患者使用药品。⑦指导患者合理用药。按照用药医嘱或处方，对患者药物治疗进行用药教育和安全用药指导，宣传合理用药知识，提升用药依从性。⑧在临床工作实践中，与医师、护师共同做好所在病房（区）严重药品不良反应、用药错误和药害事件监测工作。⑨参与本机构医疗质量管理，

重点关注药品质量和药品临床应用以及药物治疗相关的临床症状、严重药品不良反应和药源性疾病，处方或用药医嘱点评、药物治疗质量评价等。⑩结合临床用药实践开展药学科研工作，如药物使用评价、专项药物评价和临床用药调研。⑪临床药物治疗经验总结和用药病例。⑫与医师共同承担新药上市后临床安全性和有效性研究工作。

作用 临床药师制明确了临床药师在临床治疗中的职责，有利于规范其行为，充分发挥其的药学知识专长，提升药物治疗水平；临床药师制的实施发挥了临床药师在临床合理用药中的作用，减少和避免患者的药源性伤害，促进药物正确、适宜的使用，保障了民众用药安全。

(杨世民)

tèshū guǎnlǐ yàopǐn shǐyòng guǎnlǐ

特殊管理药品使用管理 （administration of special controlled drug using） 医疗机构（教学科研单位）依据国家有关规定，对特殊管理药品使用过程进行的管理。包括购用、处方开具、处方调配、配制制剂、储存等管理的规定。

购用管理 医疗机构凭麻醉药品、第一类精神药品购用印鉴卡（简称印鉴卡）向本省行政区域内的定点批发企业购买麻醉药品和第一类精神药品。医疗机构供应和调配毒性药品，凭执业医师签名的正式处方。取得放射性药品使用许可证的医疗单位才有资格临床使用放射性药品。生产企业和科研教学单位在使用麻醉药品、精神药品和医疗用毒性药品，须经药品监督管理部门批准后，向定点企业购买。

处方管理 主要从处方印制、

处方用量、处方要求、处方保存四个方面进行管理。

处方印制 处方由前记、正文和后记三部分组成。麻醉药品和第一类精神药品处方前记中除了要有医疗机构名称、费别、患者姓名、性别、年龄、门诊或住院病历号、科别或病区和床位号、临床诊断、开具日期等常规项目，还应当包括患者身份证明编号、代办人姓名、身份证明编号。处方由各医疗机构按照规定的格式统一印制。第一类精神药品处方的印刷用纸为淡红色，处方右上角标注"精一"；第二类精神药品处方的印刷用纸为白色，处方右上角标注"精二"；麻醉药品处方的印刷用纸为淡红色，处方右上角标注"麻"。

处方用量 特殊管理药品处方用量应当严格按照国家有关规定执行。为门（急）诊患者开具的麻醉药品注射剂，每张处方为一次常用量；控缓释制剂，每张处方不得超过7日常用量；其他剂型，每张处方不得超过3日常用量。第一类精神药品注射剂，每张处方为一次常用量；控缓释制剂，每张处方不得超过7日常用量；其他剂型，每张处方不得超过3日常用量。哌醋甲酯用于治疗儿童多动症时，每张处方不得超过15日常用量。第二类精神药品一般每张处方不得超过7日常用量；对于慢性病或某些特殊情况的患者，处方用量可以适当延长，医师应当注明理由。为门（急）诊癌症疼痛患者和中、重度慢性疼痛患者开具的麻醉药品、第一类精神药品注射剂，每张处方不得超过3日常用量；控缓释制剂，每张处方不得超过15日常用量；其他剂型，每张处方不得超过7日常用量。为住院患者开

具的麻醉药品和第一类精神药品处方应当逐日开具，每张处方为1日常用量。医疗用毒性药品每次处方剂量不得超过2日极量。

处方要求　医疗机构按照规定，对本单位执业医师进行有关麻醉药品和精神药品使用知识的培训、考核，考核合格的，授予麻醉药品和第一类精神药品处方资格。执业医师取得麻醉药品和第一类精神药品的处方资格后，方可在本医疗机构开具麻醉药品和第一类精神药品处方，但不得为自己开具。具有麻醉药品和第一类精神药品处方资格的执业医师，应当根据卫生部制定的临床应用指导原则使用麻醉药品和精神药品。对确需使用麻醉药品或者第一类精神药品的患者，要满足其合理用药需求。在医疗机构就诊的癌症疼痛患者和其他危重患者得不到麻醉药品或者第一类精神药品时，患者或者其亲属可以向执业医师提出申请。具有麻醉药品和第一类精神药品处方资格的执业医师认为要求合理的，要及时为患者提供所需麻醉药品或者第一类精神药品。具有处方权的医师在为患者首次开具麻醉药品、第一类精神药品处方时，应当亲自诊查患者，为其建立相应的病历，留存患者身份证明复印件，要求患者或其亲属签署知情同意书。

处方保存　处方由调剂处方药品的医疗机构妥善保存。麻醉药品和第一类精神药品处方保存期限为3年，第二类精神药品处方保存期限为2年。医疗用毒性药品处方一次有效，取药后处方保存2年备查。

配制管理　持有医疗机构制剂许可证和印鉴卡的医疗机构必须经过所在地省级药品监督管理部门批准，配制临床需要而市场无供应的麻醉药品和精神药品制剂。医疗机构配制的麻醉药品和精神药品制剂只能在本医疗机构使用，不得对外销售。医疗机构调配毒性药品，凭医师签名的正式处方；零售药店调配毒性药品，凭盖有医师所在的医疗机构公章的正式处方。调配处方时，必须认真负责，计量准确，按医嘱注明要求，并由配方人员及具有药师以上技术职称的复核人员签字盖章后方可发出。对处方未注明"生用"的毒性中药，应当付炮制品。如发现处方有疑问时，须经原处方医师重新审定后再行调配。医疗机构必须按照国家卫生主管部门的规定对医学技术人员进行放射性药物职业技术培训，经考核合格后，取得从事使用放射性药品的资格。放射性药品开瓶、稀释、分装时工作人员要做好防护工作，并防止污染。

储存管理　麻醉药品、第一类精神药品、放射性核素和放射性核素发生器的使用单位，应当配备专人负责管理工作，并建立储存专用账册。药品入库双人验收，出库双人复核，做到账物相符。专用账册的保存期限应当自药品有效期期满之日起不少于5年。放射性药品必须有专门贮存场所，不同品种、不同批号的放射性药品应当分开存放，并采取必要防护措施，由专人负责保管，贮存场所应当有放射性警示标识。贮存非放射性药盒和放免试剂盒，必须有冷藏设施。

作用　对特殊管理药品使用进行严格的管理，其作用主要包括：①保证民众的身体健康和生命安全。特殊管理药品中的麻醉药品、精神药品、医疗用毒性药品、放射性药品，如使用不当，会对民众的健康甚至生命造成严重的威胁。例如麻醉药品、精神药品滥用易产生依赖性，危害人民身体健康。②保持社会秩序，维护人民安定团结。特殊管理药品中的麻醉药品、精神药品、医疗用毒性药品，由于存在着独特的毒副作用，若管理不当，滥用或流入非法渠道，将会造成严重的公共卫生和社会问题。毒品严重危害人的身心健康，使滥用者人格丧失，道德沦落；滥用者为满足个人毒瘾，不惜花费大量金钱购用药品，造成家庭衰败乃至破裂；为了获取毒品满足瘾癖不择手段而诱发其他违法犯罪，破坏正常的社会和经济秩序，造成社会巨大的政治和经济损失。

（杨世民）

mázuì yàopǐn shǐyòng guǎnlǐ

麻醉药品使用管理（administration of narcotic drug using）　医疗机构（教学科研单位或个人）依据国家有关规定，对麻醉药品使用过程进行的管理。包括麻醉药品的购用、处方医师资格、处方开具、药师调配、麻醉药品配制等管理的规定。

购用管理　医疗机构需要使用麻醉药品，须经所在地设区的市级卫生主管部门批准后，取得麻醉药品购用印鉴卡（简称印鉴卡）。医疗机构取得印鉴卡需要具备的条件包括：①有与使用麻醉药品相关的诊疗科目。②具有经过麻醉药品培训的、专职从事麻醉药品管理的药学技术人员。③有获得麻醉药品处方资格的执业医师。④有保证麻醉药品安全储存的设施和管理制度。对于首次申请印鉴卡的医疗机构，市级卫生主管部门在做出是否批准决定前，还应当组织现场检查，并留存现场检查记录。印鉴卡有效期为 3 年。印鉴卡有效期满前 3 个月，医疗机构应当向市级卫生主管部门重新提出申请。医疗机构凭印鉴卡向本省行政区域内的定点批发企业购买麻醉药品。设区的市级卫生主管部门发给医疗机构印鉴卡的同时，将取得印鉴卡的医疗机构情况抄送所在地的市级药品监督管理部门，报省级卫生主管部门备案；省级卫生主管部门将取得印鉴卡的医疗机构名单向本行政区域内的定点批发企业通报。对于首次申请印鉴卡的医疗机构，市级卫生主管部门在做出是否批准决定前，还应当组织现场检查，并留存现场检查记录。科学研究、教学单位需要使用麻醉药品开展实验、教学活动的，应当经所在地省级药品监督管理部门批准，向定点批发企业或者定点生产企业购买。需要使用麻醉药品标准品、对照品的，应当经所在地省级药品监督管理部门批准，向国家药品监督管理部门批准的单位购买。

处方管理　医疗机构按照国家卫生主管部门的规定，对本单位执业医师进行有关麻醉药品使用知识的培训、考核，经考核合格的，授予麻醉药品处方资格。执业医师取得麻醉药品的处方资格后，方可在本医疗机构开具麻醉药品，但不得为自己开具该种处方。具有麻醉药品处方资格的执业医师，根据国家卫生主管部门制定的临床应用指导原则使用麻醉药品。对确需使用麻醉药品的患者，应当满足其合理用药需求。在医疗机构就诊的癌症疼痛患者和其他危重患者得不到麻醉药品时，患者或者其亲属可以向执业医师提出申请。具有麻醉药品处方资格的执业医师认为要求合理的，应当及时为患者提供所

需麻醉药品。开具麻醉药品必须使用专用处方。麻醉药品处方的印刷用纸为淡红色，处方右上角标注"麻"，麻醉药品处方由医疗机构按照规定的样式统一印制。具有处方权的医师在为患者首次开具麻醉药品处方时，应当亲自诊查患者，为其建立相应的病历，留存患者身份证明复印件，要求患者或其亲属签署知情同意书。病历由医疗机构保管。

麻醉药品注射剂处方为一次常用量；其他剂型处方不得超过 3 日用量；控缓释制剂处方不得超过 7 日用量。为门（急）诊癌症疼痛患者和中、重度慢性疼痛患者开具的麻醉药品注射剂，每张处方不得超过 3 日用量；其他剂型处方不得超过 7 日用量。对于需要特别加强管制的麻醉药品，盐酸二氢埃托啡处方为一次常用量，药品仅限于二级以上医院内使用；盐酸哌替啶处方为一次常用量，药品仅限于医疗机构内使用。药师调配麻醉药品处方时，处方的调配人、核对人应当仔细核对，签署姓名，并予以登记；对不符合规定的，处方的调配人、核对人应当拒绝发药。医疗机构对麻醉药品处方进行专册登记，加强管理。麻醉药品处方保存期限为 3 年。

配制制剂管理　持有医疗机构制剂许可证和印鉴卡的医疗机构必须经过所在地省级药品监督管理部门批准，配制临床需要而市场无供应的麻醉药品和精神药品制剂。医疗机构配制的麻醉药品和精神药品制剂只能在本医疗机构使用，不得对外销售。

储存管理　麻醉药品的使用单位应当设立专库或者专柜储存麻醉药品。专库应当设有防盗设施并安装报警装置；专柜应当使

用保险柜。专库和专柜应当实行双人双锁管理。麻醉药品的使用单位，应当配备专人负责管理工作，并建立储存的专用账册。药品入库双人验收，出库双人复核，做到账物相符。专用账册的保存期限应当自药品有效期期满之日起不少于 5 年。

作用　麻醉药品由于其性质的特殊性，使用得当是药品，可在临床上有效治疗和减轻患者的痛苦，使用不当则变成毒品，会危害人民身体健康、公共卫生和社会安定。因此，必须通过立法的形式加强麻醉药品的严格管制，确保该类药品"管得住、用得上"，保证麻醉药品用于正常的医疗工作，防止滥用。

（杨世民）

jīngshén yàopǐn shǐyòng guǎnlǐ

精神药品使用管理（administration of pyschotropic drug using）

医疗机构（教学科研单位或个人）依据国家有关法律法规的规定，对精神药品使用过程进行的管理。包括精神药品的购用、处方医师资格、处方开具、药师调配、处方配制、精神药品制剂等管理的规定。

购用管理　医疗机构需要使用第一类精神药品，须经所在地设区的市级卫生主管部门批准后，取得"第一类精神药品购用印鉴卡"（简称"印鉴卡"）。医疗机构凭印鉴卡向本省行政区域内的定点批发企业购买第一类精神药品。医疗机构取得印鉴卡需要具备的条件包括：①有与使用第一类精神药品相关的诊疗科目。②具有经过第一类精神药品培训的、专职从事第一类精神药品管理的药学技术人员。③有获得第一类精神药品处方资格的执业医师。④有保证第一类精神药品安

全储存的设施和管理制度。科学研究、教学单位需要使用精神药品开展实验、教学活动的，应当经所在地省级药品监督管理部门批准，向定点批发企业或者定点生产企业购买；需要使用精神药品的标准品、对照品的，应当经所在地省级药品监督管理部门批准，向国家药品监督管理部门批准的单位购买。

处方管理　医疗机构按照规定，对本单位执业医师进行有关精神药品使用知识的培训、考核，考核合格的，授予第一类精神药品处方资格。执业医师取得第一类精神药品的处方资格后，方可在本医疗机构开具第一类精神药品处方。第一类精神药品处方的印刷用纸为淡红色，处方右上角标注"精一"；第二类精神药品处方的印刷用纸为白色，处方右上角标注"精二"。第一类精神药品注射剂处方为 1 次常用量，其他剂型处方不得超过 3 日用量，控缓释制剂处方不得超过 7 日用量；第二类精神药品处方一般不得超过 7 日用量，对于某些特殊情况，处方用量可适当延长，但医师应当注明理由；为癌痛、慢性中、重度非癌痛患者开具的第一类精神药品注射剂处方不得超过 3 日用量，其他剂型处方不得超过 7 日用量；第一类精神药品处方保存期限为 3 年，第二类精神药品处方保存期限为 2 年。持有医疗机构制剂许可证和印鉴卡的医疗机构必须经过所在地省级药品监督管理部门批准，配制临床需要而市场无供应的精神药品制剂。医疗机构配制的精神药品制剂只能在本医疗机构使用，不得对外销售。

储存管理　第一类精神药品的使用单位应当设立专库或者专柜储存药品。专库应当设有防盗设施并安装报警装置；专柜应当使用保险柜。专库和专柜应当实行双人双锁管理。第一类精神药品的使用单位，应当配备专人负责管理工作，并建立储存的专用账册。药品入库双人验收，出库双人复核，做到账物相符。专用账册的保存期限应当自药品有效期期满之日起不少于 5 年。

作用　精神药品由于其特殊性，使用得当是药品，可在临床上有效地发挥治疗作用，使用不当则变成毒品，会危害人民身体健康、公共卫生和社会安定。因此，必须通过立法的形式加强精神药品的严格管制，确保该类药品"管得住、用得上"，保证精神药品用于正常的医疗工作，防止滥用。

（杨世民）

yīliáoyòng dúxìng yàopǐn shǐyòng guǎnlǐ

医疗用毒性药品使用管理

（administration of medicinal toxic drug using）　医疗机构（教学科研单位或个人）依据国家有关法律法规的规定，对医疗用毒性药品使用过程进行的管理。包括医疗用毒性药品的购用、处方医师资格、处方开具、药师调配、处方配制、医疗用毒性药品制剂等管理的规定。医疗用毒性药品指毒性剧烈、治疗剂量与中毒剂量相近，使用不当会致人中毒或死亡的药品。

内容　医疗机构供应和调配毒性药品，凭执业医师签名的正式处方；指定药品经营企业供应和调配毒性药品，凭盖有医师所在的医疗机构公章的正式处方。每次处方剂量不得超过 2 日极量。调配处方时必须认真负责，计量准确，按医嘱注明要求，并由配方人员及具有药师以上技术职称的复核人员签名盖章后方可发出。对处方未注明"生用"的毒性中药，应当用炮制品。如发现处方有疑问时，须经原处方医师重新审定后再进行调配。处方一次有效，取药后处方保存 2 年备查。科研和教学单位所需的医疗用毒性药品，必须持本单位的证明信，经单位所在地县以上药品监督管理部门批准后，供应部门方能发售。群众自配民间单、秘、验方需用毒性中药，购买时要持有本单位或者城市街道办事处、乡（镇）人民政府的证明信，供应部门方可发售。每次购用量不得超过 2 日极量。

对违反《医疗用毒性药品管理办法》擅自使用毒性药品的单位，由县以上药品监督管理机构没收其全部毒性药品，并处以警告或按非法所得的 5~10 倍罚款。情节严重、致人伤残或死亡，构成犯罪的，由司法机关依法追究其刑事责任。对已不可供药用的毒性药品，经单位领导审核，报当地主管部门批准后方可销毁。按毒性药品的理化性质，采取不同方法销毁，如深埋法、燃烧法、稀释法等。销毁工作应在熟知所销毁药品的理化性质和毒性的技术人员指导下进行，确保安全。销毁地点应远离水源、住宅、牧场等。同时要建立销毁档案，包括销毁日期、时间、地点、品名、数量、方法等。销毁批准人、监理人均应签字。

作用　对医疗用毒性药品使用进行严格的管理，其作用有：①保证民众的身体健康和生命安全。医疗用毒性药品使用不当，会对民众的健康甚至生命造成严重的威胁。②保持社会正常秩序，维护人民安定团结。医疗用毒性药品若管理不当，滥用或流入非法渠道，将会造成严重的公共卫生和社会问题。③保证患者的合理使用权益，满足其合理用药需求。

（杨世民）

fàngshèxìng yàopǐn shǐyòng guǎnlǐ

放射性药品使用管理（administration of radioactive pharmaceutical using）

医疗机构（教学科研单位或个人）依据国家有关法律法规的规定，对放射性药品使用过程进行的管理。包括放射性药品的购用、处方医师资格、处方开具、药师调配、处方配制、放射性药品制剂等管理的规定。放射性药品指用于临床诊断或者治疗的放射性核素制剂或者其标记药物。

使用管理 医疗机构设置核医学科、室（同位素室），经过批准，可以使用放射性药品。医疗单位使用放射性药品，必须符合国家放射性同位素卫生防护管理的有关规定。所在地省级药品监督管理局，应当根据医疗单位核医疗技术人员的水平、设备条件，核发相应等级的放射性药品使用许可证，无许可证的医疗单位不得临床使用放射性药品。放射性药品使用许可证的有效期为5年，期满前6个月，医疗单位应向原发证的行政部门重新提出申请换证。医疗机构必须配备与其医疗任务相适应的并经核医学技术培训的技术人员，并按照国家卫生主管部门的规定对医学技术人员进行放射性药物职业技术培训，经考核合格后，取得从事使用放射性药品的资格。放射性药品开瓶、稀释、分装时工作人员要穿隔离衣、戴口罩、帽子、胶皮手套、防护眼镜等用品，并应在铅、砖、铅玻璃防护屏后进行。开瓶应在通风橱内进行，开瓶前应按说明书核对放射性药物的标签，然后将放射源置于通风橱内，开瓶要仔细，勿用力过猛，以防打碎玻璃容器，造成污染。

储存管理 放射性药品必须有适当的专门贮存场所，符合每种放射性药品所规定的贮存条件，不同品种、不同批号的放射性药品应当分开存放，并采取必要的防火、防盗、防鼠、防辐射和防污染等措施，由专人负责保管，保证放射性药品质量和安全。贮存场所应当有放射性警示标识。放射性核素和放射性核素发生器贮存在保险柜或专用库房，房间应设有报警装置，并有防盗设施，实行双人双锁，每次取用必须登记。贮存非放射性药盒和放免试剂盒，必须有冷藏设施。

合理应用原则 ①医疗照射正当化原则。放射性药品因其具有放射性，进入人体后会对人体产生一定的内照射，因此在给患者使用放射性药品进行诊断或治疗时，首先应判断其正当性，也就是衡量使用放射性药品预期的益处与其引起的辐射危害，权衡是否值得进行这项检查或治疗。②药品选择最优化原则。当有几种作用相似的放射性药品可供选择时，应选择内照射辐射吸收剂量最小的药品。对于治疗用放射性药品应选择靶器官浓聚好，对身体紧要器官的辐射吸收剂量较小者。③辐射剂量最小原则。在保证显像或治疗效果的前提下，使用放射性药品的剂量应尽量小。同时应采用必要的措施如封闭某些器官或促排等，以尽量减少患者接受不必要的辐射剂量。

此外，妇女妊娠期原则上应禁止使用放射性药品，对于育龄妇女在进行放射性检查或治疗前应先确定其没有怀孕，并按照世界卫生组织提出的"十日法则"安排检查或治疗，即将检查或治疗时间安排在妊娠可能性不大的月经开始后的10天内进行。由于有些放射性药品可分泌进入乳汁，哺乳期妇女应慎用放射性检查，必要时可参考放射性药品在乳汁内的有效半衰期。在用药后的5~10个有效半衰期内停止哺乳。由于儿童对射线比较敏感，故一般情况下放射性检查或治疗不作为儿童的首选方法。必须进行放射性检查或治疗时，所用的放射性剂量必须较成年人少。一般可根据儿童年龄、体重或体表面积按成人剂量折算。若按年龄折算可按以下方法粗算：1岁以内小儿用成人用量的20%~30%，1~3岁用成人用量的30%~50%，3~6岁用成人用量的40%~70%，6~15岁用成人用量的60%~90%。

作用 保证医疗机构临床诊断和治疗的正常进行。放射性药品主要用于医疗机构日常临床诊断和治疗，对放射性药品使用进行有效管理，能将不合理使用放射性药品的危险性降到最低，保证医务人员和患者的健康免受损害。通过对放射性药品使用进行有效的管理，能按照"医疗照射正当化""药品选择最优化""辐射剂量最小"的原则，尽量减少患者接受不必要的辐射剂量，保证人员安全。

（杨世民）

yàopǐn bùliáng fǎnyìng jiāncè

药品不良反应监测（adverse drug reaction monitoring）

药品不良反应的发现、报告、评价和控制的过程。这是为了在用药过程中及时发现药品不良反应，尽力减轻对患者的损害，维护患者用药权利，防止严重药害事件的发生、蔓延和重演，根据《药品不良反应报告和监测管理办法》等有关规定，由药品生产企业、经营企业、医疗机构及药品不良反应监测机构等对上市后药品的不良反应情况进行监测的工作，有利于及时反馈药品安全性信息，提高合理用药水平，是药品再评价工作的一部分。药品不良反应指合格药品在正常用法用量下出现的与用药目的无关的有害反应。

中国药品不良反应监测工作始于 20 世纪 80 年代。1983 年，卫生部起草了《药品毒副反应报告制度》，后改为《药品不良反应监察报告制度》；20 世纪 80 年代末 90 年代初，卫生部药政局和医政司先后在北京、上海等地区共 14 个医疗单位进行药品不良反应监测工作试点。1989 年，在卫生部成立药品不良反应监察中心，到 1998 年 3 月正式加入世界卫生组织国际药品监测合作计划组织，参与国际合作。1999 年 11 月颁布了《药品不良反应监测管理办法（试行）》，使药品不良反应监测有了法律依据。同年卫生部药品不良反应监察中心并入国家食品药品监督管理局药品评价中心，改为国家药品不良反应监测中心。2001 年 12 月 1 日修订后的《中华人民共和国药品管理法》（简称《药品管理法》）第七十一条明确提出，"国家实行药品不良反应报告制度"，使中国药品不良反应监测报告工作上升到一个新的高度。2003 年国家药品不良反应监测中心正式面向社会公开发布《药品不良反应信息通报》，同年 11 月全国药品不良反应远程信息网络开通，基层用户开始通过网络直报方式上报药品不良反应。2004 年 3 月卫生部和国家食品药品监督管理局发布了《药品不良反应报告和监测管理办法》，2011

年 5 月新修订的《药品不良反应报告和监测管理办法》发布，该办法是中国开展药品不良反应监测工作的重要法律基础，为保障公众用药安全筑起了一道有效的屏障。

监测内容 ①收集药品不良反应/不良事件信息，对危害情况进行进一步的调查，及时向药品监督管理部门报告，提出对有关药品如何加强管理的意见、建议。②及时向药品生产、经营企业、医疗预防保健机构和社会大众反馈药品不良反应/不良事件信息，防止重复发生，保护人民的用药安全。自 1988 年中国试行药品不良反应监测制度以来，药品不良反应监测已成为发现药品安全性信息、加强药品安全监管、促进临床安全合理用药、控制药品风险的重要途径和手段，对保障群众用药安全发挥了重要作用。

监测单位及其职责 监测网络由国家药品不良反应监测中心、省级药品不良反应监测中心、地市级药品不良反应监测机构和报告单位四级组成。药品生产、经营和使用单位各自承担相应的药品不良反应监测职责。其中，药品生产企业应当经常考察本企业生产药品的安全性，对新药监测期内的药品和首次进口 5 年内的药品开展重点监测，并按要求对监测数据进行汇总、分析、评价和报告；对本企业生产的其他药品，根据安全性情况主动开展重点监测。省级以上药品监督管理部门根据药品临床使用和不良反应监测情况，可以要求药品生产企业对特定药品进行重点监测；必要时，也可以直接组织药品不良反应监测机构、医疗机构和科研单位开展药品重点监测。省级以上药品不良反应监测机构负责

对药品生产企业开展的重点监测进行监督、检查，并对监测报告进行技术评价。省级以上药品监督管理部门可以联合同级卫生行政部门指定医疗机构作为监测点，承担药品重点监测工作。

作用及法律效力 2011 年 5 月，卫生部印发新修订的《药品不良反应报告和监测管理办法》，并于 2011 年 7 月 1 日开始正式实施。在 2011 年，全国基层药品不良反应监测体系建设取得了突破性的进展，333 个地市都成立了药品不良反应监测机构或指定专门机构及人员负责药品不良反应监测工作，为药品不良反应监测工作的深入开展奠定了基础。新建设的药品不良反应监测信息网络系统也在 2011 年开始试运行，网络直报覆盖面越来越广，在线报告单位继续增加，监测数据的总体质量和可利用性不断提高，药品不良反应监测保持了良好的发展态势。

（方 宇）

yàopǐn bùliáng fǎnyìng

药品不良反应（adverse drug reaction，ADR） 合格药品在正常用法用量下出现的与用药目的无关的有害反应。过量用药及用药不当引起的反应不属于药品不良反应。2011 年出台的《药品不良反应报告和监测管理办法》对新的和严重的药品不良反应作了进一步的界定：新的药品不良反应，是指药品说明书中未载明的不良反应。说明书中已有描述，但不良反应发生的性质、程度、后果或者频率与说明书描述不一致或者更严重的，按照新的药品不良反应处理。严重药品不良反应是指因使用药品引起以下损害情形之一的反应：导致死亡；危及生命；致癌、致畸、致出生缺

陷；导致显著的或者永久的人体伤残或者器官功能的损伤；导致住院或者住院时间延长；导致其他重要医学事件，如不进行治疗可能出现上述所列情况的。

药品上市前，新药审批主要依据动物实验和部分患者临床试验的结果。非临床安全性评价是动物试验，药效反应或药物的代谢与人存在明显的差异，据文献报道，人体用药的不良反应与动物毒性研究结果的相关率仅为5%~15%，同时，临床实验也有很大的局限性，对于一个创新的药物来说，从Ⅰ~Ⅳ期临床试验，上市前受试人数不过3000例左右，存在观察时间短、参加人数少等局限性。许多发生率低、需要较长时间才能发现的不良反应，临床上要监测一项不良反应的可能性（95%概率）时，所需病例数就要增加3倍。所以许多经过严格审批后上市的药品，在正常用法用量情况下还会引起不良反应，包括一些严重的不良反应很难发现；因此上市后不良反应监测是继续对药品安全性的考察。另外，由于没有经过联合用药的考验，暴露情况也不详。

分类 根据与药理作用的关系，一般分为A、B、C三型。①A型不良反应：与常规的药理作用有关，反应的发生与剂量有关，是由于药品的药理作用增强所致。特点是可以预测。停药或减量后症状很快减轻或消失，发生率高（>1%），死亡率低。主要表现包括副作用、毒性反应、首剂效应、继发反应、停药综合征和后遗效应等。②B型不良反应：与药品的正常药理作用完全无关的一种异常反应。特点是一般很难预测，常规毒理学筛选不能发现，发生率低（<1%），死亡率

高。进一步分类为遗传药理学不良反应和变态反应。③C型不良反应：有些不良反应难以简单地归于A型或B型，因此提出为C型不良反应。特点是发生率高，用药史复杂或不全，非特异性（指药品），没有明确的时间关系，潜伏期较长。有些发生机制尚在探讨中。

根据发生机制可分为：①副作用。又称副反应，药品按正常用法用量使用时所出现的与药品的药理学活性相关但与用药目的无关的作用。一般都较轻微，多为一过性可逆性功能变化，伴随治疗作用同时出现。作用广泛的药物副作用可能会多。②毒性作用。由于患者的个体差异、病理状态或合用其他药物而引起对药物敏感性增加，在治疗量时造成某种功能或器质性损害。一般是药理作用增强的结果。"过度作用"在定义上与毒性作用相符，指使用推荐剂量时出现过强的药理作用。③后遗效应。停药后血药浓度已降至阈浓度以下时残存的药理效应。④首剂效应。一些患者在初服某种药物时，由于机体对药物作用尚未适应而引起不可耐受的强烈反应。⑤继发反应。由于药物的治疗作用所引起的不良后果，又称治疗矛盾，不是药物本身的效应，而是药物主要作用的间接结果。如应用抗菌药物治疗疾病过程中，因造成体内菌群失调而发生的新的感染。⑥变态反应。俗称过敏反应，药物或药物在体内的代谢产物作为抗原，刺激机体而发生的不正常的免疫反应。这种反应的发生与药物剂量无关或关系甚少，治疗量或极少量都可发生。临床主要表现为皮疹、血管神经性水肿、过敏性休克、血清病综合征、哮喘等。

⑦特异质反应。又称特异反应性，因先天性遗传异常，少数患者用药后发生与药物本身药理作用无关的有害反应。该反应和遗传有关，与药理作用无关。大多是由于机体缺乏某种酶，药物在体内代谢受阻所致反应。⑧依赖性。反复地（周期性或连续性）用药所引起的人体心理上或生理上或两者兼有的对药物的依赖状态，表现出一种强迫性的要连续或定期用药的行为和其他反应。⑨停药综合征。一些药物在长期应用后，机体对这些药物产生了适应性，若突然停药或减量过快易使机体的调节功能失调而发生功能紊乱，导致病情或临床症状上的一系列反跳回升现象和疾病加重等。⑩致癌作用、致畸作用、致突变作用。药物引起的这三种特殊毒性，均为药物和遗传物质或遗传物质在细胞的表达发生相互作用的结果。

影响因素 影响药品不良反应发生发展的因素主要包括药物因素和机体因素。

药物因素 ①药理作用。药品不良反应的产生主要由药物自身的化学结构、药理活性所决定，即由药物的属性所决定。药理作用强、安全范围小的药物，较药理作用弱、安全范围大的药物易发生不良反应。②药物杂质。药物在生产、制剂、贮存、使用过程中产生的杂质成为部分不良反应发生的原因；另外，药物在制剂过程中使用的添加剂如增溶剂、崩解剂、抗氧化剂、防腐剂、赋形剂、色素及各种包装材料等，都有可能成为诱发不良反应的因素。③药物生物利用度发生改变。药物生物利用度直接关系到药物的体内血药浓度和药效，药物生物利用度发生改变往往导致体内

药物浓度过高或过低，使得临床出现中毒症状或治疗失败。

机体因素 ①种族。不同种族个体体内各种酶的构成和比例不同，表现出对药理作用、药效、耐受剂量、不良反应等方面的不同。②性别。男女之间在药效学方面以及循环血中激素含量方面有差异，导致不良反应总的发生率女性高于男性。而药物所致精神障碍的比例，男性高于女性。③年龄。儿童期一般对药物排泄较快，但肝和肾功能、中枢神经系统及某些酶系统尚未成熟，用药不当常可致不良反应，如"灰婴综合征"、"先天性聋哑"等，对影响水盐代谢或硫酸代谢的药物特别敏感，较成人易于中毒。中年期发生不良反应的比例相对较小，但由于中年期年龄跨度大，因此发生不良反应的总体人数也最多；老年期不良反应的发生较年轻人多见，且随着年龄增加不良反应的比例增大。④病理状况。一般来说，患有多脏器、多系统或严重疾病的患者用药，其不良反应的发生率高于简单疾病患者，就其发生的严重程度而言也是前者重于后者。⑤遗传因素。大量研究表明遗传因素对药物的影响为：药动学缺陷；影响药物代谢的遗传缺陷等。

(方宇)

yàopǐn bùliáng fǎnyìng bàogào

药品不良反应报告 (adverse drug reaction report) 发现、识别和收集药品不良反应，以一定的方式向各级药品不良反应监测机构上传药品不良反应信息的过程。为了加强药品的上市后监管，规范药品不良反应报告和监测，及时、有效控制药品风险，保障公众用药安全，国家实行药品不良反应报告制度。药品生产企业（包括进口药品的境外制药厂商）、药品经营企业、医疗机构都应当按照规定报告所发现的药品不良反应。

通常情况下，患者用药后出现的与用药目的无关的有害反应，在短时间内无法判断是否属于药品不良反应，还是药品不良事件，因此，报告用的表格名称为《药品不良反应/事件报告表》。

要求 ①药品生产、经营企业和医疗机构获知或者发现可能与用药有关的不良反应，应当通过国家药品不良反应监测信息网络报告；不具备在线报告条件的，应当通过纸质报表报所在地药品不良反应监测机构，由所在地药品不良反应监测机构代为在线报告。报告内容应当真实、完整、准确。②各级药品不良反应监测机构应当对本行政区域内的药品不良反应报告和监测资料进行评价和管理。③药品生产、经营企业和医疗机构应当配合药品监督管理部门、卫生行政部门和药品不良反应监测机构对药品不良反应的调查，并提供调查所需的资料。④药品生产、经营企业和医疗机构应当建立并保存药品不良反应报告和监测档案。

个例药品不良反应的报告 ①药品生产、经营企业和医疗机构应当主动收集药品不良反应，获知或者发现药品不良反应后应当详细记录、分析和处理，填写《药品不良反应/事件报告表》并报告。②新药监测期内的国产药品应当报告该药品的所有不良反应；其他国产药品，报告新的和严重的不良反应。进口药品自首次获准进口之日起5年内，报告该进口药品的所有不良反应；满5年的，报告新的和严重的不良反应。③药品生产、经营企业和医疗机构发现或者获知新的、严重的药品不良反应应当在15日内报告，其中死亡病例须立即报告；其他药品不良反应应当在30日内报告。有随访信息的，应当及时报告。④药品生产企业应当对获知的死亡病例进行调查，详细了解死亡病例的基本信息、药品使用情况、不良反应发生及诊治情况等，并在15日内完成调查报告，报药品生产企业所在地的省级药品不良反应监测机构。⑤个人发现新的或者严重的药品不良反应，可以向经治医师报告，也可以向药品生产、经营企业或者当地的药品不良反应监测机构报告，必要时提供相关的病历资料。⑥设区的市级、县级药品不良反应监测机构应当对收到的药品不良反应报告的真实性、完整性和准确性进行审核。严重药品不良反应报告的审核和评价应当自收到报告之日起3个工作日内完成，其他报告的审核和评价应当在15个工作日内完成。设区的市级、县级药品不良反应监测机构应当对死亡病例进行调查，详细了解死亡病例的基本信息、药品使用情况、不良反应发生及诊治情况等，自收到报告之日起15个工作日内完成调查报告，报同级药品监督管理部门和卫生行政部门，以及上一级药品不良反应监测机构。⑦省级药品不良反应监测机构应当在收到下一级药品不良反应监测机构提交的严重药品不良反应评价意见之日起7个工作日内完成评价工作。对死亡病例，事件发生地和药品生产企业所在地的省级药品不良反应监测机构均应当及时根据调查报告进行分析、评价，必要时进行现场调查，并将评价结果报省级药品监督管理部门和卫生行政部门，以及国家药品不良反应监测中心。⑧国家药品不良反应监测中心应当及时对死亡病例进行分析、评价，并将评价结果报国家药品监督管理部门和卫生行政部门。

境外发生的严重药品不良反应的报告 ①进口药品和国产药品在境外发生的严重药品不良反应（包括自发报告系统收集的、上市后临床研究发现的、文献报道的），药品生产企业应当填写《境外发生的药品不良反应/事件报告表》，自获知之日起30日内报送国家药品不良反应监测中心。国家药品不良反应监测中心要求提供原始报表及相关信息的，药品生产企业应当在5日内提交。②国家药品不良反应监测中心应当对收到的药品不良反应报告进行分析、评价，每半年向国家食品药品监督管理局和卫生部报告，发现提示药品可能存在安全隐患的信息应当及时报告。③进口药品和国产药品在境外因药品不良反应被暂停销售、使用或者撤市的，药品生产企业应当在获知后24小时内书面报国家药品监督管理部门和国家药品不良反应监测中心。

1963年世界卫生组织建议在世界范围内建立药品不良反应监测系统，并于1968年启动了一项由10个国家参加的国际药物监测合作计划，旨在收集和交流药品不良反应报告、编制术语集、药品目录以及发展计算机报告管理系统。1970年，世界卫生组织认为该合作计划已经取得成功，决定在日内瓦设立一个永久性的组织，命名为世界卫生组织药物监测中心。1978年，该中心迁至瑞典乌普萨拉，更名为世界卫生组织国际药物监测合作中心，1997年，再次更名为乌普萨拉监测中心。

作用 20世纪60年代的"沙利度胺（反应停）事件"后，世界上不少国家纷纷建立了药品不良反应报告制度，收集药品不良反应。这个制度是以医生报告行医中观察到的可疑药品不良反应为基础。其优点是药品上市后，马上就能拿到不良反应报告，且能覆盖全部用药人群，没有时间限制。自愿报告制度能识别常见的不良反应，也能确定上市前临床试验中不能确定的及罕见的不良反应，是最经济的方法。因此，药品不良反应自愿报告制度是药品安全监测的基石。

药品不良反应报告制度是被各国广泛采用的上市后监测手段。其优点是不分新药老药、不管上市时间的长短、无论常见或罕见的药品不良反应都能被监测。其最大的优点是费用低廉、覆盖面广，容易被管理部门接受。自愿报告也有它的局限性，如报告率低，据悉英国自愿报告系统的报告率约为 1%～10%，甚至更低；又如许多个例报告质量不高。影响自愿报告制度的因素主要有：①不良反应报告率与药品的销售额有关。如 H2 受体拮抗剂西咪替丁及雷尼替丁由于广泛使用而有大量的不良反应报告。②报告率与药品上市时间的长短有关。上市的头几年是不良反应报告的集中时段，因为是新的反应，此后虽然继续出现，但报告的不多，由于医生认为已报告过，不愿意再报。③报告率也和同类老药的不良反应有关。假如这类药中某个老品种的某种不良反应引起医生注意，则新品种上市后医生就着重注意了这种不良反应，所以报告率自然多。全社会应以科学的态度看待药品不良反应，既不能因为出现不良反应而恐慌，也不能对其掉以轻心。在提高合理

用药水平的同时，加强对药品不良反应的防范和控制，使其危害降低到最低限度。

（方　宇）

yàopǐn bùliáng fǎnyìng fēnxī píngjià
药品不良反应分析评价（analysis and evaluation of adverse drug reaction） 运用流行病学、统计学、医学、药学等多学科的方法与技术，分析药品不良事件与药物之间的因果关系。目的是为临床与卫生决策提供循证评价支持。药物不良反应是一系列的症状体验、体征和异常辅助检查结果，临床表现非常复杂。疾病本身的进展也会伴随着一系列临床变化，患者可能同时服用其他药物，准确地确定药物与不良反应关系并非易事，必须开展系统科学的分析评价。药物不良反应具有突发性、难以准确预计的特点，既可能发生在近期，也可能发生在远期，既可能是稍纵即逝，又可能是一现再现的临床现象。有可能发生于多个器官和系统，其临床表现的复杂性往往超过了单个专业人员的知识范围。既需要在前瞻性研究中即时做出观察和判断，又需要回顾性的分析判断。

分析内容 涉及如何判断药品不良反应，包括判定原则和判断方法。

世界卫生组织药品不良反应监察中心制定的判定原则 ①不良反应是在服药后还是在服药同时发生的。②是否符合该种药物的不良反应类型。③停药后是否有所改善。④再次使用时是否重复出现和得到再次治疗。⑤反应能否用已知疾病的特征和其他治疗解释。根据以上五项条件的多少，判断为"肯定""很可能""可能""可疑"和"否定"。其中，≥9分者为"肯定"，5～8分

者为"很可能",1~4分者为"可能",≤0分者为"可疑"和"否定"。

中国国家药品不良反应监测中心制定的判定原则 ①开始用药时间与可疑药品不良反应的出现有无合理的时间先后关系。②可疑药品不良反应是否符合该药品已知的药品不良反应。③可疑药品不良反应能否用药物的药理作用、患者的临床状况或其他疗法的影响来解释。④停药或减量后可疑药物的不良反应是否消失或减轻。⑤再次接触同样药品后同样的反应是否重新出现。

判断药品不良反应的方法 ①泊松分布判断法。如果某种药品不良反应的出现频率小于1%,这时可用泊松分布来判断某种不良反应究竟是否由某种药物所引起。②横断面研究。在某人群某时点上描述该人群暴露于药物后发生不良反应的分布状态,其特点为不设对照组,依靠事件发生频率与样本量的优势提示为某种可能性,为进一步研究打下基础。③病例对照研究。用于某一药品不良反应的发生频率大大超过正常发生频率和强度的情况下,可用病例对照研究方法分析药物与反应之间的联系。④队列研究。更适用于研究某暴露因素作用后短期内就出现不良反应的结局。⑤再激发试验。当患者暴露于某种药物出现了可疑的药品不良反应时,为了验证药物和其不良反应之间的因果关系,可根据情况选用激发试验(诱发试验),就是再给患者用一次药,以观察不良反应是否出现,这一过程叫作再暴露即再激发。⑥干预试验法。可判断药物与不良反应的关系。

相关机构的评价与控制措施
涉药机构与管理当局应当对药品不良反应报告和监测资料进行分析、评价,并根据其风险情况采取事宜的控制措施。

药品生产企业应主动开展药品安全性研究 药品生产企业应当对收集到的药品不良反应报告和监测资料进行分析、评价,并主动开展药品安全性研究。①药品生产企业对已确认发生严重不良反应的药品,应当通过各种有效途径将药品不良反应、合理用药信息及时告知医务人员、患者和公众。②采取修改标签和说明书,暂停生产、销售、使用和召回等措施,减少和防止药品不良反应的重复发生。③对不良反应大的药品,应当主动申请注销其批准证明文件。④将药品安全性信息及采取的措施报所在地省级药品监督管理部门和国家药品监督管理部门。

药品经营企业和医疗机构应采取措施 应当对收集到的药品不良反应报告和监测资料进行分析和评价,并采取有效措施减少和防止药品不良反应的重复发生。

药品不良反应监测机构应分析评价后提出建议或采取措施 ①省级药品监督管理部门收到的药品不良反应报告后,根据分析评价工作需要,可要求药品生产、经营企业和医疗机构提供相关资料,相关单位应当积极配合。应按季度进行综合分析,提取需要关注的安全性信息,并进行评价,提出风险管理建议,及时报省级药品监督管理部门、卫生主管部门和国家药品不良反应监测中心。并根据分析评价结果,可采取暂停生产、销售、使用和召回药品等措施,并监督检查,同时将采取的措施通报同级卫生主管部门。②国家药品不良反应监测中心应当每季度对收到的严重药品不良反应报告进行综合分析,提取需要关注的安全性信息,并进行评价,提出风险管理建议,及时报国家药品监督管理部门和卫生部。

国家药品监督管理部门的管理 根据药品分析评价结果,可以要求企业开展药品安全性、有效性相关研究。必要时,应当采取责令修改药品说明书,暂停生产、销售、使用和召回药品等措施,对不良反应大的药品,应当撤销药品批准证明文件,并将有关措施及时通报卫生部。

(方 宇)

yàopǐn bùliáng fǎnyìng xìnxī tōngbào

药品不良反应信息通报 (adverse drug reaction information bulletin) 药品不良反应监测部门对药品在使用中发现的不良反应和安全隐患进行的信息通报。目的是提高医务工作者的用药水平,提醒相关药品生产企业加强对其生产品种的追踪监测,为药品监督管理和卫生主管部门提供决策参考。由于药品不良反应的难以预测性,再加上新药上市前临床试验的局限性,如试验的样本量有限(一般在500~3000人)、试验的病种单一、多数情况下排除了特殊人群(如老人、孕妇和儿童)用药的观察,因此一些罕见的不良反应一般难以发现,需要在大面积使用后方能发现。鉴于以上原因,国家一方面要严把药品上市前的审批关;另一方面也应重视对药品上市后的不良反应情况的收集,建立国家药品不良反应信息通报制度。2001年11月,中国正式建立了国家药品不良反应信息通报制度,前三期《药品不良反应信息通报》涉及19个品种,但发布范围仅限于省级药品监督管理部门、卫生主管部门、医疗机构和有关药品生产企业。为了进一步保障广大人民群众的用药安全，从第四期《药品不良反应信息通报》（2003年）开始，国家药品监督管理部门面向全社会公开发布，公众可随时登陆国家药品不良反应监测中心网站进行查询。

发布渠道 ①由国家药品监督管理部门和卫生主管部门统一发布信息。影响较大并造成严重后果的药品群体不良事件；其他重要的药品不良反应信息和认为需要统一发布的信息，规定为统一发布的信息。国家药品监督管理部门和卫生主管部门也可以授权省级药品监督管理部门和卫生主管部门发布。②《药品不良反应信息通报》。《药品不良反应信息通报》是国家药品不良反应监测中心负责发布的，涉及的药品及相关信息是在收集、整理药品不良反应报告并征求各省级药品不良反应监测中心意见的基础上，组织包括临床医学、临床药学、不良反应、流行病学、统计学等方面专家对出现新的、严重的不良反应，尤其是造成死亡的药品和出现药品不良反应发生率明显增高的药品，以及出现群体性不良反应的药品等进行医学和药学论证，通过归纳分析和评价确定，并经国家药品监督管理部门同意后发布的。

信息保密与共享 在药品不良反应报告和监测过程中获取的商业秘密、个人隐私、患者信息和报告者信息应当予以保密。鼓励医疗机构、药品生产企业、药品经营企业之间共享药品不良反应信息。

作用 《药品不良反应信息通报》的发布有利于提高医务工作者对药品不良反应的正确认识、促进临床合理用药、提高临床监护水平，避免一些严重的药品不良反应的重复发生。同时提醒被通报品种的生产企业加强其生产品种的追踪监测，不断深入研究、改进工艺、提高质量，更有效地保障人民安全用药。

（方 宇）

yàopǐn bùliáng shìjiàn

药品不良事件（adverse drug event，ADE） 在药品治疗过程中所发生的任何不良医疗事件。世界卫生组织将药品不良事件定义为药品使用后的不良感受，指药物治疗过程中所发生的任何不幸的医疗卫生事件，而这种事件不一定与药物治疗有因果关系。

与药品不良反应区别 药品不良事件和药品不良反应含义不同。一般来说，药品不良反应是指与用药因果关系已确定的反应，而药品不良事件是指与用药因果关系尚未确定的反应。显然，这一界定既包括非人为过失的不良反应，也包括人为过失导致的其他负面药物作用。药品不良事件包括两个要素：一是不良事件是在用药时发生的，但不确定与药品相关；二是产生的结果对人体有害。药品不良事件是药物治疗过程中出现的现象，从涉及的部门和人群包括研究者、生产者、流通商、药师、医生、护士、患者或消费者和监管者。药品不良事件包括合格药品的不良反应，药品质量问题，合理用药问题，以及用药失误、滥用药品等因素导致的不利于患者的事件。

不良事件与药物之间因果判断指标 包括：①开始用药时间与可疑不良反应出现时间有无合理的先后关系。②可疑的不良反应是否符合该药物已知的不良反应类型。③所可疑的不良反应是否可以用相关的病理状况、合并用药、现用疗法、曾用疗法来解释。④停药或降低用量，可疑不良反应能否减轻或消失。⑤再次接触同样药物后是否再次出现同样反应。依据上述五个指标，分析因果关系为肯定、很可能、可能、可疑和不可能五级。

管理内容 由于药品与可疑不良反应之间因果关系的确定有时非常困难，而且需要较长的时间，为了最大限度地降低人群的用药风险，中国药品不良反应监测坚持"可疑即报"的原则，即只要出现疑似不良反应病例，无论其是否严格意义上的药品不良反应，都必须及时报告。

为预防和控制药品不良事件，尤其是应对突发性群体不良事件，国家药品监督管理部门于2005年发布实施了《药品和医疗器械突发性群体不良事件应急预案》，将不良事件分为两个等级予以相应级别的响应，同时细化了不良反应类别：药品突发性群体不良反应（事件）；麻醉、精神药品群体性滥用事件；假劣药品引起的群体不良事件。2011年卫生部新修订发布的《药品不良反应报告和监测管理办法》增加了对药品群体不良事件的界定，并对药品群体不良事件的调查核实评价明确了具体要求，旨在强化药品群体不良事件的报告、调查、处理等工作，及时控制药品群体不良事件，保证公众用药安全。

药品群体不良事件，是指同一药品在使用过程中，在相对集中的时间、区域内，对一定数量人群的身体健康或者生命安全造成损害或者威胁，需要予以紧急处置的事件。同一药品指同一生产企业生产的同一药品名称、同一剂型、同一规格的药品。

药品生产、经营企业和医疗机构获知或者发现药品群体不良事件后，应当立即通过电话或者传真等方式报所在地的县级药品监督管理部门、卫生行政部门和药品不良反应监测机构，必要时可以越级报告；同时填写《药品群体不良事件基本信息表》，对每一病例还应当及时填写《药品不良反应/事件报告表》，通过国家药品不良反应监测信息网络报告。

设区的市级、县级药品监督管理部门获知药品群体不良事件后，应当立即与同级卫生行政部门联合组织开展现场调查，并及时将调查结果逐级报至省级药品监督管理部门和卫生行政部门。省级药品监督管理部门与同级卫生行政部门联合对设区的市级、县级的调查进行督促、指导，对药品群体不良事件进行分析、评价，对本行政区域内发生的影响较大的药品群体不良事件，还应当组织现场调查，评价和调查结果应当及时报国家食品药品监督管理局和卫生部。对全国范围内影响较大并造成严重后果的药品群体不良事件，国家食品药品监督管理局应当与卫生部联合开展相关调查工作。

药品生产企业获知药品群体不良事件后应当立即开展调查，详细了解药品群体不良事件的发生、药品使用、患者诊治以及药品生产、储存、流通、既往类似不良事件等情况，在 7 日内完成调查报告，报所在地省级药品监督管理部门和药品不良反应监测机构；同时迅速开展自查，分析事件发生的原因，必要时应当暂停生产、销售、使用和召回相关药品，并报所在地省级药品监督管理部门。药品经营企业发现药品群体不良事件应当立即告知药品生产企业，同时迅速开展自查，必要时应当暂停药品的销售，并协助药品生产企业采取相关控制措施。医疗机构发现药品群体不良事件后应当积极救治患者，迅速开展临床调查，分析事件发生的原因，必要时可采取暂停药品的使用等紧急措施。

药品监督管理部门可以采取暂停生产、销售、使用或者召回药品等控制措施。卫生行政部门应当采取措施积极组织救治患者。

（方 宇）

yàowù jǐngjiè
药物警戒 （pharmacovigilance）

对药物不良作用产生、形成、发展机制或者原因，以及预防、消除机制和策略的研究与活动。其目的是为了在药品的生命周期中最大限度地、持续不断地保证患者用药的利益。药物警戒的首要任务是发现与收集可能不利于或者不利于患者的信息，运用适宜的方法说明这些信息与药品、药品使用之间的关系，提出解决问题的策略。

药物警戒与药品风险管理
药物警戒活动和药品风险管理密切联系，都贯穿于药物发展的始终，即从药物的研究设计就开始着手直到上市使用的整个过程。这就要求早期发现未知（新的）不良反应和药物相互作用，检测到（已知）不良反应发生率，确定风险因素，探索不良反应发生机制，对药品风险/效益进行定量评价、分析，并将相关信息进行反馈，以改进处方及药品分发、供应，完善药品相关法律、法规。在药物上市前阶段，主要通过临床试验的方式，也包括体外实验、动物毒理等方式发现药物的安全问题。然而对于可能发生的不良反应，人们在药品上市前的认识和研究总是不完全的，难免会存在局限性。动物实验的结果不足以预测人类应用的安全性。临床研究中受试者均经过遴选，且数量有限，药品应用的条件与临床实践存在差异，研究时间也有限，对于罕见且严重的不良反应、长期毒性、对特殊人群（如儿童、老人或孕妇）的影响以及药物相互作用等信息，上市前研究常常是不完全的，甚至是无法获得的。因此，药物上市后监测工作的开展尤显重要。在上市后监测阶段，药物警戒一个重要的挑战就在于如何收集、分析上市后的药物的观察性数据，并得出具有较强说服力的结论，这也是药品不良反应监测的主要内容。

根据世界卫生组织的指南性文件，药物警戒涉及的范围已经扩展到草药、传统药物和辅助用药、血液制品、生物制品、医疗器械以及疫苗等。

药物警戒与药品不良反应监测 药物警戒与药品不良反应监测具有很多的相似之处。它们的最终目的都是为了提高临床合理用药的水平，保障公众用药安全，改善公众身体健康状况，提高公众的生活质量。但药物警戒与药品不良反应监测工作是有着相当大的区别的。药物警戒扩展了药品不良反应监测工作的内涵，涵盖了药物从研发直到上市使用的整个过程，而药品不良反应监测仅仅是指药品上市后的监测。

两者的区别主要在于：①监测对象不尽相同。药品不良反应监测的对象是质量合格的药品，而药物警戒涉及除质量合格药品之外的其他药品，如低于法定标准的药品，药物与化合物、药物及食物的相互作用等。②工作内容不尽相同。药物警戒工作包括药品不良反应监测工作以及其他工作，例如用药失误；缺乏疗效的报告；药品用于无充分科学依据并未经核准的适应证；急性与慢性中毒病例报告；药物相关死亡率的评价；药物滥用与误用。③药物警戒与药品不良反应监测的工作本质不同。药品不良反应监测工作集中在药物不良反应信息的收集、分析与监测等方面，是一种相对被动的手段。而药物警戒则是积极主动地开展药物安全性相关的各项评价工作。药物警戒是对药品不良反应监测的进一步完善，也是药学监测更前沿的工作。警戒就是要使医务工作者对严重不良反应更敏感，从而更迅速地采取有力的措施。药物警戒提出之前，药品不良反应监测起着药物警戒作用。药物警戒是人们开展不良反应监测之后，对药物安全性日益认识和重视，进而提出的比药品不良反应监测更系统、更全面、更科学的定义。

工作内容 药物警戒从用药者安全出发，发现、评估、预防药品不良事件。要求有疑点就上报，不论药品的质量、用法、用量正常与否，更多的重视以综合分析方法探讨因果关系，容易被广大报告者接受。药物警戒涉及的范围包括：新药临床期间不良反应的分析和评估，对临床前安全性试验结果的分析和再评价，医疗错误，不合格药品、对无充分科学依据且未被认可的适应证的用药、药品的滥用和误用等内容。药物警戒的主要工作内容包括：①早期发现未知药品的不良反应及其相互作用。②发现已知药品的不良反应的增长趋势。③分析药品不良反应的风险因素和可能的机制。④对风险/效益评价进行定量分析，发布相关信息，促进药品监督管理和指导临床用药。

作用 药物警戒的作用包括：①评估药物的效益、危害、有效及风险，以促进其安全、合理及有效地应用。②防范与用药相关的安全问题，提高患者在用药、治疗及辅助医疗方面的安全性。③教育、告知患者药物相关的安全问题，增进涉及用药的公众健康与安全。药物警戒的最终目标为合理、安全地使用药品；对已上市药品进行风险/效益评价和交流；对患者进行培训、教育，并及时反馈相关信息。

在加快新药上市审批的同时，必须加快对药品不良反应的监控。从宏观上来说，药物警戒对中国药品监管法律法规体制的完善具有重要的意义，这是仅仅进行药品不良反应监测工作所不能达到的。开展药品不良反应监测工作对安全、经济、有效的使用药品是必需的，但药品不良反应监测工作的更加深入和更有成效离不开药物警戒的引导。药物警戒工作既可以节约资源，又能挽救生命，这对中国全面控制药品安全风险来说具有重要的意义。

（方　宇）

Shìjiè Wèishēng Zǔzhī Wūpǔsàlā Jiāncè Zhōngxīn

世界卫生组织乌普萨拉监测中心（Uppsala Monitoring Centre of the World Health Organization）

负责药品安全监测与评价的国际性组织。曾称世界卫生组织国际药物监测合作中心。

由于20世纪60年代发生了"沙利度胺海豹胎事件"，1968年世界卫生组织启动了一项由10个国家参加的国际药物监测合作计划，旨在收集和交流药品不良反应报告、编制术语集、药品目录以及发展计算机报告管理系统。1970年，世界卫生组织认为该合作计划已经取得成功，决定在日内瓦设立一个永久性的组织，命名为世界卫生组织药物监测中心。1978年，该中心迁至瑞典乌普萨拉，更名为世界卫生组织国际药物监测合作中心，1997年再次更名为乌普萨拉监测中心。

乌普萨拉监测中心是世卫组织下设的专门负责收集药品不良反应报告的机构，有超过140个国家药物警戒中心与其合作，定期报送不良反应数据。中国于1998年成为成员国，陆续上报部分不良反应监测数据，2011年7月与乌普萨拉监测中心就《药品不良反应标准化研究和应用》项目开展技术合作，并签署了世界卫生组织数据库与中国数据库交流和对接的协议，促进资源共享以利于为维护患者安全服务。

乌普萨拉监测中心内部组织机构包括三大部门：①研究开发部，研究和改进药品不良反应监测和信号分析的方法以及网上服务。②内部事务部，负责药品不良反应数据的更新和为此以及有关管理工作。③外部事务部，提供信息培训及出版物服务。乌普萨拉监测中心负责管理世界卫生组织的全球药品安全性病例报告数据库，其中包括从1968年成员国上报的药品不良反应报告。至2011年4月，该数据库中已收集有600多万条数据，对这些数据分析、研究和信号挖掘是乌普萨拉监测中心的主要工作内容。

对于信号的确定，乌普萨拉中心有一套严格的评估程序：对原始报告信息的审查（如报告的质量、信息是否全面，是否为重复报告等）；对文献综述要考虑其来源和出处；临床评估小组的专家组成中有 30% 是来自全世界的志愿专家，专业背景有医师、药剂师和信号涉及的特殊领域的专家。在确定信号时要考虑不良反应表现与疾病的相关性、是否为已知的不良反应、联合用药问题、不合理用药、假药、抗生素耐药等方面的因素。还要考虑信号的重要性、可预防性以及可预测性。对于信号涉及药品引起的危险是否能够被治疗、有没有替代疗法及是否具有有效的风险控制措施等也是在被考虑之列。乌普萨拉监测中心认为信号检测需要自动化检测和临床评估相结合的审查方法，找到信号不是一个终点，而是一个新的起点。乌普萨拉监测中心将以上考虑因素汇总成文，上报世界卫生组织药物安全部门。乌普萨拉监测中心仅提出建议，而处理决定由世界卫生组织相关部门及各国监管部门做出。除了收集不良反应报告，挖掘风险信号，乌普萨拉监测中心还开展各种研究项目，包括针对数据处理过程中存在的问题研究新的算法，与成员国国家药物警戒中心开展合作研究，与其他研究机构开展流行病学研究等。正在开展的研究工作包括：药品不良反应报告质量评估研究、合理用药分析研究、涉及假药报告筛选研究、孤儿病药物安全性监测研究、儿童用药安全性研究等。

（方 宇）

yàopǐn zàipíngjià

药品再评价（drug re-evaluation）

对上市后药品安全性、有效性进行的系统性评价。比如，通过药品不良反应监测、药物流行病学调查和临床试验等方法，对药品在使用过程中的疗效、不良反应、相互作用以及在特殊人群中的使用情况做出风险/效益评价；

再如，根据医药学的最新进展，运用循证原理，结合药物经济学以及国家药物政策，对上市药品做出包括药品安全性、有效性、经济性以及是否符合合理用药原则做出综合评价等。

沿革与发展 药品再评价作为一个制度化的专有名词，最早出现在 1985 年的《中华人民共和国药品管理法》（简称《药品管理法》）当中。卫生部根据《药品管理法》成立了卫生部药品审评委员会和药品审评办公室，明确赋予其药品再评价与药品淘汰职能；1994 年，药品审评办公室更名为药品审评中心，继续承担药品再评价与药品淘汰职能。卫生部曾系统开展 3 次再评价工作，淘汰了 360 个品种，对部分地方标准和中成药进行整顿。1998 年国务院机构调整，新成立的国家药品监督管理局为规范药品上市后的安全监管，设立了药品安全监管司，药品再评价和淘汰药品的审核为其工作职能之一。1999 年药品评价中心成立，承担起开展药品再评价和淘汰药品的技术及业务组织工作，建立相关的技术评价标准和指南，开展方法学研究，组织有关的培训和交流工作等。自此，药品再评价与药品淘汰的技术评价职能从药品审评中心转移至药品评价中心。2001 年版《药品管理法》再次将新药审评与药品再评价一起写入同一条款，仍由药品审评中心和药品评价中心分管这两项技术评价任务。2012 年 1 月，国务院印发了《国家药品安全“十二五”规划》，明确提出健全药品上市后再评价制度。开展药品安全风险分析和评价，重点加强基本药物、中药注射剂、高风险药品的安全性评价。完善药品再评价的技术

支撑体系。经再评价认定疗效不确切、存在严重不良反应、风险大于临床效益危及公众健康的药品，一律注销药品批准证明文件。

管理要点 药品上市前的临床研究只是一个模型化的试验，受许多因素的限制，存在着局限性。一是病例少，上市前药品的临床试验病例数较少。二是研究时间短，上市前药品的临床试验过程一般较短，观察期相应也较短。三是试验对象范围窄，《药物临床试验质量管理规范》中规定，Ⅱ期临床试验控制在 18～60 岁，而在临床上用药人的范围则较此范围更广，上市前药品不具备在特殊患者人群（如老年、儿童患者）中使用的实际经验。四是用药对象条件控制较严，有心肝肾功能异常、妊娠、精神异常、造血系统异常的患者不参加试验，试验期间一般也不准合并用药。五是试验目的单纯。药品上市前研究主要考察疗效，临床试验的观察指标只限于试验所规定内容，未列入试验内容的一般不予评价。

正是由于这些原因，一些发生频率低于 1% 的不良反应和一些需要较长时间应用才能发现或迟发的不良反应、药物相互作用、更多人群应用的有效性等均未能及时发现，这种情况造成了药品在上市时间和不良反应的发现与实施管理时间上存在时滞现象。临床不合理用药的严重性也决定必须进行再评价工作。临床不合理用药主要表现在用药指征不明确、违反禁忌证、疗程过长或过短、给药途径不适宜、合并用药过多等。不合理用药的药品主要涉及抗生素、解热镇痛药、肾上腺皮质激素等品种。

作用及法律效力 药品上市后的再评价，是药品监督管理工

作的重要内容，其作用包括以下六个方面：①为医药行政管理部门的政策制定与实施提供依据，提高医药监管科学水平。国家基本药物遴选与调整、非处方药的遴选与转换、中药保护品种的调整、新药审批、药品撤销、药品淘汰、行政措施和处罚等，都需要以药品再评价工作为依据。②指导和规范临床合理用药。合理用药涉及广大群众的切身利益，而社会发展的科技与管理水平决定着合理用药的水平。应用新的科学技术，通过再评价的方式对一个药品的临床使用情况进行调研与分析评价，不断发现新的药物作用、不良反应、药物相互作用等，促进用药方案的合理化，可避免由于不合理用药引起的药害事件和药源性疾病，使得药物在临床上得以准确应用，使人民在治病中以最小的代价获得最大的利益。③加快新药审批。世界上许多国家通过采取建立和完善药品上市后再评价制度，简化药品上市前临床试验的要求，加快新药审批。实行"有条件"的加速审批，其中重要的条件之一即药品上市后的再评价。④促进临床药学和药物流行病学的研究。药品上市后再评价的方法学中包含了临床试验和药物流行病学。随着药品再评价工作的开展，必将有力推动药物流行病学的研究；反之，药物流行病学的发展也必将会为药品再评价的科学性和规范性提供强有力的技术支持。⑤加强药品市场管理。通过药品上市后再评价，收集药品在社会人群的疾病用药、疗效、不良反应的情况，并进行分析评价，对疗效不确切、不良反应大的药品给以淘汰。同时药品生产、经营企业可以根据再评价的信息，合理安排各种药品的生产、供应计划，既能满足临床上的需要，也能尽可能避免药品的积压浪费，提高社会效益和经济效益。

（方　宇）

yàopǐn fēngxiǎn xiàoyì píngjià

药品风险效益评价（benefit and risk assessment of drugs）　关于药品干预对某患者群体取得收益和可能承担风险的一系列要素的系统评估的过程。主要内容包含上市前和上市后的药学评价、非临床安全性评价、临床评价有效性和安全性，其目的是为保障患者利益最大化。

类别　①正规的效益风险分析评价（定量分析）运用科学的推理过程，以一个数值表达式为基础，定量地比较效益风险。近年来，正规的效益风险分析表现为基于成本效果、成本效益和成本效用的研究，以及荟萃分析和决策理论工具的定量模型。②非正规的效益风险分析评价（描述性评价）是一种归纳或者主观分析过程，依靠个人判断对治疗选项相关数据做出评估。③比较性的评价（半定量评价）是将考察中的产品跟相似产品进行定性对比，来测定效益和风险是否看起来相似。

在理想情况下，根据效益与风险的不同组合，药品可能处于四类不同区域：A区域，最坏的平衡（高风险，低收益）；B区域（较高风险，较低收益），限制条件下使用，可能需要深入研究；C区域（较低风险，较高收益），可接受的平衡；D区域，最理想的平衡（低风险，高收益）。在极限区域A和D中，评价结果是显而易见的。但是在极限区域中间有很多不确定的因素，导致区域B和C的位置模糊，且区域B的限

制条件难以确定，使得制定效益风险决策会显得复杂和困难。因此，区域B和C就是效益风险评价的研究范畴。

适用条件与范围　从流行病学的角度，对药物风险的简要、标准的定义是药物的负面情况将发生的可能性。由于同其他产品相比，药品具有明显的特殊性，即与生命、健康的关联性及个体化使用的特异性，药品风险显得更为复杂。而这种个人风险程度的确定会因药源性损害的严重程度、患者的特异质和对公共卫生的影响而变化。因此，从社会成本的角度考虑药品风险，还应包括个人和人群水平的信息，以保障个体和群体用药的收益超过最大边际风险。

作用　在药品上市后评价中，药品效益风险评价有着重要意义。由于上市前研究的局限性和临床不合理用药的客观存在，对上市后药品进行科学再评价极为重要。上市后评价主要是就安全性、有效性和经济性进行评价。这三方面评价在药品上市后评价中处于不同的地位。无论是在美国等发达国家，还是在中国，药品监管机构都始终将安全性评价和疗效评价放在上市后评价的首位。药物经济学讨论的效益风险评价，是对于安全性和有效性的综合评价，实际上是对药物效益和风险比不断认识的一个动态过程。如果某种药物的效益大于风险，则可批准上市或继续保留在市场；一旦风险大于效益，而且风险不能得到有效的控制，则应撤市。在中国药品管理现阶段，完善效益风险评价研究的意义在于：为药品监督管理部门制定相关药品风险管理政策提供依据；为社会保障部门降

低不良反应产生的影响和费用提供途径，并为城镇居民医疗保险目录的修订提出参考依据；为医疗卫生部门指导和规范临床合理用药，降低医疗风险提供参考，并为国家基本药物目录修订提出参考依据。

（方宇）

yàopǐn dìngqī ānquánxìng gēngxīn bàogào

药品定期安全性更新报告

（drug periodic safety update reports，PSUR） 由药品生产企业按照政府管理部门的规定，对本企业生产药品的不良反应监测情况和国内外安全性信息资料，进行定期汇总分析与效益风险评估，撰写的有关药品安全信息汇总分析的书面报告。定期安全性更新报告的撰写规范由国家药品不良反应监测中心负责制定。PSUR 最根本的目的是引导企业关注产品安全，并定期评价产品的安全性；同时为管理部门建立常规的药品安全性信息来源、开展产品安全性评价创造条件。

撰写程序 完成 PSUR 不仅需要遵照严格的时限，而且也需要大量科学准确的数据和素材。编写 PSUR 的材料包括在本次 PSUR 期间从内部和外部途径获得的所有安全性信号的描述和讨论（如文献、正在进行的研究的中期分析结果、医药报告和研究报告）。这些材料侧重于安全性和（或）有效性或疗效/有效性，同时也讨论了人体安全性潜在后果、疗效的潜在改变以及关于公司核心数据表的变化。来自全球临床开发和全球医学事务的 PSUR 材料也包括针对 PSUR 覆盖阶段临床试验或出版物中介绍的适应证的产品疗效/有效性讨论。可以看出，在企业内部完成 PSUR 是一

个需要多部门合作才能完成的项目。完成每一个产品的 PSUR 都有一个制定的协调人，其负责协调各部门的工作来一起完成 PSUR。

具体要求 2011 年出台的《药品不良反应报告和监测管理办法》对 PSUR 的报告提出以下明确要求：设立新药监测期的国产药品，应当自取得批准证明文件之日起每满 1 年提交 1 次定期安全性更新报告，直至首次再注册，之后每 5 年报告 1 次；其他国产药品，每 5 年报告 1 次。首次进口的药品，自取得进口药品批准证明文件之日起每满 1 年提交 1 次定期安全性更新报告，直至首次再注册，之后每 5 年报告 1 次。定期安全性更新报告的汇总时间以取得药品批准证明文件的日期为起点计，上报日期应当在汇总数据截止日期后 60 日内。国产药品的定期安全性更新报告向药品生产企业所在地省级药品不良反应监测机构提交。进口药品（包括进口分包装药品）的定期安全性更新报告向国家药品不良反应监测中心提交。省级药品不良反应监测机构应当对收到的定期安全性更新报告进行汇总、分析和评价，于每年 4 月 1 日前将上一年度定期安全性更新报告统计情况和分析评价结果报省级药品监督管理部门和国家药品不良反应监测中心。国家药品不良反应监测中心应当对收到的定期安全性更新报告进行汇总、分析和评价，于每年 7 月 1 日前将上一年度国产药品和进口药品的定期安全性更新报告统计情况和分析评价结果报国家药品监督管理部门和卫生部。

撰写规范 2012 年 9 月 6 日，国家药品监督管理部门印发了《药品定期安全性更新报告撰写规

范》，明确规定了《药品定期安全性更新报告》包含封面、目录和正文三部分内容。其中，封面包括产品名称、报告类别（定期安全性更新报告），报告次数、报告期，获取药品批准证明文件时间，药品生产企业名称、地址、邮编及传真，负责药品安全的部门、负责人及联系方式（包括手机、固定电话、电子邮箱等），报告提交时间，以及隐私保护等相关信息。目录应尽可能详细，一般包含三级目录。正文部分包括：药品基本信息、国内外上市情况、因药品安全性原因而采取措施的情况、药品安全性信息的变更情况、用药人数估算资料、药品不良反应报告信息、安全性相关的研究信息、其他信息、药品安全性分析评价结果、结论和附件等。

作用 定期安全性更新报告于 1996 年 11 月 6 日在人用药品注册技术要求国际协调会议进程第四阶段被采纳，列入人用药品注册技术要求国际协调会议指导原则 E2C 临床安全性数据管理中，要求药品生产企业负责 PSUR。PSUR 是欧盟药物警戒工作中安全性报告的一大特色制度。拥有欧盟内部上市许可的药品公司，必须向其成员国主管当局的药品不良反应监测机构定期提交安全性更新报告。在药品获得欧盟许可后前两年内必须每 6 个月报告 1 次。上市后的第 3～4 年每年报告 1 次，从第 5 年开始每 3 年报告 1 次。PSUR 的报告内容包括药物安全性研究的总体评价，对于新出现的安全问题的风险利益评估，既往未明确的毒理研究资料、滥用情况、妊娠哺乳用药情况等。报告的目的是向政府主管部门提供世界范围内药品安全方面的最新数据。PSUR 最根本的目的是引导企

业关注产品安全，并定期评价产品的安全性；同时为管理部门建立常规的药品安全性信息来源、开展产品安全性评价创造条件。

（方　宇）

yàopǐn fēngxiǎn guǎnlǐ

药品风险管理（drug risk management）

发现、识别和监测药品相关风险，并对药品风险和效益进行综合评估，以采取适当的干预策略与方法，降低药品风险，实现风险效益最优化的管理过程。药品风险包括天然风险和人为风险两种，其中天然风险主要是指药品不良反应，是药品固有的属性，难以预防和避免；而人为风险则可以有效预防，主要包括不合理用药、用药差错、药品质量问题、社会管理因素和认知因素等造成的用药风险。药品风险管理是贯穿于药品研发、生产、流通和使用整个生命周期的一个持续过程，是药物流行病学理念在药品监管层面的具体体现，旨在实现"患者用药收益最大化、风险最小化"。药品风险管理的核心在于进行利益与风险分析，并依据评估结果，采取相关管理措施，具体包括：暂停上市前研究和审批；开展分析、评价，发起有关研究；修改药品说明书；限制使用；进行质量抽验，提高质量标准；撤销批准文号或者进口药品注册证书；通报违法药品广告等。

历史沿革　美国、日本和欧盟三方的政府药品注册部门和制药行业在 1990 年发起了人用药物注册技术要求国际协调会议。2005 年会议文件"药物警戒计划指南"成为欧、美、日药品风险管理的基础性文件。人用药物注册技术要求国际协调会议的药物警戒计划指南主要内容是要求药品上市时需呈交安全性说明和药物警戒计划，并就这些药品风险控制方法进行说明。根据人用药物注册技术要求国际协调会议的药物警戒计划，上市药品必须建立的风险管理体系，主要包括建立安全性说明、药物警戒计划两大部分。其中，药品安全性说明是对已证实的药物风险、重要潜在风险和重要的缺失信息进行概述，它也可以反映该药物潜在的风险人群和明显的安全性问题，有助于今后进一步研究；并有助于管理机构确认特殊数据收集的必要性，便于构建药物警戒计划。

管理内容　根据药品批准上市的时间，药品风险管理分为两个阶段，一是药品上市前风险管理，二是药品上市后的风险管理。

药品上市前风险管理　一种新药在经过一系列临床前和临床研究获得足够的安全性、有效性证据，并进行充分的效益-风险分析后方可被批准上市。而上市前风险管理主要依赖于药品上市前评价与审批的管理。风险管理的主要措施有暂停上市前研究和审批；开展分析、评价，发起有关研究等。

药品上市后风险管理　上市后药品风险管理的核心问题是可接受的风险性问题，即某一人群为获得预期利益而准备接受的风险水平。因此，对上市药品的管理决策必须基于现有证据、既往经验和政策法规等方面综合考虑后才能制定。上市后药品风险管理是药品风险管理的重要部分，采取的主要措施有暂停、召回、撤市、救治等，具体包括以下几方面。

维持不变或观察等待　对所出现的安全性信号经进一步分析、评价，未发现明确的证据，不必对该产品采取任何新的管理措施。如果虽发现一定证据，但对其是否对产品的利益-风险平衡构成改变还缺乏充分的资料，暂不采取管理行为，生产企业继续对该产品的使用情况进行监测，以获得进一步资料。

补充收集资料或发起临床及非临床研究　当潜在的安全性问题出现后，生产企业补充、收集尽可能多的资料，包括补充特定的不良反应病例、发起新的临床或非临床研究项目、寻找同类药物的对比资料等，以用于全面的利益-风险评价。

修订产品使用信息或限制使用范围　管理部门和生产企业视情形采取修订处方者或消费者信息、限制产品使用和供应范围等措施，以避免或减少药品导致的风险。修订处方者或消费者信息（药品使用说明书）的做法包括：补充新的危险性信息，如不良反应、禁忌证、警告、注意事项、药物相互作用等；改变叙述方式或文字重点，以进一步阐述和强调不良反应；限制适应证，或删除某些信息；增加对可能出现的不良反应的治疗建议。限制产品供应和使用范围的措施，将有显著滥用倾向的产品列入《麻醉药品目录》；从非处方药重新划分为处方药类别；仅限供应较高级别医院或特定医疗机构；仅限本领域高级专家处方；要求患者签署知情同意书；通过"医保"报销目录限制使用人群或用药时间。

改变产品处方、外观或制造工艺　当不良反应是由于产品的物理、化学性质所造成时，制药企业主动采取改进其处方、外观或生产工艺等措施来减少风险。例如：改变或去掉某种辅料，如着色剂、赋形剂；改变配方组成，如减少某种成分含量；改变药品剂型；改变活性成分颗粒大小或晶型；改变儿童保护包装等。

暂停上市许可或临床试验许可 当产品安全性问题的危害尚不足以充分肯定时，采取暂时停止生产、销售的措施，这是许多欧洲国家经常使用的方法。这种暂停可以是短期的，也可以是较长期的。如果产品尚处在上市前临床试验阶段或政府审批阶段，则可以暂时停止临床试验或审批。

产品从市场撤出 经充分评价，已明确产品的风险超过其收益，或者其利益-风险平衡虽尚未明确，但未找到降低风险的具体措施，制药企业可主动将产品从市场撤出，或由管理部门撤销其上市许可。今后若补充新的资料，生产企业还可以重新申请上市。

作用 药品安全风险并非都是毫无缘由与征兆突然来临，而是潜伏在药品研究、研制、生产、流通、使用及再评价整个链条过程中，链条中的任何一个环节的疏漏都有可能是药品安全风险的根源。只有科学分析药品安全影响因素，科学监管，才能避免风险、防范风险。因此，必须加强对药品、研制、生产、流通、使用、评价整个过程的科学管理，从而将药品安全风险产生的可能性逐一消除。

2008年，国家药品监督管理部门药品评价中心暨药品不良反应监测中心下发"高风险品种风险管理计划推进行动"的通知，要求在药品上市后的监管实践中引进药品风险管理制度措施，有效降低药品安全风险，切实保障公众用药安全。此次纳入风险管理计划推进行动的高风险品种包括被列入化学药品注射剂高风险品种、中药注射剂高风险品种、有严重不良反应报告的注射剂品

种。风险管理计划是指药品生产企业在药品上市后为更好地发挥药品效用，减少药品风险，使药品给用药人群所带来的风险最小化而制定的计划。其主要内容包括产品基本情况、产品安全性详细说明、药物警戒计划、风险最小化需求评估、风险最小化计划、风险管理计划概要、风险管理计划的联系人等。

（方 宇）

yàopǐn táotài

药品淘汰（drug elimination）

根据上市后药品再评价的结果，淘汰风险效益比不能接受的药品品种，从而最大限度降低用药损害后果的行为。药品因利润、价格、销路等经济因素或疗效安全性等质量因素导致的自然淘汰也可归为药品淘汰的范畴，但自然淘汰不受行政管理控制，药品监督管理部门未禁止其生产、销售和使用。国际上药物治疗的历程中，药害事件频频发生，20世纪30年代的磺胺醑剂事件、60年代的沙利度胺事件，不但给用药者的身心健康带来了巨大损害，也给社会造成了严重的损失。当药物存在严重的不良反应、疗效不确切等情况时，一项重要的管理措施就是药品淘汰。

中国2002年底最终完成的地方标准药品整顿工作，实质就是在药品再评价的基础上进行的药品淘汰。疗效不确切、不良反应大和质量不可控的药品均被淘汰，并将未淘汰品种的标准由地方标准上升为国家标准。

分类 药品淘汰分为两种：一种是上市药品的自然淘汰，即已上市销售的药品品种，由于疾病谱变化、正常更新换代等原因而被自然淘汰，制药企业停止生产。另一种是因毒副作用大，使

用不方便，疗效不确切或疗效差等原因国家药品监督管理部门将此品种予以淘汰。

相关规定 药品经过再评价后，需要进行淘汰的药品由国家药品监督管理部门撤销药品批准文号或进口注册证，禁止其生产、销售和使用，违者将构成生产、销售和使用假药行为。其中包括：①临床疗效差和不良反应严重的药品和制剂。如巴比妥，曾经作为镇静催眠药应用于临床，但因作用不良反应多，不安全，易成依赖性而被淘汰。②成分完全相同的同一剂型药品，原则上只可并存国产和进口（包括合资）各一种。③若并存多个成分且完全相同的同一剂型、同一产地（国别）药品，在临床疗效相近的情况下，可按国产药品、已列入国家基本药物目录者、在本院临床试验者、剂型先进者、已广泛使用者、日费用低、优惠价低者优先、名牌制药厂者、美国食品药品管理局认可者的顺序优先保留一种。④若并存具有多个同一药理类别的药品，选择疗效最差、使用量最少者淘汰。⑤自然淘汰6个月以上不使用的药品。

淘汰方法 在国外，药品淘汰多采用如下方法：①国家监视。日本已有829个医院按厚生省要求每年填表，填写新发现副作用的药品。每年可收到500件左右。其次是市场药房，现有2477个市场药房也实行了对具有不良反应的药品的监视。②企业监视。新药上市后5年内，企业要每年主动汇报所发现不良反应的药品。③情报交流。定期出版医药情报杂志或小册子并在全国发行。以提醒药品生产企业、流通机构以及医疗机构发现需要淘汰的药品。中国的药品淘汰依据主要依靠药

品再评价，再评价的内容主要有：①疗效评价。鉴于上市前研究的局限性，药品上市后经过在广大人群中应用的有效性、远期效应的研究，以及临床应用中存在的可影响药品疗效的各种因素（治疗方案、患者年龄、生理状况、合并用药、食物等）的研究等完成的评价，是上市后再评价的重要内容。②药品不良反应评价（即安全性评价）。在广大人群中观察长期用药后以及停药后发生的不良反应，同时研究不良反应发生的影响因素（药品、给药方法、药物相互作用等），是药品上市后再评价的主要内容。③药物经济学评价。运用药物经济学的理论与方法，对药物资源利用状况和药品应用情况进行的综合评估和研究。④药品质量评价。也是药品上市后再评价的重要内容，直接影响到药品应用的有效性。

作用　1982 年，卫生部曾宣布淘汰 127 种药品，主要参考了国外资料并征求了全国医药专家的意见，具体种类包括：磺胺类药物（14 种）、抗生素和黄连素（现称小檗碱）（5 种）、神经系统药物（6 种）、呼吸系统药物（7 种）、脏器制剂药物（21 种）、抗寄生虫药（9 种）、消化系统药物（8 种）、循环及血液系统药物（3 种）、维生素类药物（4 种）、解热镇痛抗痛风药（12 种）。医院药品的淘汰可在药品不良反应监测和药品质量监督的基础上对毒副作用大，疗效低或不确切的药品由有关专科提出初步意见，由药学相关科室收集有关信息资料并初步审议，通过医院药事管理和药物治疗学委员会审议通过后，从本院基本用药中淘汰，并上报主管部门提出淘汰建议。1998 年国家食品药品监督管理局

成立以后，2001 ~ 2007 年间，一共淘汰了 2093 个品种。为进一步保障公众用药安全，《国家食品药品安全"十一五"规划》提出"建立并完善上市后药品监测、预警、应急、撤市、淘汰的风险管理长效机制"。2012 年，国务院发布《国家药品安全"十二五"规划》，明确提出开展药品安全风险分析和评价，重点加强基本药物、中药注射剂、高风险药品的安全性评价。经再评价认定疗效不确切、存在严重不良反应、风险大于临床效益危及公众健康的药品，一律注销药品批准证明文件。药品淘汰为保障公众用药安全筑起了一道坚实的屏障。

（方　宇）

yàoxué jìshù rényuán

药学技术人员 （pharmaceutical professionals）

受过系统的药学专业培训，取得药学专业技术资格，从事药学专业工作的技术人员。药学是关系人们身体健康和生命安全的重要职业，只有通过专门化的训练或教育掌握药学专业知识和技能，依法取得资格的药学技术人员才能从事相应的药学专业工作。《中华人民共和国药品管理法》规定，开办药品生产、经营企业，必须具有依法经过资格认定的药学技术人员；医疗机构必须配备依法经过资格认定的药学技术人员，非药学技术人员不得直接从事药剂技术工作。

资格　药学专业技术职务任职资格分为初级资格（药剂士、药剂师）、中级资格（主管药师）和高级资格（副主任药师、主任药师）。药学人员技术职称分类是卫生系列技术职称中的一个分支，药学专业技术职务任职资格实行考试制。根据人事部、卫生部《关于加强卫生专业技术职务评聘

工作的通知》，药学技术人员要通过考试取得相应的药学技术资格，中、初级专业技术资格实行以考代评和与执业准入制度并轨的考试制度，高级专业技术资格采取考试和评审结合的办法取得。

药学技术人员配备的法律依据　《中华人民共和国药品管理法》（简称《药品管理法》）中明确指出，开办药品生产企业，必须具有依法经过资格认定的药学技术人员、工程技术人员及相应的技术工人；开办药品经营企业必须具有依法经过资格认定的药学技术人员；医疗机构必须配备依法经过资格认定的药学技术人员，非药学技术人员不得直接从事药剂技术工作。

药学技术人员配备的法规、规章依据　《中华人民共和国药品管理法实施条例》（简称《药品管理法实施条例》）规定，经营处方药、甲类非处方药的药品零售企业，应当配备执业药师或者其他依法经资格认定的药学技术人员；医疗机构审核和调配处方的药剂人员必须是依法经资格认定的药学技术人员。《处方管理办法》指出，取得药学技术职务任职资格的人员方可从事处方调剂工作。药师在执业的医疗机构取得处方调剂资格。药师签名或者专用签章式样应当在本机构留样备查。具有药师以上专业技术职务任职资格的人员负责处方审核、评估、核对、发药以及安全用药指导；药士从事处方调配工作。根据 2010 年修订的《药品生产质量管理规范》规定，生产管理负责人应当至少具有药学或相关专业本科学历（或中级专业技术职称或执业药师资格），具有至少 3 年从事药品生产和质量管理的实践经验。质量管理负责人应

当至少具有药学或相关专业本科学历（或中级专业技术职称或执业药师资格），具有至少 5 年从事药品生产和质量管理的实践经验，其中至少 1 年的药品质量管理经验，接受过与所生产产品相关的专业知识培训。质量受权人应当至少具有药学或相关专业本科学历（或中级专业技术职称或执业药师资格），具有至少 5 年从事药品生产和质量管理的实践经验，从事过药品生产过程控制和质量检验工作。2015 年修订的《药品经营质量管理规范》指出，药品批发企业的负责人中应有具备药学技术职称的人员，负责质量管理工作；企业质量管理机构的负责人，应是具有执业药师资格和 3 年以上药品经营质量管理工作经历；药品零售中处方审核人员应是执业药师或具有药师（中药师）以上的专业技术职称。《医疗机构药事管理规定》指出，依法取得相应资格的药学技术人员方可从事药学专业技术工作。二级以上医院药学部门负责人应当具有高等学校药学专业或者临床药学专业本科以上学历，以及本专业高级技术职务任职资格；除诊所、卫生所、医务室、卫生保健所、卫生站以外的其他医疗机构药学部门负责人应当具有高等学校药学专业专科以上或者中等学校药学专业毕业学历，以及药师以上专业技术职务任职资格。医疗机构药学技术人员不得少于本机构卫生专业技术人员的 8%。建立静脉用药调配中心（室）的，医疗机构应当根据实际需要另行增加药学技术人员数量。

（杨世民　冯变玲）

yàoshī

药师（pharmacist）　受过药学专业教育，依法通过有关部门的考核并取得资格、遵循药事法规和职业道德规范，在药学领域从事药品的生产、经营、使用、科研、检验和管理等有关工作的人员。属于药学技术人员的组成部分。世界上各个国家的药师法、药房法或者有关法规、规章对药师的定义和资格认定的条件、程序不尽相同，但其广义的概念却相似。如美国的韦氏词典对药师的定义为"从事药房工作的个人"；美国《药房法》对药师的定义为："州药房理事会正式发给执照并准予从事药房工作的个人"；英国将药师定义为："被批准制备和销售药品和医药品的人。"

18 世纪以后，随着药学领域科学技术的迅猛发展，药学学科体系逐渐成熟，并为高等药学教育的迅速发展奠定了基础。高等药学院校成为药师接受系统教育和训练的主要场所。药师队伍逐渐壮大，社会地位日渐提高，并形成了有组织体系的专业协会来规范药师的职业行为和职业道德。各国在其相继完善的药师立法中，逐渐明确了药师作为一个重要的职业，必须由接受过高等药学教育，经过考核取得资格从事药学实践的人担当。这一概念为各国药事管理部门接受。

资格　在中国，药师包括临床药师、执业药师和药师（主任药师、副主任药师、主管药师和药师）。根据药学工作领域的不同，药师可以分为社区药房药师（零售药店药师），医疗保健机构药师，生产部门药师，流通领域药师，科研部门药师，教育部门药师以及管理部门药师等。中国药师主要分布于药品生产企业、医疗机构和医药批发经营企业，社会药房药师很少。《医疗机构药事管理暂行规定》第十七条明确

规定：临床药师应由具有药学专业本科以上学历并取得中级以上药学专业技术资格的人员担任。为落实《医疗机构药事管理暂行规定》中关于建立临床药师制的规定，充分发挥药师作用，促进临床合理用药，卫生部于 2008 年 1 月 8 日确定了全国 42 家医院开展为期两年的临床药师制试点工作。试点医院根据床位数和医疗服务量确定临床药师数量，原则上三级医院不少于 5 名，二级医院不少于 3 名。《执业药师资格制度暂行规定》指出，执业药师资格实行全国统一大纲、统一命题、统一组织的考试制度。执业药师必须参加全国统一考试，取得《执业药师资格证书》；同时必须进行注册，取得《执业药师注册证书》后方能在药品的生产、经营和使用单位执业。药师分初级资格、中级资格和高级资格。根据人事部、卫生部《关于加强卫生专业技术职务评聘工作的通知》，药师要通过考试取得相应的专业技术资格，中级和初级资格实行以考代评和与执业准入制度并轨的考试制度，高级资格采取考试和评审结合的办法取得。

法律责任　1929 年，国民党政府颁布了《药师暂行条例》，对药师资格、认证程序、业务范围、违法处罚等作了具体规定，这一条例成为中国历史上第一个关于药师的专门法规。1944 年，国民党政府颁布了《药师法》，对药师的资格、职责和教育作了更全面的规定。中国台湾地区的《药师法》就是在这一法规基础上，多次修改而成的。1949 年新中国成立后，在 1951~1952 年间，经政务院批准，卫生部颁布了《药师暂行条例》，作为对药学人员监督管理的主要法规。60 年代后，中

国借鉴苏联等国经验，结合中国情况制定和颁布了一系列有关医药卫生人员的行政法规和规章，如《医生、药剂士、助产士、护士、牙科技士暂行条例》《综合医院药剂科工作制度和各级人员职责》《医院工作制度与工作人员职责》《卫生技术人员职称及晋升条例（试行）》《医院工作人员职责》等，对药学人员，尤其是医疗卫生系统的药学人员的资格、职称、职责等作了具体规定。1984 年颁布的《中华人民共和国药品管理法》（简称《药品管理法》）明确规定，在药品生产、经营、使用部门必须配备药学人员，并对药学人员条件作了规定。1994 年，中共中央发布《关于建立社会主义市场经济体制若干问题的决定》，指出要在中国实行职业资格证书制度。1999 年，原人事部和原国家药品监督管理局修订颁布了《执业药师资格制度暂行规定》，进一步扩大了执业药师的管理范围。中国药师法律管理体系逐渐形成。

（杨世民　冯变玲）

zhíyè yàoshī

执业药师（licensed pharmacist）

经全国统一考试合格，取得《执业药师资格证书》并经注册登记，在药品生产、经营、使用单位中执业的药学技术人员。中国《执业药师资格制度暂行规定》第三条明确规定了执业药师的概念。英国的《药品法》中规定，药师是指领有执照，可从事调剂或独立开业的人。美国《州药房法》中规定，药师系指州药房理事会正式发给执照并准予从事药房工作的个人。一般当药师参加全国药师执照考试，成绩合格后通过注册，成为注册药师，才有就业资格。只有当取得就业资格的药

师，在某州的州药房理事会的监督下，在具体岗位上执业时，才称之为执业药师。日本的《药剂师法》没有对药师或药剂师做出定义。但规定药剂师必须得到卫生劳动大臣颁发的许可（执照）；许可自厚生省大臣在药剂师名册上登记（即注册）之时起生效；药剂师主要从事调剂、提供医药品或其他药学服务的工作。

由上可见，不同的国家对药师的法律规定不尽相同，但对药师管理的核心内容是一样的，即：通过考试，取得执照，经过注册。实际上在美、英、日等很多国家，一般意义上的药师或药剂师，即是指依法取得资格的执业药师或注册药师。相对而言，在中国由于历史的原因，"药师"这一概念比较广泛，除传统上用于对药学技术人员的尊称，还指取得初级技术职称的药学技术人员，与之相应的，还有主管药师（中级技术职称）、副主任药师和主任药师（高级技术职称）；而执业药师，则是特指经过考核和注册方可获得的一种从事药学工作的职业资格，其性质类似于美、英等国的"药师"资格。与美、英等国家不同的是，美、英等国药师主要分布于药品使用领域，通过独立执业、受雇或被聘等方式，在药学实践机构或药房发挥着维护患者健康和优化用药的作用，而中国则要求在药品的生产、经营、使用领域的关键岗位上都须配备执业药师，以保证和维护药品质量。

资格　中国实行执业药师资格制度，它是中国职业资格制度的重要内容。职业资格是对从事某一职业所必需的学术、技术、能力的基本要求，包括从业资格和执业资格。从业资格是指从事

某一专业（工种）资格的起点标准，如会计从业资格、证券从业资格、人身保险从业资格等；执业资格指政府对某些责任较大、社会通用性强、关系公共利益的行业实行准入控制，是依法独立开业或从事某一特定专业的学识、技术、能力的必备标准。中国已对 20 余种职业实行了执业资格管理，如执业药师、执业医师、注册会计师等。要以执业药师的身份依法执业，必须符合三个条件：①必须参加全国统一考试，取得《执业药师资格证书》。②必须注册，取得《执业药师注册证书》。③必须在药品的生产、经营和使用单位执业。其他工作领域的药学技术人员，即使考取《执业药师资格证书》也不能注册，不能依法执业。

执业药师资格实行全国统一大纲、统一命题、统一组织的考试制度。采用笔试、闭卷考试形式。执业药师资格考试属于职业资格准入性考试，一般每年举行一次。参加执业药师考试的条件、考试科目、注册管理及继续教育等内容在执业药师资格制度、执业药师注册、执业药师继续教育等词条中有详细介绍。

法律责任　执业药师制度是国家对药学这一关系人们身体健康、社会公共利益的职业和从事这一职业的技术人员实行的一种职业准入控制。《执业药师资格制度暂行规定》指出，国家实行执业药师资格制度，纳入全国专业技术人员执业资格制度统一规划的范围。并规定，凡从事药品生产、经营、使用的单位均应配备相应的执业药师，并以此作为开办药品生产、经营、使用单位的必备条件之一。

（杨世民　冯变玲）

zhíyè yàoshī zīgé zhìdù

执业药师资格制度（qualification system of licensed pharmacist）

国家对药学这一关系人们身体健康、社会公共利益的职业和从事这一职业的技术人员实行的职业准入控制的制度。药学专业属于责任较大，社会通用性强、关系公共利益的行业，所以要求独立开业或从事此特定专业的人员应达到相应的学识、技术、能力等方面的标准。《执业药师资格制度暂行规定》指出，国家实行执业药师资格制度，纳入全国专业技术人员执业资格制度统一规划的范围。并规定，凡从事药品生产、经营、使用的单位均应配备相应的执业药师，并以此作为开办药品生产、经营、使用单位的必备条件之一。

沿革与发展 为了实行对药学技术人员的职业准入控制，科学、公正、客观地评价和选拔人才，全面提高药学技术人员的素质，建设一支既有专业知识和实际能力，又有药事管理和法规知识、能严格依法执业的药师队伍，以确保药品质量、保障人民用药的安全有效，国家实行执业药师资格制度。执业药师资格制度经历了三个阶段：①起步初始阶段（1994~1998年）。1994年3月15日，国家人事部和原国家医药管理局联合颁发了《执业药师资格制度暂行规定》，决定在全国药品生产和流通领域实施执业药师资格制度；1995年7月5日，国家人事部和国家中医药管理局联合颁发了《执业中药师资格制度暂行规定》，开始在中药生产和流通领域实施执业中药师资格制度。并于1995年10月28~29日举行了首次执业药师资格考试，认定和注册了首批执业药师。②统一

实施阶段（1999~2001年）。1998年，国务院机构改革，成立国家药品监督管理局，并赋予其实施执业药师资格制度的职能；1999年4月1日，为了保障人民用药安全有效，人事部、国家药品监督管理局对原规定的有关内容进行了修改，印发了《执业药师资格制度暂行规定》及《执业药师资格考试实施办法》，明确执业药师和执业中药师统称执业药师，执业药师分为药学和中药学两个类别；明确了执业药师的执业领域为药品的生产、经营和使用单位，由分散管理变为相对集中管理。③依法规范阶段（2002~2015年）。2002年9月15日，《中华人民共和国药品管理法实施条例》（简称《药品管理法实施条例》）开始施行，该条例第十五条规定："经营处方药、甲类非处方药的药品零售企业，应当配备执业药师或者其他依法经过资格认定的药学技术人员。"执业药师第一次上升到国家法规的层面，拥有了自己的法律地位。2004年6月公布的《国务院对确需保留的行政审批项目设定行政许可的决定》规定，执业药师资格考试实施机关是国家人事部和国家药品监督管理部门；执业药师注册实施机关是省级药品监督管理部门，以国务院决定形式进一步明确了人事部和国家药品监督管理部门开展执业药师资格考试、实施注册许可的法规依据。这一阶段，执业药师的数量也得到较快的发展。

从1994年中国开始实施执业药师资格制度至今已走过22年的历程，特别自1998年国家药品监督管理局组建以后，实现了对执业药师工作的统一管理。初步形成了执业药师资格考试、注册、

继续教育的工作体系，设立了专门的机构和人员负责执业药师的管理及相关业务技术工作，修订和完善了有关执业药师管理的规章和办法，执业药师资格制度已基本形成，执业药师的数量和质量有了较大的增长，社会声誉逐渐提高，执业药师已成为了药品销售、使用、生产领域保证药品和药学服务质量，保障人民用药安全、有效，保证人民健康必不可少的药学技术力量。截至2015年底，全国共有65万人取得执业药师资格。

管理要点 执业药师的管理包括执业药师资格考试管理、执业药师注册管理、执业药师继续教育管理和执业药师执业行为管理四个方面。执业药师资格考试管理中明确规定了申请参加执业药师考试的条件，同时在《执业药师资格制度暂行规定》中指出，执业药师资格考试合格者，由各省级人事部门颁发人事部统一印制的、人事部与国家药品监督管理部门用印的中华人民共和国《执业药师资格证书》，该证书在全国范围内有效。

执业药师资格实行注册制度。取得《执业药师资格证书》者，只有经过注册之后，才能按照注册的类别、执业范围从事相应的执业活动，未经注册者，不得以执业药师的身份执业。国家药品监督管理部门为全国执业药师资格注册管理机构，省级药品监督管理局为注册机构。人事部及各省级人事部门对执业药师注册工作有监督、检查的责任。执业药师注册有效期为3年。执业药师按照执业类别、执业范围、执业地区注册。执业类别为药学类、中药学类；执业范围为药品生产、药品经营、药品使用；执业地区

为省、自治区、直辖市。执业药师只能在一个执业药师注册机构注册，在一个执业单位按照注册的执业类别、执业范围执业。执业药师变更执业地区、执业范围应及时办理变更注册手续。执业药师继续教育是针对取得执业药师资格的人员进行的有关法律法规、职业道德和专业知识与技能的继续教育。继续教育的目的是使执业药师保持良好的职业道德，以病患者和消费者为中心，开展药学服务；不断提高依法执业能力和业务水平，认真履行职责，维护广大人民群众身体健康，保障公众用药安全、有效、经济、合理。接受继续教育是执业药师的义务和权利。因此，执业药师必须自觉参加继续教育，获得规定的学分，是执业药师再次注册的必要条件之一。

作用及法律效力　《执业药师资格制度暂行规定》明确指出了执业药师的职责、权利和义务：①执业药师必须遵守职业道德，忠于职守，以对药品质量负责，保证人民用药安全有效为基本准则。②执业药师必须严格执行《药品管理法》及相关法规、政策，对违法行为或决定，有责任提出劝告制止、拒绝执行并向上级报告。③执业药师在执业范围内负责对药品质量的监督和管理，参与制定、实施药品全面质量管理及对本单位违反规定的处理。④执业药师负责处方的审核及监督调配，提供用药咨询与信息，指导合理用药，开展治疗药物的监测及药品疗效的评价等临床药学工作。

执业药师日常执业行为受到药品监督管理部门和社会公众的监督和管理。执业药师在执业过程中违反相关规定，由药品监督管理部门根据情节给予处分；如违反《药品管理法》及其他法律法规构成犯罪的，由司法机关依法追究其刑事责任。

（杨世民　冯变玲）

zhíyè yàoshī zīgé kǎoshì

执业药师资格考试 （licensed pharmacist examination）

符合条件的人员参加的、由人力资源和社会保障部和国家药品监督管理部门举办的、为获得执业药师资格的全国统一考试。要以执业药师的身份依法执业，首先必须参加全国统一考试并取得《执业药师资格证书》；第二，必须到有关部门注册，取得《执业药师注册证书》；第三，必须在药品的生产、经营和使用单位执业。其他工作领域的药学技术人员一律不得注册，不能依法执业。

执业药师资格制度的性质　执业药师资格制度是中国实施职业资格制度的重要内容。职业资格是对从事某一职业所必需的学术、技术、能力的基本要求，它包括从业资格和执业资格。执业资格指政府对某些责任较大，社会通用性强、关系公共利益的行业实行准入控制，是依法独立开业或从事某一特定专业的学识、技术、能力的必备标准，如执业医师、执业药师等。从业资格则是指对某些通识类的行业所实行的起点准入控制，如会计从业资格、证券从业资格等。执业药师制度是国家对药学这一关系人们身体健康、社会公共利益的职业和从事这一职业的技术人员实行的一种职业准入控制。《执业药师资格制度暂行规定》指出，国家实行执业药师资格制度，纳入全国专业技术人员执业资格制度统一规划的范围。并规定，凡从事药品生产、经营、使用的单位均应配备相应的执业药师，并以此作为开办药品生产、经营、使用单位的必备条件之一。

执业药师资格考试管理　执业药师资格考试属于职业资格准入考试，实行全国统一大纲、统一命题、统一组织的考试制度。采用笔试、闭卷考试形式。每年举行1次。

申请参加考试的条件　中华人民共和国公民和获准在中国境内就业的其他国籍的人员。具有药学、中药学或相关专业中专以上（含中专）学历，相关专业指化学专业、医学专业、生物学专业。中专学历的人员要求从事药学或中药学专业工作满7年；大专学历的人员要求从事药学或中药学专业工作满5年；本科学历的人员要求从事药学或中药学专业工作满3年；第二学士学历、研究生班毕业或取得硕士学位的人员要求从事药学或中药学专业工作满1年；取得博士学历的人员可直接申请参加考试。

考试科目　中药专业技术人员考试科目：①药事管理与法规（药学类、中药学类共考科目）。②中药专业知识（一）。③中药专业知识（二）。④中药学综合知识与技能。

药学技术人员考试科目：①药事管理与法规（药学类、中药学类共考科目）。②药学专业知识（一）。③药学专业知识（二）。④药学综合知识。

免试条件　按照国家有关规定评聘为高级专业技术职务，并具备下列条件之一者，可免试药学（或中药学）专业知识（一）、药学（或中药学）专业知识（二）。①中药学徒、药学或中药学专业中专毕业，连续从事药学或中药学专业工作满20年。②取得药学、中药学专业或相关专业大专以上学历，连续从事药学或中药学专业工作满15年。

考试周期 国家执业药师资格考试规定两年为一个考试周期。即参加全部科目考试的人员须在连续两个考试年度内通过全部科目的考试。

执业药师资格的获得 执业药师资格考试合格者，由各省级人事部门颁发人事部与国家药品监督管理部门统一印制的《中华人民共和国执业药师资格证书》，表明其具备了申请执业药师注册的资格。该证书在全国范围内有效。

作用 随着中国医药卫生事业的发展，要求对进入药品生产、流通和使用领域的关键岗位的人员实施准入控制。为此，中国实行了执业药师资格制度，这是社会主义市场经济体制下人事制度的一项重要改革。中国实行执业药师资格制度，维护了人民的用药安全，同时促进了中国医药卫生事业的健康发展。其具有以下三方面的意义：①有利于医药事业适应"两个根本转变"，实行法制化建设，加强宏观管理，促进医药经济稳定、健康、持续、高速发展。②有利于对药学技术人员实行科学化管理，提高药学技术人员整体素质，加强和提高执业药师队伍的建设。③有利于规范和加强药品生产、经营、使用领域的管理，保证药品质量，保障人民用药安全，维护人民健康。

（杨世民 冯变玲）

zhíyè yàoshī zhùcè

执业药师注册 （registration of licensed pharmacist） 持有《执业药师资格证书》的人员，向省级注册机构申请取得《执业药师注册证》，并能以执业药师身份在药品生产、经营、使用环节执业

的准入制度。执业药师按照执业类别（药学类、中药学类）、执业范围（药品生产、药品经营、药品使用）和执业地区（省、自治区、直辖市）进行注册。国家药品监督管理部门为全国执业药师资格注册管理机构，各省级药品监督管理部门为注册机构。许多国家规定，执业药师（药剂师）在领取执照前必须向政府指定的或委托的部门进行登记或注册。如美国规定，欲取得药师执照者须向州药房理事会申请注册；日本的药剂师法规定药剂师必须取得厚生省大臣的许可方可执业；英国的药师则由英国政府委托英国药学会理事会统一进行注册。

为保证执业药师资格制度的实施，加强执业药师注册管理工作，2000年4月14日国家药品监督管理局公布了《执业药师注册管理暂行办法》，对执业药师的注册单位、注册条件及注册程序均作了明确规定。

注册申报条件 申请执业药师注册的人员应具备的条件：取得《执业药师资格证书》；遵纪守法，遵守职业道德；身体健康，能坚持在执业药师岗位工作；经执业单位同意。执业药师注销注册的条件：死亡或被宣告失踪的；受刑事处罚的；被吊销《执业药师资格证书》的；受开除行政处分的；因健康或其他原因不能从事执业药师业务的。

注册申报资料要求 ①首次注册：执业药师首次注册申请表（一式两份）；身份证原件及复印件；执业药师资格证书原件；近期一寸免冠正面半身照片；执业单位合法开业的证明复印件（盖红章）；县级以上（含县）疾病预防控制机构出具的健康证明。②再次注册：执业药师再次注册

申请表（一式两份）；身份证原件及复印件；执业药师资格证书原件；执业药师继续教育登记证书原件并注明历年培训学分；执业药师注册证原件（正副本）；近期一寸免冠正面半身照片；执业单位合法开业的证明复印件（盖红章）；县级以上（含县）疾病预防控制机构出具的健康证明。③变更注册：执业药师变更注册申请表（一式两份）；身份证原件及复印件；执业药师资格证书原件；执业药师继续教育登记证书原件并注明历年培训学分；执业药师注册证原件（正副本）；近期一寸免冠正面半身照片；执业单位合法开业的证明复印件（盖红章）；县级以上（含县）疾病预防控制机构出具的健康证明。④注销注册：执业药师注销注册申请表（一式两份）；身份证原件及复印件；执业药师资格证书原件；执业药师注册证原件（正副本）。

注册申报程序 取得《执业药师资格证书》者，填写执业药师注册申请表并报送相关申报材料至省级药品监督管理部门，执业药师注册机构收到申请后应在30个工作日内做出是否予以注册的决定。对符合条件者，予以注册。在《执业药师资格证书》中的注册情况栏内加盖注册专用印章，并发给国家药品监督管理局统一印制的《执业药师注册证》。对不符合条件者不予注册，同时书面通知申请人并说明理由。执业药师在同一执业地区变更执业单位或范围的，须到原执业药师注册机构办理变更注册手续，填写执业药师变更注册登记表，并提交相应材料即可。执业药师变更执业地区的，须到原执业药师注册机构办理变更注册手续，填

写执业药师变更注册登记表，并向新执业地区的执业药师注册机构重新申请注册。新的执业药师注册机构在办理执业注册手续时，应收回原《执业药师注册证》，并发给新的《执业药师注册证》。

执业类别及范围 执业类别分为药学和中药学两类，药学类主要包括化学药品的生产、经营和使用领域；中药学类则主要包括中药材、中药饮片及中成药的生产、经营和使用环节。药品生产领域的执业药师负责对药品质量的监督和管理并参与制定和实施药品的全面质量管理；药品经营和使用领域的执业药师则主要负责处方的审核及监督调配，提供用药咨询与信息，指导合理用药，开展药物治疗的监测及药品疗效的评价等工作。

作用 实行执业药师注册制度可以有效地保障执业药师的权益，充分发挥其作用。《执业药师注册证》的有效期限为 3 年。执业药师只能在一个注册机构注册，且只能在一个执业单位按照注册的执业类别和执业范围执业。持有《执业药师资格证书》的人员未经注册，不具有执业药师身份，不得从事执业药师业务活动，其所出具的与执业药师业务有关的证明均属无效。

(杨世民 冯变玲)

zhíyè yàoshī jìxù jiàoyù

执业药师继续教育 （continuing education of licensed pharmacist）

针对取得执业药师资格的人员进行的有关法律法规、职业道德和专业知识与技能的继续教育。执业药师进行继续教育的目的是使执业药师保持良好的职业道德，以病患者和消费者为中心，开展药学服务；不断提高执业能力和业务水平，认真履行职责，维护

广大人民群众身体健康，保障公众用药安全、有效、经济、合理。因此，接受继续教育不仅是执业药师的权利和义务也是执业药师再次注册的必要条件之一。

为了使执业药师始终能以较高的专业水平为人们健康服务，《执业药师资格制度暂行规定》明确将执业药师继续教育纳入法制化管理范畴，规定执业药师必须接受继续教育。执业药师继续教育实行学分制、项目制和登记制度。

管理机构 ①国家药品监督管理部门：履行全国执业药师继续教育管理职责，制定执业药师继续教育政策及管理办法，监督检查指导各省级药品监督管理局的执业药师继续教育管理工作。②省级食品药品监督管理部门：履行本辖区执业药师继续教育管理职责，加强对本辖区执业药师继续教育的监督检查和指导。③国家药监部门委托局执业药师资格认证中心组织实施全国执业药师继续教育的技术业务工作。④国家药监部门委托中国执业药师协会拟定全国执业药师继续教育指导大纲（简称大纲），并组织专家按大纲要求评估高等医药院校及专业学术团体编写的有关培训教材和根据需要编写有关培训教材，上报国家药品监督管理部门批准、公布，供继续教育实施机构及广大执业药师使用；确认、公布执业药师继续教育年度必修内容和面向全国的选修内容；利用有效、经济、方便的远程教育手段组织实施部分必修、选修内容；接受国家药品监督管理部门的监督检查和指导，报送年度执业药师继续教育工作执行情况。

继续教育的对象 执业药师继续教育对象是针对已取得《中

华人民共和国执业药师资格证书》的人员。①执业药师继续教育的内容：继续教育的内容要适应各类别、各执业范围执业药师的需要，具有科学性、先进性、实用性和针对性，应以现代药学科学发展中的新理论、新知识、新方法为重点。执业药师继续教育内容主要包括与执业药师执业活动直接相关的需要更新、补充的药事管理政策法规、药学职业道德、药学专业知识与技能等内容。②继续教育形式：执业药师继续教育分为必修、选修和自修三类。必修内容：属于执业药师必须进行更新、补充的继续教育内容。确定这类内容时应遵循少而精的原则。每年执业药师继续教育必修内容为5学分。选修内容：属于执业药师可以根据需要有选择地进行更新、补充的继续教育内容。确定这类内容时应遵循多而广的原则。每年执业药师继续教育选修内容为5学分。自修内容：属于执业药师根据需要在必修、选修内容之外自我选定的与执业活动相关的继续教育内容。自修的形式可以灵活多样，如参加研讨会、学术会，阅读专业期刊，培训，自学，研究性工作计划、报告或总结，调研或考察报告等。执业药师再注册时，须提交自修内容的有关材料。③学分要求：具有执业药师资格的人员每年参加继续教育获取的学分不得少于15学分，注册期3年内累计不少于45学分。其中自修和选修内容每年不少于10学分，自修学习内容可累计获取学分。

登记管理 执业药师继续教育实行登记制度，填写《执业药师继续教育登记证书》，登记内容包括：继续教育内容、分类、形式、学分、考核结果、日期、施

教机构等。《执业药师继续教育登记证书》由执业药师本人保存，登记后的《执业药师继续教育登记证书》在全国范围内有效。具有执业药师资格的人员参加必修内容和选修内容的学习并经考核合格后，由施教机构在《执业药师继续教育登记证书》上确认与登记盖章。采取网络教育、远程教育形式实施必修、选修内容，并经考核合格的，由施教机构出具《执业药师继续教育学分证明》，各省级药品监督管理部门凭此证明在《执业药师继续教育登记证书》上进行学分登记，并将登记过的《执业药师继续教育学分证明》收回。执业药师继续教育自修内容学分由各省级药品监督管理部门人事教育部门或由省级药品监督管理部门委托的机构确认，并在《执业药师继续教育登记证书》上进行学分登记。

作用 鉴于执业药师在药品生产、流通、使用等领域中的关键地位，做好执业药师的继续教育工作有着重要的现实意义。首先，执业药师继续教育有利于执业药师及时掌握和不断更新专业知识，优化知识结构，进一步提高业务水平和工作能力；其次，执业药师继续教育有利于督促执业药师不断学习，掌握更多的新知识、新方法以及新技术，提高执业药师队伍的整体素质，提高安全用药的水平；此外，执业药师继续教育也是缩短中国执业药师与国外发达地区执业药师素质差距的重要途径。

（杨世民　冯变玲）

zhíyè yàoshī dàodé

执业药师道德 （licensed pharmacist ethics） 执业药师在履行其职责、处理各种职业关系过程中所应具备的职业素养和应遵守的特定职业行为规范。既是本行业人员在职业活动中的行为要求，同时又是本行业对社会所承担的道德责任和义务。药学职业道德是药学在漫长的发展过程中逐渐形成的调节药学人员与患者、社会、其他专业人员及药学人员自身之间关系，处理药学实践工作中各种矛盾的一种特殊的行为准则与规范。它包括药学职业人员在职业活动中处理各种关系、矛盾的行为准则以及评价药学职业人员职业行为好坏的标准。药师职业道德水平的高低，往往直接关系到人民用药安全有效和身体健康。

所依法源 2004年9月，国际药学联合会在新奥尔良举行会议，批准发布了发布药师道德准则的职业标准。该标准指出药师是卫生专业人员中的药学专家；药师的责任是帮助人们维护良好的健康状况，避免患病，在给予适当药物的情况下，促进合理用药，帮助患者获得药物的最佳治疗效果。此外，"标准"中明确提出了药师的作用、责任及义务，以及药师与患者、与其他卫生人员、与社会的关系。

中国古代就有"遵古炮炙""童叟无欺"等谚语，20世纪30年代《广济医刊》曾发表"药师信条"。在继承和发扬中国悠久的优良医药道德传统的基础上，中国医药行业协会或执业药师协会着手制定中国执业药师职业道德准则，并通过协会作用，监督各领域药学职业人员遵守规范。2005年10月，在中国药学会第七届药师周大会上，800余名与会药师进行了庄严宣誓，确立了药师宗旨、承诺、誓言、职业道德。2006年10月18日，中国执业药师协会在中国执业药师论坛第六届年会上发布了中国首个《中国执业药师道德准则》。2009年6月，中国执业药师协会修订发布了《中国执业药师道德准则》。2007年3月13日，中国执业药师协会发布了《中国执业药师职业道德准则适用指导》。2009年6月，中国执业药师协会修订发布了《中国执业药师职业道德准则适用指导》。

内容 2005年10月，在中国药学会第七届药师周大会确立的药师宗旨、承诺、誓言及职业道德如下，即：药师的宗旨是"药师以人为本，全力维护人民健康"。药师的承诺是"关爱人民健康，药师在您身边"。药师的誓言为"实事求是，忠实于科学；全心全意，服务于社会；忠于职守，献身于药学；尽职尽责，承诺于人民"。药师的职业道德是"以人为本，一视同仁；尊重患者，保护权益；廉洁自律，诚实守信；崇尚科学，开拓创新"。2009年6月，中国执业药师协会修订发布《中国执业药师道德准则》和《中国执业药师职业道德准则适用指导》。"道德准则"和"适用指导"均从五个方面做出规定。

救死扶伤，不辱使命 执业药师应当以维护患者和公众的生命安全和健康利益为最高行为准则，以自己的专业知识、技能和良知，尽心尽职尽责为患者及公众服务；应当以救死扶伤，实行人道主义为己任，时刻为患者着想，竭尽全力为患者解除病痛；在患者和公众生命安全存在危险的紧急情况下，为了患者及公众的利益，执业药师应当提供必要的药学服务和救助措施。执业药师应当树立敬业精神，遵守职业道德，全面履行自己的职责，为患者及公众提供高质量的药品和药学服务。

尊重患者，一视同仁　执业药师应当按规定着装，佩戴全国统一的执业药师徽记和标明其姓名和执业药师称谓等内容的胸卡，同时，《执业药师注册证》应当悬挂在所执业的药店或药房中醒目、易见的地方；应当言语、举止文明礼貌，热心、耐心、平等对待患者，不得有任何歧视性或其他不道德的行为；应当尊重患者隐私，对在执业过程中知晓的患者隐私，不得无故泄漏；在执业过程中，除非确有正当合法的理由，执业药师不得拒绝为患者调配处方、提供药品或药学服务。执业药师应当满足患者的用药咨询需求，提供专业、真实、准确、全面的药学信息，不得在药学专业服务的项目、内容、费用等方面欺骗患者。

依法执业，质量第一　执业药师应当遵守药品管理法律、法规，恪守中国执业药师职业道德准则，依法独立执业，认真履行职责，科学指导用药，确保药品质量和药学服务质量，保证公众用药安全、有效、经济；应当按规定进行注册，参加继续教育，并依法执行药学服务业务；执业药师应当在合法的药品零售企业、医疗机构从事合法的药学技术业务活动，不得在执业场所以外从事经营性药品零售业务。执业药师不得将自己的《执业药师资格证书》《执业药师注册证》、徽记、胸卡交于其他人或机构使用；不得在药品零售企业、医疗机构只挂名而不现场执业；不得同意或授意他人使用自己的名义向公众推销药品或提供药学服务。执业药师应当在职在岗，不得同时在两个或两个以上执业范围和执业地区执业。暂时离开执业场所

并没有其他执业药师替代时，应当有执业药师暂时离开、暂停关键药学服务业务的告示。执业药师应当了解药品的性质、功能与主治和适应证、作用机制、不良反应、禁忌、药物相互作用、储藏条件及注意事项；应当向患者准确解释药品说明书，注重对药品使用禁忌、不良反应、注意事项和使用方法的解释说明，并详尽回答患者的用药疑问；应当客观地告知患者使用药品可能出现的不良反应，不得夸大药品的疗效，也不得故意对可能出现的用药风险做不恰当的表述或做虚假承诺。执业药师应当凭医师处方调配、销售处方药，应对医师处方进行审核，确认处方的合法性与合理性，并签字后依据处方正确调配、销售药品。对处方不得擅自超越法律授权更改或代用。对有配伍、使用禁忌或超剂量的处方，应当拒绝调配、销售，必要时，经处方医师更正或者重新签字，方可调配、销售。执业药师应当对患者正确使用处方药、选购和使用甲类非处方药提供用药指导；对于患者提出的乙类非处方药选择、使用等问题，以及其他有关药品和健康方面的问题，应当给予热情、耐心、准确、完整地解答。对于病因不明或用药后可能掩盖病情、延误治疗或加重病情的患者，执业药师应向其提出寻求医师诊断、治疗的建议。对于儿童、孕妇、老人等特殊人群使用的药品，或者具有禁忌、严重不良反应或服用不当可能影响疗效甚至危及患者健康和生命安全的药品，在交付药品时，执业药师应当要求患者严格按照药品使用说明书的规定使用药品并给予明确的口头提醒。对于国家特殊管理的药品，执业药师应当

自觉严格遵守相关法律、法规的规定。执业药师应当管理所执业机构的药品质量和药学服务质量，依法组织制定、修订并监督实施能够有效保证药品质量和药学服务质量的管理规章和制度。应当依法购进、贮藏药品，保证药品购进渠道、储藏条件合法，保证购进、储藏药品的质量。应当谨慎保管配药记录，保证其不丢失或毁损，便于查阅。应当关注药品不良反应并注意收集药品不良反应信息，自觉严格执行药品不良反应报告制度。执业药师不得调配、推销、分发质量不合格、不符合购进药品验收规定或过期、回收的药品给患者。不应当接受自己不能办理的药学业务，但在紧急情况下为了患者及公众的利益必须提供的药学服务和救助措施除外。因执业过错给所在执业单位造成损失的，应当依法承担相应的责任。应当恪守独立执业、履行职责的原则，拒绝任何明显危害患者生命安全或身体健康、违反法律或社会伦理道德的购药要求。执业药师应当指导、监督和管理其药学技术助理或药学实习生的处方药调配、销售或服务过程，对药学服务质量负责。对于不正确的处方药调配、销售或服务，执业药师应予以纠正。

进德修业，珍视声誉　执业药师应当积极参加执业药师自律组织举办的有益于职业发展的活动，珍视和维护职业声誉，模范遵守社会公德，提高职业道德水准。应当积极主动接受继续教育，不断完善和扩充专业知识，关注与执业活动相关的法律法规的变化，以不断提高执业水平。应当积极参加社会公益活动，深入社区和乡村为城乡居民提供广泛的药品和药学服务，大力宣传和普

及安全用药知识和保健知识。执业药师应当遵守行业竞争规范，公平竞争，自觉维护执业秩序，维护执业药师职业的荣誉和社会形象。不得有下列行为：①以贬低同行的专业能力和水平等方式招揽业务。②以提供或承诺提供回扣等方式承揽业务。③利用新闻媒介或其他手段提供虚假信息或夸大自己的专业能力。④在名片或胸卡上印有各种学术、学历、职称、社会职务以及所获荣誉等。⑤私自收取回扣、礼物等不正当收入。执业药师不得并抵制采用有奖销售、附赠药品或礼品销售等销售方式向公众促销药品，干扰、误导购药者的购药行为。不得以牟取自身利益或所在执业单位及其他单位的利益为目的，利用自己的职业声誉和影响以任何形式向公众进行误导性或欺骗性的药品及药学、医疗服务宣传和推荐。在执业过程中执业药师不得饮酒，在面对面提供药学服务的过程中不得有吸烟、饮食及其他与所提供药学服务无关的行为。执业药师应当对涉及药学领域内任何成员的不道德或不诚实的行为以及败坏职业荣誉的行为进行揭露和抵制。不得与药品生产、经营企业及其业务人员、医疗机构及其医师、护理人员等执业相关人员共谋不合法利益，不得利用执业药师身份开展或参与不合法的商业活动。

尊重同仁，密切合作 执业药师应当尊重同行，同业互助，公平竞争，共同提高执业水平，不应诋毁、损害其他执业药师的威信和声誉；应当加强与医护人员、患者之间的联系，保持良好的沟通、交流与合作，积极参与用药方案的制定、修订过程，提供专业、负责的药学支持；应当

与医护人员相互理解，以诚相待，密切配合，建立和谐的工作关系。发生责任事故时应分清自己的责任，不得相互推诿。

作用及法律效力 药学职业道德的基本原则是调整药学人员与社会之间、药学人员与服务对象之间、药学人员与医学人员之间、药学人员与同仁之间等人际关系必须遵循的根本指导性原则。根据《中华人民共和国药品管理法》的立法宗旨，药学职业道德的基本原则可以归纳为保证药品质量，保证公众用药的安全，维护公众身体健康和用药者的合法权益，实行社会主义人道主义，全心全意为公众健康服务。

（杨世民　冯变玲）

yàowù jīngjìxué

药物经济学（pharmacoeconomics）

研究医药领域有关药物资源利用的经济问题和经济规律，研究如何提高药物资源的配置和利用效率，以有限的药物资源实现健康状况的最大程度改善的学科。该学科应用经济学等相关学科知识，为医药及其相关卫生决策提供经济学参考依据。

药物资源（medicinal resources），有狭义和广义之分。狭义的药物资源是指药品及其使用过程中所必需的医疗产品或服务，例如注射器及注射服务等。广义的药物资源则不仅包括狭义概念范畴的药物资源，还包括在药品的研究开发、生产、流通、使用过程中所需的人力资源和各种物质资源，以及技术、资金、时间等这些决定着狭义药物资源数量、质量和经济性的资源。狭义概念上的药物资源的稀缺程度随广义概念上的药物资源的利用程度而变化。

药物经济学研究的假设前提

是：一定时期内，药物资源是有限的、稀缺的。药物经济学研究的主要目的不是片面地追求药物资源的最大节约和降低成本，而是促进占全部资源合理比重的药物资源能够得到优化配置和充分的利用，以实现健康状况的最大程度改善。

学科形成与发展 药物经济学是以经济评价方法成本-效益分析应用于医药领域为起点，经过不断发展、完善而形成的一门新兴的、仍处于发展和完善过程中的学科。

国外研究概况 1966年，美国瑞思（Rice）的《估算疾病的成本》一文拉开了医疗领域应用成本-效益分析的序幕。1970年，美国埃可顿（Acton）对当时占美国全国死亡人数1/3的心肌梗死预防的干预方案进行了成本-效益研究，首次将成本-效益分析法应用于医药卫生领域。1978年，美国明尼苏达大学的麦根（McGhan），罗兰（Rowland）和布特曼（Bootman）在《美国医院药学杂志》上介绍了成本-效果分析；1980年，美国萧恩玻姆（Shoenbaum）率先提出成本-效果分析应与临床药理试验同时进行；1985年，德茨可（Detsky）对如何应用经济学分析优化临床药物试验的设计、如何降低财政预算和患者数量、同时增加临床试验的显著性进行了探讨；直到1986年，药物经济学这一术语在汤森德（Townsend）的题为"上市后药品研究开发"的文献中首次出现；1989年，德国范·爱莫恩和瑞士何瑞思伯格（van Eimeren & Horrisberger）主编《药物治疗的社会经济评价》一书，应用国际范例阐明了如何应用经济学手段，从社会和科学两个角度评

价药物治疗的效益、效果；1991年美国布特曼（Bootman）等编写了第一本药物经济学原理（principles of pharmacoeconomics）专著，标志着药物经济学新兴学科的诞生。

药物经济学率先在美国、澳大利亚、加拿大等国家得到研究、应用和发展。美国俄勒冈州已于1990年率先将药物经济学研究方法应用于医疗补助制度改革；澳大利亚和加拿大于1993年起，率先应用药物经济学研究进行药物报销管理，将药物经济学评价中的成本效果列为继安全性、有效性和质量之后的能否进入《医疗保险用药目录》的第4个条件，并将药物经济学评价结果引入药品评审环节。药物经济学已引起世界上许多国家的关注和重视，并逐步在越来越多的国家得到日益广泛的应用。

国内研究概况 中国的药物经济学研究始于20世纪90年代，且研究初期仅限于概念、方法介绍与探讨。随着对药物经济学重要性认识的不断提高，中国药物经济学研究步伐也在日益加快。2000年以来，刊登在有关杂志上的临床常用药物治疗方案的评价比较文献呈现出快速增长的趋势。此外，由中国作者编写并出版的药物经济学教材及专著、译著的出版也极大地促进了药物经济学知识的推广和应用。近年来，越来越多的医学、药学专业期刊刊载药物经济学方面的文章，很多杂志陆续设置药物经济学专栏以介绍和宣传药物经济学，为促进药物经济学在中国的应用与发展提供了学术交流的平台。2006年6月18日，药物经济学的专业期刊——《中国药物经济学》创刊。2008年1月，中国药学会百年大庆以后成立的第一个专业委员会——中国药物经济学专业委员会正式成立，体现了药物经济学的重要地位。药物经济学在新药评审、药价制定及药品报销管理、有关医药卫生政策或决策等方面也已得到越来越多的应用。

研究范围 药物经济学的研究对象十分广泛，包括涉及药物资源的有效配置和合理利用，进而实现健康状况的最大程度改善的方方面面。归纳起来，药物经济学研究内容主要有三个方面。

药物经济学评价 药物经济学研究的最基本内容。在这一研究领域内，主要是对备选方案的资源利用程度进行评价，进而选出药物资源利用经济性最好的方案。所谓预防或诊治某种疾病的备选方案（简称备选方案），是指那些用于某种疾病的预防、诊断、治疗或干预的所有可供选择的措施、项目。由于不同的备选方案通常需要不同的成本，并产出不同的收益（效益、效果、效用），也即在不同的备选方案中药物资源的利用程度不同。因此通过评价备选方案的经济性，并据此做出使药物资源得以最优配置和最佳利用的方案选择。例如：有多种药物可治疗某种疾病，这些药物的安全性和有效性均能满足临床需要，该病患者使用哪种或联合使用哪几种药最经济？某疾病有多种预防或诊治措施可供选择，采用哪种措施最经济？哪些药物的经济性最好？哪些药物应该列入医疗保险的药品报销目录，或基本药物目录等。

提高药物资源利用程度与利用效率的途径与方法 这一研究领域的重点是如何从根本上能动地提高药物资源的利用效率。包括研究在药品的研发、生产、流通及使用全过程中提高药物资源利用程度的途径与方法；研究如何通过创新推动医药科技进步和管理水平的提高，从而更好地实现药物资源的优化配置与利用等。例如：采用合理的联合用药治疗某种疾病；利用现代科学技术的方法与手段，提高药物的生物利用度等指标，使有限的药物资源得以更大地发挥作用。

医药与经济的相互关系 研究医药与经济的相互关系，探讨医药与经济相互促进、协调发展的途径。医药投入与经济发展之间存在相互作用、相互影响、相互制约、相互促进的关系。在这一研究领域，药物经济学主要研究一国用于卫生保健，特别是药品费用占国内生产总值（或地区生产总值）的比例；以及在卫生总费用中，药品费用所占比例。

从药物经济学研究的实践来看，所研究的内容绝大多数属于第一方面研究领域的内容，即药物经济学评价。

研究方法 药物经济学研究既具有自然科学属性，又具有社会、经济和人文科学属性。研究设计可采用前瞻性研究、回顾性队列研究、临床试验结合回顾性或实际条件下的数据收集的混合研究设计及二次文献研究设计。

前瞻性研究 包括围绕随机对照临床试验的平行研究和实际临床试验研究，以及前瞻性观察研究。其中，围绕随机对照临床试验的平行研究是以某个时间点为起点向前进行研究，将所有试验对象（患者）分别随机分配到试验组和对照组，接受相应的试验措施，在一致的条件下或环境里同步地进行观察研究。该研究通常在药物进行Ⅱ期或Ⅲ期临床试验时进行，且对照多为安慰剂。

安慰剂的剂型、大小、颜色、气味等都与供试验的药品尽可能保持一致，但不得含有试验药物的有效成分。而实际临床试验研究研究则是在药物的日常实际应用环境中进行药物经济学研究，与随机对照临床试验研究不同的是它不要求对试验组和对照组做相同的检查或采用其他相同的治疗手段等，它允许临床医师根据其临床经验修改治疗方案，如改变药物的用量、用药次数等。另外，前瞻性观察研究是基于队列研究的，即将研究对象划分为暴露组与非暴露组，其中暴露组（实验组）为接触某一可疑的致病因素或进行某种干预（比如使用某种新药），非暴露组（对照组）为不接触该可疑因素或不进行某种干预（使用安慰剂或传统治疗药物），然后以现在时点（T_0）为观察起点随访至将来某个时间点（T_n），并对这个时期内的情况进行观察比较。

回顾性队列研究　通过对已有临床试验患者的资料进行回顾性整理分析，将使用某药的患者作为研究组，使用其他药物的患者作为对照组，进行比较研究。有关数据大多可直接从现有的临床数据库获得，成本较低，研究时限也较短。但是，由于缺乏事先的严格设计，混杂因素不容易控制，资料收集往往不能得到理想的结果，不如前瞻性研究结果可靠。

混合研究设计　主要是以上几种研究设计方法的综合运用，通常从前瞻性的临床试验或回顾性队列研究中已获得足够的临床效果数据，需要回顾性收集临床试验患者的成本数据或在实际条件下进行调查来获取相关的成本数据，进而进行药物经济学研究。

另一种比较常用的方法，为节省时间，从研究时点开始，先开展回顾性调查，收集两组病例的数据，然后再进行前瞻性调查，收集新入组的两组病例，比较药物经济学的效果。

二次文献研究　指利用已公开发表的文献资料，对不同药物治疗的方案进行系统的药物经济学系统综述分析。该研究的特点是研究时间快、研究成本小，但必须基于充足的现有文献，以及不同研究文献的可比性等假设条件。二次文献研究可用于疾病负担的研究或收集临床并发症发生频率和疗效等数据作为参数，供模型法研究使用。

与有关学科的关系　药物经济学是一门新兴的、仍处于发展和完善过程中的应用学科，是一门横跨自然科学和社会科学的综合性边缘学科。它综合运用了药学、经济学、药物流行病学、卫生技术评估、统计学、决策学、循证医学、伦理学等相关学科的原理与方法，与诸多相关学科有着较为密切的关系。药物经济学科虽然尚处于不断发展和完善的阶段，但其较好地促进了药学与其他学科的交叉、融合和发展，同时也拓展了经济学实际应用以及药品管理、药品政策的研究范畴。药物经济学具有较为突出的学科特点，具体表现为：综合性强、定量性强、比较性强、预测性强、应用性强。

学科应用及有待解决的问题　药物经济学的作用是促进药物资源的优化配置和高效利用。从国内外的实践来看，主要表现在：为新药审批提供参考；为药品的合理定价、合理用药和基本药物及医保报销药物的选择提供依据；为药物研发决策、医疗决策、制定药品政策等提供依据。随着药物经济学研究的备受重视与广泛应用，其在发展、完善过程中所面临的挑战和需要解决的问题也日益突出。这些问题主要包括：药物经济学的学科建设、药物经济学评价方法的实践应用、如何提高药物经济学研究结果的广泛适用性和可比性、如何综合考虑多种因素，科学、合理地处理无形成本和效益；如何合理确定贴现率等。

（孙利华）

yàowù jīngjìxué píngjià

药物经济学评价（pharmacoeconomic evaluation）　对卫生保健系统中的药物干预方案的成本（投入）和收益（或产出，包括效果、效益和效用）进行识别、计量和比较，进而判定方案的经济性，为相关选择和决策提供参考，以求实现药物资源的优化配置和高效利用。药物经济学评价是应用经济学的基本原理、方法和研究手段，结合流行病学、决策学、生物统计学等多学科研究成果而发展起来的一种评估技术。药物经济学评价的核心是对成本和收益的识别、计量与比较，所关注的既不是单纯的成本最低，也不是单纯的收益最大，而是收益与成本之间的综合比较。也即药物经济学评价所得出的最具经济性的方案，并不一定是成本最低的方案。

评价原则　拟进行评价的可供选择的干预方案——简称为备选方案，必须是符合有效性、安全性、伦理、道德及国家有关法律、规章等方面要求的，可行的方案，只有备选方案是可行的，对备选方案进行经济性评价与比较才具有意义。因此，在进行经济评价与比较之前，应首先去除不可行方案，这是进行药物经济学评价的总的原则。

评价方法与评价指标　药物经济学常用的评价方法主要有成本－效益分析、成本－效果分析、成本－效用分析以及最小成本分析。其中，最小成本分析可看作是其余三种评价方法在收益相同情况下的特例。由于上述评价指标均属于比值性指标反映的是单位成本所获得的收益量，而人们对备选方案的实际需求不仅仅是单位成本所获收益量较大，同时还要干预方案的收益的绝对值较大，前者反映资金使用效率，后者反映临床干预效果（效果一般指健康的效果，而不是收益的绝对值）。单位成本所获收益量较大的干预方案，其收益的绝对值未必最大，而收益的绝对值较大的干预方案，其单位成本所获收益量也未必最大，因此，不宜直接比较不同方案的指标值大小而判定方案的经济性优劣，应使用增量分析法。所谓增量分析法（incremental analysis），也叫差额分析法，是指对被比较方案在成本、收益方面的差额部分进行分析，计算相对成本和收益之差的比值，进而对方案进行比较、选优。其具体步骤是：①对所有备选方案按照成本额由小到大排序。②判断成本额最小的方案的经济性，只有成本额较低的方案是经济的，则与其相邻的成本额较高的方案才可以与之构成差额并进行分析。③用成本额较低的方案与成本额较高的方案进行比较，若增量成本能带来满意的增量收益，则成本额较高的方案的经济性优于成本额较低的方案，反之，则成本额较低的方案经济。

评价步骤　药物经济学评价是药物经济学的最基本内容，它需要遵循一定的程序和步骤来进行，才能保证评价工作本身的科学性和有效性。药物经济学评价的步骤具体包括：明确研究问题；确定备选方案；选择适宜的评价方法和评价指标；识别并计量成本和收益；比较成本和收益；进行不确定性分析。

明确研究问题　药物经济学评价的第一步是明确研究问题，主要包括研究背景、研究角度、研究的目标人群和研究目的等内容。其中，研究背景提供相关疾病的流行病学概况（包括疾病的发病率、患病率、死亡率等）及其疾病负担，主要治疗手段等。此外，研究者应根据研究目的和报告对象明确研究角度，主要包括全社会角度、医保方角度、雇主角度、医疗提供者角度及患者角度等。同时明确药物干预方案的适用人群，根据所研究的疾病，考虑研究目的等具体给出病例的纳入标准和排除标准，进而明确所要纳入的患者人群。

明确备选方案　明确所要解决的医疗问题，并找出解决该问题的所有可能的药物治疗或干预措施以及其他具有可比性的非药物治疗或干预措施构成备选的比较方案。备选比较方案的确定需注意以下几点：①包括所有可能的措施或项目。②必须是可行方案，即方案要合情、合理、技术上行得通、实际在临床上使用的方案等。③方案具备满足需要上的可比性，即指不同的方案都能满足特定的需要目标，例如治疗高血压或治疗糖尿病，用于治疗高血压的干预方案不止一种，用于治疗糖尿病的干预方案也不止一种，如果特定目标是选择治疗高血压的最经济方案，那么具有可比性的方案仅限于用于治疗高血压的多个干预方案，而治疗高血压与治疗糖尿病的不同方案之间就不具有可比性。④方案所解决的问题处于同一层面。例如，如果要解决的问题是确定某一特定诊疗手段下某疾病的最佳治疗药物，则备选方案应是可用于该诊疗手段的、所有可选的、可治疗该疾病的各种不同的药物治疗方案；如果要解决的问题是确定某一疾病的最佳诊疗手段，则备选方案应是可治疗该疾病的各种不同的诊疗手段，包括药物的或非药物的。

选择适宜的评价方法和评价指标　药物经济学研究与评价要通过一系列的评价方法和评价指标来实现，且评价时所用的评价方法及指标应与所要解决的问题相适宜。由于不同的评价方法和指标类型具有不同的特点和适用条件，因此研究者应根据实际情况选择适宜的评价方法及指标。

识别并计量成本和收益　依据所持的研究角度对成本和收益予以识别，采用适宜的方法对成本和收益进行科学的预测和合理的计量。此外，如果干预方案事实或作用的时间超过1年，还需对成本和收益进行贴现。贴现（也称折现）是指把将来某一时点的资金金额换算成现在时点或相对于该未来时点的任何较早时点的等值金额的过程。例如：将未来第5年的资金金额换算为现在时点或第3年时的等值金额，这一过程即为贴现。贴现是为了使成本或收益能够在同一时点进行比较，但收益是否需要贴现国际上还存在争议。此外，贴现率的确定于国情密切相关，应选择评价项目所在国的药物经济学评价指南所推荐的贴现率。

比较成本和收益　选择适宜

的评价方法及其相应的经济评价指标对备选方案的成本和收益进行比较，并选出经济性较好的方案，为有关决策提供依据。

不确定性分析 药物经济学评价中的成本和收益等数据来自样本等，可能与人群实际发生值存在偏差，不确定性分析就是判定上述可能的偏差所导致的经济性评价结果的变动范围，也即判定经济性评价结果的稳定性，以避免或减少决策失误。

（孙利华）

yàowù jīngjìxué píngjià zhǐnán

药物经济学评价指南 （phar-macoeconomic guidelines）

进行经济学研究与评价所应共同遵循的基本内容、研究范式、标准等基本原则，旨在实现各个不同的评价主体按照相同的评价准则进行药物经济学评价，以确保不同评价主体所得的评价结论具有可比性。

理论上，药物经济学评价要求找出可用于解决所要解决的医疗保健问题的所有可能的药物治疗或干预措施以及其他非药物治疗或干预措施，由此构成备选方案。因为只有备选方案包括了所有可能的措施或项目，所得的评价结论才可能成为科学决策的最可靠依据。如果仅对全部备选方案中的部分方案进行评价，则所得结论可能误导决策。例如，临床上治疗某种疾病的可供选择的干预方案总计有 10 个，如果仅对其中的 3 个方案进行评价和比较，则所得的最优方案仅仅是被评价的 3 个方案中最经济的一个，非常可能不是 10 个方案中最经济的那个，因此可能误导相应的选择和决策。然而，在现实的评价工作中，因各方面条件的限制，常常难以由一个评价主体对所有可

能的备选方案进行全面的评价，而通常是某个评价主体便于对全部可供选择的备选方案中的一部分进行评价，全部可供选择的备选方案由不同的评价主体分别完成评价工作。如果没有统一的评价标准来规范药物经济学评价，则不同的评价主体可能会选择不同的研究目的、方法及贴现率等参数，由此导致所得的结果不具有可比性，进而无法得出最终的评价结论或误导实践。

内容 药物经济学评价指南的主要内容是结合本国或本地区实际情况，针对药物经济学评价步骤与过程中所涉及的诸如研究角度、成本及收益的计量范围、评价指标与评价方法、贴现率等进行选择与确定，给出推荐结果，指导本国或本地区的药物经济学评价按所推荐的内容进行。

分类 药物经济学评价指南有不同的分类，按制定水平可以分为：国家指南，如澳大利亚和荷兰的指南；省级指南，如加拿大安大略省的指南；组织指南，如美国蓝盾和蓝十字协会为药品报销目录制定的指南。按用途可以将指南分为三类：一是正式指南，主要指强制性使用的国家指南；二是非正式指南，推荐性使用；三是卫生经济方法学指南，主要用于指导药物经济学研究。不同的指南因各国国情、卫生保健体系、药品政策和制定者的不同，指南内容上也有很大的差异。

作用 为了规范药物经济学研究与评价，确保药物经济学研究与评价的可操作性和结果的可靠性，世界上已有 30 多个国家或地区制定了药物经济学评价准则或指南。其中，最具代表性的两个国家是澳大利亚和加拿大，这两个国家早在 1993 年和 1994 年

就先后制定了本国的《药物经济学研究准则》。其后，英国、德国、意大利等国也制定出自己的《药物经济学研究准则》或指南。中国药物经济学评价指南按照药物经济学评价的主要研究程序，共包括十部分：研究问题、研究设计、成本、健康产出、评价方法、模型分析、差异性和不确定性、公平性、外推性以及预算影响分析。

（孙利华）

gānyù fāng'àn chéngběn

干预方案成本 （cost）

实施预防或诊治等干预方案所消耗的资源（人、财、物、时间等）或所付出的精神影响（恐惧、痛苦、不便等）等无形成本。通常以货币支出的形式予以计量。

成本是经济学中一个非常重要的概念，是各种形式的经济评价的核心内容，药物经济学评价也不例外。成本的概念、识别及其计量的准确、合理与否，直接关系到药物经济学研究与评价结果的准确性、合理性。药物经济学中的成本概念不同于一般会计核算中的成本概念，也不同于日常生活中所常用的"费用"。药物经济学中干预方案的成本主要依据样本的过去和现在的成本数据对总体所进行的成本的预计与估算，具有不确定性；一般会计核算中的成本主要指实际已发生的成本，通常具有唯一确定的值；费用则是实施预防、诊断或治疗项目所发生的实际费用支出。

分类 为了便于研究和计算，优化成本管理，通常根据不同的需要从不同的角度对成本进行分类。药物经济学评价中成本分类的主要目的在于服务成本的识别和计量，最为常见的成本分类为：①医疗成本和非医疗成本。②直

接成本与间接成本。③有形成本与无形成本。④疾病自身成本与疾病治疗成本。

成本识别 成本是相对于目标而言，是对目标的负贡献。也就是说，在实施预防、诊断或治疗项目全过程中，凡是对目标构成负贡献的，就是该项目的成本。

因为进行药物经济学评价的服务对象可以是患者、医疗机构、保险公司、政府管理或决策部门等等，不同服务对象的目标往往不同，由此导致成本的边界和内容不同，因此即使对同一干预方案而言，从不同的服务对象的角度出发而进行的药物经济学评价，其成本识别的结果也会不同。从医疗机构角度出发的成本，通常只包括需要由其提供的医疗产品或服务的成本，即医疗成本，通常不包括非直接医疗成本（如陪护费用、交通费用、营养费用等成本）及无形成本。从保险公司或医疗保障部门角度出发的成本，通常只包括医疗成本中的报销部分，而不包括非医疗成本及无形成本。从患者角度出发的成本主要包括：由患者个人及其家庭负担的医疗成本、非医疗成本、间接成本（如误工成本等），以及无形成本。从全社会角度出发的成本，则既包括医疗成本，也包括非医疗成本；既包括直接成本，也包括间接成本；既包括有形成本，也包括无形成本。全社会观点下的药物经济学研究与评价还要考虑外部成本。外部成本指因实施某方案而导致却无需该方案自身承担的成本。如对某传染病有采取诊治和不诊治两种方案，如果患者选择不诊治方案，则其成本就是自己及家庭所需付出的该传染病的疾病自身成本；但从全社会角度来看，该传染病对健康人群造成的传染，以及由此导致传染病转播蔓延的成本和经济损失，也就是选择了对该传染病不治疗方案的外部成本。该外部成本虽不由最初的传染病患者承担，但毕竟会导致社会为此耗费资源、付出代价，因此在全社会观点下的药物经济学评价中应予以识别和计量。

成本计量 将成本予以量化表达的过程。在实施预防、诊断或治疗项目全过程中，凡是需特定的评价主体所消耗的资源（人、财、物、时间等）或所付出的代价（恐惧、痛苦、不便等）都应计入该评价主体的成本项。既不能有遗漏，也不能有重复计算，更不能把非成本项计入成本。

药物经济学研究与评价中干预方案的成本的计量可通过以下五个步骤来完成：①识别所消耗的资源或代价。②计数每一种资源或代价的单位量。③赋予资源或代价以货币价值。④考虑资金时间价值，调整时间上的差别（贴现）。⑤进行敏感性分析。

所消耗的资源被识别和计数后，需要赋予其货币价值。价格是价值的货币表现，因此，赋予资源以货币价值必然离不开价格问题。资源消耗单位数与该资源单位价格的乘积就是该资源的货币价值。例如，某项目的实施需要共计 4 小时的药师服务，该药师服务的价格每小时 150 元人民币，则该药师服务的货币价值就是 600 元人民币。在采用非全社会观点进行的药物经济学研究与评价中，采用的价格是反映干预方案实际收支的交换价格，即评价主体在实施干预方案时与外界进行商品或服务交易的实际价格。从全社会角度进行的药物经济学研究与评价，采用的价格应真实反映资源的经济价值。如果实际交换价格能反映资源的经济价值，那么以全社会观点进行的药物经济学研究与评价也应当采用这种价格。然而，在现实经济中，能真实反映实际经济价值的交换价格体系只能在比较完善的市场机制下形成。而药品及医疗服务自身性质及作用等方面的特殊性，使得世界上绝大多数国家都对药品及医疗服务市场进行较多的行政干预与管理，从而导致药品及医疗服务的实际价格往往不能真实反映其实际的经济价值。在以全社会观点进行的药物经济学研究与评价中，为使药物资源得到合理配置和有效利用，必须使用能够真实反映其经济价值的价格。这种价格在经济评价中被称之为影子价格。所谓影子价格，是指商品或生产要素可用量的任一边际变化对目标的贡献值。简单地说，就是人为确定的能够真正反映商品或生产要素实际价值的价格。

在药物经济学研究与评价中，通常会遇到对不同时点发生的成本进行加和的问题，为此，需要对不同时间点（简称时点）所发生的成本进行贴现。贴现（discounting）是指把将来某一时点发生的资金额换算成现在时点或相对于该将来时点的任何较早时点的等值金额，这一换算过程也叫作折现。

（孙利华）

yīliáo chéngběn

医疗成本（medical cost） 实施某预防、诊断或治疗项目所消耗的医疗产品或服务。例如：预防接种的疫苗成本，医疗过程中的药品成本、化验成本、注射成本、手术成本，防治疾病过程中直接消耗的卫生材料和低值易耗品的成本等。

分类 从医院管理的成本核算来看，医疗成本又可分为直接医疗成本和间接医疗成本。其中，直接医疗成本是与医药产品或医疗服务直接相关的固定成本和变动成本，费用可直接计入相应的医药产品或医疗服务项目中。例如：预防接种的疫苗费用、医疗过程中的药品费用、化验费、注射费、防治疾病过程中直接消耗的卫生材料费和低值易耗品费用等等。间接医疗成本是不能直接计入，需要按一定方法分摊计入各个相关服务项目中的成本。如医院的管理费用、各种后勤服务费用、固定资产折旧费用等。

构成要素 具体包括：①劳务费用。包括基本工资、绩效工资、福利费和津贴补贴、奖金等。②业务费用。包括卫生材料、燃料、水电费、低值易耗品和一般杂支的费用等。③管理费用。包括办公费、邮电费、差旅费、职工培训费等。④折旧基金。包括固定资产折旧、大修理基金等。⑤其他费用。包括药品耗损费用，租赁费等。

（孙利华）

fēiyīliáo chéngběn

非医疗成本（non-medical cost）实施预防、诊断或治疗项目所消耗的医疗资源以外的其他资源。即在实施预防、诊断或治疗项目过程中，所需耗费的医疗产品或服务之外的产品或服务，或所需付出的医疗成本之外的代价，如患者为到达治疗地点所需负担的交通成本、家人陪护所需的住宿成本、患者本人及其家人的误工损失等。

非医疗成本可分为直接非医疗成本和间接非医疗成本。直接非医疗成本是指在实施预防、诊断或治疗项目过程中，为获得医疗服务而发生的医疗成本之外的实际支出，如患者为到达治疗地点所支付的交通费用、因病而增加的营养食品费用、雇佣护理人员的费用、家人陪护所需的住宿费用等。间接非医疗成本，是指在实施预防、诊断或治疗项目的过程中所消耗的医疗成本之外的并不伴有直接的费用支出的产品或服务，如家人无偿护理而造成的误工损失等。

（孙利华）

zhíjiē chéngběn

直接成本（direct cost）在医疗服务活动中直接发生的成本。包括直接医疗成本和直接非医疗成本。直接医疗成本是指某种治疗方案所消耗的医疗资源，如医师、护士的工作时间、药费、手术费、诊疗费、病房费和其他保健成本；直接非医疗成本是指患者因寻求医疗服务而直接消耗的医疗资源以外的资源，如交通费、食宿费、营养费用等。一般情况下，直接非医疗成本因条件差异大，难以准确计算，除非有专项的调查。一般以计算直接医疗成本为主。

药物经济学研究与评价中对直接成本与间接成本的划分标准不尽相同，不同划分标准下的直接成本略有不同。①按照是否需要分摊而进行划分。直接成本是指实施预防、诊断或治疗项目所发生的无需进行分摊而可直接计入该项目的成本。具体来说，一种资源仅被消耗于一种产品、服务或项目中，则该种资源耗费就是该种产品、服务或项目的直接成本。如药品成本、一次性注射器的成本、检查成本等医疗成本，以及患者及其陪同家属因专程为诊治疾病而发生的交通成本等非医疗成本，都是所采取的干预项目的直接成本。②按照成本与医疗服务的相关性进行划分。直接成本是指与获得或提供医疗服务直接相关的成本。如：药品耗费、防治疾病过程中所消耗的医疗产品或服务。③按照是否伴随货币的转移而进行划分。直接成本指伴随着货币转移的资源耗费。如：来自医护人员的对重症患者的护理，医疗服务中的检查费和药品费等。直接成本和间接成本的划分不是绝对的，而是随着所研究问题的系统边界的变化可相互转化的。随着系统边界的扩大，间接成本通常可转化为直接成本。

（孙利华）

jiànjiē chéngběn

间接成本（indirect cost）由于疾病、伤残或死亡造成的患者和其家庭的劳动时间及生产率损失。包括休学、休工、早亡等所造成的工资损失等。

药物经济学研究与评价中对直接成本与间接成本的划分标准不尽相同，不同划分标准下的间接成本略有不同，常见的划分标准如下。①按照是否需要分摊而进行划分。间接成本是指不能直接计入而需要按一定标准分摊计入各种相关项目的成本。具体来说，间接成本就是被两个或两个以上项目所共享的一种资源消耗。如医院的行政管理成本、辅助科室成本、固定资产折旧等。间接成本的特点是资源同时被多个（两个或两个以上）项目或服务所使用，无法、也不应该直接计入其中的某一个项目中去，该资源的成本应该在所有项目之间被分配。②按照成本与医疗服务的相关性进行划分。间接成本是指获得或提供医疗服务间接相关的成本。如：患者及其陪同家属因诊治疾病而发生的交通成本等。③按照是否伴随货币的转移而进行划分。间接成本是指不伴随着货币转移的资源耗费。如：来自家庭成员的对患者的无偿护理，因病而致的患者本人及其家人的误工损失等。

直接成本和间接成本的划分不是绝对的，而是随着所研究问题的系统边界的变化可相互转化的。随着系统边界的扩大，间接成本通常可转化为直接成本。通常用于测量间接成本的方法有人力资本法、支付意愿法等。国内外药物经济学评价一般多采用人力资本法。

(孙利华)

yǒuxíng chéngběn

有形成本（tangible cost） 在实施或接受医疗干预项目过程中所消耗的产品或服务的成本。其特点是伴随着资源的耗费而发生。

有形成本可分为直接成本和间接成本。直接成本是指在医疗服务活动中直接发生的成本，包括直接医疗成本和直接非医疗成本。其中，直接医疗成本是指某种治疗方案所消耗的医疗资源，如医师的时间、药费、手术费、诊疗费、护理费、病房费、检验费和其他保健成本；直接非医疗成本是指患者因寻求医疗服务而直接消耗的医疗资源以外的资源，如交通费、食宿费、营养食品费等。直接成本通常以货币或货币交换的形式表现。间接成本是指由于疾病、伤残或死亡造成的患者和其家庭的劳动时间及生产率损失，包括休学、休工、早亡等所造成的工资损失等。

(孙利华)

wúxíng chéngběn

无形成本（intangible cost） 因疾病引起的或因实施医疗干预项目而引起的患者及其亲朋的行动或行为不便、肉体或精神上的痛苦、忧虑或紧张等，以及由医疗干预项目引发的医院声誉受损或社会不安定等。又称隐性成本。

特点 无形成本的特点是其发生并不伴随资源的耗费。无形成本是真实存在的，也是进行方案选择时需要考虑的，是全部治疗周期成本中的一个组成部分，通常难以用医疗服务的结果指标或货币值予以定量表示。

处理 实施预防、诊断或治疗措施而产生的无形成本通常可与疾病自身成本中的无形成本（非零方案的收益）相抵消，因此可忽略不计；当无形成本为非主要成本或非特别关注成本时，通常也可以忽略不计。当治疗周期成本中的无形成本远远大于疾病自身成本中的无形成本而不能相互抵消，或是非零方案的主要成本或评价主体所特别关注的成本时，对无形成本的处理方法则不可予以忽略，通常是采用定性描述或采用半定量的等级指标予以综合描述。

测算 从患者角度及全社会角度出发进行药物经济学评价时，成本计量应当包括无形成本。虽然有关的研究人员一直在努力尝试着以科学、合理的方法测算和计量无形成本，但还没有受到普遍认同和广泛应用的定量的测算和计量方法。国际上多采用意愿支付法来获得此成本，即在一定的假设情境下，调查并收集患者或付费方对获得诊治或医药干预项目的健康产出或者避免和减少发生某些不利结果的支付意愿，依此来实现对无形成本的货币化计量。

(孙利华)

wàibù chéngběn

外部成本（external cost） 因实施某干预方案而导致的、却无需该方案自身承担的成本。外部成本是采用全社会观点进行的药物经济学评价所应该予以考虑和计量的成本。

成本是对目标的负贡献。从全社会角度进行药物经济学研究与评价时，所追求的目标是以有限的全社会药物资源实现国民总体健康结果产出最大化，成本的边界是整个国家。因此凡是因干预项目或方案而引致的本国社会资源的减少就是成本，既包括由干预方案承担者需要支付的成本，也包括因干预方案导致的对干预方案之外的不利影响而需要支付的成本。例如，对某传染病有诊治和不诊治两种方案可供选择，如果患者选择不诊治方案，则其成本就是自己及家庭所付出的该传染病的疾病自身成本；但从全社会角度看，该传染病对健康人群造成的传染，以及由此导致的成本就是选择了对该传染病不治疗方案的外部成本。该外部成本虽不由最初的传染病患者承担，但毕竟会导致社会为此耗费资源、付出代价，因此在全社会观点下的药物经济学评价中应予以识别和计量。可见，全社会观点下的药物经济学研究与评价除考虑直接成本、间接成本及无形成本外，还要考虑外部成本。

(孙利华)

jíbìng jīngjì fùdān

疾病经济负担（economic burden of disease） 由于发病、伤残（失能）和过早死亡给患者本人以及社会带来的经济损失和由于预防治疗疾病所消耗的经济资源。也称疾病成本、疾病费用（cost of illness）。疾病的经济负担包括医疗保健的成本及社会、工作单位、雇主、家庭和个人支出的疾病成本。疾病经济负担是疾病负担的组成部分。疾病负担包括疾病的流行病学负担和疾病经济负担。

疾病经济负担的分类：按照疾病对社会与人群的影响，疾病经济负担分为直接经济负担、间接经济负担和无形经济负担。疾病总的经济负担为直接经济负担、间接经济负担和无形经济负担这三者之和，即疾病总经济负担=直接经济负担+间接经济负担+无形经济负担。

直接经济负担（direct economic burden） 由于预防和治疗疾病所直接消耗的经济资源。包括两个部分：一部分是指在卫生保健部门所消耗的经济资源；包括患者在医院门诊、住院等的费用，在药店购买药品的费用，国家财政和社会（包括企业）对医疗机构、防保机构和康复机构等的投入等各个方面。另外一部分是指在非卫生保健部门所消耗的经济资源：包括有关社会服务费用、和疾病有关的科学研究费用、退休金或津贴、患者的额外营养费用、患者由于就医所花费的交通费用等。

间接经济负担（indirect economic burden） 因疾病引起劳动力有效工作时间减少或工作能力降低给社会经济或社会生产造成的产出损失，或由于发病、失能等缺勤造成的生产力损失、收入减少和因早亡造成收入减少的现值，包括以下方面：①因疾病、伤残（失能）和过早死亡所损失的工作时间。②由于疾病和伤残导致个人工作能力降低而造成的损失。③患者的陪护人员损失的工作时间。④疾病和伤残导致个人生活质量降低造成的损失。⑤疾病和伤残对于患者本人及其家属所造成的沉重的经济负担等。

间接经济负担通常的计算方法为人力资本法，其计算可以分为不同的角度：即家庭的角度和社会的角度。从家庭的角度讲，所谓间接经济负担就是因疾病而误工所导致的经济损失；从社会角度讲，间接经济负担就是疾病对社会所造成的经济负担。

无形经济负担（intangible economic burden） 患者及其家属因疾病所遭受的痛苦、忧虑、悲哀、社会隔离等生活质量问题，用货币的形式来衡量的一种损失，也称为社会费用。现今还很少有对疾病无形经济负担能够准确衡量的研究，研究者们很难以一个统一的标准测量生活质量，研究资料的收集也存在困难，如何合理地以货币形式来表示这种无形的损失也很不容易。通常用支付意愿法来测量，该法是测量生命和健康价值的一种可替代方法。

（孙利华）

jíbìng zìshēn chéngběn
疾病自身成本（illness cost）
因患病且不采取任何医疗干预措施的情况下所造成的资源耗费和（或）所需付出的代价。疾病自身成本具体包括因病而致的生产能力丧失或失能以及死亡的损失，患者及其家人的误工损失，以及疾病造成的患者本人肉体或精神上的疼痛、痛苦及带给家人的精神痛苦等无形成本等。

在药物经济学评价中，疾病自身成本既可作为备选方案的成本项，也可作为收益项。把对某种疾病不采取任何预防、诊断或治疗的情况称为"零方案"，把实施预防、诊断或治疗的情况称为"非零方案"。对零方案进行经济评价时，零方案的成本是疾病自身成本，收益是实施零方案所节约的预防、诊断或治疗费用；对

非零方案进行经济评价时，实施预防、诊断或治疗项目可以避免或降低疾病成本，因此，减少了的疾病自身成本是实施非零方案所获得的收益，而不是其成本。可见，疾病自身成本的全部是零方案的成本，而疾病自身成本的部分或全部是非零方案的收益。

（孙利华）

jíbìng zhìliáo chéngběn
疾病治疗成本（treatment cost）
从患病直至完全治愈或达到预期治疗目标而结束治疗所持续的整个期间内，为治愈、缓解或控制疾病所消耗的资源或付出代价的总和。例如，因病而致的诊断、治疗成本，诊治过程所需的患者自身的时间损失及家人陪护的时间损失（时间损失通常以工资损失来反映）、需要增加的营养食品的费用等，以及因采取治疗措施而造成的疼痛、恐惧、行为受限等无形成本。

疾病治疗成本理论上包括直接成本和间接成本以及患者在治疗过程中所承受的因预防、诊断或治疗而致的风险、痛苦和不适等无形成本。在实际评价中，因间接成本、无形成本难以获取，因此在大部分情况下，疾病的治疗成本仅包括直接医疗成本。

疾病治疗成本通常可表现为医药资源的消耗、实施干预方案所导致的不良反应对人体的有害作用与影响、手术等治疗措施失败的风险及其造成的焦虑与不安等。对于无法彻底治愈且需要进行终生性治疗的慢性病而言，治疗周期成本所延续的时间就是患者生命可持续的时间。

与疾病治疗成本相对应的是疾病自身成本。通常实施备选方案的目的即为治疗、预防疾病或减缓疾病的严重程度，当这一目

的得以实现时，疾病自身成本随之降低，而疾病治疗成本则随之升高。减少了的疾病自身成本是所实施的干预方案的收益，疾病治疗成本与疾病自身成本呈反向变动关系。

（孙利华）

gānyù fāng'àn jiéguǒ

干预方案结果（outcome）

实施干预方案所产生的全部结果。干预方案结果既包括有利或有益的产出（人们预期的治疗结果等），也包括不利的或有害的产出（各种不良反应等）。其中实施干预方案所产生的不利的或有害的结果也应计入成本；实施干预方案所产生的有利的或有益的结果为收益（profit），包括经济的、临床的和人文的等多维度产出。

收益是相对于目标而言的，是对目标的正贡献。也就是说，在实施预防、诊断或治疗项目全过程中，凡是对目标构成正贡献的，就是该项目的收益。依据计量形态的不同，收益分为效益、效果、效用三种形式。

效益（benefit）是指以货币形态予以计量的收益。或者说，效益是以货币计量和反映的收益。效益可分为直接效益、间接效益和无形效益。直接效益是指实施某诊治或干预方案所导致的健康的恢复或改善、生命的延长，以及卫生资源耗费的减少或节约。间接效益是指实施某诊治或干预方案所导致的生命、健康、卫生资源之外的成本节约或损失的减少，如因有效治疗而减少的误工、休学损失等。无形效益也被称为隐性效益，指实施某诊治或干预方案所导致的患者及其亲朋的行动或行为不便、肉体或精神上的痛苦、忧虑或紧张等的减少，以及由医疗干预项目引发的医院声誉的提高等。

效果（effectiveness）是指干预措施在自然状态（非试验的、现实的）下对患者产生的治疗效果。效果指标可以分为中间指标和终点指标，中间指标一般是指预防和临床药物治疗后能短期反映的效果指标，如血压、血脂、血糖等生化指标；终点指标一般是指反映预防和临床药物治疗后的长期健康效果的指标，也可称为终点事件。例如：心肌梗死、卒中以及疾病导致的死亡。中间指标通常在短期内反映医疗卫生服务干预措施的效果，因果关系比较明确；终点指标通常反映医疗卫生服务干预措施的长期效果，但因果关系往往不易明确。应用时须采用适当的研究和统计分析方法明确医疗卫生服务干预措施对人的健康的影响。以效果形式计量收益，虽然易于被人们接受，但存在难以全面反映全部收益及价值取向等问题。

效用（utility）是指人们对所接受的预防或诊治项目给自身健康状态带来的结果和影响的满足程度。效用指标主要有质量调整生命年、伤残调整生命年等。

（孙利华）

zhíjiē xiàoyì

直接效益（direct benefit）

以货币计量的实施某干预方案所导致的健康的恢复或改善、生命的延长，以及卫生资源耗费的减少或节约。如因实施某干预方案而使得发病率降低，因此减少了门诊和住院，也就减少了诊断、治疗、手术和药品等的消耗，减少了人力和物力资源的消耗，这些与未实施干预方案相比所减少的消耗或支出就是直接效益。

效益是干预方案所产生的全部结果中有利的或有益的部分，是以货币形态计量的收益，是有用效果的货币表现。当效益表示为直接的卫生资源的节省时，一般较易货币化计量，例如针对某疾病实施的预防方案，可使该疾病的发病率由20%降至5%，也即减少了15%的发病率，因此节省了原本需要用15%患者群的治疗成本，直接效益是所节省的成本。但是，有很多干预方案的结果或收益，或难以用货币形态予以计量，或虽经处理可以货币化，但货币化计量的健康状况、生命价值、减少的痛苦、增加的快乐等通常令人们在情感上难以接受，或上述情况兼而有之。对难以或不宜以效益形式计量的干预方案产出结果，需要使用效果或效用予以计量。此外，在计量直接效益时要特别注意防止双重计算，也即避免将实施干预方案所引起的卫生资源的变化量同时计入成本和健康产出变量当中。

（孙利华）

jiànjiē xiàoyì

间接效益（indirect benefit）

实施某诊治或干预方案所导致的生命、健康、卫生资源以外的成本节约或损失的减少。例如因有效治疗而减少的误工、休学损失等。

间接效益并不直接以货币增量的形式表现和发生，而效益需要货币形态予以计量，因此实现对减少的误工、休学损失等间接效益的货币化计量，需要运用适宜的方法予以测算。最常用的方法是人力资本法（human capital approach，HCA）和意愿支付法（willingess to pay，WTP）。人力资本法，其基本思路就是将人视为经济资本，把旨在维护人力资源健康的卫生项目投入看作是对人力资本的投资，该投资的产出就是因实施该项目而获得的患者的健康时间的产出。意愿支付法是运用条件价值评估法，在一定的假设情境下，调查并收集患者或付费方对获得诊治或医药干预项目的健康产出或者避免和减少发生某些不利结果的支付意愿，依此实现对健康产出的货币化计量。采用意愿支付法时，要特别说明研究中的假设、提问方式、测量效益的范围、问题的语言表述等。

（孙利华）

wúxíng xiàoyì
无形效益（intangible benefit）
实施某诊治或干预方案所导致的患者及其亲朋的行动或行为不便、肉体或精神上的痛苦、忧虑或紧张等的减少，以及由医疗干预项目引发的医院声誉的提高等。又称隐性效益。

无形效益一般难以实现货币化计量。由于无形效益是因实施干预方案而避免或减少了的无形成本，因此其计量方法与无形成本相同。国际上多采用意愿支付法（willingness to pay，WTP）来计量无形成本，即在一定的假设情境下，调查并收集患者或付费方对获得诊治或医药干预项目的健康产出或者避免和减少发生某些不利结果的支付意愿，依此实现对无形成本的货币化计量。此外，无形效益的计量可采用半量化或定性描述方式予以解决。

（孙利华）

zhōngjiān zhǐbiāo
中间指标（intermidiate indicators）
干预方案导致的、发生在最终干预结果之前的干预结果或干预效果指标，例如：血压、血脂、血糖或 X 线片、CT 检验结果等生理、生化指标。中间指标是效果指标，通常反映医疗卫生服务干预措施在短期内的效果，干

预方案与中间指标的变化之间因果关系比较明确。

中间指标大多通过临床检验即能获知，其获取具有耗时较短、简便、经济（节约长期随访成本）的特点，其本身具有重要的临床价值，如提高心衰患者的运动耐力具有重要的临床价值，减少心绞痛的发作频率和减轻转移性癌症患者的疼痛也可能作为治疗的一个主要结果，反映了患者获得的临床收益，因此在临床研究及药物经济学评价中得以广泛应用。但由于往往缺乏足够的证据证明中间指标对患者的主要终点（如生命的延长、健康状态的改善等）的作用或存在因果关系，加之，为了提高不同干预措施之间的可比性，药物经济学评价应尽可能采用终点指标，如果获得终点指标有困难，则可以采用比较关键的中间指标进行分析，但应提供相应的依据，说明中间指标与终点指标之间的联系和相关程度。

（孙利华）

zhōngdiǎn zhǐbiāo
终点指标（endpoint indicators）
干预方案导致的最终干预结果。终点指标属于效果指标，通常反映干预方案的长期效果指标，例如：心肌梗死、卒中以及疾病导致的死亡或死亡率、临床缓解期、治疗后延长 50%期望寿命等。

终点指标反映干预方案导致的最终干预结果，通常反映干预方案的长期效果，大多反映的是已经发生或者患者可以感知的疾病事件，是最可靠的效果指标，因此，药物经济学评价应尽可能采用终点指标。但是干预方案与最终结果之间的因果关系往往不容易明确，社会、经济、环境、教育、住房、营养等都可以影响

人口死亡率和人均期望寿命等的指标。因此，如果获得终点指标有困难，也可以采用比较关键的中间指标进行分析，但应提供相应的依据，说明中间指标与终点指标之间的联系和相关程度。

（孙利华）

chéngběn-xiàoyì fēnxī
成本-效益分析（cost-benefit analysis，CBA）
将预防、诊治或干预项目的成本和效益进行比较，进而对备选方案的经济性进行比选的方法。其中成本和收益均以货币形态计量。成本-效益分析是药物经济学最基本的评价方法，是促生药物经济学其他评价方法的基础。与药物经济学其他评价方法相比，成本-效益分析的最大特点是对备选方案的收益以货币形态计量，是唯一能够实现医药领域与非医药领域项目间经济性评价的评价方法。

原理 成本-效益分析的理论基础是福利经济学（welfare economics）。福利经济学是经济学科体系中的一个重要组成部分，它是以研究社会经济资源的配置效率和国民收入分配的公平等问题为主题，以社会福利最大化为宗旨，对各种社会经济现象和经济活动展开规范分析的经济学分支。福利经济学的哲学基础是英国法学家、哲学家、经济学家边沁（Jeremy Bentham）的功利主义原则。其认为人的活动的价值目标是为了获得个人的效用或满足感，社会的目标应该是促进最大多数社会成员的最大幸福。在经济学的发展历史上，福利经济学的诞生是比较晚的，原因是早期经济学只关注物质产品的生产、分配、交换和消费的问题，即关注的焦点在于如何扩大社会财富的总量。但是随着社会财富总量的扩大，

伴随着的一系列社会问题也随着出现，比如社会分配不公、贫富差距过大、环境污染等，与此同时，人们主观幸福、社会福利并没有得到提高。福利经济学正是在这种历史条件下孕育而生的。其主要目的在于，建立一套理论体系和分析方法，使人们能够理性的考察不同经济状态社会福利的增减变动，以说明现实经济政策或经济制度是否合意。福利经济学研究的内容包括：①资源配置效率研究。②收入分配理论研究。③社会福利度量和影响研究。④公共选择理论。

在成本-效益分析中，效益被看作是社会福利（效用）的增加，而成本则被看作是社会福利的降低。按照资源配置效率的帕累托（Pareto）最优判断标准，一个卫生服务项目只有当效益超过成本时才能带来社会福利的增加，才值得实施。帕累托最优（Pareto Optimality）即在不使任何人福利水平下降的情况下，资源配置的任何变化都不能使任何人的福利水平上升，这时的资源配置就被认为是帕累托最优。但从实际情况来看，帕累托标准过于苛刻，不具有广泛适用性，因此对其提出了许多修改和补充，并在实践中采用了卡尔多-希克斯（Kaldor-Hicks）标准，或者称为补偿原则。该原则认为任何政策变动都将使得某些人受益、某些人受损，如果从受益者那里取走一些收益以补偿那些受损者，补偿后如果还有剩余，就说明社会福利增加了，这样的政策是合理的。成本-效益分析就是直接立足于这种原则之上的。

内容 包括：识别和计量成本、识别和计量效益、比较成本和效益三个方面。

成本和效益的识别均须首先明确评价观点或评价立场，因为即使是同一干预方案，其成本和效益也会因评价观点或立场的不同而不同，常见的评价角度或立场包括全社会角度、医院或医师角度，以及患者、雇佣方、保险公司、医疗保障部门等不同的付费角度。例如，针对某一药物治疗方案，共需支付的药品成本为100元，其中的60元由医保报销支付，40元由患者支付，那么从患者角度或立场出发的用药成本为40元，医保支付方角度或立场的成本为60元，全社会角度的成本则为100元。

识别和计量成本 成本的识别与计量与其他评价方法相同，主要包括五个步骤：①识别所消耗的资源或代价。②计数每一种资源或代价的单位量。③赋予资源或代价以货币价值。④考虑资金时间价值，调整时间上的差别即贴现。⑤进行敏感性分析。在实施预防、诊断或治疗项目全过程中，凡是需特定的主体所消耗的资源（人、财、物、时间等）或所付出的代价（恐惧、痛苦、不便等）都应计入该主体的成本项。既不能有遗漏，也不能有所重复，更不能把非成本项计入成本。

识别和计量效益 效益的识别与成本相类似，都是相对于目标而言的。不同的是，成本是对目标的负贡献，而效益则是对目标的正贡献。效益识别的关键是必须包括所有相关的健康产出结果以及资源耗费或代价的节约，而不仅仅是那些显而易见的或是容易确定的效益；同时，又要避免效益的重复计算。

效益的计量需在正确识别收益的基础上进行。效益是指实施某一药物治疗或干预方案所获得的所有有利的或有益的结果，通常将效益分为直接效益、间接效益和无形效益（也被称为隐性效益）。计量效益的常用方法包括人力资本法（human capital approach，HCA）、意愿支付法（willingness to pay，WTP）。人力资本法，其基本思路就是将人视为经济资本，把旨在维护人力资源健康的卫生项目投入看作是对人力资本的投资，该投资的产出就是因实施该项目而获得的患者的健康时间的产出。意愿支付法是在一定的假设情境下，调查并收集患者或付费方对获得诊治或医药干预项目的健康产出或者避免和减少发生某些不利结果的支付意愿，依此实现对健康产出的货币化计量。

比较成本和效益 成本-效益分析的常用指标主要有效益成本比、净现值和净年值，其中最常用的指标是效益-成本比指标。

效益-成本比（benefit-cost ratio，B/C）是指方案在整个实施期或作用期内的效益之和与成本之和的比值。对单一方案，若B/C≥1，则表明实施该方案是经济的，也即该方案从经济性角度来看可以接受；反之，则方案不经济。鉴于成本-效益比为相对数值，该比值的大小取决于分子、分母的倍数关系，而与分子、分母的绝对值大小无关。鉴于分子、分母的绝对值大小反映干预方案的成本和效果的大小，而人们对干预方案的需求是获得好的预期效果也即效益的绝对值相对大的情况下的经济性，这就要求综合考虑分子、分母的绝对值和倍数关系，因此针对多个备选的干预方案不能依其成本-效益比的大小排序决定干预方案经济性优劣的排序，比较不同干预方案的经济性需要通过增量分析法求算增量成本-效益比来进行。增量分析法（incremental analysis）也叫差额分析法或边际分析法，是指对被比较方案在成本、收益等方面的差额部分进行分析，进而对方案的经济性进行比较、选优的方法。其具体分析过程所采用的方法是剔除法，即将所有可供选择的干预方案按照成本额由小到大排序，首先判定成本额最小方案的经济性，只有较小成本额方案是经济的，紧邻其后的成本额较大的方案才能与其比较，即以两个被比较方案的成本之差做分母，效益之差做分子，两者之比即为增量成本-效益比，表示符号为 $\triangle B/C=\triangle B/\triangle C$。通过 $\triangle B/C$ 判定构成增量成本-效益比的两个干预方案哪个经济性较优，并剔出其中的次优方案、保留较优方案，用较优方案与后续没有参与比较的方案依次进行类似的比较，最后被保留的方案就是所有备选方案中经济性最优的方案。

成本-效益分析中成本和收益均以货币形态计量，效益-成本比指标的分子、分母单位相同，所以可以依据所得的比值是否大于或等于"1"即可判定干预方案的经济性。也即，效益-成本比指标具有判断方案是否经济的内生标准——"1"，该内生标准被称为"金标准"。

净现值（net present value，NPV）是按一定的贴现率将方案在整个实施期内各年的效益及成本进行贴现而得到的现值代数和。对于单一方案而言，若 NPV≥0，则表明方案的收益水平达到或超过了预期，方案经济；若 NPV<0，则表明方案的收益水平达不到预期，方案不经济。对于

多方案比较选优时，净现值越大的方案其经济性越好。

净年值（net annual value，NAV）是通过资金等值换算将方案的净现值分摊到方案整个实施期内各年（从第 1 年到第 n 年）的等额年值。其判断准则与净现值相同，即 NAV≥0，则方案经济；若 NAV<0，则方案不经济。

适用条件与范围 成本-效益分析方法的适用条件是，备选方案具有可比性，且备选方案的成本和收益能够并适合于用货币予以计量和描述。

成本-效益分析方法的适用范围较为广泛，既可以对多个备选方案的经济性进行评价与比较，也可对单一方案的经济性做出判断；既可以对同一疾病的不同备选方案的经济性进行评价，也可以对不同疾病的备选方案的经济性进行比较；既可以对结果相近或类似的方案进行比选，也可以对结果完全不同的方案进行比选，还可用于比较医药项目和非医药项目之间的经济性。

成本-效益分析具有适用范围广、评价指标通用性较强等优势，但也面临着巨大的挑战——以货币形态计量的备选方案的成本和收益，对一般领域内的投资项目容易做到，但对于医药领域内的一些项目、方案而言，很多治疗方案的成本和收益，尤其是收益，或难以测度，或难以用货币形态予以计量，或虽经处理可以货币化，但货币化的健康状况、生命价值、减少的痛苦、增加的快乐等通常令人们在情感上难以接受，或上述情况兼而有之。因此，成本-效益分析法对涉及非经济因素较多的备选方案进行评价时，面临着较多的困难和问题。然而，

即便如此，成本-效益分析法仍不失为一种十分重要且在药物经济学领域应用前景广阔的评价方法，例如在疫苗的预防干预研究中的应用。它是药物经济学评价方法中唯一适用于医药领域和非医药领域项目经济评价的方法，在为宏观决策提供依据方面具有不可替代的重要作用。

（孙利华）

chéngběn-xiàoguǒ fēnxī
成本-效果分析（cost-effectiveness analysis，CEA）
将预防、诊治或干预项目的成本和效果进行比较，进而对备选方案的经济性进行比选的方法。其中成本以货币形态计量，收益则以临床效果指标来表示。成本-效果分析是在成本-效益分析的基础上，针对药物治疗或干预方案的收益不能或不便货币化计量的局限性而产生的评价方法。

与成本-效益分析相比，成本-效果分析可以把难以或不宜货币化计量的指标通过临床效果指标予以表示，从而解决成本-效益分析以货币化计量收益所存在的局限性与不足，体现了卫生保健系统计量生命、健康产出的特色。因此，成本-效果分析方法一经提出便引起了人们的广泛关注、应用和深入研究。

原理 与成本-效益分析性相同，成本-效果分析的理论基础是福利经济学（welfare economics）。福利经济学是经济学科体系中的一个重要组成部分，它是以研究社会经济资源的配置效率和国民收入分配的公平等问题为主题，以社会福利最大化为宗旨，对各种社会经济现象和经济活动展开规范分析的经济学分支。福利经济学的哲学基础是边沁的功利主义原则。其认为人的活动的价值

目标是为了获得个人的效用或满足感，社会的目标应该是促进最大多数社会成员的最大幸福。在经济学的发展历史上，福利经济学的诞生是比较晚的，原因是早期经济学只关注物质产品的生产、分配、交换和消费的问题，即关注的焦点在于如何扩大社会财富的总量。但是随着社会财富总量的扩大，伴随着的一系列社会问题也随着出现，比如社会分配不公、贫富差距过大、环境污染等，与此同时，人们主观幸福、社会福利并没有得到提高。福利经济学正是在这种历史条件下孕育而生的。其主要目的在于，建立一套理论体系和分析方法，使人们能够理性的考察不同经济状态社会福利的增减变动，以说明现实经济政策或经济制度是否合意。福利经济学研究的内容包括：①资源配置效率研究。②收入分配理论研究。③社会福利度量和影响研究。④公共选择理论。

在成本-效果分析中，效果被看作是社会福利（效用）的增加，而成本则被看作是社会福利的降低。按照资源配置效率的帕累托最优（即在不使任何人福利水平下降的情况下，资源配置的任何变化都不能使任何人的福利水平上升，这时的资源配置就被认为是帕累托最优）判断标准，一个卫生服务项目只有当收益超过成本时才能带来社会福利的增加，才值得实施。但从实际情况来看，帕累托标准过于苛刻，不具有广泛适用性，因此对其提出了许多修改和补充，并在实践中采用了卡尔多-希克斯（Kaldor-Hicks）标准，也或者称为补偿原则。该原则认为任何政策变动都将使得某些人受益、某些人受损，如果从受益者那里取走一些收益以补

偿那些受损者，补偿后如果还有剩余，就说明社会福利增加了，这样的政策是合理的。

内容 包括：识别和计量成本、识别和计量效果、比较成本和效果三个方面。

成本和效果的识别均须首先明确评价观点或评价立场，因为即使是同一干预方案，其成本和效果也会因评价观点或立场的不同而不同，常见的评价角度或立场包括全社会角度、医院或医师角度，以及患者、雇佣方、保险公司、医疗保障部门等不同的付费角度。例如，针对某一药物治疗方案，共需支付药品成本100元，其中的60元由医保报销支付，40元由患者支付，那么从患者角度或立场出发的用药成本为40元，医保支付方角度或立场的成本为60元，全社会角度的成本则为100元。

识别和计量成本 成本的识别与计量与其他评价方法相同，主要包括五个步骤：①识别所消耗的资源或代价。②计数每一种资源或代价的单位量。③赋予资源或代价以货币价值。④考虑资金时间价值，调整时间上的差别即贴现。⑤进行敏感性分析。在实施预防、诊断或治疗项目全过程中，凡是需特定的主体所消耗的资源（如人、财、物、时间等）或所付出的代价（如恐惧、痛苦、不便等）都应计入该主体的成本项。既不能有所遗漏，也不能有所重复，更不能把非成本项计入成本。

识别和计量效果 效果的计量也需在正确识别收益的基础上进行。"效果"是医疗卫生服务及药品治疗的直接结果，即卫生服务的产出用一般医疗卫生服务的卫生统计指标或对疾病和健康影

响的结果指标来表示。效果指标可以分为中间指标和最终指标。中间指标一般是指预防和临床药物治疗的短期效果指标，例如急性传染病的发病率和死亡率下降、疾病的治愈率和好转率的提高；最终指标一般是指预防和临床药物治疗的长期效果指标，例如人口的死亡率、人均期望寿命等。常用效果测量指标主要包括发病率、患病率、治愈率、疾病好转率、疾病死亡率、疾病病死率、死亡率、生存率、人均期望寿命、药物不良反应发生率。

比较成本和效果 成本-效果分析法常用的评价指标是成本效果比，该指标的表示符号为CER，是将成本作为分子、效果作为分母，计算两者的比值 CER = C/E，由此获悉不同方案可获得的单位效果所需的成本，也即经济性。鉴于成本-效果比为相对数值，该比值的大小取决于分子、分母的倍数关系，而与分子、分母的绝对值大小无关。鉴于分子、分母的绝对值大小反映干预方案的成本和效果的大小，而人们对干预方案的需求是获得好的预期效果也即效果的绝对值相对大的情况下的经济性，这就要求综合考虑分子、分母的绝对值和倍数关系，因此针对多个备选的干预方案不能依其成本-效果比的大小排序决定干预方案经济性优劣的排序，比较不同干预方案的经济性需要通过增量分析法求算增量成本-效果比来进行。增量分析法（incremental analysis）也叫差额分析法，是将所有可供选择的干预方案按照成本额由小到大排序，首先判定成本额最小方案的经济性，只有较小成本额方案是经济的，紧邻其后的成本额较大的方案才能与其比较，即以两个被比较方案

的成本之差做分子，效果之差做分母，两者之比即为增量成本-效果比，表示符号为△CER，△CER＝△C/△E。通过△CER反映出被比较的两个方案中成本较高者在多获得一单位效果时需要多付出的成本是否经济、值得，进而判定构成增量成本效果比的两个干预方案哪个经济性较优，并剔出其中的次优方案、保留较优方案，用较优方案与后续没有参与比较的方案依次进行类似的比较，最后被保留的方案就是所有备选方案中经济性最优的方案。

由于成本-效果分析中的成本效果比或增量成本-效果比的分子和分母单位不同，所以无法依据所得的比值判定干预方案的经济性，需要借助一个人为、外在给定的判定经济性的标准，如：获得单位效果的最高成本值不超过多少才是经济的，该标准被称为成本效果阈值或经济性阈值，通常简称为阈值。科学合理的阈值是运用成本-效果分析得出评价结论的前提和基础。全球仅少数国家确定了该阈值，包括中国在内的大多数国家尚未确定本国的阈值。

适用条件与范围 运用成本-效果分析对干预方案经济性进行评价的适用条件是确定合理的"阈值"。适用范围是被比较方案的健康产出具有可比性，也即被比较方案用于治疗相同的疾病或达到相同的预期。

(孙利华)

chéngběn-xiàoyòng fēnxī
成本-效用分析（cost-utility analysis，CUA）
将预防、诊治或干预项目的成本以货币形态计量，收益以效用或偏好指标来计量，并对成本和收益进行比较、进而对备选方案的经济性进行比

选的方法。该方法通过综合考虑和计量干预方案对生命的数量和质量也即对生命的长短及健康水平的影响结果，将干预方案所产生的多维度的收益转换成适用于防治不同疾病的不同干预方案的一种通用的测量单位，例如最常用的质量调整生命年等。

简史 "成本-效用分析"一词最早出现在 1981 年 Sinclair 等人的研究中。在成本-效益分析和成本-效果分析的基础上发展而来。成本-效益分析需要把干预方案所有的成本和收益都用货币计量，因此使得该方法在医药卫生领域中的应用具有一定的局限性，例如，高血压患者通过治疗而降低的毫米汞柱等治疗结果无法用货币来体现和反映。鉴于此，成本-效果分析应运而生，它直接用临床效果指标作为干预方案的结果指标，例如治愈率、好转率、死亡率等，避开了一些治疗结果难以货币化的难题。但这种方法仍具有明显的局限性，因为它只描述临床指标，且临床指标通常也不能全面反映干预方案的全部产出结果，更无法反映患者对干预结果的主观感受。随着重大慢病患者的逐渐增多，人们对生命的质量和健康状况问题日益关注。由于健康状况和生命质量的测量和评价涉及心理的和社会的等方面的因素，如痛苦感、焦虑感、价值观等，单纯的货币或临床效果指标均无法反映和计量这类因素，因此引入了可以综合反映和评价生命数量、生命质量的"效用"来表示干预方案的结果指标，成本仍用货币来计量，从而能够对备选方案的成本和收益进行更全面和综合的考虑。

随着"效用指标"代替临床效果指标这一方法的出现，成

本-效用分析也从成本-效果分析当中独立出来。但这种方法在发展之初，在加拿大麦克马斯特大学（McMaster University）托伦斯（Torrance）于 1971 年发表的文章中被称为推广的成本-效果分析（generalized cost-effectiveness analysis）或广义成本-效果分析，随后又有研究者称之为效用最大化（utility maximization）和健康状况指标模型（health status index model）；而"成本-效用分析"这一术语最早出现在 1981 年加拿大麦克马斯特大学（McMaster University）Sinclair 等的研究当中，并被沿用。

与成本-效益分析和成本-效果分析相比，成本-效用分析可以把成本-效益分析中难以或不宜货币化的如疼痛、不适等感觉的减轻等干预结果及成本-效果分析中难以用临床效果指标表示的如生命质量等干预结果通过效用指标予以表示，从而解决成本-效益分析和成本-效果分析所存在的局限性与不足，对备选方案的成本和干预结果给予了更为全面和综合的考虑与研究。因此，成本-效用分析的提出虽曾因效用的计量涉及主观因素而引起较多的质疑，但更多的还是引起了人们的广泛关注和深入研究。成本-效用分析已成为药物经济学评价的主要方法之一。

原理 成本-效用分析的理论基础是福利经济学，福利经济学基于以下两个基本假定：①个人的效用或福利水平取决于物质消费，该效用或福利函数遵从一定的合理性和逻辑一致性。②所有个人的效用值相加，总和即是社会的总体效用值。福利经济学为增量成本-效用比用于资源配置决策确定了前提条件，被视为是成

本-效用分析的理论基础。

内容 成本-效用分析包括以下基本内容：识别和计量成本、识别和计量效用、比较成本和效用。成本-效用分析中成本的识别与计量部分与其他评价方法相同；效用的计量在正确识别收益的基础上进行，效用指标包括质量调整生命年、伤残调整生命年和健康当量年等，最为常用的指标是质量调整生命年。效用的测量主要涉及两个要素：一是健康状况，即一个人的健康状况相对于一个完全健康的人的权重是多少；二是在该健康状况下生存的时间。其中健康状况的测算方法主要有：评分法、标准博弈法、时间权衡法、人数权衡法、疾病特异效用测量法、多维健康状态分级系统等。上述指标与方法的具体信息参见对应的条目；成本-效用分析常用的评价指标为成本效用比（cost-utility ratio），该指标的表示符号为CUR，是将成本作为分子、效用作为分母，计算两者的比值即成本-效用比 CUR = C/U，由此获悉不同方案获得单位效用所需的成本。鉴于成本-效用比为相对数，针对多个备选的干预方案不能依其成本-效用比的大小排序决定干预方案经济性优劣的排序，因此，比较不同干预方案的经济性需要通过增量分析法求算增量成本-效用比来进行。增量分析法也叫差额分析法，是将所有可供选择的干预方案按照成本额由小到大排序，首先判定成本额最小方案的经济性，只有较小成本额方案是经济的，紧邻其后的成本额较大的方案才能与其比较，即以两个被比较方案的成本之差做分子，效用之差做分母，两者之比即为增量成本-效用比，并通过该增量成本-效用比反映被比较的两个方案中成本较高者多获得一单位效用需要多付出的成本是否经济、值得，进而判定构成增量成本-效用比的两个干预方案哪个经济性较优，并剔出其中的次优方案、保留较优方案，用较优方案与后续没有参与比较的方案依次进行类似的比较，最后被保留的方案就是所有备选方案中经济性最优的方案。

由于成本-效用分析中的成本效用比或增量成本-效用比的分子和分母单位不同，所以无法依据所得的比值判定干预方案的经济性，需要借助一个人为、外在给定的判定经济性的标准，如：获得单位质量调整生命年的最高成本值不超过多少才是经济的，该标准被称为阈值。科学合理的阈值是运用成本-效用分析得出评价结论的前提和基础。全球仅少数国家确定了该阈值，包括中国在内的大多数国家尚未确定本国的阈值。

适用条件与范围 运用成本-效用分析进行干预方案经济性评价的前提（适用条件）是确定合理的"阈值"。成本-效用分析既适用于诊治或预防同种疾病的两个或两个以上干预方案间的经济性比较，也适用于诊治或预防不同疾病的两种或两种以上不同干预方案间的经济性比较，具有较为广泛的适用性。

成本-效用分析在全面反映干预方案的多维结果方面有一定的优势，但也存在着效用值的测量和获取主观性较强且需投入较多人力和时间，以及效用计量方式、方法不够成熟等问题。因此，通常适用于最小成本分析、成本-效益分析或成本-效果分析不适用的情况，如：干预方案的重要结果之一是对健康状况或水平造成影响；或需要对拟采用的干预方案与已使用成本-效用分析法进行评价的干预方案进行比较的情况等。

（孙利华）

gānyù fāng'àn xiàoyòng

干预方案效用（utility） 人们对干预方案所带来的结果和影响的满足或满意程度，是个体在不确定条件下对某个特定的健康状态的偏好或愿望的定量表达。

在干预过程中，各种治疗方案会对患者的身体、生理或精神产生作用，引起患者疾病客观状况的恶化、改善或治愈，患者在用药前、后也会产生不同的主观感受。因此，干预方案的效用也受两类因素的影响：一类是实施干预方案后的客观指标，如血压、呼吸、心率、血细胞计数等；另一类是实施干预方案后患者的主观感受，如生活质量、症状减轻、疼痛减轻、功能恢复、精神好转等。客观指标和主观感受的综合作用结果决定着干预方案效用值（简称效用）的大小。

一项干预措施如药物治疗通常会影响人的生存年数及生命质量两大方面，因此，在对干预措施进行评价时，必须综合考虑其对生命质量和数量的影响。与效用计量有关的要素主要有两个，一个是健康状况；一个是在该健康状况下生存的时间。药物经济学研究中用于计量效用的指标主要有两个：质量调整生命年、伤残调整生命，质量调整生命年应用最广。质量调整生命年与伤残调整生命年所反映的是一个问题的两个方面，前者把不健康的生存状态折算成健康的生命年，后者则需把伤残状态调整成损失的生命年，再加上因过早死亡而损失的生命年。

（孙利华）

zhìliàng tiáozhěng shēngmìngnián

质量调整生命年（quality adjusted life years，QALYs/QALY） 将处于非完全健康状态下的一个人的实际生存年数换算成相当于完全健康的人生存了几年。

对于疾病，尤其是无法治愈的重大慢性疾病，人们对其干预方案的结果的关注不外乎两大方面：生命持续的时间及期间的生命质量或健康状况。这两方面指标共同决定干预方案的收益的大小。世界卫生组织生命质量研究组将生命质量（quality of life）定义为不同文化和价值体系中的个体对于他们的目标、期望、标准以及所关心的事情有关的生活状况的体验。对于生命质量的概念本身以及其所应包含的内容都还存在着争议，总体来看，生命质量是一个多维的概念，应是受访者主观感觉并自我评价的主观指标，其应用具有文化依赖性，须建立在一定的文化价值体系之下。不同疾病或针对同一疾病的不同的干预方案对生存的年数和质量的影响不尽相同，质量调整生命年将生存年数和生命质量进行综合考虑，既可以更全面、准确地反映医疗卫生服务和药品治疗等干预方案的结果，又可以实现不同疾病干预方案之间的横向比较。

质量调整生命年的计算基于以下假定：在完全健康状态下生存一年的结果是1QALY，在次于完全健康状态下生存一年的结果则小于1QALY。针对非治愈性疾病，其干预结果是使患者在非完全健康状态下生存若干年，为了确定QALY值，需要一个能够反映该非完全健康状态相对于完全健康状态的权重，也即健康权重系数或健康效用值、生命质量权重。

健康效用值是指人们对特定健康状态的偏好程度，这种偏好或意愿代表了社会或个人某种价值观念的取向。健康效用值是反映生命质量的量化指标，是计算质量调整生命年的关键参数。健康效用值的取值范围通常为-1~1之间，最常见的取值范围为0~1之间，其中完全健康状态为1，死亡为0，若某种健康状态比死亡还要差，则其效用值为负，状态越糟糕，则测量值越低，任何非完全健康状态的效用值都是在以完全健康和死亡为参照下测得的人们对其的偏好程度。

健康效用值可以利用标准博弈法、时间权衡法等直接测量法得到，也可通过建立了效用值积分体系的生命质量量表间接测量得到。效用值积分体系与生命质量量表配套使用，可以将量表中对健康状态的定性测量结果转换为计算QALYs的关键参数健康效用值。

质量调整生命年是实施干预项目而使人获得的实际生存年数与健康权重系数的乘积。例如，实施某项干预方案可使某患者生存10年，但其健康效用值为0.8，则该干预方案的收益以效用形态计量即为10×0.8＝8 QALY，也即在该状态下生存10年，仅相当于在完全健康状态下生存8年。

（孙利华）

shāngcán tiáozhěng shēngmìngnián

伤残调整生命年（disability adjusted life year，DALY） 从发病到死亡所损失的全部健康生命年。包括早死所致的生命损失年（years of life lost，YLLs）和疾病所致伤残引起的健康生命损失年（years lived with disability，YLDs）两部分。

DALY是一种健康状态、生命质量调整和生命损失相结合的负向综合测量指标。它反映的是疾病状态下损失生命年或通过干预挽回的生命损失年。

伤残调整生命年的计算公式为：DALY = YLLs + YLDs。其中，YLLs表示因提前死亡所致的寿命损失年；YLDs表示疾病所致伤残所引起的寿命损失年。YLDs是对残疾状态下生存的非健康生命年进行的测量和转换，通过疾病的残疾权重将其转化成相应的健康生命年的损失，权重系数的确定由人们对健康和生命质量的满意程度来判定。

伤残调整生命年不仅考虑死亡所造成的人的寿命的损失，而且考虑疾病和其他因素所造成的人的健康的损失，是将死亡指标和非死亡健康指标结合在一起、考虑各种影响因素的综合结果指标，常被用于不同国家、不同地区、不同人群之间的健康状况的比较。

（孙利华）

biāozhǔn bóyìfǎ

标准博弈法（standard gambling，SG） 使受访者面临两种选择并根据其选择测算出效用值。这两种选择是：不确定的健康状态和确定的健康状态。是一种计算效用值的方法。其中第一种选择是以当前疾病状态持续一段生存时间；另一种是选择一种医疗干预，且该干预可能带来两种不确定的结果：概率为P的完全健康或者概率为（1-P）的立即死亡。

标准博弈法是在一种包含了概率的不确定结果及另一种确定结果之间的博弈，任何理性的决策者对确定结果的偏好都介于对不确定结果中最好和最坏可能的偏好之间。若概率P为1，即在接受某一治疗后，能保证完全恢复健康，则任何理性的受访者都会选择接受医疗干预；若概率 P 为 0，即治疗的结果只能是死亡，则任何理性的受访者都会选择以当前疾病状态持续一段生存时间。改变概率 P 值的大小，直到受访者认为两个选择没有差别时，此时的 P 值即为所测量状态的效用值。若受访者越不偏好该健康状态，则测得的 P 值越小，反之亦然。常用于不确定情况下个体偏好的测量，以及需要使用效用值来表达不同治疗结果的情况。

原理 标准博弈法是测量效用的经典方法，以美国数学家冯·诺依曼（von Neumann）和经济学家摩根斯特恩（Morgenstern）于 1944 年提出的效用理论为理论基础，描述了一个理性人在面对不确定性时如何作出决策。

具体可描述为：如果存在三种健康状态（X_1、X_2、X_3），其中 X_1 优于 X_2，X_2 优于 X_3，则存在概率 P，使得受访者认为选择确定的健康状态 X_2，或选择接受由健康状态 X_1（概率为 P）和健康状态 X_3（概率为 $1-P$）构成的风险预期无差异。

运用标准博弈法测量效用时，假设经过某种干预措施，恢复到完全健康状态的概率为 P，同时伴随的死亡概率为 $1-P$。受访者将面临如下选择：受访者需要回答他/她可以接受的最大死亡概率（即 $1-P$ 的值），这意味着在死亡概率超过 $1-P$ 时受访者将拒绝该接受该干预，并以当前的健康状态继续存活。受访者可接受的死亡的概率越大，意味着健康状态的效用值越低。与其他效用测量工具一样，健康状态的效用值在 0 和 1 之间变动。

内容 标准博弈法既可用于测量慢性病状态的偏好，也可用于测量暂时健康状态之间的相对偏好。

测量慢性病状态偏好的方法如图 1 所示。受访者面临两种选择，a 和 b。选择 a 有两种可能的结果：患者回到完全健康状态而且再继续生活 t 年（概率为 P），或者患者立即死亡（概率是 $1-P$）。选择 b 的结果是以某种慢性健康状态 i 存活 t 年。概率 P 一直在变动，直到受访者认为两种选择无差异，在这一点上，时间 t 状态 i 的偏好分值就是 P，即 $h_i = P$。这里，h_i 是从效用尺度上获得的，且效用尺度上 t 年的完全健康状态为 1，立即死亡为 0。

另外，标准博弈法也可用于测量暂时健康状态之间的相对偏好，如图 2 所示。此时，中间状态 i 的效用值是相对于最好的健康状态（完全健康）和最差的健康状态（健康状态 j）而言的。所有的健康状态都必须持续同样的时间段（如 t），随后便处于相同的健康状态（通常是完全健康状态）。在这种模式下，状态 i 持续时间 t 的效用公式是 $h_i = P + (1-P)h_j$，其中 i 是需测量的健康状态，j 是最差的健康状态。如果不考虑死亡，作为最差的健康状态，h_j 可以被设定为 0，则从公式中得出的 h_i 的值等于 P。然而，

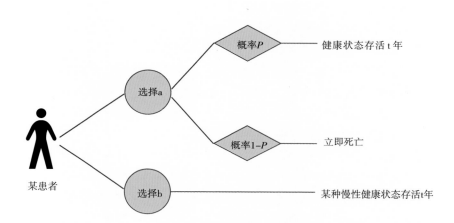

图 1 标准博弈法在测量慢性健康状态（包含死亡）中的应用

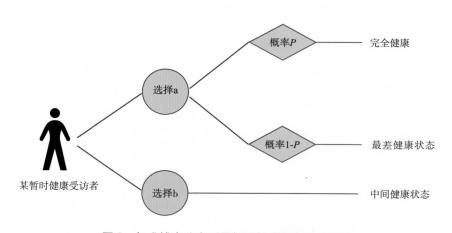

图 2 标准博弈法在测量暂时健康状态中的应用

如果希望将这些值与死亡至健康的尺度（0～1）联系起来，那么暂时的最差健康状态（j）必须被重新定义为短暂的时间 t 的慢性状态后即是死亡，然后使用上文描述的测量慢性病状态的技术进行 0～1 尺度上的测量。这就可以计算出 h_j 在时段 t 的值，进而，这个值可用在上述的公式中找出 h_i 在时段 t 的值。

适用条件与范围 标准博弈法可以用于测量慢性病状态和暂时健康状态的偏好。标准博弈法的实地测量通过与个体患者面对面的访谈来完成，专业调查员将按照调查项目逐一指导患者进行选择。应用该方法时需保证受访者能理解概率的含义，为此，在实际操作中常采用由两块不同颜色可转动的圆盘来表示不同的概率状况的概率轮作为视觉模拟道具。从而使患者更直观、更容易地理解选择项的含义，获得更准确的结果。该方法测量过程复杂、耗时长，受访者负担较大，且一些文化程度较低的受访者不易很好理解概率的概念，从而可能造成结果的偏误。

（孙利华）

shíjiān quánhéngfǎ
时间权衡法（time trade-off, TTO）

用来测量效用值的一种工具。作为与标准博弈法类似的一种偏好测量方法，TTO 也包含两种选择，但不涉及概率问题，所以更加简单，具有简单、容易执行的特点。

理论基础 时间权衡法以标准博弈法为理论基础，其基本思想是要求受访者确定其自身愿意放弃多少生存时间以换取更好的健康状态。例如，在测量某种慢性疾病的效用值时，受访者可以选择在完全健康状态下生存 x 年

后立即死亡，也可以选择在某种非完全健康的状态 M（例如残疾状态）下生存 y 年后死亡（其中 y>x），然后不断地改变 x 值，直到受访者认为其对两种选择方案的倾向性相等也即受访者认为两种选择没有区别为止，此时状态 M 的效用值即为 x/y。通常，某健康状态 M 与完全健康状态相比状况越差，受访者越不愿接受此状态，进而测得的 x 值就越小，所得的状态 M 的效用值（x/y）也就越低。

应用 时间权衡法可用于测量慢性病健康状态，也可用于测量暂时健康状态。

时间权衡法技术用于测量优于死亡的慢性病状态的过程。患者面临两种选择：①状态 i 持续时间 t（患有慢性疾病的人的期望寿命），随后死亡；②完全健康状态持续时间 x（x<t），随后死亡。维持时间 x 一直变化，直到患者认为两种选择没有区别，在这一点上状态 i 的偏好分数为 h_i，且 $h_i=x/t$。

时间权衡法技术用于测量暂时健康状态相对偏好的方法。像在刻度法和标准博弈法中一样，中间状态 i 是相对于最好健康状态（完全健康）和暂时状态的最差健康状态（状态 j）而进行测量的。受访者面临两种选择：①以暂时状态 i 存活时间 t（时间段是暂时健康状态所特有的），随后恢复完全健康状态；②以暂时状态 j 存活时间 x（x<t），随后恢复完全健康状态。维持时间 t 一直变化，直到应答者认为两种选择无差异，在无差异点上状态 i 的偏好分数是 $h_i=1-(1-h_j)x/t$。如果我们设定 $h_j=0$，则方程就简化为 $h_i=1-x/t$。此种方法也存在其他变形方法。如，状态 j 可能不是最差

的状态，但只要它的状态差于 i 就可以。然而，在使用变形方法时，必须确保算出了所有的偏好值。计算时虽然公式还是一样的，但状态必须按照从较差到较好的顺序计算。此外，就像在刻度法和标准博弈法中一样，如果暂时状态的偏好分数要转换成死亡到健康（0～1）的分值，最差的暂时状态必须被重新定义为短期的慢性病持续状态，并使用上述慢性状态的方法来测量。

（孙利华）

jíbìng tèyì xiàoyòng cèliángfǎ
疾病特异效用测量法（disease specific utility assessing method）

试图将效用测量工具和疾病特异健康相关生命质量测量工具综合起来测算效用值的一种方法。它兼具两类工具的优点，其中一个重要优势是可以概括所有的疾病和病情状态，因此具有很好的敏感性和反应性，适用于计算质量调整生命年（QALYs）和成本-效用分析（CUA）。

疾病特异效用测量法分两个阶段对效用进行测量。在第一阶段，使用疾病特异工具量表测量效用，尺度较低端是疾病最严重状态。其中，疾病特异性量表的内容涉及疾病对受访者身体和心理的影响，以及治疗方案所产生的副作用等方面（又称为维度），每个维度由不同的条目组成，每一条目下又设置多个选择（又称为水平）以代表严重程度。在第二阶段，将从第一阶段获得的效用放到传统的健康效用尺度上（在该尺度上，死亡是 0.0，健康是 1.0），通过构建效用积分体系，进而计算出生命质量权重。所谓效用值积分体系，是通过时间权衡法、标准博弈法等工具建立的一套可以将量表的测量结果

转换为生命质量（即健康效用值）的表格或算法。其结果可用于定量表示健康状态的变化程度，并能计算质量调整生命年，进而对卫生干预措施进行经济性评价。

无论是疾病特异性生命质量量表，还是与此对应的效用积分体系，两者均具有很强的文化适应性，因此，只有是以本国或本地区的人群偏好为基础建立的量表效用值积分体系，其结果才具有重要的参考及应用价值。

(孙利华)

duōwéi jiànkāng zhuàngtài fēnjí xìtǒng

多维健康状态分级系统

（multi-dimensional health status classification system） 描述一个人在某一时间点上健康状态的方法。系统由影响健康的不同方面（称为属性或维度）构成，每一个方面根据事先定义的具有从正常到很差之间的不同功能等级构成，如，一个人的活动水平可以处于从正常到卧床之间的不同等级。一个人的健康状态根据其在每一个方面的功能水平来确定。同时，一个不同功能水平的组合（每一个方面一个功能水平）代表一个不同的健康状态。

在此系统下，在每一个健康状态或产出的效用确定后，就可以为整个系统，也即目标人群可能出现的所有健康状态或经过某一医疗卫生项目和技术治疗后患者可能出现的所有结果建立了一个指数系统。该指数系统可以用来比较不同目标人群的健康状态或者用来评估不同医疗卫生项目和技术。因此，可以使用多维健康状态分级系统来测量健康的产出，用于成本-效用分析中健康效用值的测量。

在该方法中，需要直接测量的健康状态与受访者的实际身体状况无关，在测量时只是要求受访者想象自己处于这样的健康状态即可，但受访者的个人特征及所处的健康状态可能会影响其对这些假设健康状态的偏好。

通常，多维健康状态分级系统中包括感官（视力、听力及语言等）、身体活动、社交情感、认知、自我照顾以及其他与疾病相关的症状如疼痛和不良反应等维度，但系统的具体构成需要根据其测量目的来决定。为保证系统的有效性，通常维度数不应超过9个，但各维度间的水平数可不尽相同。随着水平数量的增多，系统对健康状态的描述将更加精确，同时复杂性也随之增加，因此在建立系统时需要依照实际需要在这两者间进行权衡。

应用最广泛的四种分级系统分别为：健康指数量表、健康效用指数、欧洲生命质量量表和6维健康调查短表。

健康指数量表（Quality of Well-Being，QWB） 19世纪60年代美国建立了第一个多维健康状态分析系统——健康指数量表。根据4个维度，即行动能力、躯体活动能力、社交能力和健康问题将患者的健康状态进行分类。前3个维度均包含4~5个功能水平，最后一个包括3~4个症状类别。

欧洲生命质量量表（Euro-Qol-5 Dimensions，EQ-5D） EQ-5D由问卷和效用值换算表两部分组成。问卷又包括两个部分：EQ-5D健康状态描述体系和EQ-VAS。EQ-5D健康描述系统包括五个维度：即行动、自我照顾、日常活动、疼痛/不舒服、焦虑/抑郁。每个维度有3个水平：没有问题、有一些问题和严重问题。根据这5个维度和3个水平，

可以确定243个可能的健康状态。另外再加上"死亡"和"无意识"两个状态，共计245个健康状态。EQ-VAS是一个长20厘米的垂直视觉刻度尺，其顶端为100分代表"心目中最好的健康状况"，底端为0分代表"心目中最差的健康状况"。效用值换算表可以看作是一个计算公式，通过该公式，可以根据受访者在问卷中五维度三水平上做出选择，计算出EQ-5D指数得分。近年来又进一步将EQ-5D量表发展成多个水平，如ED-5D-3L，ED-5D-5L。

6维健康调查短表（Short Form-6D，SF-6D） SF-6D是基于普适性健康相关生命质量量表"the Short Form 36，SF-36"，而创建的效用工具。它包含一个有6个维度的健康状态分类系统和一个评分方程。健康状态分类系统中6个维度分别为：躯体功能、角色限制、社会功能、疼痛、精神健康和活力，其中的每一个维度都有4~6个水平，因此可以测量总共18000个健康状态。

健康效用指数（Health Utilities Index，HUI） 加拿大也发展了一个多维健康状态分级系统。最初的目的是想通过建立这样一个系统来评估一个新生儿加护项目，部分参考了美国的系统，之后为了确定决定儿童健康的重要方面，有关研究人员进行了一项实证研究，找出了六个主要方面：感官和交流能力、幸福感、自我照顾能力、疼痛或不舒服的感觉、学习和上学的能力、身体活动能力。这些系统包括健康效用指数系统第1、2和3版（HUI1、HUI2、HUI3）。在大多数的应用中，HUI2和HUI3已经取代了HUI1，所以HUI包含两个体系，HUI2和HUI3。

(孙利华)

zuìxiǎo chéngběn fēnxī

最小成本分析（cost-minimization analysis，CMA）

仅对备选方案的成本进行比较，从中选择成本最小的方案。其前提是各备选方案的收益（具体指效益、效果或效用）相同或相当。最小成本法可视为成本收益分析法（包括成本-效益分析、成本-效果分析、成本-效用分析）在各备选方案的收益（具体指效益、效果或效用）相同或相当时的特例。

原理 最小成本分析法理论基础为微观经济学的最小成本法则，即为了以最小成本生产出一定数量的产出，企业应该购买各种投入，直到花费在每投入上的每1元的边际产量都相等时为止。

内容 包括：识别、计量和比较成本三个方面。

成本识别须首先明确评价观点或评价立场，因为即使是同一干预方案，其成本和收益也会因评价观点或立场的不同而不同，常见的评价角度或立场包括全社会角度、医院或医师角度，以及患者、雇佣方、保险公司、医疗保障部门等不同的付费方角度。例如，针对某一药物治疗方案，共需支付药品成本100元，其中的60元由医保报销支付，40元由患者支付，那么从患者角度或立场出发的用药成本为40元，而医保支付方角度或立场的成本为60元，全社会角度的成本则为100元。

成本的识别与计量与药物经济学其他评价方法相同，主要包括5个步骤：①识别所消耗的资源或代价。②计数每一种资源或代价的单位量。③赋予资源或代价以货币价值。④考虑资金时间价值，调整时间上的差别即贴现。⑤进行敏感性分析。在实施预防、诊断或治疗项目全过程中，凡是需特定的主体所消耗的资源（人、财、物、时间等）或所付出的代价（恐惧、痛苦、不便等）都应计入该主体的成本项。既不能有遗漏，也不能有所重复，更不能把非成本项计入成本。

最小成本分析不同于单纯的成本分析，单纯的成本分析仅考虑干预方案的成本，不考虑方案的收益或结果；而最小成本分析则是在考虑了干预方案的收益或结果且判定被比较方案的结果相同的前提下识别、计量被比较方案的成本，进而做出经济性判定。

适用条件与范围 最小成本分析法的适用条件是备选方案的收益相同或相当。最小成本分析法的适用条件决定了其适用范围较为有限，但对于可治愈性疾病具有适用性，例如虽然用于某疾病治疗的多种药物的有效率不同，由此决定这些药物之间的经济性比较不符合最小成本分析的适用条件，但是对于可治愈性疾病，虽首选药物不同，采取的治疗路径不同，但最终的结果均是治愈，因此，可以把"治愈"视为相同的结果，通过比较实现"治愈"的各种治疗路径，对其经济性做出判定。

（孙利华）

móxíngfǎ

模型法（model methods）

借助模拟方法对一些较为复杂的自然现象和过程，根据已经掌握的某些主要特征，设计一种在理论预料中能够产生与研究对象相似的模型来描述其原型。是对现实的简化表达。药物经济学评价中所涉及的模型尤指用某种功能方程或因素间交互作用的体系来表达一个现实的或假设的系统，即一些文献中所称的模拟。

无论采用何种药物经济学评价方法，都必然基于对数据的统计分析。在药物经济学评价中，由于随机对照试验、观察性研究、回顾性研究和专家判断等方法都有各自内在的优缺点，使所得到的资料通常或者不足以形成最佳的对备选方案的成本、收益的估计，或者无法获得必要的成本、收益数据，例如无法治愈的慢性疾病，对其干预方案的成本、收益的计量不仅要考虑近期的数据，还要考虑长期作用的影响和结果，仅通过随机对照试验、观察性研究等方法一方面不现实，另一方面也会因获取数据的时间周期过长而导致环境、事物均发生较大变化，进而导致药物经济学评价结论本身失去意义。此外，通常获取干预方案成本、收益数据这项工作本身的成本较大，尤其是需要用效用指标计量的收益数据的获取，其成本相对更大，为此，如果找到把某国或某地区已经获取的数据转化成其他国家或地区的数据，就可以降低药物经济学评价工作本身的成本。模型法有助于上述类似问题的有效解决。构造模型能通过综合应用各种可能的证据，来获取药物经济学评价所需要的数据，并且用更直观、系统的数学方法来表现卫生经济决策过程中的不确定性。当需要将临床试验的结果外推，研究时限很长，或研究预算受约束时，模型分析更具优势。

模型法具有以下重要作用。首先，当现实试验不可能进行时，模型是最好的替代解决方法。其次，模型有助于更好地理解和预测正在研究的系统，无论其是真实的或假设的。最后，当人们必须在不确定条件下做出决策时，模型可以帮助决策者更好地理解将要采取的行为的结果，从而辅助决策。模型可以用来评估不同策略的产出，探索系统变化所引起的结果和预测系统随时间变化的情况，据此决策者可以通过模型提供的信息制定出最佳决策。

在药物经济学评价中，应用较为广泛的是决策树模型和马尔科夫模型。在模型中，假设总是会存在，这些假设包括数据外推、风险因素和临床产出之间的数学关系等。模型结果决定于模型的结构、范围、假设、数据等各个方面，并且这些方面在一定程度上容易受到研究者主观意见的影响。因此，研究者在进行建模的过程中，应当尽量详细表述以上各个方面，解释其合理性，提高模型的透明度，以便于决策者可以根据其实际面临的决策环境来判断该模型研究结果是否适用于其当前的决策。同时，使用模型时，对其可靠性进行质疑是合理的考虑。

（孙利华）

Mǎ'ěrkēfū Móxíng

马尔科夫模型（Markov model）

由俄国数学家马尔科夫始创的用来研究系统的"状态"及状态"转移"的一种工具。马尔科夫模型根据研究目的和疾病的自然转归将疾病过程划分为不同的状态，称之为马尔科夫状态，并根据各状态在一定时间内相互间的转移概率模拟疾病的发展过程，结合每个状态上的资源消耗和健康结果，通过多次循环运算，估算出每个阶段疾病治疗的成本、收益。马尔科夫模型也被称之为马尔可夫模型、马尔柯夫模型。

马尔科夫模型最初由俄国数学家马尔科夫（Andrei Markov，1856～1922）开发。建立之初，它被用来描述和预测煤气分子在一个密闭容器中的状态。中国在20世纪60年代开始将其应用于水文、气象的预测，70年代应用于地震的预测。马尔科夫模型最早应用于医学领域是在20世纪70年代，20世纪80年代后已有大量的应用，而于20世纪90年代后逐渐应用到决策分析和药物经济学评价中。马尔科夫模型通常代表随时间发展的随机过程。在医疗决策分析中，它尤其适用于模拟慢性疾病的进展。

构成要素 用于疾病或者疾病治疗的马尔科夫模型需要有以下几个要素构成：①马尔科夫状态（Markov states）。马尔科夫模型假设患者总是处于有限的状态中的一个，这些状态即被称为马尔科夫状态。为了使马尔科夫过程能够终止，模型中必须至少包括一个使患者不能继续发生转移的状态（如死亡），这个状态被称为吸收状态。②周期长度（cycle length）。患者从一个状态转移到下一个状态之间的时间。③转换概率（transition probabilities）。患者被模拟从一个状态转移到另一个状态时所依据的概率。马尔科夫模型假设转移概率仅取决于当前健康状态而与过去的健康状态无关。

简化的马尔科夫模型中有健康、疾病和死亡三种马尔科夫状态。状态间的箭头表示患者在某个周期中可在状态间按箭头方向发生转移，而指向自身的箭头表示患者将仍处于原状态。处于死亡状态的患者不能向其他状态转移，且处于某个既定状态中的患者在一个周期中只能做一次状态转移。

建模步骤 马尔科夫模型的结构和复杂性取决于具体的临床实践、可获得的数据和做出的关于疾病状态假设的数目，其建模基本步骤为：①设立马尔科夫状态，并确定可能的状态转移。②选择合适的周期长度。③确定每个周期中各状态间的转移概率。④对每个健康状态赋予成本、收益或效用。

（孙利华）

Juécèshù Móxíng

决策树模型（decision tree model）

通过对研究变量间的逻辑关系、数量关系或因果关系等特征关系的经验观察和认知，建立变量间逻辑关系的模型框架，进而根据各种数据对模型进行赋值和量化分析。在药物经济学评价中，该方法以树形图的形式表达出可供选择的干预方案及其可能的干预结果，形成若干个干预路径，并结合不同干预路径的发生概率及成本、收益数据进行定量分析，比较不同的干预路径的成本-收益结果，为决策者选择干预方案提供依据和参考。

决策树模型源于20世纪20年代诞生的博弈论，是一种能够有效地表达复杂决策问题的数学模型，该模型是较成熟的决策分析模型之一。20世纪60年代晚期开始应用于解决临床问题。

模型构成 决策树模型由节点和分枝构成，节点与节点之间由分枝相连。节点可分为三种：①决策节点，是决策树的起点，通常用"□"表示，从它引出的分枝称为方案分枝。②方案节点，也称之为机遇节点，表示某个具体的方案，通常用"○"表示，从它引出的分枝称为概率分枝或状态分枝。③结果节点，也称之为决策终点，表示决策产出值的末端节点，通常用"△"表示。除节点与分枝外，与决策树模型密切相关的另外两个术语是路径和期望值。决策树当中不同分枝的组合决定了患者在决策树中通过的路径。患者通过每条路径的概率称为路径概率。根据路径概率可以得到每条路径的概率加权结果，将某种决策的所有路径的加权结果求和便得到某种决策的期望值。

建模步骤 决策树模型可使要解决的问题结构化，其构建要基于总体研究人群，当明确分析角度、备选方案等决策问题之后就可进行决策树分析，主要步骤如下：首先，根据逻辑关系将分析问题绘制成一树形图，按从左到右的顺序，列出所有可能事件的发展过程和概率；然后，逐步计算各节点治疗选项的潜在健康产出和成本；最后，通过敏感度分析检验结果的可靠性及假设条件下关键参数的变异，以观察不确定因素在一定范围内变化对预期结果的影响，以此作为决策的依据。

局限性 决策树模型具有简单直观、易于掌握、计算相对容易等优点，但当应用于复杂的、可能的方案分枝及状态分枝繁多且关系交错复杂时，决策树模型会变得非常庞大、复杂甚至难以应用。

（孙利华）

mǐngǎnxìng fēnxī

敏感性分析（sensitivity analysis）

在具有不确定性的诸多因素中找出敏感因素的分析方法。敏感因素是指数值变动能显著影响方案经济性评价结果的因素。敏感性分析通过测定一个或多个不确定因素的变化所导致的决策评价指标的变化幅度，了解各种因素的变化对实现预期目标的影响程度，对各种因素发生变化时干预方案的承受能力做出判断，并据此找出敏感因素。它是经济决策中常用的一种不确定性分析方法，是药物经济学评价中不可缺少的组成部分。

药物经济学评价所用的成本、收益数据均来自样本，是以样本所发生的成本、收益数据来推测总体所将要发生的成本和收益数据，决定样本数据的环境与条件是"现在"，决定总体数据的环境与条件是"未来"，"未来"与"现在"可能会存在诸多方面的变化与不同，由此会导致总体的数据相对于样本数据而言具有程度不同的不确定性，把取值不能确定的因素称之为不确定因素。

原理 各种不确定因素的变化会影响干预方案的经济效果，当这些的因素变化达到某一临界值时，就会影响干预方案的选择、取舍。敏感性分析通过改变假设和某些关键变量的估计值，分析在一个确定的决策模式中某些因素的变化和变化的幅度对方案经济效果的影响程度，进而找出敏感因素，并分析、计算敏感因素的可能变化带给评价结论的影响。如果这种因素变化对评价结果或结论不产生根本性变化（例如由经济变为不经济），则说明结果稳定，其对卫生决策有很强的指导作用；如果评价结果或结论因某些因素的变化而发生根本性变化，则需汇报条件性的药物经济学研究结果，并提示决策者一旦实施该干预方案需密切关注这些因素的变动情况，并据此适时调整相关决策与选择。

分析方法 ①单因素敏感性分析法：是就单个不确定因素的变动对干预方案经济效果的影响所做的分析。在计算某个因素的变动对经济效果的影响时，假定其他因素均不变。单因素敏感性分析计算较为简单，容易操作和理解。但实际上，许多因素的变动具有相关性，一个因素的变动往往也伴随或导致其他因素的变动。因此，单因素敏感性分析有其局限性。②多因素敏感性分析：是考察多个因素同时变动对干预方案经济效果的影响。多因素敏感性分析要考虑可能发生的各种因素不同变动幅度的多种组合，计算起来要比单因素敏感性分析复杂得多。

步骤 无论是单因素敏感性分析，还是多因素敏感性分析，进行敏感性分析一般遵循以下步骤：①选择需要分析的不确定因素，并设定其变动范围。严格说来，凡影响方案经济效果的因素都在某种程度上带有不确定性，但事实上没有必要对所有的不确定因素都进行敏感性分析，可据以下原则选择主要的不确定因素加以分析：第一，预计在其可能变动的范围内，该因素的变动将会较为强烈地影响疗效、成本等，进而对评价结果有较大影响；第二，对评价中所采用的该因素的数据的准确性把握不大，如有效率等。②确定分析指标。敏感性分析是在确定性分析（指用所测算的成本、收益数据所进行的药物经济学评价）的基础上进行的，因此，通常敏感性分析所选择的经济评价指标应与所进行的确定性分析评价指标一致。③计算不确定性因素在可能的变动范围内变动所导致的对干预方案经济效果指标的变动结果，建立起一一对应的数量关系，利用图或表的形式表现出来。④确定敏感因素，对方案的风险情况做出判断。判断敏感因素的方法有两种：第一种是相对测定法，即设定要分析的因素均从确定性分析中所采用的数据开始变动，且各因素每次变动的幅度（增或减的百分数）相同，比较在同一变动幅度下各因素的变动对经济效果指标的影响，据此判断方案经济效果对各因素变动的敏感程度。第二种方法是绝对测定法，即设定各因素均向对方案不利的方向变动，并取其有可能出现的对方案最不利的数值，据此计算方案的经济效果指标，看其是否会达到使方案无法被接受的程度。如果某因素可能出现的最不利数值能使方案变得不可接受，则表明该因素是方案的敏感因素。

局限性 敏感性分析的原理易懂，操作相对比较简便，且结果比较直观，但其仍存在 3 个主要的局限性：①分析中变量及其变动范围由分析者决定，容易产生潜在偏倚。②敏感性分析的解释由于缺乏指南或标准通常比较主观武断。③单因素敏感性分析中不确定性参数的单独变动忽略了参数间的相互作用。

适用条件与范围 在进行药物经济学评价时，所用的成本和收益数据通常来自多个方面，如文献综述、医院记录和临床评价等，来自不同方面的所有数据均有程度不同的不确定性，且对分析结果都有程度不同的影响。敏感性分析是药物经济学处理不确定性的主要方法，用来评价改变假设和某些关键变量在一定范围内的估计值，如药品价格、住院天数、治愈率和贴现率等。

敏感性分析只能使决策者了解某些（一个）因素变动对经济指标或效果指标的影响，并不能

使之了解发生这种影响的可能性究竟有多大。如果事先能够客观地或主观地（有一定科学依据）给出各种因素发生某种变动的可能性的大小（概率），无疑将对分析结果的更科学化有所裨益。这种事先给出因素发生某种变动的概率，并进行分析则是另一种不确定性分析，即概率分析。

（孙利华）

yùsuàn yǐngxiǎng fēnxī

预算影响分析（budget impact analysis，BIA） 用于衡量如果新纳入一种卫生技术或服务、干预方案将会带给政府或机构的资金预算的影响。

一项新的干预措施能否被医疗保险覆盖不仅要考虑其临床有效性，通常还需要证明其经济性及可负担性。预算影响分析的目的是在卫生资源有限的情况下，对采用和推广一项新的卫生保健技术所产生的财政结果和影响进行估计分析，为科学决策提供依据。通常用于评估和预计在报销目录中如果新增某项干预措施后，医疗保险费用支出的可负担性，据此决定是否纳入该干预措施，也即预算影响分析通过测量医疗保险基金对新干预措施的可负担性来判断新干预措施是否应纳入医疗保险报销目录。预算影响分析是在药物经济学评价的基础上进行的，如果药物经济学评价得到新干预措施的经济性更优，且预算影响分析认为医疗保险资金对新干预措施可负担，则医疗保险付费方应该将新干预措施纳入医保报销目录；若药物经济学评价得到新干预措施不具经济性优

势，且预算影响分析认为医疗保险资金对新干预措施不可负担，则医疗保险付费方不应该将新干预措施纳入医保报销目录。

预算影响分析的分析框架及操作细则具体如下：①确定市场容量，也即拟新纳入的干预方案所涉及的治疗领域的患者数量。根据疾病发病率与患病率的变化，以及出生率、死亡率等自然因素进行预测。②明确两种市场情形。其一为对照情形，即新药未列入报销目录的市场状态；其二为新药情形，即新药列入报销目录的市场状态。两种情形均应考虑到预期的市场变化，包括其他新干预方式的上市、同类药品的撤市以及替代干预方式等。同时确认采用新药后，人群患病情况的变化。③明确时间范围。预算影响分析研究的对象一般为新干预方案在特定时期内对医药费用支出所产生的影响，应根据分析的角度和疾病的类型来确定合理的研究时间范围。④确定市场份额，也即新干预方案所占市场份额。市场份额可参照该疾病领域已发表的权威文献进行估算，也可以依据医疗保险或第三方数据库进行预测。⑤计算治疗成本。从预算的制定者角度来确定新干预方案列入报销目录后所需支付的费用或耗费的成本。⑥预算影响分析。比较并判断新干预方案列入报销目录后对医疗成本及卫生保健预算产生的影响，进而做出决策。⑦敏感性分析。针对预测和计算新干预方案成本时所涉及的不确定性因素进行敏感性分析。

（孙利华）

索　引

条 目 标 题 汉 字 笔 画 索 引

说　明

一、本索引供读者按条目标题的汉字笔画查检条目。

二、条目标题按第一字的笔画由少到多的顺序排列，按画数和起笔笔形横（一）、竖（丨）、撇（丿）、点（、）、折（乛，包括丁乚乄等）的顺序排列。笔画数和起笔笔形相同的字，按字形结构排列，先左右形字，再上下形字，后整体字。第一字相同的，依次按后面各字的笔画数和起笔笔形顺序排列。

三、以拉丁字母、希腊字母和阿拉伯数字、罗马数字开头的条目标题，依次排在汉字条目标题的后面。

十 画

条 目 外 文 标 题 索 引

内 容 索 引

说 明

一、本索引是本卷条目和条目内容的主题分析索引。索引款目按汉语拼音字母顺序并辅以汉字笔画、起笔笔形顺序排列。同音时，按汉字笔画由少到多的顺序排列，笔画数相同的按起笔笔形横（一）、竖（丨）、撇（丿）、点（、）、折（乛，包括丁乚く等）的顺序排列。第一字相同时，按第二字，余类推。索引标目中夹有拉丁字母、希腊字母、阿拉伯数字和罗马数字的，依次排在相应的汉字索引款目之后。标点符号不作为排序单元。

二、设有条目的款目用黑体字，未设条目的款目用宋体字。

三、不同概念（含人物）具有同一标目名称时，分别设置索引款目；未设条目的同名索引标目后括注简单说明或所属类别，以利检索。

四、索引标目之后的阿拉伯数字是标目内容所在的页码，数字之后的小写拉丁字母表示索引内容所在的版面区域。本书正文的版面区域划分如右图。

a	c	e
b	d	f

本卷主要编辑、出版人员

执行总编　谢　阳

责任编审　司伊康

责任编辑　尹丽品

索引编辑　马丽平　张　安

名词术语编辑　高青青

汉语拼音编辑　王　颖

外文编辑　景黎明

参见编辑　李亚楠

绘　　图　北京心合文化有限公司

责任校对　李爱平

责任印制　姜文祥

装帧设计　雅昌设计中心·北京